U0224025

**"生命早期1000天营养改善与应用前沿"
编委会**

姜毓君　东北农业大学

蒋卓勤　中山大学预防医学研究所

李光辉　首都医科大学附属北京妇产医院

厉梁秋　中国营养保健食品协会

刘　彪　内蒙古乳业技术研究院有限责任公司

刘烈刚　华中科技大学同济医学院

刘晓红　首都医科大学附属北京友谊医院

毛学英　中国农业大学

米　杰　首都儿科研究所

任发政　中国农业大学

任一平　浙江省疾病预防控制中心

邵　兵　北京市疾病预防控制中心

王　晖　中国人口与发展研究中心

王　杰　中国疾病预防控制中心营养与健康所

王　欣　首都医科大学附属北京妇产医院

吴永宁　国家食品安全风险评估中心

严卫星　国家食品安全风险评估中心

杨慧霞　北京大学第一医院

杨晓光　中国疾病预防控制中心营养与健康所

杨振宇　中国疾病预防控制中心营养与健康所

荫士安　中国疾病预防控制中心营养与健康所

曾　果　四川大学华西公共卫生学院

张　峰　首都医科大学附属北京儿童医院

张玉梅　北京大学

国家出版基金项目
NATIONAL PUBLICATION FOUNDATION

CN FA　中国营养保健食品协会推荐用书

生命早期1000天
营养改善与应用前沿

Frontiers in Nutrition Improvement and
Application During the First 1000 Days of Life

婴幼儿膳食营养素
参考摄入量

Dietary Reference Intakes for Infants
and Young Children

杨振宇

丁钢强　主编

王　杰

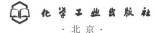
化学工业出版社
·北京·

内容简介

本书回顾了婴幼儿膳食营养素参考摄入量的发展历史、基本理论和确定方法，分别介绍了婴幼儿能量、宏量营养素、矿物元素和维生素的参考摄入量确定原理和方法，比较了国内外婴幼儿营养素参考摄入量，为未来研究婴幼儿营养素参考摄入量提供科学依据。本书可为营养科技工作者和儿童保健人员开展婴幼儿营养科研和膳食咨询指导提供科学依据和参考，同时为食品产业（尤其是婴幼儿配方食品行业）科研工作者进行产品研发和评价提供借鉴。

图书在版编目（CIP）数据

婴幼儿膳食营养素参考摄入量 / 杨振宇，丁钢强，王杰主编 . —北京：化学工业出版社，2024.8
（生命早期 1000 天营养改善与应用前沿）
ISBN 978-7-122-45721-9

Ⅰ.①婴…　Ⅱ.①杨…②丁…③王…　Ⅲ.①婴幼儿-膳食营养　Ⅳ.①R153.2

中国国家版本馆CIP数据核字（2024）第 105471 号

责任编辑：李　丽　刘　军　　　　　　　加工编辑：赵爱萍
责任校对：边　涛　　　　　　　　　　　装帧设计：王晓宇

出版发行：化学工业出版社（北京市东城区青年湖南街 13 号　邮政编码 100011）
印　　装：中煤（北京）印务有限公司
710mm×1000mm　1/16　印张 21¾　字数 387 千字　2024 年 8 月北京第 1 版第 1 次印刷

购书咨询：010-64518888　　　　　　售后服务：010-64518899
网　　址：http://www.cip.com.cn
凡购买本书，如有缺损质量问题，本社销售中心负责调换。

定　　价：150.00 元　　　　　　　　　　　　　　　版权所有　违者必究

《婴幼儿膳食营养素参考摄入量》编写人员名单

主编

杨振宇　丁钢强　王　杰

副主编

庞学红　姜　珊　任向楠　王晓玉

编写人员（按姓氏汉语拼音排序）

毕　烨　程　遥　丁钢强　董彩霞　韩慧君　江如蓝
姜　珊　刘　丹　骆明佳　潘丽莉　庞学红　任向楠
桑仲娜　沈丽萍　谭越峰　田慧敏　汪之顼　王　杰
王淑霞　王晓玉　杨策励　杨雅涵　杨振宇　荫士安
张环美　赵　艾　周　杨

序一

　　生命早期 1000 天是人类一生健康的关键期。良好的营养支持是胚胎及婴幼儿生长发育的基础。对生命早期 1000 天的营养投资被公认为全球健康发展的最佳投资之一，有助于全面提升人口素质，促进国家可持续发展。在我国《国民营养计划（2017—2030 年）》中，将"生命早期 1000 天营养健康行动"列在"开展重大行动"的第一条，充分体现了党中央、国务院对提升全民健康的高度重视。

　　随着我国优生优育政策的推进，社会各界及广大消费者对生命早期健康的认识发生了质的变化。然而，目前我国尚缺乏系统论述母乳特征性成分及其营养特点的系列丛书。2019 年 8 月，在科学家、企业家等的倡导下，启动"生命早期 1000 天营养改善与应用前沿"丛书编写工作。此丛书包括《孕妇和乳母营养》《婴幼儿精准喂养》《母乳成分特征》《母乳成分分析方法》《婴幼儿膳食营养素参考摄入量》《生命早期 1000 天与未来健康》《婴幼儿配方食品品质创新与实践》《特殊医学状况婴幼儿配方食品》《婴幼儿配方食品喂养效果评估》共九个分册。丛书以生命体生长发育为核心，结合临床医学、预防医学、生物学及食品科学等学科的理论与实践，聚焦学科关键点、热点与难点问题，以全新的视角阐释遗传 - 膳食营养 - 行为 - 环境 - 文化的复杂交互作用及与慢性病发生、发展的关系，在此基础上提出零岁开始精准营养和零岁预防（简称"双零"）策略。

　　该丛书是一部全面系统论述生命早期营养与健康及婴幼儿配方食品创新的著作，涉及许多原创性新理论、新技术与新方法，对推动生命早期 1000 天适宜营养的重要性认知具有重要意义。该丛书编委包括国内相关领域的学术带头人及产业界的研发人员，历时五年精心编撰，由国家出版基金资助、化学工业出版社出版发行。该丛书是母婴健康专业人员、企业产品研发人员、政策制定者与广大父母的参考书。值此丛书付梓面世之际，欣然为序。

任发政

2024 年 6 月 30 日

序二

儿童是人类的未来，也是人类社会可持续发展的基础。在世界卫生组织、联合国儿童基金会、欧盟等组织的联合倡议下，生命早期1000天营养主题作为影响人类未来的重要主题，成为2010年联合国千年发展目标首脑会议的重要内容，以推动儿童早期营养改善行动在全球范围的实施和推广。"生命早期1000天"被世界卫生组织定义为个人生长发育的"机遇窗口期"，大量的科研和实践证明，重视儿童早期发展、增进儿童早期营养状况的改善，有助于全面提升儿童期及成年的体能、智能，降低成年期营养相关慢性病的发病率，是人力资本提升的重要突破口。我国慢性非传染性疾病导致的死亡人数占总死亡人数的88%，党中央、国务院高度重视我国人口素质和全民健康素养的提升，将慢性病综合防控战略纳入《"健康中国2030"规划纲要》。

"生命早期1000天营养改善与应用前沿"丛书结合全球人类学、遗传学、营养与食品学、现代分析化学、临床医学和预防医学的理论、技术与相关实践，聚焦学科关键点、难点以及热点问题，系统地阐述了人体健康与疾病的发育起源以及生命早期1000天营养改善发挥的重要作用。作为我国首部全面系统探讨生命早期营养与健康、婴幼儿精准喂养、母乳成分特征和婴幼儿配方食品品质创新以及特殊医学状况婴幼儿配方食品等方面的论著，突出了产、学、研相结合的特点。本丛书所述领域内相关的国内外最新研究成果、全国性调查数据及许多原创性新理论、新技术与新方法均得以体现，具有权威性和先进性，极具学术价值和社会价值。以陈君石院士、孙宝国院士、陈坚院士、张福锁院士、刘仲华院士为顾问，以任发政院士为编委会主任、荫士安教授为副主任的专家团队花费了大量精力和心血著成此丛书，将为创新性的慢性病预防理论提供基础依据，对全面提升我国人口素质，推动 21 世纪中国人口核心战略做出贡献，进而服务于"一带一路"共建国家和其他发展中国家，也将为修订国际食品法典相关标准提供中国建议。

中国营养保健食品协会会长

2023 年 10 月 1 日

前言

　　婴幼儿期是决定其一生营养与健康状况的关键时期。婴幼儿期营养不仅关系到其近期的体格生长，神经心理发育和对疾病的抵抗，还影响其成年后患肥胖、高血压、冠心病和糖尿病等诸多慢性病发生的风险。婴幼儿营养素参考摄入量是评价和设计婴幼儿膳食的重要依据，是制定婴幼儿膳食指南的基础，同时也是婴幼儿配方食品研发的重要参考数据。开展婴幼儿营养素参考摄入量研究对于促进婴幼儿健康成长具有重要意义。

　　婴儿营养素需求研究可追溯到早期对母乳成分的研究。在母乳成分研究方面，早在1760年法国科学家报道了母乳中宏量营养素的含量。20世纪80年代科学家们利用双标水的方法确定了婴幼儿的能量需要量。近一个世纪以来，维生素、矿物质、蛋白质以及物质代谢领域研究取得系列进展，对婴幼儿的蛋白质和微量营养素需要量研究逐渐深入。

　　本书回顾了婴幼儿膳食营养素参考摄入量的发展历史、基本理论和确定方法，分别介绍了婴幼儿能量、宏量营养素、矿物质元素和维生素的参考摄入量确定原理和方法。本书主要为营养科技工作者和儿童保健人员在开展婴幼儿营养科研和膳食咨询指导提供科学依据和参考，同时为食品产业（尤其是婴幼儿配方食品行业）科研工作者进行产品研发和评价提供借鉴。

　　本书是全体编者和审稿专家集体智慧的结晶，在此对他们的辛勤付出表示诚挚的谢意。

虽然文稿经过了作者、审稿人和编辑的反复讨论和修改，但由于该领域仍处于不断更新发展之中，同时限于编者的能力和水平有限，本书仍可能存在不妥之处，希望各位读者不吝赐教，以共同推动该领域的进步。

　　最后，非常感谢书中每位作者对本书所做出的贡献。本书是获得 2022 年度国家出版基金的"生命早期 1000 天营养改善与应用前沿"丛书的组成部分，在此感谢国家出版基金的支持，同时感谢中国营养保健食品协会对本书出版给予的支持。

编　者

2023 年 10 月 10 日，北京

目录

第 **1** 章

婴幼儿膳食营养素参考摄入量的发展历史

过去一百多年来，维生素、矿物质、蛋白质以及物质代谢领域研究取得系列进展，现代营养学得到了长足发展。随着人类对各种营养素认识的不断深入，人类认识到为了保持机体健康，每天必须从膳食摄入一定量的必需营养素。如果人体摄入某种营养素水平适宜，则不会发生缺乏或过量的风险。反之，如果该营养素长期摄入不足或过多就会产生该营养素缺乏或过量的风险。为了保护和促进人类健康，避免发生营养素缺乏或过量的危害，膳食营养素参考摄入量的概念应运而生[1]。膳食营养素参考摄入量对于改善居民营养健康状况和政策制定具有至关重要的意义。膳食营养素参考摄入量可用于人群膳食计划、评估个体和群体的膳食摄入充足状况，开展营养教育，制定预包装食品的营养标签等。中国、美国、欧盟、日本、韩国、澳大利亚、印度、巴西等许多国家和世界卫生组织（World Health Organization, WHO）、联合国粮农组织（Food and Agriculture Organization of the United Nations, FAO）等机构均制定了各自的膳食营养素参考值。婴幼儿膳食营养素参考摄入量是其中重要的组成部分之一。

不同国家或国际组织所形成的膳食营养素参考摄入量不尽相同，对于某些营养素的差异甚至非常大。在制定膳食营养素参考摄入量时，首先需要确定满足营养素需求的指标和标准。其次，由于个体间营养素要求不同，需要评价个体间变异。第三，对于某些营养素，还需要考虑其他因素，例如，膳食习惯和饮食文化的不同，性别之间的差异；营养素的不同形式或前体的利用率差异；以及食物中营养素的生物利用率等信息。第四，由于只研究了少数年龄和性别人群的需求，其他群体的需要量必须通过有限信息来外推[2]。

传统上制定膳食营养素参考摄入量通常由一个专家工作组来完成，在一定程度上专家组组成会影响参考摄入量数值的制定。这个过程涉及专家组的科学知识和判断能力，不同专家组可能会形成不同的推荐。另一方面，不同国家地区居民遗传背景、膳食特征等差异明显同样也会影响参考摄入量的确定[3]。

现在膳食营养素参考摄入量制定逐渐转变为通过系统综述的方法来完成。系统综述的方法在一定程度上可实现标准化，不太容易受到个别小组成员意见的影响，因此，所形成的膳食营养素参考摄入量很可能更具有重现性或者会缩小不同机构之间的差异，使不同来源的结果更容易进行比较。系统综述方法需要专家组成员熟悉系统综述的方法学并能科学地解释其结果，同时也要求专家组成员具有广泛的科学视野。

随着人群膳食营养素参考摄入量研究的深入，婴幼儿膳食营养素参考摄入量逐步发展并成为其中重要的组成部分。婴幼儿期作为生命早期 1000 天的组成部分，这一时期适宜的营养供给既可保障婴幼儿的正常体格生长、器官发育和功能成熟，又可减少近期感染性疾病的发生风险，还可降低远期慢性病的发生、发展，进而减少个人和社会的负担，增加社会生产力[4]。膳食营养素参考摄入量是保障婴幼儿营养充足的理论依据。

1.1　1941 年以前的膳食营养素参考摄入量

早期的膳食推荐量可以追溯到 1835 年英国商业海员法案中强制要求为海员膳食提供柠檬汁或酸橙汁。1862 年基于能量和蛋白质代谢研究结果和工人的膳食习惯，斯密史博士提出成人每日约 3000kcal 能量和 80g 蛋白质的膳食需要量。随后半个世纪左右的膳食推荐多基于食物的摄入量，而非营养素需要量。这期间的营养素推荐量仅涉及能量、蛋白质和针对海员的柠檬汁，也未给出婴幼儿膳食营养素参考摄入量。

20 世纪初（1910 ～ 1920 年），发现了新的营养素（维生素），测热计可以准确测量能量需要，应用氮平衡法可确定蛋白质的需要量。这些研究成果使得制定营养素推荐摄入量成为可能。制定膳食推荐摄入量不仅可以维持生命，同时可以促进居民健康。在第一次世界大战即将结束时，英国皇家学会食品委员会根据营养素需求的科学研究结果，确定了体重为 66kg 成年男性的能量需要量为3000kcal，女性和儿童应按体重比例调整能量的推荐摄入量。基于该推荐，Lusk[5]计算了需要由北美提供给西欧国家的食物量。每日膳食提供的蛋白质应该不少于70～80g，脂肪供能比应不低于 25%。婴儿和儿童的膳食中应包含相当比例的牛奶。所有的膳食中都应包含有一定比例的新鲜水果和绿色蔬菜，但加工食品比例不应太高。虽然这些建议并非定量的膳食推荐，但它指出了食物（富含各种必需营养素的食物）对维持健康的重要性。

1920～1940 年间营养得到了不同机构和国家的重视，国际联盟世界卫生组织、英国、美国、加拿大等机构和国家相继发布了膳食营养素参考摄入量，逐步开始强调婴幼儿营养的重要性。制定方法由传统的基于食物摄入量方法转向能量和必需营养素需要量的方法。1933 年英国医学会和美国农业部发布了膳食营养素参考摄入量。英国医学会延续了英国皇家学会食品委员会的能量推荐量（3000kcal），蛋白质供能比为 12%，其中一半来自于动物蛋白。由 Stiebling 牵头的美国农业部膳食营养素参考摄入量首次纳入了维生素和矿物质，并给出了婴幼儿的营养素推荐摄入量（表 1-1）。1938 年世界卫生组织（国际联盟营养技术委员会）发布了膳食推荐摄入量，包括能量、蛋白质、脂肪、钙、磷、铁、碘、维生素 A、维生素 B_1、维生素 B_2（核黄素）、维生素 C、维生素 D 12 种能量和营养素。1939 年加拿大发布了加拿大膳食营养素参考摄入量，包括能量、蛋白质、脂肪、钙、铁、维生素 C 和维生素 D。

表 1-1　婴幼儿（0～3 岁）每日营养素推荐摄入量

能量和营养素	推荐摄入量	能量和营养素	推荐摄入量
能量 /kcal	1200	铁 /mg	6～9
蛋白质 /g	45	维生素 A/IU	3000
钙 /mg	1000	维生素 C/mg	75
磷 /mg	1000		

1.2　1941 年至今的膳食营养素参考摄入量

第二次世界大战后，许多国家和国际组织陆续发布了各自的膳食营养素参考摄入量。联合国粮农组织联合世界卫生组织发布了详细的能量、蛋白质和微量营养素的推荐摄入量[6]。虽然不同国家、组织之间膳食营养素参考摄入量的名称不完全相同，如营养素安全摄入量、营养素推荐摄入量、膳食推荐摄入量、膳食标准等，但其目的是维持健康个体的健康状况，基于科学知识而提出的必需营养素摄入量参考标准。

1.2.1 美国的膳食营养素参考摄入量

1940 年美国国家研究委员会设立食物与营养委员会（Food and Nutrition Board），其首要任务是制定膳食营养素参考摄入量。通过几轮征求专家意见，最终于 1943 年，国家研究委员会发布了其第一版能量、蛋白质、维生素和矿物质的推荐每日膳食供给量（recommended dietary allowance, RDA），该标准包含能量和 8 种营养素即蛋白质、钙、铁、维生素 A、维生素 B_1、维生素 C、维生素 B_2、烟酸。随后在 1945 年、1948 年、1953 年、1958 年、1964 年、1968 年、1974 年 和 1980 年进行了 8 次修订。随着营养学发展，能量、蛋白质、维生素 B_1、维生素 B_2、维生素 C 的推荐量呈下降趋势，但钙、铁（男性）、维生素 A 和烟酸的需要量变化不大。1968 年版本中增加了维生素 E、叶酸、维生素 B_6、维生素 B_{12}、磷、碘和镁。1974 年版本增加了锌。1980 年版本增加了维生素 K、生物素、泛酸和 6 个微量元素（铜、锰、氟、铬、硒、钼）[7]。

随着研究的深入，越来越多的证据显示目前的膳食营养素参考摄入量值过低的可能性较小。在制定过程中存在不确定性时，制定专家委员会倾向于选择较高的值。因为没有证据表明少量过剩会带来健康风险，而长期的少量不足将会导致营养素储备耗竭。早期应用 RDA 评价摄入量与需求之间的关系，比较膳食调查中营养素摄入量与相同年龄和生理状态下所对应的该营养素 RDA。在此过程中发现，尽管超过 40% 的成年男性和女性摄入的维生素 C 低于 RDA，但只有约 3% 的人口血清维生素 C 水平较低；尽管 80% 的女性铁摄入量低于 RDA，仅有约 5% 的成年女性体内铁的状态受损。这些结果进一步表明，RDA 更可能被高估而不是低估。对于一些营养素（如维生素 A、维生素 C、钙和铁），不同国家和国际组织膳食营养素推荐量之间的差异明显，提示未来应该仔细探究其原因。

RDA 不是评价个体营养素摄入不足或产生健康风险的摄入量标准。除非采用复杂、昂贵和耗时的营养素代谢研究，一般很难准确确定个体的营养素需求的高与低。膳食营养素参考摄入量广泛应用到膳食计划、评价个体和群体的膳食摄入状况、提供营养教育和指导，以及作为营养标签和强化的标准。然而，RDA 或推荐摄入量（recommended nutrient intake, RNI）并不总是很适合这些应用，所以学界推动扩展 RDA 或 RNI 去制定新的推荐值。经过数年的努力，基于营养学和统计学的发展，美国医学研究所（Institute of Medicine, IOM）[8] 为健康的美国和加拿大人群制定了膳食参考摄入量，形成了一组膳食营养素参考摄入量（dietary nutrient reference intakes, DRIs），包括平均需要量（estimated average requirement, EAR）、推荐摄入量（recommended nutrient intake, RNI）、适宜摄入量（adequate intake, AI）、可耐受最高摄入量（upper limit, UL）和宏量营养素可接受范围（acceptable macronutrient distribution range, AMDR）[9]。DRIs 更加强调了人群中营养素需要量的分布，而非单一数值。

此外，为预防慢性病增加了降低慢性疾病发生风险的营养素摄入量（Chronic disease risk reduction intake, CDRR）[10]。2015 年后 IOM 更名为美国医学科学院（National Academy of Medicine, NAM），按照各个营养素功能先后发布或更新了 9 份 DRIs 报告，包括钙、磷、镁、维生素 D 和氟化物的 DRIs（1997）[11]；维生素 B_1、维生素 B_2、烟酸、维生素 B_6、叶酸、维生素 B_{12}、泛酸、生物素和胆碱的 DRIs（1998）[12]；维生素 C、维生素 E、硒和类胡萝卜素的 DRIs（2000）；维生素 A、维生素 K、砷、硼、铬、铜、碘、铁、锰、钼、镍、硅、钒和锌的 DRIs（2001）；能量、碳水化合物、纤维、脂肪、脂肪酸、胆固醇、蛋白质和氨基酸的 DRIs（2002/2005）；水、钾、钠、氯和硫的 DRIs（2005）；钙和维生素 D 的 DRIs(2011)[13]；钠和钾的 DRIs（2019）[14] 和能量的 DRI（2023）。

1.2.2　欧盟的膳食营养素参考摄入量

1993 年欧洲食品科学委员会（Scientific Committee on Food, SCF）提出了欧盟能量、宏量营养素和微量营养素的推荐摄入量，但没有包括膳食纤维等具有重要生理功能的营养素[15]。此后，随着针对某些营养素新的科学证据的出现，许多欧盟成员国和美国更新了膳食营养素参考摄入量。在此背景下，欧盟委员会要求欧洲食品安全局（European Food Safety Authorit, EFSA）重新审视现有的能量、宏量营养素和微量营养素以及其他膳食成分的膳食营养素参考摄入量，根据新的证据更新 SCF 的建议，提出膳食纤维的推荐摄入量，并沿用 1993 年 SCF 报告中的术语，包括以下术语。膳食参考值（dietary reference values, DRVs）：一整套膳食营养素参考值，包括适宜摄入量、下限摄入量和上限摄入量。人群参考摄入量（population reference intake, PRI）：能满足人群中几乎所有健康人的营养素需求的摄入量。平均需要量（average requirement, AR）：在需要量符合正态分布的情况下，能满足健康人群中一半人营养素需求的摄入量。低限摄入量（lower threshold intake, LTI）：基于目前知识和每种营养素的选择标准，低于该摄入量几乎所有个体都不可能保持"代谢完整性"[16]。

适宜摄入量（AI）：由于无法确定平均需要量而无法确定 PRI 时的估计值。宏量营养素参考摄入量范围（reference intake ranges for macronutrients, RI）：宏量营养素供能占每日能量摄入的百分比，由下限和上限构成。可耐受摄入量上限（UL）：长期每日摄入营养素（包括所有来源）而不太可能对人类健康造成不利影响的最高摄入量[17-18]。

1.2.3　英国的膳食营养素参考摄入量

1950 年英国医学会、1969 年英国推荐每日膳食摄入量（recommended dietary intakes, RDIs）和 1979 年英国推荐每日膳食供给量（RDA）三版推荐膳食营养素供给量主要包括了 10 种营养素，即能量、蛋白质、维生素 B_1（硫胺素）、维生素 B_2（核黄素）、烟酸、维生素 C（抗坏血酸）、维生素 A、维生素 D、钙、铁。1969 年版本同时在文中对其他 16 种营养素（维生素 B_6、叶酸、维生素 B_{12}、泛酸、维生素 E、必需脂肪酸、钠、钾、氯、镁、磷、氟、铜、锌、锰、碘）进行了描述。1991 年进行了再次修订，修订最显著的变化是覆盖的营养素范围增加，涵盖了能量及蛋白质、总碳水化合物、淀粉、乳糖和其他内源性糖、非乳糖类的外源糖、膳食纤维、总脂肪、总脂肪酸、饱和脂肪酸、单不饱和脂肪酸、多不饱和脂肪酸、n-3 多不饱和脂肪酸、n-6 多不饱和脂肪酸、反式脂肪酸、维生素 B_1、维生素 B_2、烟酸、维生素 B_6、维生素 B_{12}、叶酸、维生素 C、维生素 A、维生素 D、钙、磷、镁、钾、钠、氯、铁、锌、铜、硒、碘等约 40 种营养素[19]。

食物政策医学委员会在 1979 年报告中使用的营养素推荐每日膳食供给量（RDA）是指"在满足人群中几乎所有成员需要的情况下，人群中营养素的平均供给量"。这是为了明确指出，该供给量是人群平均需要量，而不是所有个体的消费量。在 1991 年修订时，该委员会意识到关于术语选择不同国家使用各种不同的术语，不同年代英国术语也存在差异，以及存在对于术语的曲解与误用。为了尽量减少术语误用和帮助个体更好理解这些术语，专家小组决定尽可能根据每种营养素需求分布来确定摄入量范围，称之为膳食参考值（dietary reference value, DRV）。膳食参考值主要包括平均需要量（EAR）（人群中所有个体需要量的平均值）；营养素参考摄入量（RNI）（高于 EAR 的两个标准差），摄入量超过 RNI 可以满足几乎全部个体的需要量；营养参考摄入量下限（lower reference nutrient intakes, LRNI）（低于 EAR 的两个标准差），摄入量低于 LRNI 无法满足几乎所有个体的需要量。随着科学发展，2011 年英国营养科学咨询委员会更新了能量的膳食参考值[20]。2016 年英国政府和营养科学咨询委员会发布了政府膳食营养素推荐量（government dietary recommendation）[21]。

1.2.4 日本的膳食营养素参考摄入量

日本于 1970 年首次制定了营养素推荐每日膳食供给量（RDA）。此后卫生福利部（Ministry of Health and Welfare, MHW）每五年对其进行一次修订。在第 6 次修订（2000 ～ 2004 年）中首次引入膳食参考摄入量（DRI）的概念。为了更全面地遵循 RDA 第 6 次修订的方法，卫生、劳动和福利部（Ministry of Health, Labor and Welfare, MHLW）根据《健康促进法》将第 7 次修订定为 "2005 年日本人膳食参考摄入量（DRIs-Japan）"。在 2010 年修订版中，除了 EAR、RDA、AI 和 UL 之外，还设立了 "膳食目标量"（tentative dietary goal for preventing life style-related diseases, DG）[10]。DG 是日本 DRIs 体系中的特色指标，是为了预防生活方式相关疾病而对某些营养素设定的膳食营养素目标摄入量。2015 年日本 DRIs 修订中制定了蛋白质、脂质、饱和脂肪酸、碳水化合物、膳食纤维、钠和钾等营养素的 DG 值。目前最新版本为 2020 年修订版。在制定蛋白质、脂质、饱和脂肪酸、碳水化合物、膳食纤维、钠和钾的 DG 值时更新了科学依据[22]。

1.2.5 联合国粮农组织 / 世界卫生组织的膳食营养素参考摄入量

确定人类的能量和营养素需要量一直以来是联合国粮农组织和世界卫生组织的一项长期活动，可能是目前耗时最长的技术活动。最早的营养素推荐摄入量可以追溯到国联时期的世界卫生组织。第二次世界大战以后 1949 年首个联合国粮农组织能量和营养素需求专家委员会在华盛顿讨论了能量需要量。20 世纪 50 年代联合国粮农组织专注于能量和蛋白质需要量的制定，60 ～ 80 年代联合国粮农组织和世界卫生组织合作制定了蛋白质和能量需要量的推荐量[23]，1985 年出版后得到了广泛应用。同期先后制定了多个矿物元素和维生素的需要量[24]。随着科学进展和实际应用需要，需要进行新的修订，并将能量和蛋白质需要量分别进行讨论，修订新的微量营养素需要量，并分别于 2004 年和 2007 年出版了新版的能量、微量营养素和蛋白质 / 氨基酸需要量。

联合国粮农组织 / 世界卫生组织委员会的报告指出，平均需要量加上两个标准偏差（该值应满足群体中 97.5% 的个体需求）是一个适合的膳食营养素推荐值。

1.2.6 中国的膳食营养素参考摄入量

我国膳食营养素参考摄入量的制定同国际上膳食营养素参考摄入量制定时间相近，开始于 20 世纪 30 年代，1938 年发表了《中国民众最低限度之营养需要》，同世界卫生组织（国联卫生组织）发布的首份膳食营养素参考摄入量处于同一时期。该报告制定了能量和蛋白质的需要量，并涵盖钙、磷、铁、碘及维生素 A、维生素 B_1、维生素 B_2、维生素 C 和维生素 D。1952 年，中央卫生研究院营养学系（中国疾病预防控制中心营养与健康所的前身）发表了新中国首个"营养素需要量表"。在这个需要量表中包括能量和蛋白质、钙、铁、维生素 A、硫胺素（维生素 B_1）、维生素 B_2（核黄素）、烟酸（尼克酸）和抗坏血酸 8 种营养素 [25]。1955 年和 1962 年又分别进行了修订，并更名为"每日膳食营养素供给量（RDA）"。1981 年和 1990 年在《营养学报》分别发表了修订的膳食营养素供给量。1990 年的修订版中将婴儿和儿童作为独立的人群，给出共 14 种营养素的供给量。随着营养学的发展，2000 年将"每日膳食营养素供给量（RDA）"的概念扩展到了"中国居民膳食营养素参考摄入量（DRIs）"，包含平均需要量（EAR）、推荐摄入量（RNI）、适宜摄入量（AI）和可耐受最高摄入量（UL）4 个指标。2013 年对"中国居民膳食营养素参考摄入量（DRIs）"进行了修订，提出了宏量营养素可接受范围（AMDR）和预防非传染性慢性病的建议摄入量（proposed intakes for preventing noncommunicable chronic diseases, PI-NCD），提出植物化合物特定建议值（specific proposed levels, SPL）和 UL [25]。2023 年再次修订"中国居民膳食营养素参考摄入量（DRIs）"，在这次修订中对于婴幼儿人群充分应用了中国母乳成分数据库研究成果和中国婴幼儿膳食营养素摄入量数据 [26]。

1.3　婴幼儿膳食营养素参考摄入量的确定

　　婴儿营养素需求研究可追溯到对母乳成分的研究。在母乳成分研究方面，1760 年法国科学家 Jean Charles Des-Essartz 首次发表了母乳与其他动物乳（牛乳、羊乳、马乳和驴乳）成分比较的研究结果 [27]。19 世纪后半叶，欧美不同的实验室分析了母乳中宏量营养素的含量，包括总蛋白质、脂肪、碳水化合物、灰分等，部分研究确定了清蛋白与酪蛋白的含量及其比例，某些研究结果与现代分析结果很接近 [28]。

　　20 世纪后半叶开始，母乳研究数量持续增加，并发现母乳中存在一系列生物活性成分，包括核苷、多胺、长链多不饱和脂肪酸、百余种低聚糖、矿物质结合蛋白、维生素结合蛋白、免疫球蛋白、微生物等，并开始探索其功能 [29]。在微生物领域，发现了母乳中的共生微生物，修正了多年来母乳无菌的理论，研究了母乳中微生物可能的功能 [30]。虽然我国母乳研究较发达国家晚了 200 多年，近年来国内在母乳成分的定性定量分析方面、生物合成和母乳医学等应用领域的研究发展迅速，与欧美等发达国家的差距在逐渐缩小[31]。

19 世纪后半叶福伊特开创了间接测热技术，福斯特于 1877 年将该技术应用到婴儿。20 世纪初，欧洲的 Rubner 和 Heubner 以及美国的 Lusk 和 Howland 利用该技术测定了婴儿和儿童的能量消耗，每千克体重能量需要量约为 100kcal，形成了第一个被广泛引用的能量参考值。Harris 和 Benedict 研究了成人和婴儿能量消耗的相关因素，并基于年龄、体重和身高建立了能量消耗的预测方程。Schofield 等对方程做了进一步修正。Talbot 在 20 世纪 30 年代发表的儿童能量消耗数据为联合国粮农组织和世界卫生组织制定儿童能量需要量提供了宝贵数据。

20 世纪 50 年代初 Lifson 开发了双标水技术用于测量自由生活状态下个体的能量消耗，在 20 世纪 80 年代 Schoeller 和 van Santen 首次应用双标水测量人体能量消耗。Shepherd、Butte、Lucas、Sinclair、Putet、Heim、Roberts、Schanler、Dewey 等许多研究人员准确测定了孕妇、早产儿、足月儿以及儿童的能量消耗。美国医学研究所（IOM）基于这些研究结果制定了婴幼儿的能量需要量。通过双标水获得的婴幼儿能量需要量低于通过间接测热法获得的能量需要量。

人们早已认识到铁和血红蛋白之间的相互作用和贫血的危害。1928 年 Mackay 报告了铁补充可以降低婴儿呼吸道疾病和腹泻的发生率。随后研究发现婴儿期持续缺铁可能对精神运动发育产生有害影响。即使随后铁缺乏得以纠正，其远期精神运动发育结果也比铁充足的婴儿差。提示早期铁营养状态对婴儿神经心理发育的重要意义。20 世纪 60 年代开始的系列研究使人们认识到了锌对婴幼儿生长发育（包括儿童身长/身高增长、认知功能发育和腹泻发生率降低）的重要意义。随着维生素的发现，维生素 A 与儿童麻疹、维生素 B_{12} 与婴儿巨幼细胞贫血、维生素 C 与婴儿坏血病、维生素 D 与婴幼儿佝偻病、维生素 K 与新生儿出血性疾病等研究进一步深入，逐步确立了婴幼儿维生素推荐摄入量。

（杨振宇，丁钢强）

参考文献

[1] 中国营养学会 . 中国居民膳食营养素参考摄入量（2013 版）. 北京：科学出版社，2014.

[2] Dietary reference intakes.Nutr Rev, 1997, 55(9): 319-326.

[3] Murphy S P, Yates A A, Atkinson S A, et al. History of nutrition: the long road leading to the dietary reference intakes for the United States and Canada. Adv Nutr, 2016, 7(1): 157-168.

[4] 张倩 . 中国中小学生营养与健康改善十年回顾与展望 . 卫生研究，2022, 51(5): 696-699.

[5] Lusk G. Food in war time. Nature,1941(147):294.

[6] World Health Organization and Food and Agriculture Organization of the United Nations 2004，Vitamin and mineral requirements in human nutrition : report of a joint FAO/WHO expert consultation.1998.

[7] Truswell A S, 金大勋 . 各国推荐的膳食营养素供给量的比较 . 生理科学进展，1979, 10(2): 176-181.

[8] Institute of Medicine. Dietary reference intakes: the essential guide to nutrient requirements. Washington:

National Academy of Sciences Press, 2006.

[9] Institute of Medicine (US) Subcommittee on Interpretation and Uses of Dietary Reference Intakes, Institute of Medicine (US) Standing Committee on the Scientific Evaluation of Dietary Reference Intakes. DRI Dietary Reference Intakes: Applications in Dietary Assessment. Washington, DC: The National Academies Press, 2000.

[10] 荣爽，李秋颖，席元第，等.国外膳食营养素参考摄入量修订工作最新进展.营养学报，2021, 43(3): 209-212.

[11] Institute of Medicine. Dietary Reference Intakes for Calcium, Phosphorus, Magnesium, Vitamin D, and Fluoride[M]. Washington, DC: The National Academies Press, 1997.

[12] Institute of Medicine.Institute of Medicine. Food and Nutrition Board. Dietary Reference Intakes: Thiamin, Riboflavin, Niacin, Vitamin B_6, Folate, Vitamin B_{12}, Pantothenic Acid, Biotin, and Choline.Washington, DC: The National Academies Press, 1998.

[13] Institute of Medicine. Dietary Reference Intakes for Calcium and Vitamin D. Washington, DC: The National Academies Press, 2011.

[14] Institute of Medicine. Dietary Reference Intakes for Sodium and Potassium. Washington, DC: The National Academies Press, 2019.

[15] European Community. Nutrient and energy intakes for the European Community: report of the Scientific Committee for Food: 31 st series. 1993.

[16] EFSA Panel on Dietetic Products, Nutrition, and Allergies (NDA). Scientific opinion on principles for deriving and applying Dietary Reference Values. EFSA J, 2010, 8(3): 1458.

[17] EFSA NDA Panel, Turck D, Castenmiller J, et al. Scientific opinion on Dietary Reference Values for sodium. EFSA J, 2019 (17): 5778.

[18] EFSA NDA Panel, Turck D, Castenmiller J, et al. Scientific opinion on Dietary Reference Values for chloride. EFSA J, 2019 (17): 5779.

[19] Department of Health (RHHS 41). Dietary Reference Values for Food Energy and Nutrients for the United Kingdom. 1991.

[20] Scientific Advisory Committee on Nutrition. Dietary Reference Values for Energy. 2011.

[21] Public Health England. Government recommendations for energy and nutrients for males and females aged 1-18 years and 19[+] years. Wellington House, 2016.

[22] 厚生労働省.日本人の食事摂取基準（2015 年版）.东京，2020.

[23] Food and Agriculture Organization of the United Nations/World Health Organization/United Nations University. Energy and protein requirements: Report of a joint FAO/WHO/UNU expert consultation: Technical Report Series No 724. Geneva: World Health Organization, 1985.

[24] World Health Organization. Trace elements in human nutrition and health. Prepared in collaboration with the Food and Agriculture Organization of the United Nations and the International Atomic Energy Agency. Geneva, 1996.

[25] 程义勇.中国居民膳食营养素参考摄入量（2013）修订版简介.营养学报，2014, 36(4): 313-317.

[26] 毛德倩，杨丽琛，朴建华，等.中国居民膳食营养素参考摄入量研究之历史与发展.卫生研究，2021, 50(5): 705-707.

[27] Radbill S X. Infant feeding through the ages. Clinical Pediatrics, 1981, 20(10): 613-621.

[28] Kleinman R E, Barness L A, Finberg L. History of pediatric nutrition and fluid therapy. Pediatr Res, 2003, 54(5): 762-772.

[29] Ballard O, Morrow A L. Human milk composition: nutrients and bioactive factors. Pediatric clinics of North America, 2013, 60(1): 49-74.

[30] Heikkila M P, Saris P E. Inhibition of Staphylococcus aureus by the commensal bacteria of human milk. Journal of Applied Microbiology, 2003, 95(3): 471-478.

[31] 杨振宇，周杨，赖建强. 我国母乳成分研究的历史与现状. 中华围产医学杂志，2021, 24(7): 490-496.

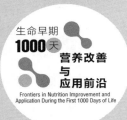

生命早期 **1000**天 **营养改善与应用前沿**
Frontiers in Nutrition Improvement and
Application During the First 1000 Days of Life

婴幼儿膳食营养素参考摄入量

Dietary Reference Intakes for Infants and Young Children

第 2 章

婴幼儿膳食营养素参考摄入量的基本理论

　　婴儿期涵盖生后最初的 12 个月，是人一生中生长发育最快的时期，一年内身长增加约 50%，由出生时约 50cm，长到约 75cm。体重增加近 2 倍，由出生时的 3kg 左右，增加到 1 周岁时 9kg 左右，2 岁内婴幼儿年龄别体重发育时间趋势，如图 2-1 ~ 图 2-4 所示。此期也是大脑发育的最快时期，头围由出生时的约 34cm 增加到 1 周岁时的约 46cm。脑重量在生后 1 年内增重 1 倍以上，运动、感觉和语言功能也日趋完善。然而，此时婴儿的消化系统发育仍不成熟。新生儿唾液腺分化不全，出生后 3 ~ 4 个月，唾液腺才逐渐发育成熟。胃容量较小，刚出生时胃容量为 3 ~ 5mL，1 周岁时达到 300mL 左右。各种消化酶（唾液淀粉酶、胃蛋白酶、胰脂酶等）的含量较低，消化能力较弱。一方面快速生长发育需要充足的能量和营养素供给，另一方面不成熟的消化功能制约婴儿对食物的消化和吸收能力。因此，婴儿期膳食营养素参考摄入量的确定对于保障婴儿的体格成长、智力发育和免疫功能完善具有十分重要的意义。

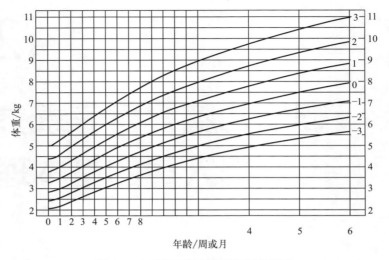

图 2-1　6 月龄男孩年龄别体重曲线图

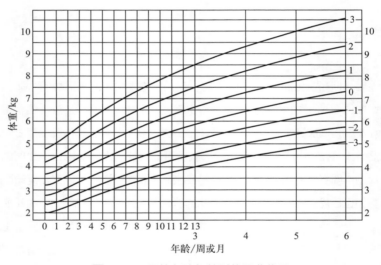

图 2-2　6 月龄女孩年龄别体重曲线图

　　婴儿期一般分为两个 6 个月的间隔。0～6 月龄婴儿是人一生中生长发育最快的时期。婴儿在生后一周内可能出现生理性体重下降，常以生后 3～4 天体重下降最为明显，但一周后体重基本恢复到出生时体重。此后体重每月平均增加 0.6～0.7kg，体重在 4 月龄左右时达到出生体重的 2 倍。多数机构在制定膳食营养素参考摄入量时对于第一个 6 个月的间隔没有进一步细分，主要考虑在此期间单位体重需要量相对恒定。随着婴儿的成长，他们需要摄入更多食物以满足其营养需要，然而，单位体重下其需要量变化不明显。另一方面膳食营养素参考摄入

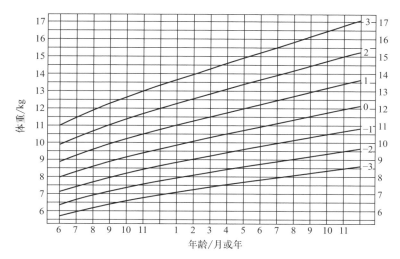

图 2-3 6月龄至 2 岁男孩年龄别体重曲线图

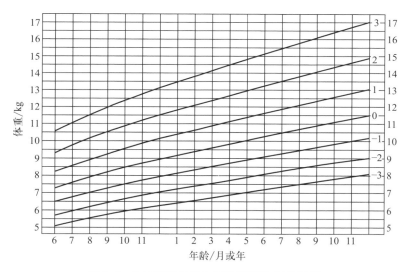

图 2-4 6月龄至 2 岁女孩年龄别体重曲线图

量相关研究数量和样本量较少，进一步细分年龄段会造成研究数量的减少甚至缺失、研究样本量的减少和估计精度的降低。

在生命的第二个 6 个月，生长速度减慢，单位体重营养素需求可能低于前半年。幼儿是指满 1 周岁至满 3 周岁前的儿童。1 岁后幼儿生长速度减缓，全年体重增加 2.5 ～ 3kg，2 岁时体重约为 12kg；身高增长约 12cm，2 岁时身长约为 87cm。2 岁后生长速度相对稳定，2 ～ 3 岁幼儿体重增加 2kg，身高增长约 9cm。头围的大小可间接反映脑发育，生后头围增长速度较身长和体重增长速度慢。1 岁全年头围约增加 2cm，2 ~ 3 岁头围增加 1cm，生长发育速度较婴儿期有所减慢。生长发育的速度构成了营养素需要量的重要组成部分[1]。

2.1 营养素需要量

营养素需要量是指机体为维持适宜的营养状况，在一定时期内平均每日必需摄入的该营养素的最低量。适宜的营养状况是指机体处于良好的健康状态并且能维持这种状态[2]。良好健康状况的标准可能存在不同的定义，基于对健康状况的定义不同，营养素需要量可能存在差异。预防临床疾病发生、预防功能受损、维持机体储备和预防慢性病的需要量可能是完全不同的需要量。基础需要量是为预防可检出的有关功能损害所需每天平均摄入的营养素量。针对不同的营养素制定营养素需要量时常选择不同的营养充足性标准，甚至在不同生命阶段，营养充足的标准也可能有所不同。因此，需要注意营养素需要量是针对每个营养素所对应指标的标准。营养素需要量分布是反映个体间需要量差异的分布。处于相同生命阶段和性别群体中的每个个体之间对营养素的需要量并不完全相同，存在变异而形成的分布[3]。

2.2 膳食营养素参考摄入量

膳食营养素参考摄入量数据是基于摄入膳食中各种食物所提供营养素的量。不同膳食模式和饮食习惯下，其膳食营养素参考摄入量可能存在差异。在不同生理状况或疾病状态下，某些营养素需要量也可能存在显著差异。本书中营养素参考摄入量针对的是健康婴幼儿。不同疾病状况下婴幼儿的参考摄入量需要结合疾病的特点和健康婴幼儿需要量综合考虑。

DRIs 更加强调人群中膳食营养素参考摄入量的分布，而非单一数值。目前膳食营养素参考摄入量为一组数值，包括平均需要量（EAR）、推荐摄入量（RNI）、适宜摄入量（AI）、可耐受最高摄入量（UL）、宏量营养素可接受范围（AMDR）、预防慢性病的建议摄入量（PI-NCD）等指标[4]。本书随后章节中统一采用这些名称和英文缩写。目前的膳食营养素参考摄入量系基于人群需要量的平均值（EAR）和其分布（假设为正态分布）确定的推荐摄入量（RNI）。通过 EAR 和 RNI 可以构建个体营养素需要量的分布曲线。确定个体需要量时，需要将需要量相关的各种特征如要因加算法中婴幼儿个体生长发育的营养素需要量和婴幼儿个体不同途径损失数据纳入考虑，基于这些特征可以估计个体营养素需要量，但往往缺乏这些特征数据，使确定个体化营养素推荐摄入量的工作变得十分复杂。

各指标的分布如图2-5所示。当摄入量极低接近0时，个体摄入不足的概率为1.0，即如果个体在一定时间内没有摄入该营养素，该个体将出现摄入不足。如果群体在一段时间内没有摄入该营养素，该群体中几乎全部个体将出现摄入不足。当摄入量逐渐增加，摄入不足的风险逐渐降低。当摄入量水平达到EAR时，意味着群体中50%的个体没有摄入不足的风险，但另外50%的个体仍然存在摄入不足风险。对于个体而言，仅依据摄入量无法确定在此摄入水平下个体是否存在摄入不足的风险。当摄入量进一步增加，摄入不足的风险进一步降低。当摄入量达到RNI时，群体中几乎所有（97%～98%）的个体都不存在摄入不足的风险。对于个体来说，摄入水平达到RNI时，其摄入不足的风险很低。随摄入量继续增加，在达到UL之前的这一段范围，其摄入不足和摄入过多的风险均很低。通常意义下AI介于理论的"RNI"与UL之间。对于0～6月龄婴儿，如果其某种营养素AI是基于平均母乳摄入量与母乳中该营养素平均水平计算获得，则该AI可能更接近

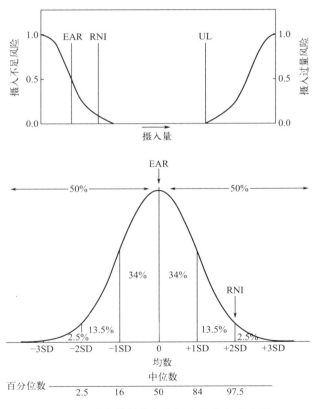

图2-5 膳食营养素参考摄入量分布示意图

理论上的 "EAR"。对于婴幼儿人群，由于缺乏从婴幼儿期到成年期的纵向追踪研究，目前很少有针对婴幼儿人群的 PI-NCD。当摄入量超过 UL 时，摄入过量的风险逐渐增加。对于能量，采用人群平均能量需要量（EER）作为其参考摄入量[5-6]。

在多数情况下，假定营养素参考摄入量遵循正态分布或对称性分布。应用下列计算公式获得该营养素 RNI：

$$RNI=EAR+2SD \text{ 或 } RNI=EAR+2（EAR×CV）$$

式中，SD 为标准差；CV 为变异系数。

如果非正态分布，可以进行数据转换使其符合正态分布，然后进行计算。采用要因加算法时需要考虑各部分（如生长需求、粪便损失、尿液和汗液的损失等）的分布，如果各部分均遵循正态分布，则可以将各个分布直接进行合并，均值和方差可以分别采用相加的方法合并。如果各部分的分布不符合正态分布，采用蒙特卡罗方法模拟（大样本量个体的各个部分需要），然后合计为该个体该营养素的需要量。模拟的整个人群需要量分布中第 50 百分位和第 97.5 百分位即为该营养素的 EAR 和 RNI[7-8]。

2.3　膳食营养素参考摄入量的应用

膳食营养素参考摄入量广泛应用到评价个体和群体的膳食摄入状况、膳食计划（包括膳食指南、集中供餐食堂食物计划、军队食物营养计划）、食物援助计划规划、提供营养教育和指导，以及作为营养标签和食物强化的标准和新食品开发等。针对不同应用目的，选择膳食营养素参考摄入量（DRIs）中不同指标，这些指标包括平均需要量 (EAR)、推荐摄入量（RNI）、适宜摄入量（AI）、可耐受最高摄入量（UL）和宏量营养素可接受范围（AMDR）。

2.3.1　个体营养素摄入量评价

评估个体营养素摄入量的目的是确定其膳食营养素摄入量是否可以满足其营养素需求。评估要求使用个体的平均摄入量作为日常摄入量的估计值，并使用适当生命阶段和性别组的 EAR 作为个人需要量的估计值。对于具有 EAR 的营养素，可以应用统计公式来评估其满足需要量的概率。这个公式计算获得 Z 评分，它反映了一个人的日常摄入量满足他或她的需要量的概率[9]。

$$Z \text{ 评分} = \frac{\text{平均摄入量} - EAR}{\sqrt{（\text{需要量标准差}）^2 + （\text{个体摄入量标准差}）^2 / \text{摄入量天数}}}$$

日常摄入量是应用 DRIs 的一个重要概念。日常摄入量是指长时间内一个个体的平均摄入量。由于摄入量的每日间变化以及测量误差，很难准确测量长期日常摄入量。因此，采用观察到的平均摄入量（至少连续两天或连续三天）用于估计日常摄入量。由于 0 ~ 5 月龄婴儿，特别是纯母乳喂养婴儿摄入食物种类少，日常摄入量每日间变异相对较小。但另一方面母乳摄入量的测量相对困难，费时费力。随着辅食引入，6 月龄以上婴幼儿食物种类逐渐增加，其日常摄入量的每日间变异增加。同时婴幼儿摄入其他食物量较小，通常 24h 膳食回顾或膳食记录的测量误差较大，加之婴幼儿母乳摄入量测量困难，非常难获得较准确的婴幼儿日常食物摄入量。

当平均摄入量低于 EAR 时，由于摄入充足的概率不足 50%，很可能需要改善膳食。当平均摄入量介于 EAR 和 RNI 之间时，由于摄入充足的概率介于 50% ~ 97.5%，也许需要改善膳食。当平均摄入量接近 RNI 时，摄入量可能满足多数个体的需求。随着平均摄入量越来越低于 RNI，摄入不足的可能性逐渐增加。对于能量摄入量评价需要基于身高（身长）别体重或 BMI-Z 评分进行评价，而不是基于能量摄入量同平均能量需要量的比较进行评价。

2.3.2 人群膳食营养素摄入量评价

RNI 不适合用于评估人群营养素摄入状况，因为它高估了人群中 97.5% 个体的营养素参考摄入量。不宜将人群摄入量的均值或中位数与 RNI 直接比较，以评估人群的膳食营养素摄入的充足性。摄入不足的比例还取决于日常摄入量的分布，如仅使用均值或中位数时，则未考虑这一点[10]。

2.3.2.1 EAR 切点法

在人群膳食微量营养素摄入量评估中，平均需要量 (EAR) 可用于评价人群中微量营养素摄入量不足的比例，该方法被称为平均需要量切点法（EAR 切点法）。该方法适用于营养素摄入量分布为正态，且营养素摄入量与该营养素需要量无关联的情况。人群推荐摄入量（RNI）不应当用于评价人群摄入不足的状况，因为这会严重高估摄入不足风险的比例[10]。

2.3.2.2 概率法

如果营养素摄入量分布为偏态，EAR 切点法则不适用。可以利用摄入量和需要量的变异，计算摄入不足的概率[11]。

2.3.3　膳食计划

2.3.3.1　个体膳食计划

个体膳食计划的目标是在不超过每种营养素的 UL 情况下，满足个体营养素的需求（即营养素不足概率低）。个体膳食计划包括：首先，必须制定适宜的营养素目标，同时考虑到可能影响个人营养素需要的各种因素。其次，制定的膳食应该是个人可负担、可口的，且符合个人的饮食习惯等。RNI 经常被用作个体膳食计划的目标。如果没有 RNI，AI 应作为膳食计划的目标。同时营养素摄入量应当不超过 UL。EAR 通常不作为个体膳食计划的目标。蛋白质、脂肪和碳水化合物的量应该在各自的 AMDR 范围内。对于婴幼儿，能量应以维持正常生长发育和体重为前提。

2.3.3.2　群体膳食计划

群体膳食计划的目标是使该人群日常膳食分布中摄入不足和摄入过剩的比例尽量低，即人群中低于 EAR 的比例和高于 UL 的比例尽可能少。对于能量的计划，需要使群体能量摄入的均值等于 EER，基于体重变化而非能量摄入来评价计划能量是否适合。对于存在 EAR 的营养素，建议采用 EAR 进行群体膳食计划，而不采用 RNI。对于还没有确定 EAR 的营养素，只能选择 AI 作为目标，使群体中该营养素的均值接近 AI。对于具有 AMDR 的宏量营养素，使群体中的多数个体的宏量营养素摄入在 AMDR 的范围内。对于具有 UL 的营养素，使用 UL 控制群体中超过该营养素 UL 的比例尽量低。

（杨振宇，韩慧君，程遥）

参考文献

[1] WHO Multicenter Growth Reference Study Group.WHO Child Growth Standards: Length/height-for-age weight-for-age weight-for-length weight-for-height and body mass index-forage: Methods and development. Geneva: World Health Organization, 2009.

[2] 杨月欣 . 膳食营养素参考需要量 . 中国健康教育，2006 (2): 151-153.

[3] 中国营养学会 . 中国居民膳食营养素参考摄入量（2013 版）. 北京：科学出版社，2014.

[4] 毛德倩，杨丽琛，朴建华，等 . 中国居民膳食营养素参考摄入量研究之历史与发展 . 卫生研究，2021, 50(5): 705-707.

[5] Alfonzo-González G, Doucet E, Alméras N, et al. Estimation of daily energy needs with the FAO/WHO/UNU 1985 procedures in adults: comparison to whole-body indirect alorimetry measurements. Eur J Clin Nutr, 2004, 58(8): 1125-1131.

[6] 中国营养学会 . 中国居民膳食营养素参考摄入量（2023 版）. 北京：人民卫生出版社，2023.

[7] Institute of Medicine (US) Subcommittee on Interpretation and Uses of Dietary Reference Intakes, Institute

of Medicine (US) Standing Committee on the Scientific Evaluation of Dietary Reference Intakes. DRI Dietary Reference Intakes: Applications in Dietary Assessment. Washington, DC: National Academies Press, 2000.

[8] Institute of Medicine. Dietary reference intakes for energy, carbohydrate, fiber, fat, fatty acids, cholesterol, protein, and amino acids[M]. Washington, D.C.: National Academy of Sciences, 2005: 422-472.

[9] Murphy S P, Poos M I. Dietary Reference Intakes: summary of applications in dietary assessment. Public Health Nutr, 2002, 5(6A): 843-849.

[10] Otten J J, Hellwig J P, Meyers L D. Dietary reference intakes: the essential guide to nutrient requirements. Washington, DC: The National Academies Press, 2006.

[11] 朱圣陶 .DRI 在膳食摄入评价中的应用 . 国外医学（卫生学分册），2009, 36(3): 133-139.

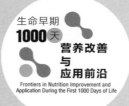

生命早期
1000天
营养改善
与
应用前沿
Frontiers in Nutrition Improvement and
Application During the First 1000 Days of Life

婴幼儿膳食营养素参考摄入量
Dietary Reference Intakes for Infants and Young Children

第3章

确定婴幼儿营养素推荐
摄入量或适宜摄入量的方法

　　尽管随着婴儿成长，他们摄入食物的种类和数量增加，但按单位体重基础计算的摄入量相近。多数国家和机构将婴儿分为两个月龄段（0～5月龄和6～11月龄），对生后前半年没有进一步细分。在后半年生长速度减慢，单位体重营养素需要量可能低于生后前半年的需要量。除维生素D以外，其他营养素6个月内AI制定的主要依据是基于健康、营养状况良好的纯母乳喂养足月婴儿的平均母乳摄入量和母乳中营养素含量的乘积获得。母乳中营养素的摄入量是否可能超过婴儿的实际需要量及其超过的程度目前尚不清楚，而且伦理规范不允许开展相关试验来评价可能不足的水平。因此使用纯母乳喂养的婴儿作为模型适合当前0～5月龄婴儿推荐摄入量的制定。6～11月龄婴儿在母乳喂养的同时，开始添加辅食。在母乳和辅食一起食用期间（辅食添加时期），没有证据表明该年龄段婴儿营养需求存在显著差异。1～3岁幼儿的身高增长速度比4～5岁儿童快得多，所以需要单独制定该年龄组的推荐摄入量。

3.1　基于母乳营养素摄入量的确定方法

在生后第一个月内婴儿实现从宫内环境到宫外环境的转变，其生理需求可能发生剧烈变化，同时哺乳早期泌乳量变化巨大，营养素浓度也变化迅速。因此在制定生后 6 月龄内婴儿营养素 AI 时，通常选择 1 ～ 5 月龄婴儿的母乳摄入量和母乳中营养素含量来确定。母乳摄入量的研究常用的测量方法有称重法和氘标水法。

3.1.1　称重法测量婴儿母乳摄入量

称重法是称量 24h 内婴儿摄入母乳量，即在完全相同的状态下每一次母乳喂哺前和母乳喂哺后分别称量婴儿体重，然后计算两者的差值。最后计算 24h 内各次母乳摄入量的和。虽然理论上也可以称量母亲哺乳前后的体重，通过计算母亲体重差异来获得婴幼儿的母乳摄入量。由于每次婴儿摄入的母乳量远低于母亲体重，同时用于称量母亲体重灵敏度足够高的秤的获得性受限，因此较少采用称量母亲体重变化来得到婴儿的母乳摄入量[1]。称重法可靠且经济，但需要母亲的高度配合或研究者帮助称量，测量期间还有可能改变母亲哺乳习惯。

3.1.2　稳定同位素标记技术评价婴儿母乳摄入量

氘是氢的稳定同位素，元素符号 D 或 ^{2}H。在大自然的含量约为一般氢的1/7000。口服氘标水（D_2O）后，氘标水与体内的水混合，经由尿液、唾液、汗液和乳汁等排出体外。氘标水与正常水在体内的代谢途径相同，通常在数小时内分散到全身。可采集唾液、尿液、血浆和乳汁等样品测量其中氘标水的含量。氘的丰度可用同位素比值质谱仪（isotope ratio mass spectrometry, IRMS）或傅里叶变换红外光谱仪（Fourier transform infrared spectroscopy, FTIR）来检测。

氘标水方法是通过给母亲口服氘标水后，氘标水通过乳汁进入婴儿体内，测量母亲和婴儿体液（如唾液）中氘标水的丰度，然后利用数学模型来估算婴儿的母乳摄入量（图 3-1 和图 3-2）[2]。

下式为母亲服用氘标水后，体内水中氘的浓度变化规律：

$$\frac{E_m(t)}{E_m(0)}=e^{-k_{mm}t}$$

式中，$E_m(t)$ 为时间 t 时母亲体内氘的浓度，mg/kg；$E_m(0)$ 为母亲口服氘标水

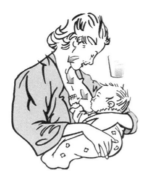

- 母亲饮用氘标水
- 婴儿摄入含氘标水的母乳中
- 母亲和婴儿唾液中富集氘标水

图 3-1　氘标水评价母乳摄入量

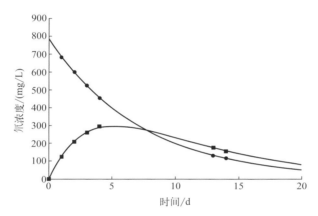

图 3-2　氘从母体的体液中消失并出现在其婴儿体内

●—母亲；■—婴儿

后体内水中氘的浓度，即同位素清除曲线的 y 截距（体内水中氘的浓度与时间的对数线性图），mg/kg；t 为母亲口服氘标水后的时间，即给氘标水后的时间，d；k_{mm} 为母亲体内水消除的速率，kg/d，即同位素氘消除曲线的梯度。

下式为婴儿体内水中氘浓度的变化规律：

$$E_b(t) = E_m(0)\left(\frac{F_{bm}}{V_b}\right)\left(\frac{\mathrm{e}^{-k_{mm}t} - \mathrm{e}^{-(F_{bb}/V_b)t}}{(F_{bb}/V_b) - k_{mm}}\right)$$

式中，$E_b(t)$ 为在时间 t 时婴儿体内水中氘的浓度，mg/kg；$E_m(0)$ 为母亲口服氘标水后体内水中氘的浓度，即同位素清除曲线的 y 截距（体内水中氘的浓度与时间的对数线性图），mg/kg；t 为母亲口服氘标水后的时间，即给氘标水后的时间，d；F_{bm} 为每日母亲通过母乳将水传递给婴儿的量，kg/d；V_b 为婴儿体内的总氘分布空间，kg，假设 V_b 与婴儿起始和终末时体重（W，kg）呈线性，$V_b=0.84W^{0.82}$；k_{mm} 为母亲体内水消除的速率，kg/d，即同位素氘消除曲线的梯度；F_{bb} 为婴儿每日体内的失水量，mL/kg[3]。

母乳摄入量计算公式为：

$$M=F_{bm}/0.871$$

式中，M 为婴儿每日母乳摄入量，mL；F_{bm} 为每日母亲通过母乳将水传递给婴儿的量，kg/d；0.871 为母乳中水的平均含量。

3.1.3 母乳营养素含量和分析方法

母乳中各种营养素含量和分析方法参见本丛书《母乳成分特征》分册和《母乳成分分析方法》分册中相关部分。

3.1.4 辅食添加时期的婴幼儿营养素摄入量

在辅食添加时期，特别是生后半年除了铁、锌的需要量显著增加外，其余营养素需要量变化不显著。通过计算母乳提供的营养素和辅食营养素之和，可以得出该年龄组的 AI。

作者课题组的一项研究结果显示[4]，中国 6～23 月龄婴幼儿辅食蛋白质密度为 2.6～3.8g/100kcal，高于 WHO 推荐量（0.9～1.0g/100kcal），与非洲、拉丁美洲和美国等地的结果相近（2.0～3.3g/100kcal）。6～23 月龄婴幼儿辅食铁密度为 0.9～1.0mg/100kcal，6～11 月龄婴儿辅食铁密度远低于 WHO 推荐量（6～8 月龄 4.5mg/100kcal，9～11 月龄 3.0mg/100kcal），12～23 月龄婴幼儿辅食铁密度与 WHO 推荐量接近（1.0mg/100kcal）。6～23 月龄婴幼儿辅食铁密度均高于非洲和拉丁美洲等发展中国家（0.4～0.6mg/100kcal），6～8 月龄婴儿辅食铁密度远低于美国（3.6mg/100kcal），9～23 月龄婴幼儿辅食铁密度略低于美国（1.1～1.2mg/100kcal）。6～23 月龄婴幼儿辅食锌密度均为 0.5mg/100kcal，6～11 月龄婴儿辅食锌密度低于 WHO 推荐量（6～8 月龄 1.6mg/100kcal，9～11 月龄 1.1mg/100kcal），12～23 月龄与 WHO 推荐量接近（0.6mg/100kcal），各月龄组与发展中国家和发达国家 6～23 月龄婴幼儿辅食锌密度接近（0.2～0.6mg/100kcal）。该研究显示不同国家和地区之间，婴幼儿辅食的蛋白质、铁、锌等营养素的密度存在明显差异。因而通过母乳和辅食摄入量所获得的婴幼儿 AI 可能存在较大差异，该差异很大程度可能是由于喂养习惯和饮食文化差异所引起的，未来需要更多的研究探索基于生理需要量的营养素参考摄入量。

3.2　基于能量需要量的确定方法

婴幼儿能量需要量（estimated energy requirement, EER）是基于总能量消耗（total energy expenditure, TEE）和婴幼儿生长所需要的能量[5]。利用氢和氧的两个同位素标记的水（双标水，$^2H_2^{18}O$）测量总能量消耗[6]。双标水测定总能量消耗包括基础代谢能、食物代谢能、体温代谢能和身体活动能等。母乳喂养和婴儿配方奶粉喂养的婴儿在 12 月内的能量消耗存在差异，3 月、6 月、9 月和 12 月龄婴儿配方奶粉喂养婴儿的能量消耗量较母乳喂养婴儿分别高 12%、7%、6% 和 3%。

母乳喂养婴儿的能量消耗量（kcal/d）：
$$TEE = -152.0 + 92.8 \times 体重$$
婴儿配方奶粉喂养婴儿的能量消耗量（kcal/d）：
$$TEE = -29.0 + 82.6 \times 体重$$

生长所需要的能量主要是用于蛋白质和脂肪的累积所需要的能量。生后前 3 个月（0 ～ 2 月）生长所需要的能量为总能量需要量的 35%，3 ～ 5 月龄婴儿生长所需要的能量为总能量的 17.5%，6 ～ 11 月龄婴儿生长所需要能量不足总能量的 6%，12 月龄时生长所需要能量为总能量需要量的 3%。第二年生长所需要的能量不足总能量的 2%[7]。

3.3　外推法

建立婴幼儿 DRIs 所依据的数据往往很少。在许多情况下，DRIs 是通过从婴儿或成人的研究数据外推获得的。常用的外推方法包括：①依据成年人的 EAR，通过调整代谢体重或体重和生长，并添加变异系数向下估算 7 ～ 12 月龄婴儿和幼儿的营养素膳食推荐摄入量；②通过使用类似的体重调整方法，用 0 ～ 6 月龄婴儿营养素 AI 向上估算 7 ～ 12 月龄婴儿的营养素膳食推荐摄入量或适宜摄入量[5]。

3.3.1　成人外推法

幼儿与成人的营养素生理需要之间的比例与幼儿和成人代谢体重（体重的 0.75 次方）之比成正比，同时受幼儿的生长发育的影响。具体的关系如下：

$$EAR_{幼儿}=EAR_{成人}\times F$$
$$F=（幼儿体重/成人体重）^{0.75}\times（1+生长系数）$$

3.3.2　0～6月龄婴儿外推法

7～12月龄婴儿的营养素需要量可以通过0～6月龄婴儿的 AI 值用代谢体重（体重的 0.75 次方）的方法来外推。具体公式如下：

$$AI_{7～12月龄}=AI_{0～6月龄}\times F$$
$$F=（7～12月龄婴儿体重/0～6月龄体重）^{0.75}$$

（杨振宇）

参考文献

[1] Da Costa T H, Haisma H, Wells J C, et al. How much human milk do infants consume? Data from 12 countries using a standardized stable isotope methodology. J Nutr, 2010, 140(12): 2227-2232.

[2] International Atomic Energy Agency. Stable isotope technique to assess intake of human milk in breastfed infants. Vienna: International Atomic Energy Agency, 2010.

[3] Krumbiegel P . Stable isotope technique to assess intake of human milk in breastfed infants: IAEA Human Health Series No. 7. Isotopes in Environmental and Health Studies, 2010 (4): 46.

[4] 庞学红，杨振宇，赵文华，等 .2019—2021 年中国 6～23 月龄婴幼儿辅食能量和营养素摄入量 . 卫生研究，2023, 52(1): 53-59.

[5] 中国营养学会 . 中国居民膳食营养素参考摄入量（2023 版）. 北京：人民卫生出版社，2023.

[6] WHO. Nutrient adequacy of exclusive breastfeeding for the term infant during the first six months of life. Geneva: WHO, 2002 .

[7] Human energy requirements: report of a joint FAO/ WHO/UNU Expert Consultation. Food Nutr Bull, 2005, 26(1): 166.

第 4 章

能量

　　能量是维持身体各项功能所必需的，包括呼吸、循环、身体活动和蛋白质合成等。人体的能量主要来自食物中的碳水化合物、蛋白质和脂肪。能量平衡取决于个人的膳食能量摄入和身体活动能量消耗，膳食能量摄入过多，身体活动能量消耗不足，会导致体重增加；同样，在不减少身体活动能量消耗的情况下，膳食能量摄入不足也会导致体重减轻。

　　能量的膳食参考摄入量（dietary reference intakes, DRIs）为维持能量平衡提供指导，主要应用于个人和群体膳食摄入量的规划和评估，其首要目标是实现充足但不过量的摄入量。与其他营养素不同，"安全摄入量范围"并不适用于能量，因为能量摄入量高于或低于需求会导致体重增加或减少，并不会导致营养缺乏或中毒。因此，能量既没有推荐摄入量（recommended nutrient intake, RNI），也没有可耐受的最高摄入量（tolerable upper intake level, UL）。为了与其他营养素区别，美国/加拿大引入了能量需要量（estimated energy requirement, EER），即在一定年龄、性别、体重、身高、身体活动水平和生命阶段的人或人群中，达到能量平衡所需的平均膳食能量摄入量（IOM, 2002/2005 年）[1]。对儿童来说，EER 也包括维持儿童适宜生长发育水平所需的能量。

4.1 产能营养素的能量系数

国际上通用的能量单位是焦耳（Joule, J）、千焦耳（kilo Joule, kJ）和兆焦耳（mega Joule, MJ）。在食物和营养领域，传统上使用的能量单位是卡（calorie, cal）和千卡（kilocalorie, kcal）。1J 指用 1N 的力，其作用点在力的方向上移动 1m 的距离所做的功。1cal 是将 1g 水的温度从 14.5℃提高到 15.5℃所需的能量。两种能量单位的换算关系为 1J=0.239cal，因此 1kcal=4.184kJ，每天 2400kcal 的能量消耗相当于 10000kJ/d，或 10MJ/d。

碳水化合物、脂肪和蛋白质通常被称为宏量营养素（与维生素和矿物元素通常被称为微量营养素相对应），不同类别宏量营养素氧化释放的能量如表 4-1 所示。

表 4-1 不同类别宏量营养素的能量系数和呼吸商

宏量营养素	能量[1]/(kcal/g)	能量/[kcal/L（以 O_2 计）]	RQ[2]/(CO_2/O_2)	Atwater 值[3]/(kcal/g)
淀粉	4.18	5.05	1.0	4.0
蔗糖	3.94	5.01	1.0	4.0
葡萄糖	3.72	4.98	1.0	4.0
脂肪	9.44	4.69	0.71	9.0
燃烧蛋白质[1]	5.60	—	—	—
代谢蛋白质[1]	4.70	4.66	0.835	4.0

① 生物体内蛋白质氧化产生的能量小于蛋白质体外燃烧产生的能量，因为哺乳动物代谢的含氮最终产物是尿素，而蛋白质燃烧时氮会转化为一氧化二氮。长期以来，人们认为蛋白质生物氧化释放的能量为 4.3kcal/g[2]，但最近的一项研究表明，实际值为 4.7kcal/g[3]。

② RQ 为呼吸商，其定义为产生的 CO_2 除以消耗的 O_2 的比例（以摩尔为单位，或以 CO_2 和 O_2 的体积为单位）。

③ Atwater 是研究和描述营养物质和代谢的先驱，他建议碳水化合物、脂肪和蛋白质分别使用 4kcal/g、9kcal/g 和 4kcal/g 的值[2]。这个等价物现在仍被统一用于营养标签和膳食配方。

4.2 人体的能量消耗

总能量消耗（total energy expenditure, TEE）是指在 24h 内所消耗的总能量。TEE 包括三个核心成分：静息能量消耗（resting energy expenditure, REE）、食物热效应（the thermic effect of food, TEF）和身体活动能量消耗（physical activity energy expenditure, PAEE）。REE 通常是 TEE 的最大贡献者，代表了维持正常身体功能和稳态所需的能量，TEF 是与食物摄入相关的能量消耗，PAEE 是指在静息态能量消耗和 TEF 之外的能量消耗。

4.2.1 基础能量消耗和静息能量消耗

基础能量消耗（basal energy expenditure, BEE）指人体在身体、精神和消化系统完全休息时所需的能量，它是维持细胞结构和功能所需的能量，因此是维持最基本的生命活动状态的最低能量消耗。通常在经过 12h 或以上空腹和睡眠状态下起床后测量的结果。

静息能量消耗是指当身体处于清醒、休息、恒温条件下所需的能量。通常测量仰卧位，在过去 4 ～ 5h 内没有运动或进食条件下所需的能量。它是总能量支出的最大组成部分，比 BEE 高出约 10%，占每天总能量消耗的 60% ～ 70%[3-4]。REE 在个体内部和个体之间都有所不同，受多种因素的影响，包括年龄、性别、体型、遗传（可能包括种族 / 民族的影响）等[5]。

最常用的测量 REE 的方法是气体代谢法，通过间接测热系统测量一个人在禁食状态下休息时每分钟的耗氧量（V_{O_2}）和二氧化碳产量（V_{CO_2}）[4,6]，将 V_{O_2} 和 V_{CO_2} 的值输入一个方程，计算 24h 静息能量消耗。常用的推导 REE 的方程[7-8]包括 Weir 方程和几个经验预测方程，包括 Harris-Benedict 方程、Owen 方程、Mifflin St-Jeor 方程以及 WHO/FAO/UNU 方程。由于受年龄、性别、种族和体重指数（BMI）类别的影响，不同方程准确预测能力有所不同[9]。影响基础代谢和静息能量消耗的因素包括以下几个方面。

4.2.1.1 年龄和性别

某研究采用气体代谢法测量了来自 29 个国家 2008 名男性和女性的 BEE，结果显示，调整了体型、年龄和性别后，BEE 随去脂体重（fat-free mass, FFM）的增加而增加[10]。具体来说，从出生到 15 个月，BEE 迅速增加，随后缓慢下降，直到 20 岁左右，并在 20 ～ 60 岁期间保持稳定，然后在老年人中下降，老年人 BEE 的下降与 FFM 的减少和年龄相关的器官代谢率降低有关。

4.2.1.2 体型

体型与体重和身高相关，对气体代谢法测定 REE 的研究进行系统回顾发现，增加的 BMI 和 REE 之间存在线性关系。在一项系统综述中，消瘦人群（BMI ≤ 17.5kg/m²）与正常体重人群比较具有较低的 REE[11]。体重和 REE 之间的线性关系是否适用于肥胖，特别是Ⅲ类肥胖的个体，这是一个仍有争议的话题，经常受到使用动态数学建模研究的挑战[12]。关于减重的 REE 变化，一项涉及 361 名参与者的 7 项研究的系统综述显示，与体重快速变化（每周约 1.1kg）相比，体重逐渐减少（每周约 0.5kg）导致的 REE 降低较少[13]。

4.2.1.3　体成分

评估体成分是能量代谢研究的一个基本要素。人体包含各种代谢活动的组织和器官，最简单的划分是将体成分分为两个部分——脂肪量（fat mass, FM）和去脂体重（FFM），包括平滑肌和骨骼肌、结缔组织、水和骨骼。FM 的代谢率较低，约为 5kcal/kg，而 FFM 的代谢率为 20kcal/kg[14-15]。在 Bailly 等[11] 的系统综述中，尽管体质较瘦个体的 FFM 较低，但与正常体重的个体相比，这些个体在 FFM 标准化后，代谢活性增加，表明 FFM 具有较高的代谢活性。鉴于 FFM 是 REE 的一个强有力的预测因子，占 REE 个体间方差的 60% ～ 80%，而单独的体重只能解释约 50% 的 REE 方差，因此 REE 的测量经常根据性别进行 FFM 调整[16]。

4.2.2　食物热效应

食物热效应（TEF）是指进食一餐后能量消耗的增加，包括消化、吸收、代谢和储存能量与营养物质所消耗的能量，通常占每天总能量消耗的 10%。影响 TEF 的因素包括年龄、身体活动、一餐的能量、供能营养素的构成和重量[17-18]。TEF 包括必需产热，必需产热包括吸收和运输营养物质的能量，以及组织中碳水化合物、蛋白质和脂肪的合成所消耗的能量[19]。TEF 的主要决定因素是膳食的能量和宏量营养素的组成，其中蛋白质具有最高的 TEF 值，脂肪的 TEF 值为 0 ～ 3%，碳水化合物为 5% ～ 10%，蛋白质为 20% ～ 30%[20]。

4.2.3　身体活动能量消耗

身体活动能量消耗（PAEE）是每日总能量消耗中变化最大的组成部分，包括运动和非运动活动产热（nonexercise activity thermogenesis, NEAT）。NEAT 是自发活动的结果，代表了像坐立不安和一般的走动这样的小动作所消耗的能量。PAEE 可通过总能量消耗与基础代谢和食物热效应能量消耗之和的差值 [TEE-(BEE+TEF)] 计算所得。

目前的证据显示，身体活动是变化最大的能量组成部分，占 TEE 的 15% ～

50%。此外，身体活动随年龄增加而减少，并受以前活动水平的影响。就绝对水平而言，肥胖和非肥胖个体之间的身体活动能量消耗存在差异，但在调整 FFM 和体重后，差异消失。影响身体活动能量消耗的因素包括以下几方面。

4.2.3.1　年龄和性别

PAEE 随着生命周期的变化而变化。研究人员可以使用双标水法（doubly labeled water, DLW）、间接量热法和室内量热法对 PAEE 个体内或个体间差异进行精确测量。由于 DLW 仅用于测量自由生活的 TEE，而且成本过高，研究人员通常使用问卷调查或基于设备的测量方法估计身体活动。问卷往往有高度的偏倚，因为他们依赖于个人回忆和活动水平的量化。基于设备（例如 ActiGraph、GeneActive、Apple Watch 和 Fitbit 等）来测量个人的运动，被认为比问卷调查能更好地估计典型的活动模式，但它们缺乏有关活动类型的细节。此外，由于对强度标准缺乏共识，以及设备佩戴位置的变化，使得量化各研究不同强度类别的时间和差异具有挑战性[21]。

Craigie 等[22] 对追踪儿童到成年期间的身体活动和饮食摄入量的文献进行了系统回顾。这篇综述中涉及 2000 多名参与者的三项研究。发现男性从青春期到成年期的身体活动记录比女性更强。在 5 ～ 8 年的随访中，有 44% ～ 59% 的男性坚持体育锻炼。

Tanaka 等[23] 研究了总体久坐行为的纵向变化，以及这些变化与儿童和青少年肥胖的关系。这项系统综述包括 7238 名儿童和青少年，在对 3 ～ 13 岁儿童进行的 1 ～ 10 年随访中发现，久坐行为随年龄的增长而增加，平均每年每天多坐约 30min。其中 2 项研究发现久坐行为与肥胖无关，11 项研究发现久坐行为与肥胖增加相关，但这种相关只存在于体重指数在人群 P50 以上的人群中。几乎没有证据表明改变久坐行为对改变肥胖有任何影响。

4.2.3.2　体型和体成分

Carneiro 等[24] 的一项系统综述研究了肥胖患者和非肥胖患者在基于活动的能量消耗方面的差异。所有纳入分析的四项研究均显示，肥胖者的绝对活动能量消耗高于非肥胖者。在调整 FFM 或体重后，两项研究显示两组人群之间没有差异。综述的结论是，肥胖者的 PAEE 与非肥胖者没有差异；相反，他们改变了活动模式和更多的久坐时间，导致整体活动能量消耗值降低。然而，在大多数研究中，肥胖患者的 REE 较高可能是由于没有调整体成分造成的。

4.2.3.3　运动经济性与运动训练

运动经济性是指完成给定量最大任务所需的氧气消耗的经济性。一个人训练得越多，他的运动越经济（即氧气消耗或能量消耗会更低）[25]。这一原则也与运动协调有关，运动协调是衡量协调身体多个部位肌肉来执行给定任务的能力。儿童和青少年的运动协调能力仍在发展中，因此他们的运动经济性通常比成年人差（一项活动的能量消耗更高）。随着技能的发展，儿童的运动协调能力随着动作的发展而提高，对于成年人来说，训练可以改善运动经济性。

4.3 能量需要量

能量沉积（energy deposition）指根据生长过程中蛋白质和脂肪沉积所消耗能量来估计新合成组织的能量含量。能量代谢（energy metabolism）指利用身体脂肪和蛋白质储存的能量来满足能量需求，生长、受伤或应激状态下能量代谢可能更高。

对于体重稳定的个体来说，TEE 是衡量 EER 的最准确指标。对于一个正在成长的个体，如婴儿或儿童，EER 是 TEE 和生长能量消耗（energy cost of growth, ECG）的总和。ECG 可以根据新组织中沉积的蛋白质和脂肪的比例，从生长阶段沉积的组织中所含的能量计算出来。在 1 岁以下的婴儿中，ECG 可高达 TEE 的 32%。婴幼儿最终 TEE 预测方程如表 4-2 所示。

表 4-2　婴幼儿按年龄 / 性别分组的 TEE 预测方程

0 ～ 2 岁男孩
TEE =－716.45－（1.00 × 年龄）+（17.82 × 身高）+（15.06 × 体重）
注：R^2 = 0.83；R^2_{adj} = 0.83；R^2_{shr} = 0.83；RMSE = 104kcal/d；MAPE = 13.6%；MAE = 79kcal/d。
0 ～ 2 岁女孩
TEE =－69.15 +（80.0 × 年龄）+（2.65 × 身高）+（54.15 × 体重）
注：R^2 = 0.83；R^2_{adj} = 0.83；R^2_{shr} = 0.83；RMSE = 95kcal/d；MAPE = 12.8%；MAE = 74kcal/d。

注：TEE 为总能量消耗，kcal/d；年龄单位为岁；体重单位为 kg；身高单位为 cm。R^2 为决定系数；R^2_{adj} 为调整后的 R^2；R^2_{shr} 为收缩 R^2；RMSE 为均方根误差；MAPE 为平均绝对百分比误差；MAE 为平均绝对误差。

婴儿、儿童和青少年的能量需求包括与健康相一致的组织生长所需的能量。人类生长速度相对其他物种来说较慢，这意味着除了生命最初几个月，生长所需的能量相对于维持所需的能量很少。为了估计生长的能量消耗，必须估计新合成组织的重量、速度和能量含量，最好从蛋白质和脂肪沉积的消耗来估计。美国 IOM 基于蛋白质和脂肪堆积的组织沉积的能量成本估算了 0 ～ 2 岁儿童生长的能量消耗[26-27] 和 WHO 体重速度四舍五入为 5kcal/g 体重增长，分组为 0 ～ 2.99 个月、

3～5.99 个月、6～11.99 个月和 12～24 个月（表 4-3）。对于男孩来说，0～2.99 个月的生长所需能量约为 200kcal/d，3～5.99 个月的生长所需能量约为 50kcal/d，6～24 个月的生长所需能量约为 20kcal/d。对于女孩来说，0～2.99 个月的生长能量消耗约为 180kcal/d，3～5.99 个月的生长能量消耗约为 60kcal/d，6～11 个月的生长能量消耗约为 20kcal/d，12～24 个月的生长能量消耗约为 15kcal/d。在 24～35 个月的成长过程中，男女孩的能量消耗数据都缺乏，额外的能量消耗假设男女孩分别为 20kcal/d 和 15kcal/d。

表 4-3　婴幼儿生长能量消耗

人群	年龄区间 / 月	WHO 增重速率 / (g/d)[①]	组织生长能量消耗 / (kcal/g)[②]	能量积累 / (kcal/d)[③]
男孩	0～2.99	32.77	6.0	196.6
	3～5.99	17.35	2.8	48.6
	6～8.99	10.55	1.5	15.8
	9～11.99	8.09	2.7	21.8
	12～14.99	7.03	2.2	15.5
	15～17.99	6.6	2.2	14.5
	18～20.99	6.43	4.7	30.2
	21～24	6.11	4.7	28.7
女孩	0～2.99	28.55	6.3	179.9
	3～5.99	16.21	3.7	60.0
	6～8.99	10.14	1.8	18.3
	9～11.99	7.74	2.3	17.8
	12～14.99	7.04	2.5	17.6
	15～17.99	6.9	2.5	17.3
	18～20.99	6.68	2.2	14.7
	21～24	6.26	2.2	13.8

① 增重速率（https://www.who.int/tools/child-growth-standards/standards/weight-velocity）。
② 身体成分增量用于估计组织沉积的能量消耗。
③ 用组织沉积的能量成本（kcal/g）和 WHO 重量增加速度（g/d）估算能量积累（kcal/d）。

　　EER 用于预测适当的能量摄入量，以规划和评估个人和群体的膳食。EER 方程代表了对不同年龄 / 性别、身体活动和生长能量消耗组的能量需求的估计。美国 DRIs 制定委员会为美国和加拿大婴幼儿按年龄和性别分组制定了 EER 方程，见表 4-4。

表 4-4 婴幼儿按年龄、性别和生长能量消耗分类的 EER 方程汇总

年龄组	性别	EER 方程 / (kcal/d)
0 ～ 2.99 月	男	$EER = -716.45 - (1.00 \times 年龄) + (17.82 \times 身长) + (15.06 \times 体重) + 200$
	女	$EER = -69.15 + (80.0 \times 年龄) + (2.65 \times 身长) + (54.15 \times 体重) + 180$
3 ～ 5.99 月	男	$EER = -716.45 - (1.00 \times 年龄) + (17.82 \times 身长) + (15.06 \times 体重) + 50$
	女	$EER = -69.15 + (80.0 \times 年龄) + (2.65 \times 身长) + (54.15 \times 体重) + 60$
6 ～ 35.99 月	男	$EER = -716.45 - (1.00 \times 年龄) + (17.82 \times 身长 / 身高) + (15.06 \times 体重) + 20$
	女	$EER = -69.15 + (80.0 \times 年龄) + (2.65 \times 身长 / 身高) + (54.15 \times 体重) + 20$ 或 15[①]

① 女孩生长的能量成本：6 ～ 11.99 月为 20kcal/d；12 ～ 35.99 月为 15kcal/d。
注：年龄以岁为单位，体重以 kg 为单位，身长 / 身高以 cm 为单位。

使用 EER 计划能量摄入包括两步过程。第一步是为个人或群体选择合适的 EER 方程并计算 EER，第二步是长期监测体重，如果发生意外的体重增加或减少，应根据需要调整能量摄入以保持所需的体重。表 4-5 和表 4-6 是美国 0 ～ 35 个月龄男孩和女孩基于年龄的中位数身高和体重按 EER 方程计算的 EER。

表 4-5 美国 0 ～ 35 个月男孩基于年龄的中位数身高和体重的 EER

年龄组 / 月龄	身长 / 身高和体重中位数		EER/ (kcal/d)
	身长 / 身高 /cm	体重 /kg	
0 ～ 2	56.5	5.0	566
3 ～ 5	64.4	7.2	589
6 ～ 8	69.5	8.9	675
9 ～ 11	73.0	9.4	745
12 ～ 14	76.4	10.4	821
15 ～ 17	79.2	11.1	881
18 ～ 20	82.6	11.8	952
21 ～ 23	86.4	12.3	1027
24 ～ 26	87.9	12.6	1058
27 ～ 29	91.4	13.7	1136
30 ～ 32	93.3	14.6	1183
33 ～ 35	94.9	14.7	1213

注：身长 / 身高和体重中位数基于美国 NHANES 2015 ～ 2018 按年龄组估计的数据。

表 4-6　美国 0 ~ 35 个月女孩基于年龄的中位数身高和体重的 EER

年龄组 / 月龄	身长 / 身高和体重中位数		EER/（kcal/d）
	身长 / 身高 /cm	体重 /kg	
0 ~ 2	55.9	4.9	531
3 ~ 5	62.6	6.7	546
6 ~ 8	67.5	7.9	604
9 ~ 11	71.5	89	689
12 ~ 14	75.8	10.1	780
15 ~ 17	77.9	10.3	817
18 ~ 20	82.2	10.9	881
21 ~ 23	84.9	11.8	956
24 ~ 26	87.7	12.3	1011
27 ~ 29	89.2	12.6	1051
30 ~ 32	92.0	13.4	1122
33 ~ 35	94.4	14.2	1192

注：身长 / 身高和体重中位数基于美国 NHANES 2015 ~ 2018 按年龄组估计的数据。

4.4　能量需要量的估算方法

　　充足的能量摄入对于最佳的身体生长至关重要，膳食能量摄入的确定依赖于准确测量能量摄入的能力。有许多方法可用于评估膳食能量摄入，但是不同方法的准确性和精密度差异很大。在广泛采用如下所述的 DLW 方法之前，确定人类整个生命周期的能量需要量依赖于不太准确和精确的方法（FAO，2004）。

　　评估膳食能量摄入的常用方法依赖于自我报告的食物摄入量，如通过 24h 或连续三天膳食回顾、食物日记和食物频率问卷等方法。在 2004 年 FAO/WHO/UNU 关于人类能量需要量的报告之前，能量摄入的建议是基于使用估计能量消耗的要因加算法获得的数据，包括将职业活动、非职业活动和睡眠的能量消耗相加，使其等于总能量消耗（WHO，1985），该方法涉及对整个生命周期中具有代表性的日常活动的多个假设。这种估计能量消耗和能量摄入的方法是在使用 DLW 之前确定能量需要量的最佳选择。

　　DLW 方法被营养学界认为是衡量自由生活条件下 TEE 的金标准。DLW 方法是用天然的、非放射性同位素氕（^{2}H）和氧（^{18}O）富集人体水分。^{2}H 在全身水池中的消失率反映了水的周转率，^{18}O 的消失率反映了水和二氧化碳的周转率，二氧化碳的产生是能量代谢的最终产物之一，两个周转率之间的差异代表二氧化碳的产生速率[28,29]，然后使用 Weir 方程[30] 将二氧化碳产生的速率转换为 TEE。

与其他测量自由生活条件下能量消耗的方法相比，DLW 方法有如下几个可取的特点。首先，它对参与者的日常活动和膳食习惯无限制或无干扰；参与者只需要喝少量含有 ^2H 和 ^{18}O 两种同位素的水。其次，这种方法是无创性的，因为它只需要收集不同时点的尿液样本。第三，该方法具有稳定性和可移动性，DLW 过程可以在任何地方实现。第四，DLW 程序的期限很灵活，可以在 7 ～ 14 天实施。这种灵活性允许对实际能量消耗进行更有代表性的测量，因为持续时间可以包括周末，而周末的活动和食物摄入量可能与工作日不同。第五，由于这两种同位素是天然存在的，并且天然存在于人们每天消耗的水、食物和饮料中，因此该方法可以安全地应用于人类，包括早产儿、新生儿、幼儿，没有不良影响。

（庞学红）

参考文献

[1] Institute of Medicine. Dietary reference intakes for energy, carbohydrate, fiber, fat, fatty acids, cholesterol, protein, and amino acids. Washington, DC: The National Academies Press, 2005.

[2] Merrill A, Watt B. Energy value of foods: Basis and derivation. Agriculture Handbook no. 74. Washington, DC: Department of Agriculture, 1973.

[3] Livesey G, Elia M. Estimation of energy expenditure, net carbohydrate utilization, and net fat oxidation and synthesis by indirect calorimetry: evaluation of errors with special reference to the detailed composition of fuels. Am J Clin Nutr, 1988, 47(4): 608-628.

[4] Lam Y, Ravussin E. Analysis of energy metabolism in humans: A review of methodologies. Mol Metab, 2016, 9(5): 1057-1071.

[5] Poehlman E. A review: exercise and its influence on resting energy metabolism in man. Med Sci Sports Exerc, 1989, 21(5): 515-525.

[6] Compher C, Frankenfield D, Keim N, et al. Best practice methods to apply to measurement of resting metabolic rate in adults: A systematic review. J Am Diet Assoc, 2006, 106(6): 881-903.

[7] Brouwer E. On simple formulae for calculating the heat expenditure and the quantities of carbohydrate and fat oxidized in metabolism of men and animals, from gaseous exchange (Oxygen intake and carbonic acid output) and urine-N. Acta Physiol Pharmacol Neerl, 1957, 6(4): 795-802.

[8] Passmore R. Physiological measurements of metabolic functions in man. Quarterly Journal of Experimental Physiology & Cognate Medical Sciences, 1963, 48(3): 305.

[9] Frankenfield D, Roth-Yousey L, Compher C. Comparison of predictive equations for resting metabolic rate in healthy nonobese and obese adults: a systematic review. J Am Diet Assoc, 2005, 105(5): 775-789.

[10] Pontzer H, Yamada Y, Sagayama H, et al. Daily energy expenditure through the human life course. Science, 2021, 373(6556): 808-812.

[11] Bailly M, Boscaro B, Pereira B, et al. Is constitutional thinness really different from anorexia nervosa? A systematic review and meta-analysis. Rev Endocr Metab Disord, 2021, 22(4): 913-971.

[12] Heymsfield S, Thomas D, Bosy-Westphal A, et al. The anatomy of resting energy expenditure: body

composition mechanisms. Eur J Clin Nutr, 2018, 73(2): 166-171.

[13] Ashtary-Larky D, Bagheri R, Abbasnezhad A, et al. Effects of gradual weight loss v. rapid weight loss on body composition and RMR: a systematic review and meta-analysis. Br J Nutr, 2020, 124(11): 1121-1132.

[14] Javed F, He Q, Davidson L, et al. Brain and high metabolic rate organ mass: contributions to resting energy expenditure beyond fat-free mass. Am J Clin Nutr, 2010, 91(4): 907-912.

[15] Wang X, You T, Lenchik L, et al. Resting energy expenditure changes with weight loss: racial differences. Obesity, 2010, 18(1): 86-91.

[16] Gallagher D, Visser M, Wang Z, et al. Metabolically active component of fat-free body mass: influences of age, adiposity, and gender. Metabolism, 1996, 45(8): 992-997.

[17] Calcagno M, Kahleova H, Alwarith J, et al. The thermic effect of food: a review. J Am Coll Nutr, 2019, 38(6): 547-551.

[18] Casanova, N, Beaulieu K, Finlayson G, et al. Metabolic adaptations during negative energy balance and their potential impact on appetite and food intake. Proc Nutr Soc, 2019, 78(3): 279-289.

[19] Saito M, Matsushita M, Yoneshiro T, et al. Brown Adipose Tissue, Diet-induced thermogenesis, and thermogenic food ingredients: from mice to men. Front Endocrinol (Lausanne), 2020, 11: 222.

[20] Westerterp K R. Diet induced thermogenesis. Nutr Metab, 2004, 1(1): 5.

[21] Watson K, Carlson S, Carroll D, et al. Comparison of accelerometer cut points to estimate physical activity in US adults. J Sports Sci, 2014, 32(7): 660-669.

[22] Craigie A, Lake A, Kelly S, et al. Tracking of obesity-related behaviours from childhood to adulthood: A systematic review. Maturitas, 2011, 70(3): 266-284.

[23] Tanaka C, Reilly J, Huang W. Longitudinal changes in objectively measured sedentary behaviour and their relationship with adiposity in children and adolescents: systematic review and evidence appraisal. Obes Rev, 2015, 15(10): 791-803.

[24] Carneiro I, Elliott S, Siervo M, et al. Is obesity associated with altered energy expenditure? Adv Nutr, 2016, 7(3): 476-487.

[25] Barnes K, Kilding A. Running economy: measurement, norms, and determining factors. Sports Medicine-Open, 2015, 1(1): 8.

[26] Butte N, Hopkinson J, Wong W, et al. Body composition during the first 2 years of life: an updated reference. Pediatr Res, 2000, 47(5): 578-585.

[27] Butte N, King J. Energy requirements during pregnancy and lactation. Public Health Nutr, 2005, 8(7A):1010-1027.

[28] Black A, Prentice A, Coward W. Use of food quotients to predict respiratory quotients for the doubly-labelled water method of measuring energy expenditure. Hum Nutr Clin Nutr, 1986, 40(5): 381-391.

[29] Speakman J, Yamada Y, Sagayama H, et al. A standard calculation methodology for human doubly labeled water studies. Cell Rep Med, 2021, 2(2): 100203.

[30] Weir, J B. New methods for calculating metabolic rate with special reference to protein metabolism. J Physiol, 1949, 109(1-2): 1-9.

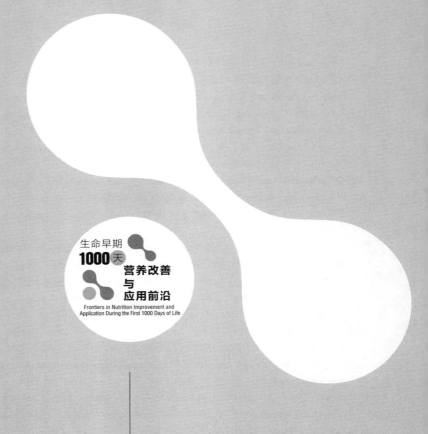

生命早期
1000天
营养改善
与
应用前沿
Frontiers in Nutrition Improvement and
Application During the First 1000 Days of Life

婴幼儿膳食营养素参考摄入量

Dietary Reference Intakes for Infants and Young Children

第 5 章

蛋白质和氨基酸

蛋白质是人体所有细胞的主要结构成分，膳食蛋白质是维持人体组织生长和更新所需氮和必需氨基酸的来源，用于合成和维持人类基因组中编码的约 25000 个蛋白质，以及其他非蛋白质代谢活性含氮物质，如肽激素、神经递质、核酸、谷胱甘肽或肌酸等。此外，氨基酸也会发生脱氨作用，其碳骨架被用于不同的代谢途径或作为能量底物。

5.1 化学性质

5.1.1 蛋白质

膳食和身体中的蛋白质比其他能量来源（碳水化合物和脂肪）更复杂和多变。决定蛋白质的特征是其必需的氨基（或亚氨基）。在膳食和体内，95% 的氮以蛋白质的形式存在，5% 以其他含氮化合物的形式存在，如游离氨基酸、尿素或核苷酸等。

蛋白质是由相邻氨基酸的羧基和氨基（脯氨酸为亚氨基）之间的肽键连接在一起的氨基酸构成的。在生物系统中，形成的链可以是任何东西，从几个氨基酸单位（二肽、三肽或寡肽）到数千个单位长（多肽），对应的分子量从数百到数十万道尔顿。

蛋白质的一个关键特征是其物理结构的复杂性。多肽链不是长而直的链，也不是卷曲成随机形状，而是折叠成一个确定的三维结构。链中氨基酸的顺序被称为一级结构。由于侧链残基之间的氢键作用，氨基酸链倾向于盘绕成螺旋（二级结构），螺旋的部分可能由于非极性侧链之间的疏水作用而相互折叠，在某些蛋白质中，螺旋可能与二硫键相互折叠，因此整个分子可能是球状或棒状（三级结构）。它们的确切形状取决于它们的功能，对于某些蛋白质，它们会与其他分子相互作用（四级结构）。除了少数例外，只有 L-氨基酸异构体能被结合到蛋白质中。

5.1.2 氨基酸

合成哺乳动物蛋白质的氨基酸中除了脯氨酸是一种 α-亚氨酸外，其余都是 α-氨基酸。这意味着它们有一个羧基、一个氨基，一个侧链连接在一个中心 α-碳上。氨基酸之间的功能差异在于它们侧链的结构。除了大小不同外，这些侧链在生理 pH 值下携带不同的电荷（如非极性、极性不带电、带负电荷、带正电荷）；有些基团是疏水的（如支链氨基酸和芳香族氨基酸），有些是亲水的（大多数其他的氨基酸）。

这些侧链对蛋白质高级结构稳定有重要影响，也是维持蛋白质功能的重要组成部分。正电荷和负电荷之间的吸引力把分子的不同部分拉到一起。疏水基团倾向于聚集在球状蛋白质的中心，而亲水基团在外围与水接触。半胱氨酸中的巯基与多肽链中另一个半胱氨酸的巯基形成二硫键是多肽内折叠结构稳定的重要因素，也是多肽间键形成的关键因素。氨基酸的羟基和酰氨基为复杂低聚糖侧链的附着提供了位点，低聚糖侧链是许多哺乳动物蛋白质的特征，如乳糖酶、蔗糖酶和黏蛋白。组氨酸和具有羧基侧链的氨基酸（谷氨酸和天冬氨酸）是离子结合蛋白的关键特征，如钙结合蛋白（如肌钙蛋白 C）对肌肉收缩至关重要，铁结合蛋白（如血红蛋白）负责氧气运输。

蛋白质中的一些氨基酸只有在它们的前体合成多肽后经修饰才能达到它们的最终结构。这种翻译后修饰的显著例子是胶原蛋白中发现的羟脯氨酸和羟赖氨酸残基（脯氨酸和赖氨酸被纳入前胶原蛋白后转化为这些残基）以及肌动蛋白和肌凝蛋白中存在的 3-甲基组氨酸。前者羟基化氨基酸是胶原蛋白链交联的关键部分，致刚性和稳定的结构；甲基化组氨酸在收缩蛋白功能中的作用尚不清楚。

5.1.3　氨基酸的营养和代谢分类

蛋白质中氨基酸的一级结构或序列是在遗传密码中预先决定的。天然存在的氨基酸中有 20 种是所谓的蛋白源性氨基酸，它们在生物体内生成蛋白质。20 种蛋白质源性氨基酸被分类为必需氨基酸或非必需氨基酸，其中 9 种氨基酸被归类为婴儿必需氨基酸（组氨酸、异亮氨酸、亮氨酸、赖氨酸、蛋氨酸、苯丙氨酸、苏氨酸、色氨酸和缬氨酸），因为它们不能在人体内合成或合成速度不能满足代谢需求，必须由食物提供，其余的是非必需氨基酸（丙氨酸、精氨酸、半胱氨酸、甘氨酸、脯氨酸、酪氨酸、天冬氨酸、谷氨酸和丝氨酸等）。在 9 种必需氨基酸中，赖氨酸和苏氨酸是严格的必需氨基酸，因为它们不发生转氨作用，脱氨是不可逆的，其他 7 种必需氨基酸可以参与转氨反应。组氨酸是婴儿必需氨基酸，由于组氨酸在肌肉和血红蛋白中储存量较大，而个体对其需要量又相对较少，因此很难直接证实是否为成人必需氨基酸。此外，一些在正常生理条件下可以在体内合成的非必需氨基酸，在特殊的生理或病理条件下合成可能会非常有限，例如在早产儿中，除非膳食中提供了足够量的氨基酸，否则无法满足其代谢需求，这些氨基酸被称为条件性必需氨基酸，包括精氨酸、半胱氨酸、谷氨酰胺、甘氨酸、脯氨酸、酪氨酸[1-2]。

除了作为蛋白质合成的基石，每种氨基酸都有自己的非蛋白质代谢途径。一些氨基酸被用作含氮化合物，如谷胱甘肽、各种神经递质、一氧化二氮、肌酸、肉碱、牛磺酸或烟酸等的前体。谷氨酰胺、天冬氨酸和甘氨酸用于合成核糖核苷酸和脱氧核糖核苷酸的前体，进而合成 RNA 和 DNA。精氨酸和谷氨酰胺是非蛋白源性氨基酸，如鸟氨酸和瓜氨酸等的前体，在器官间氮交换中起作用。谷氨酰胺和谷氨酸是三羧酸循环组分（Krebs cycle components）的前体，也是各种细胞的重要能量底物。脱氨后的氨基酸被用作能量底物，可用于糖异生和脂肪合成。一些氨基酸还可以直接或间接地作为细胞内信号分子。谷氨酸是众所周知的神经递质，色氨酸是血清素的前体，酪氨酸是儿茶酚胺和多巴胺的前体，也是甲状腺激素的前体，组氨酸是组胺的前体。

精氨酸是肝脏尿素循环中 NH_4^+/NH_3 消除第一步的激活剂，是胰腺朗格汉斯胰岛 B 细胞（B-cells of pancreatic Langerhans islets）的促分泌剂，通过一氧化氮合成酶催化合成一氧化氮前体调节血压。亮氨酸通过哺乳动物雷帕霉素靶蛋白（mammalian target of rapamycin, TOR）信号通路作为蛋白质合成的信号。当氮平衡和必需的氨基酸需求得到满足时，这些非蛋白源代谢途径和信号转导活动被包括在蛋白质需求的概念中。因此，它们不能作为蛋白质需要量测定的附加标记物。

5.2　代谢

蛋白质代谢包括调节蛋白质消化、氨基酸代谢和机体蛋白质周转的过程。这些过程包括对膳食非必需氨基酸的吸收和供应，以及非必需氨基酸的重新合成、蛋白质水解、蛋白质合成，以及氨基酸在分解代谢途径中的利用或作为含氮化合物的前体被利用。

5.2.1　消化吸收

肠道内氮、氨基酸和蛋白质的动态变化十分复杂。人类摄入的膳食蛋白质（40～110g/d）、分泌到肠道的内源性蛋白质（20～50g/d）和分泌到肠道的含有非蛋白氮的分子（尿素和其他分子）在胃和小肠中混合，并进行转运、消化和吸收[3]，主要部分通过肠黏膜被吸收转移到体内，而一小部分留在肠道内并到达回肠末端。在这里与其他未被消化的肠道内成分一起，从回肠末端进入大肠，被肠道中的微生物发酵。

蛋白质消化从胃开始，在小肠继续。在健康人体中，消化酶和通过多种转运蛋白跨刷状缘的转运并不是氨基酸吸收的限制因素。小肠代谢氨基酸的活性高，在吸收过程中，小肠黏膜代谢掉了相当比例的非必需氨基酸和必需氨基酸。谷氨酰胺和谷氨酸是肠道组织最重要的燃料，主要被肠道利用，它们在门静脉循环中的浓度通常很低。膳食中的苏氨酸 50%～60% 被肠道利用，主要用于杯状细胞的黏蛋白合成。赖氨酸、亮氨酸或苯丙氨酸 15%～30% 被肠道利用，而其他部分出现在门静脉循环中。肠道对膳食氨基酸的利用以分解代谢为主，只有 12% 用于黏膜蛋白的合成。

不同膳食来源的蛋白质消化率不同，最近的研究表明，将内标记为 ^{15}N 的蛋白质添加到膳食中，许多常见的膳食蛋白质，包括来自酪蛋白、混合乳清、小麦和豆类的蛋白质，当以分离物、浓缩物或面粉喂养时，消化效率大于 90%[4-5]。因此，粪便氮损失的很大一部分（至少 50%）代表了结肠和盲肠细菌分泌到肠腔内的含氮物质（尿素、氨和蛋白质分泌物）。

5.2.2　体内分布

蛋白质与氨基酸稳态维持身体蛋白质储备。一个 70kg 体重的男性身体含有 10 ～ 12kg 的蛋白质。这种蛋白质近一半（约 43%）存在于骨骼肌中，而其他组织结构，如皮肤和血液各含有约 15% 的总蛋白质，代谢活跃的内脏组织（如肝脏和肾脏）含有相对较少的蛋白质（加在一起约占总数的 10%），其他器官如脑、肺、心脏和骨骼贡献了剩余的部分。蛋白质在器官中的分布随年龄的不同而不同，蛋白质在肌肉中占的比例新生儿低于成年人，而在大脑和内脏组织中占的比例新生儿高于成人。同样值得注意的是，尽管单一生物体内的酶和蛋白质种类非常广泛，但是四种蛋白质（肌球蛋白、肌动蛋白、胶原蛋白和血红蛋白）已经占人类总蛋白质含量的近一半，尤其是胶原蛋白可能占总量的 25%。此外，在诱发性营养不良中，由于非胶原蛋白的大量损失，而胶原蛋白损失较少，这一比例可升至 50%[6]。

5.2.3　排泄

肠道中的蛋白质不仅来源于食物（外源性蛋白质），还来源于肠道脱落的黏膜细胞和消化液中的内源性蛋白质。进入消化道的内源性蛋白质大部分被消化和重吸收，而未被吸收的蛋白质由粪便排出体外。即使在无蛋白质摄入的情况下，氮也会继续分泌到肠道中，粪便氮的损失占氮必要损失的 25%。粪便氮排泄受膳食影响不大，研究发现先前摄入无蛋白质膳食的个体被给予可高度消化的含蛋白质膳食，粪便氮排泄只增加了少量。一个健康的成年人每天消耗 70 ～ 100g 蛋白质时，尿液中排出 11 ～ 15g 的氮，主要以尿素的形式，少量来自氨、尿酸、肌酐和一些游离氨基酸，由尿排出的蛋白质代谢产物受膳食蛋白质摄入量的影响。

5.3　蛋白质营养状况评价

没有一个指标可以完全可靠地评估蛋白质的营养状况。婴儿和儿童蛋白质摄入量不足反映在身高 / 身长生长不足 [7]，然而身高别体重可能因水肿和腹水而出现假阴性 [8]。肱三头肌皮褶厚度反映能量营养状况，而上臂肌围反映蛋白质营养状况（除非存在肌肉或神经病变）[9]。

与蛋白质营养不良相关的体格检查主要集中在皮肤和头发上，因为它们是快速生长的含蛋白质组织。在蛋白质营养不良时，皮肤变薄，颜色暗沉；头发开始不生长，然后可能脱落或显示颜色变化。在较长一段时间内，对瘦体重变化的评估反映了蛋白质营养状况。最常用的评估瘦体重的临床工具是双能 X 射线吸收仪和生物电阻抗仪 [10]。

5.4 膳食蛋白质参考摄入量

5.4.1 参考摄入量的研究方法

在膳食参考摄入量的框架中，需要量的充足性被定义为一种营养素的最低每日摄入量，以满足表观健康个体的需要，通过指定的充足性指标或标准来判定。本节回顾了在估计人类蛋白质需要量的分析中使用或建议使用的一些可能指标和方法。

5.4.1.1 要因加算法

要因加算法的基础是估算当一个人摄入满足能量需要量但基本上不含蛋白质的膳食时所发生的必需氮损失，对儿童而言还需估计生长期间增加的氮量。在大多数情况下，氮的主要损失是在尿液和粪便中，但也包括汗液和其他损失。在这种方法中，假定蛋白质需要量等于必需蛋白质损失，蛋白质需要量是通过外推必需氮损失到零平衡点来估计的。

5.4.1.2 氮平衡法

理论上这种经典方法是确定蛋白质需要量的最佳方法。氮平衡是摄入的氮量与以尿液、粪便、皮肤和其他损失排出的氮量之间的差。一般认为，当摄入氮等于排出氮时，为零氮平衡；当摄入氮超过排出氮时，为正氮平衡；当摄入量低于排出氮时，为负氮平衡。在确定总蛋白质（氮）需要量时，应使用优质蛋白作为测试蛋白质，以防止因限制性必需氨基酸摄入量不足而导致的负氮平衡。

5.4.1.3 血浆氨基酸反应法

这种方法是第一个专注于个体氨基酸生理的方法。通过增加限制性氨基酸的摄入量，目标氨基酸的摄入量接近需要量，血浆中氨基酸的水平开始逐渐增加。摄入量和血浆浓度之间关系的"常数"部分与线性部分相交的点被认为是需要量的估计值。

5.4.1.4 直接氨基酸氧化法

在 20 世纪 80 年代，Young 和他的同事 [11] 使用测量单个必需氨基酸的碳氧化作为氨基酸充分性的指标，这标志着氮平衡和血浆氨基酸反应法的重大理论进展。直接氨基酸氧化法（direct amino acid oxidation, DAAO）的理论基础是氨基酸的营养必需性使其无法合成碳骨架。因此，当测试氨基酸用 ^{13}C 标记时，呼吸 $^{13}CO_2$ 的产生被认为是氨基酸不可逆氧化损失的一个很好的衡量标准。该方法以类似于血浆氨基酸反应法的方式应用，通过设计试验来确定氨基酸的碳分解代谢（以呼吸 $^{13}CO_2$ 测量）与其摄入量之间的关系，从而确定目标氨基酸的摄入量。

5.4.1.5 24h 氨基酸平衡法

在过去的十年中，DAAO 方法经过了调整，可以在 24h 内测定所研究氨基酸的碳平衡 [12-13]。在某些方面，24h 氨基酸平衡法的发展源于 DAAO 法，DAAO 法因仅在进食状态下进行测量而受到批评，因此 24h 氨基酸平衡法被开发出来，以确定 24h 内测试氨基酸的平衡。这标志着在确定氨基酸需要量方面的重大进步，因为它使研究摆脱了对氮代谢的简单研究，并且原则上可以直接测量在不同营养条件下氨基酸的损失量。

这种方法也有缺点，第一个限制来自与该方法的理论基础有关的尚未解决的问题。虽然该方法的终点是测量人体测试氨基酸的平衡，但基础测量是作为 $^{13}CO_2$ 排出的 ^{13}C-氨基酸的剂量比例。为了将测量到的标记 CO_2 的生成速率转换为氨基酸的氧化速率，有必要知道细胞内氧化部位氨基酸的同位素富集情况。这是很困难的，因为体内氨基酸的代谢是分区的，血浆氨基酸标记的测量可能低估了氨基酸的真实周转率，从而低估了氨基酸的真实氧化损失。对于某些氨基酸，这个问题可以通过使用标记的氨基酸代谢产物来避免（例如亮氨酸代谢研究中的 α-酮异己酸）。第二个缺点是实用性，在 24h 内测量氨基酸的氧化耗时耗力，这可能是迄今为止这种方法只应用于三种氨基酸（亮氨酸 [14]，赖氨酸 [15-16]，苯丙氨酸 [17]）的原因。

5.4.1.6 指示氨基酸氧化法

指示氨基酸氧化法（indicator amino acid oxidation, IAAO）源于对仔猪氨基酸需要量的研究 [18]。虽然 IAAO 方法是基于氨基酸氧化的测量，但它使用非限制性氨基酸（称为指示氨基酸）的碳分解代谢的测量作为氮平衡的碳模拟物。其原因是当一种必需氨基酸的供给低于其需求时，它就会成为在体内蛋白质保留其他非限制性氨基酸能力的唯一限制。这些其他氨基酸，包括指示氨基酸，随后因营养过剩被氧化[19]。

当试验氨基酸的摄入量为零时，蛋白质合成最小，氧化指标最大。随试验氨基酸摄入量的增加，蛋白质保留率增加，指示氨基酸的氧化下降，直到达到试验氨基酸的需要量，之后指示氨基酸的氧化基本保持不变。然后对数据进行分析，以获得关系的常数部分和线性部分的拐点的估计值。

然而 IAAO 方法在应用过程中也有一些局限性。首先，像 DAAO 方法一样，它只在摄食状态下使用；其次，同位素输注过程中总蛋白量对结果的依赖关系尚未确定；最后，最佳指标的选择仍在研究中，因此用该方法获得的数据依赖于最常用的指标氨基酸（苯丙氨酸和赖氨酸）的普遍适用性假设。

5.4.2 婴儿和儿童的参考摄入量

对于特殊人群如婴儿，一般不采用上述方法来测定蛋白质的需要量。0～6月龄婴儿蛋白质的推荐摄入量是基于适宜摄入量，它反映了主要以母乳喂养的婴儿观察到的平均蛋白质摄入量。

WHO/FAO/UNU（2007 年）[20] 计算出 6 个月至 18 岁儿童每日维持需要的蛋白质为 0.66g/kg 体重，维持水平来源于对 6 个月至 12 岁儿童氮平衡研究的回归分析。生长需求是根据两项研究的综合数据计算出来的，假设生长的膳食蛋白质利用率为 58%，然后将平均需求估计为维持和生长需求的总和。"安全摄入量"是根据平均摄入量（estimated average requirement, EAR）加上 1.96 SD 估算的。在出生后的前两年，每千克体重的蛋白质需要量迅速下降［6 个月龄时每天为 1.31g/kg（以体重计，余同），2 岁时每天为 0.97g/kg 体重］，此后缓慢下降，直到成年人水平。

Dewey 等 [21] 参考了 WHO/FAO/UNU（1985 年）的方法，建议修订婴儿和儿童的蛋白质需要量。德语系国家营养学会（D-A-CH）遵循了 Dewey 等的建议。根据氮平衡研究，6～11 月龄婴儿的每日蛋白质维持需要量为 0.56g/kg（以体重计），加上生长需要量，6～11 月龄婴儿每日蛋白质推荐摄入量（recommended nutrient intake, RNI）为 1.1g/kg（10g/d）。北欧营养推荐 [1] 也遵循了 Dewey 等的方法，每日蛋白质 RNI 6～11 月、1～1.9 岁和 2～17 岁儿童分别为 1.1g/kg、1.0g/kg 和 0.9g/kg。

荷兰卫生理事会（2001 年）[22] 提出 6～11 个月的婴儿每日蛋白质 RNI 为 1.2g/kg（10g/d），这是基于每天维持和生长的平均需要量为 0.9g/kg，考虑个体差异（CV）为 15%，并假设膳食蛋白质利用效率为 70%。1～13 岁儿童（每天 0.9g/kg）的 RNI 是在同样基础上确定的，即使用的维持和生长的平均需要量，1～3 岁儿童每天为 0.8g/kg。

美国医学研究所（2005）根据维持和生长需要量计算每日蛋白质 RNI，得到 6 ～ 11 月龄婴儿每日蛋白质 RNI 为 1.2g/kg。根据短期氮平衡研究估计，7 个月至 13 岁儿童的维持需要量每天为 110mg/kg（根据成人的短期氮平衡研究估计，并基于 Rand 等 [23] 的荟萃分析）。婴儿和儿童的生长需要量是根据体重增加率和组织中氮含量估计的。根据氮平衡数据的斜率估计，7 个月至 13 岁儿童的膳食蛋白质利用效率为 58%。因此，每日蛋白质平均需要量（estimated average requirement, EAR）：7 ～ 12 个月婴儿为 1.0g/kg，1 ～ 3 岁幼儿为 0.87g/kg。在计算 RNI 时，考虑到个体差异，维持 CV 为 12%，生长 CV 为 43%。

5.4.3 膳食必需氨基酸的参考摄入量

不同的方法被用来确定必需氨基酸的需要量。这些需要量最初是通过氮平衡法在成人中确定的 [24]，通过这种方法获得的值通常被认为低估了需要量 [25-26]。最近的成人数据使用稳定同位素标记的氨基酸，并基于氨基酸氧化计算摄入量函数，包括指示氨基酸平衡法，指示氨基酸氧化法，24h 指示氨基酸氧化法和餐后蛋白质保留法。

为每一种必需氨基酸推导膳食参考摄入量（dietary reference values, DRVs）的基本原理仍然值得怀疑，因为氨基酸通常不是作为单独的营养物质提供在膳食中，而是以蛋白质的形式提供。此外，获得的必需氨基酸需要值还不够精确，需要进一步调查。通常根据化学评分法和蛋白质消化率校正氨基酸评分（protein digestibility corrected amino acid score, PDCAAS）法，以平均必需氨基酸需要量计算必需氨基酸模式，用于蛋白质的质量评价。

婴儿和儿童的氨基酸需要量是根据维持和生长所需蛋白质的需要量，使用阶乘法计算而得出的 [20-21]（表 5-1）。假设维持所需的氨基酸模式与成人相同，生长所需的氨基酸模式由全身组织蛋白质的氨基酸组成决定。

表 5-1 婴儿、儿童和青少年必需氨基酸的平均需要量 (WHO/FAO/UNU, 2007)[20]

氨基酸	不同年龄氨基酸平均需要量 /[mg/(kg·d)]		
	0.5 岁	1 ～ 2 岁	3 ～ 10 岁
组氨酸	22	15	12
异亮氨酸	36	27	23
亮氨酸	73	54	44
赖氨酸	64	45	35

氨基酸	不同年龄氨基酸平均需要量 /[mg/（kg·d）]		
	0.5 岁	1 ～ 2 岁	3 ～ 10 岁
甲硫氨酸＋胱氨酸	31	22	18
苯丙氨酸＋酪氨酸	59	40	30
苏氨酸	34	23	18
色氨酸	9.5	6.4	4.8
缬氨酸	49	36	29

5.5　食物来源及营养价值评价

5.5.1　主要食物来源

不同食物中蛋白质含量不同，这导致人群间膳食蛋白质摄入量有很大差异。不同蛋白质的氨基酸组成和必需氨基酸含量不同，蛋白质含量高的动物来源食物有肉、鱼、蛋、奶和乳制品，这些动物来源膳食蛋白质多含有大量必需氨基酸。富含蛋白质的植物性食物包括谷类、豆类和坚果，不同植物来源的蛋白质含量不同，豆类的蛋白质含量为 20% ～ 30%，谷类的蛋白质含量约为 10%，植物蛋白中必需氨基酸的含量通常低于动物蛋白。此外，在提取和生产过程中对食物的处理可以改变食物蛋白质的特性和营养质量。表 5-2 提供了一些动物和植物源性食物蛋白质含量范围的例子，这些食物的水分和能量含量相差很大。

表 5-2　一些动植物来源食物的蛋白质含量

动物来源食物	蛋白质含量 （氮含量 ×6.25）/（g/100g）	植物来源食物	蛋白质含量 （氮含量 ×6.25）/（g/100g）
畜肉	20 ～ 33	蔬菜	1 ～ 5
禽肉	22 ～ 37	水果	0 ～ 2
鱼类	15 ～ 25	豆类	4 ～ 14
鸡蛋	11 ～ 13	坚果	8 ～ 29
奶酪（硬的）	27 ～ 34	面类和米类	2 ～ 6
奶酪（软的）	12 ～ 28	面包	6 ～ 13
乳制品	2 ～ 6	麦片	5 ～ 13

注：数据改编自 ANSES/CIQUAL 法国食物成分表 2008 版[27]。

5.5.2　营养价值评价

膳食蛋白质的营养价值与其满足组织生长和维持所需氮和氨基酸的能力有关。根据目前的知识，这种能力主要取决于蛋白质和氨基酸的消化率，以及蛋白质中必需氨基酸组成。

5.5.2.1　测量蛋白质消化率

测量蛋白质消化率的目的是预测蛋白质消化后吸收的氮或氨基酸的数量。虽然已经提出了几种需要酶水解的体外方法，但经典的方法是在动物模型或人体中测量体内消化率。经典的体内程序是基于多日的粪便收集和测定氮排出量。蛋白质的表观消化率是通过摄入的氮和从粪便中排出的氮之间的差异来测量，没有考虑内源性氮分泌和代谢。表观消化率是评估全身氮损失的组成部分，为了确定真实消化率，需要区分外源性（食物）和内源性氮损失。单个氨基酸消化率通常与全蛋白质氮消化率有关。

已经提出了直接和间接方法来区分和量化回肠食糜或粪便中内源性和膳食成分的氮和氨基酸。这些方法包括无蛋白质膳食法、酶水解蛋白质法、不同水平的蛋白质摄入或多元回归方法，其中假设内源损失的数量和氨基酸组成是恒定的，与膳食无关 [28]。使用稳定同位素在区分外源性氮和内源性氮的能力方面取得了重大进展 [29]。通过提供同位素标记的膳食（通常是氨基酸的碳或氮），内源性氮可以通过食糜中同位素富集的稀释程度来估计。关于膳食氨基酸评分，蛋白质（总氮）消化率是否能很好地代表个体回肠氨基酸消化率也是值得怀疑的，因为一些研究报告了个体氨基酸消化率在氮消化值附近存在一定范围的变化 [30]。在某些情况下，氨基酸的真消化率与蛋白质消化率存在实质性差异。

未被吸收的氨基酸大多被结肠细菌代谢。因此，回肠中测量的表观消化率应被视为膳食氨基酸消化率的关键生物学参数。通过粪便分析方法得到的消化率通常高于回肠分析方法得到的消化率。人体试验肠道测量表观消化率多来自回肠造口术患者，但最好来自使用鼻肠管的健康志愿者。然而，这些方法并不直接，对食品的常规评估要求太高，但可以作为参考方法。另一种方法是使用动物模型，最常见的动物模型是大鼠和猪，然而大鼠、猪和人类试验得到的蛋白质消化率存在差异。

通过消化率测量的价值取决于目标。体外消化率测量只能用于产品之间的比较，不能作为独立的参考值。表观消化率和实际消化率的测量对于确定外源性和内源性氨基酸损失至关重要。在任何可能的情况下，人类数据都是首选。如果可能也最好测定单个氨基酸的消化率。

5.5.2.2　必需氨基酸评分方法

蛋白质需要量的概念包括总氮和必需氨基酸需要量。因此，必需氨基酸的含量和利用率可被视为有价值的评价膳食蛋白质质量的标准。使用氨基酸评分方法，将膳食蛋白质中必需氨基酸组成与必需氨基酸参考模式进行比较，假设在平均蛋白质需要量的蛋白质供应下满足必需氨基酸的需求。必需氨基酸的参考模式来源于对必需氨基酸需求量的测量。最初，化学评分是基于对食物氨基酸含量的完整分析，并将其与所选参考蛋白质（例如鸡蛋或牛奶蛋白质）的氨基酸模式进行比较。传统的评分方法是将每种必需氨基酸在蛋白质中的含量与参考模式中的含量相比，以比值为依据。PDCAAS 通过蛋白质的消化率[31]或每个氨基酸的消化率校正氨基酸评分。评分方法的准确性取决于氨基酸分析的精度和蛋白质消化率的测量。更精确的方法是使用个别氨基酸的特定回肠消化率。PDCAAS 可作为食品和膳食蛋白质质量的标准。PDCAAS<1 表示至少有一种氨基酸是限制性氨基酸，而≥1 表示食品或膳食中不存在限制性氨基酸。

美国农业部（2009）的食物成分表提供了各种食物中详细的氨基酸谱。优质蛋白具有人体所需的最佳氨基酸组成和高消化率。大多数动物来源的膳食蛋白质（肉、鱼、奶和蛋）都可以被认为是优质蛋白。相比之下，一些植物来源的膳食蛋白质由于其一种或几种必需氨基酸含量低和/或消化率低而被认为是营养价值较低的蛋白质。众所周知，赖氨酸在谷类蛋白质中是限制性的，而含硫氨基酸（半胱氨酸和蛋氨酸）在豆类中是限制性的。大多数西方膳食的 PDCAAS 值等于或高于 1，因为高营养价值蛋白质高于低营养价值蛋白质。虽然含一种限制氨基酸中的蛋白质可以补充膳食中含另一种限制氨基酸中的蛋白质，但在一些国家，膳食中谷物含量高可能导致 PDCAAS 低于 1，主要是由于谷类食物中赖氨酸含量低。大多数动物来源蛋白质的 PDCAAS 高于植物来源的蛋白质，植物来源的蛋白质之间也存在差异。动物蛋白的 PDCAAS 值通常高于 1；植物蛋白中，大豆蛋白的 PDCAAS 值接近 1，其他豆类的 PDCAAS 值略低，谷物蛋白质的 PDCAAS 值为 $0.5 \sim 0.65$。

由于动物蛋白必需氨基酸含量高，富含动物蛋白的膳食中，通常每种必需氨基酸的含量都高于需要量。人们普遍认为，非必需氨基酸和必需氨基酸之间的平衡比必需氨基酸占主导地位更有利于代谢，因为过量摄入的必需氨基酸要么转化为非必需氨基酸，要么被直接氧化。

5.5.2.3　膳食蛋白质利用效率

评估蛋白质利用效率的传统方法是考虑与生理过程（如生长）的相互作用。

膳食蛋白质功效比值（protein efficiency ratio, PER）是将动物（大鼠）平均体重增加与 28 天内摄入的蛋白质量联系起来，该方法简单，但有几个缺点，且不准确。主要的困难在于获得的结果外推对人类的意义。在大多数情况下，确定饲料中蛋白质的功效比值是基于估计饲料中蛋白质氮被生物体吸收和保留的程度，并能够平衡每日氮的损失，它是通过测量粪便、尿液和其他氮损失来确定的。净蛋白质利用率（net protein utilization, NPU）是摄入的氮被保留在体内的百分比，生物值（biology value, BV）给出了吸收的氮被保留的百分比。BV 是 NPU 和消化率的乘积。

与消化率一样，NPU 值是真实的还是表面的取决于是否考虑了内源性氮的损失，这对于精确确定膳食蛋白质利用的效率和不同膳食蛋白质来源的质量至关重要。真实 NPU 的计算方法如下：

$$真实 NPU = 总 N 摄入量 - [（总 N 粪便 - 内源性 N 粪便）+$$
$$（总 N 尿 - 内源性 N 尿）] / 总 NPU$$

内源性肠道（粪便）和代谢（尿液）氮损失可以通过无蛋白质膳食获得，可以从不同蛋白质摄入水平下氮摄入量与氮潴留之间回归线的 y 轴截距得出，也可以通过使用同位素标记的膳食蛋白质的实验直接确定。

由于餐后对膳食蛋白质的利用至关重要，测量餐后摄入的膳食氮是评估蛋白质营养效率的可靠方法。在测量餐后蛋白质净利用率（net postprandial protein utilization, NPPU）方法中，通过使用 15 种氮标记的膳食蛋白质的试验，在餐后阶段直接测量真正的膳食蛋白质氮保留率。膳食蛋白质的平均 NPPU 值被认为是 70%[32]。这种 NPPU 方法代表了健康成年人在良好控制条件下确定的膳食蛋白质来源的最大潜在 NPPU 效率，NPPU 受膳食和生理等多种因素的影响。

在不同年龄组人群中，维持和生长蛋白质利用效率不同。与大鼠生长有关的方法（PER）不能外推到人类。与氮保留有关的方法（NPPU、NPU、BV）更准确地反映了蛋白质的营养价值，可作为参考方法。根据健康成人维持期的现有数据，平均最佳 NPU 值为 70%，通常 NPU 值由氮平衡研究确定约为 47%。

5.6 摄入量与健康结局

在婴儿配方奶粉喂养的婴儿和母乳喂养的婴儿之间观察到的生长差异可能与蛋白质摄入量的差异有关，研究发现婴儿配方奶粉喂养的婴儿比母乳喂养的婴儿蛋白质摄入量高 55% ～ 80%[33]。较高的蛋白质摄入量可能有助于胰岛素分泌，以及胰岛素样生长因子（insulin-like growth factors, IGF）IGF-1 和 IGF 结合蛋白（IGF-binding protein, IGFBP）IGFBP-1 的释放，从而增加发生肥胖风险。

欧洲儿童肥胖项目采用双盲、随机对照的方法，探讨了婴儿生后第一年喂养蛋白质低或高的婴儿配方奶粉是否会导致婴儿生后两年的生长不同，以母乳喂养婴儿为参考[34-36]。低蛋白组和高蛋白组 24 个月时的平均体重分别为 12.4kg 和 12.6kg；高蛋白质组比低蛋白质组调整后的身长别体重 Z 评分（weight for height Z score, WHZ）高 0.20kg（95% CI 0.06 ~ 0.34；P =0.005）。低蛋白质组的儿童在体重 / 身长和体重指数方面与母乳喂养的儿童没有差异，但体重和身长更高。在高蛋白组婴儿中观察到的这种统计学上显著但微小的生长差异是否持续存在，是否与以后生活中增加发生肥胖风险有关，仍有待进一步的研究。目前，这些初步结果还不能就蛋白质摄入量对肥胖发展的影响得出结论，而且这些研究结果不适用于推导婴儿和儿童人群的蛋白质参考摄入量（population reference intake, PRI）或可耐受最高摄入量。

（庞学红）

参考文献

[1] Nordic Nutrition Recommendations, Nordic Council of Minister. Integrating nutrition and physical activity. 2004:436.

[2] Institute of Medicine. Dietary reference intakes for energy, carbohydrate, fiber, fat, fatty acids, cholesterol, protein, and amino acids. Washington, DC: The National Academies Press, 2005:1357.

[3] Gaudichon C, Bos C, Morens C, et al. Ileal losses of nitrogen and amino acids in humans and their importance to the assessment of amino acid requirements. Gastroenterology, 2002, 123(1): 50-59.

[4] Bergner H, Schwandt H, Krüger U. Determination of a prececal N-absorption from natural feed by ^{15}N-labeled laboratory rats using the isotope dilution method. Arch Tierernahr, 1990, 40(7): 569-582.

[5] Gausserès N, Mahé S, Benamouzig R, et al. ^{15}N-labeled pea flour protein nitrogen exhibits good ileal digestibility and postprandial retention in humans. J Nutr, 1997, 127(6): 1160-1165.

[6] Picou D, Halliday D, Garrow J. Total body protein, collagen and non-collagen protein in infantile protein malnutrition. Clin Sci, 1966, 30(2): 345-351.

[7] Jelliffe D B. The assessment of the nutritional status of the community. Monogr Ser, World Health Organization, 1966, 53: 3-271.

[8] Corish C A, Kennedy N P. Protein-energy undernutrition in hospital in-patients. Br J Nutr, 2000, 83(6): 575-591.

[9] Young V, Pellett P. Current concepts concerning indispensable amino acid needs in adults and their implications for international nutrition planning. Food Nutr Bull, 1990, 12: 289-300.

[10] Pencharz P, Azcue M. Use of bioelectrical impedance analysis measurements in the clinical management of malnutrition. Am J Clin Nutr, 1996, 64(3): 485S-488S.

[11] Young V, Bier D, Pellett P. A theoretical basis for increasing current estimates of the amino acid requirements in adult man, with experimental support. Am J Clin Nutr, 1989, 50(1): 80-92.

[12] El-Khoury A, Fukagawa N, Sánchez R, et al. The 24-h pattern and rate of leucine oxidation, with particular reference to tracer estimates of leucine requirements in healthy adults. Am J Clin Nutr, 1994 (59): 1012-1020.

[13] El-Khoury A, Fukagawa N, Sánchez M, et al. Validation of the tracer-balance concept with reference to leucine: 24-h intravenous tracer studies with L-[1-^{13}C]leucine and [^{15}N-^{15}N]urea. Am J Clin Nutr, 1994, 59(5): 1000-1011.

[14] Kurpad A, Tony R, Antoine E, et al. Daily requirement for and splanchnic uptake of leucine in healthy adult Indians. Am J Clin Nutr, 2001, 74(6): 747-755.

[15] Elkhoury A, Pereira P, Borgonha S, et al. Twenty-four hour oral tracer studies with L-[1-^{13}C]lysine at a low ［15mg/(kg · d)］ and intermediate ［29mg/(kg · d)］ lysine. Am J Clin Nutr, 2000, 72(1): 122-130.

[16] Kurpad A V, Raj T, El-Khoury A, et al. Lysine requirements of healthy adult Indian subjects, measured by an indicator amino acid balance technique. Am J Clin Nutr, 2001, 73(5): 900-907.

[17] Basile-Filho A, Beaumier L, El-Khoury A, et al. Twenty-four-hour L-[1-^{13}C]tyrosine and L-[3,3-^{2}H$_2$] phenylalanine oral tracer studies at generous, intermediate, and low phenylalanine intakes to estimate aromatic amino acid requirements in adults. Am J Clin Nutr, 1998, 67(4): 640-659.

[18] Kim K I, Mcmillan I, Bayley H S, et al. Determination of amino acid requirements of young pigs using an indicator amino acid. Br J Nutr, 1983, 50(2): 369-382.

[19] Zello G, Wykes L, Ball R, et al. Recent advances in methods of assessing dietary amino acid requirements for adult humans. J Nutr, 1996, 125(12): 2907-2915.

[20] WHO/FAO/UNU. Protein and amino acid requirements in human nutrition. Report of a Joint WHO/FAO/ UNU Expert Consultation. WHO Technical Report Series: No 935. 2007:284.

[21] Dewey K, Beaton G, Fjeld C, et al. Protein requirements of infants and children. Eur J Clin Nutr, 1996, 50 (Suppl 1): S119-S147.

[22] Health Council of the Netherlands. Dietary reference intakes: energy, proteins, fats and digestible carbohydrates. 2001: 168.

[23] Rand W, Pellett P, Young V. Meta-analysis of nitrogen balance studies for estimating protein requirements in healthy adults. Am J Clin Nutr, 2003, 77(1): 109-127.

[24] Rose W. The amino acid requirements of adult man. Nutrition Abstracts and Reviews, Series A: Human and Experimental, 1957 (27): 631-647.

[25] Rand W, Young V. Statistical analysis of nitrogen balance data with reference to the lysine requirement in adults. J Nutr, 1999, 129(10): 1920-1926.

[26] Young V, Marchini J. Mechanisms and nutritional significance of metabolic responses to altered intakes of protein and amino acids, with reference to nutritional adaptation in humans. Am J Clin Nutr, 1990, 51(2): 270-289.

[27] ANSES/CIQUAL. French food composition table version 2008.

[28] Baglieri A, Mahé S, Benamouzig R, et al. Digestion patterns of endogenous and different exogenous proteins affect the composition of intestinal effluents in humans. J Nutr, 1995, 125(7): 1894-1903.

[29] Fouillet H, Bos C, Gaudichon C, et al. Approaches to quantifying protein metabolism in response to nutrient ingestion. J Nutr, 2002, 132(10): S3208-S3218.

[30] Fuller M, Tome D. In vivo determination of amino acid bioavailability in humans and model animals. J AOAC Int, 2005, 88(3):923-934.

[31] WHO. Protein quality evaluation: report of the Joint FAO/WHO Expert Consultation. FAO Food and Nutrition Paper No 51. 1991:66.

[32] Bos C, Juillet B, Fouillet H, et al. Postprandial metabolic utilization of wheat protein in humans. Am J Clin Nutr, 2005, 81(1): 87-94.

[33] Alexy U, Kersting M, Sichert-Hellert W, et al. Macronutrient intake of 3- to 36-month-old German infants and children: results of the DONALD study. Dortmund Nutritional and Anthropometric Longitudinally Designed Study. Ann Nutr Metab, 1999, 43(1): 14-22.

[34] Axelsson I. Effects of high protein intakes. Nestlé Nutrition Workshop Series Paediatric Programme, 2006, 58: 121-129.

[35] Grote V, von Kries R, Closa-Monasterolo R, et al. Protein intake and growth in the first 24 months of life. J Pediatr Gastroenterol Nutr, 2010, (51 Suppl3): S117-S118.

[36] Koletzko B, Kries R V, Closa R, et al. Lower protein in infant formula is associated with lower weight up to age 2 y: a randomized clinical trial. Am J Clin Nutr, 2009, 89(6): 1836-1845.

第 **6** 章

脂肪和脂肪酸

　　脂肪及其重要组成部分脂肪酸被认为是提供婴幼儿能量和营养的重要化合物之一，乳汁中的脂肪酸是促进婴幼儿中枢神经系统发育的主要物质来源，尤其是多不饱和脂肪酸 (polyunsaturated fatty acids, PUFA)，在婴幼儿生长发育中发挥的作用已获得广泛认可 [1-2]。PUFA 在大脑中的积累从胚胎期的后期开始，直至婴儿生后两岁，占婴儿大脑干重的 15% ~ 30%[3]。

　　成熟母乳中的脂肪含量为 3.2 ~ 3.6g/100mL，是乳汁中最主要的能量来源，占母乳总能量的 40% ~ 55%[4]。乳汁的能量范围为 65 ~ 70kcal/100mL，与乳汁的脂肪含量密切相关。早产儿和足月儿母亲分泌的乳汁之间的宏量营养素成分不同，通常早产儿的母乳中脂肪含量较高 [5]。

6.1 结构和功能

母乳中的脂肪是以液态形式存在，其成分绝大多数是三酰甘油（甘油三酯），占 98%；其余部分主要由二酰甘油、单酰甘油、游离脂肪酸、磷脂和胆固醇组成。这些成分被包裹成富含乳脂的脂质小球（乳脂肪球），磷脂形成球体的大部分膜和核心（核心主要是甘油三酯）[6]。这些小球通常在 1 ～ 10μm，成熟母乳中脂肪球平均直径为 4μm [7]。图 6-1 为来自美国化学学会的母乳脂肪球的光学显微镜图像，图片中也显示了母乳结构中的其他成分 [8]。

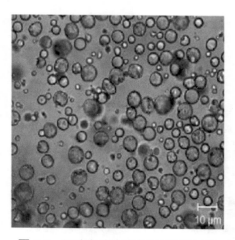

图 6-1 母乳脂肪球的光学显微镜图像

甘油三酯由三分子的脂肪酸（fatty acid, FA）和一分子甘油结合而成。母乳中含有 200 多种 FA，其中大多数 FA 的含量都非常低，而少数 FA 占主导地位，其中油酸的含量最高，母乳中油酸占 30 ～ 40g/100g（以脂肪计）；亚油酸和棕榈酸含量稍次，三者共占母乳总脂肪酸的 75% 左右。母乳中 17% 的脂肪酸是在母体内肝脏中从头合成的。根据 FA 化学结构的不同，可分饱和脂肪酸（saturated fatty acid, SFA）、单不饱和脂肪酸（monounsaturated fatty acid, MUFA）和多不饱和脂肪酸（polyunsaturated fatty acids, PUFA）三种。其中 PUFA 又可根据不饱和双键位置的不同分为 n-3 系脂肪酸和 n-6 系脂肪酸。长链多不饱和脂肪酸（long chain polyunsaturated fatty acid, LC-PUFA），是链长超过 20 个碳原子的分子中含有 2 个或更多个双键的脂肪酸，约占母乳中总脂肪酸的 2%[7]。

母乳中 FA 的来源不同，C14:0 以下的 FA 来源于乳腺的从头合成，而链长大于 C14:0 的 FA 来源于母体膳食以及母体内 FA 的储存 [9]。母乳中的亚油酸（linoleic acid, LA）和 α-亚麻酸（alpha-linolenic acid, ALA）是必需脂肪酸，它们不能在人体内合成，因此需要通过膳食获得。MUFA 和 LC-PUFA 可以从头合成或从体内脂肪组织中动员以及从膳食脂肪（例如食用油、肉、鱼）中获得[10-11]。

FA 是脂质的主要成分，FA 由具有羧基末端（—COOH）和甲基（—CH₃）或 ω 末端的碳原子的直链组成。基于碳链的饱和度，SFA 是没有双键的脂肪酸；含有一个及以上双键的为不饱和脂肪酸，根据双键的数量和位置可将该类脂肪酸分成具有单个双键（单不饱和脂肪酸，MUFA）和具有多个双键（多不饱和脂肪酸，PUFA）。又可根据 PUFA 双键的位置分为 ω-3 PUFA 或 n-3 PUFA（从碳链 ω 末端算起，第一个双键位于第三个碳），ω-6 PUFA 或 n-6 PUFA（第一个双键位于第六个碳）[12]。图 6-2 显示了生活中比较常见的几种不同类型 FA 的化学结构。不同类型的 FA 在人体可发挥不同的作用，由于纯母乳喂养婴儿所需的 FA 全部来源于母乳，因此检测母乳中脂肪酸水平并制定婴幼儿需要量是很有必要的。

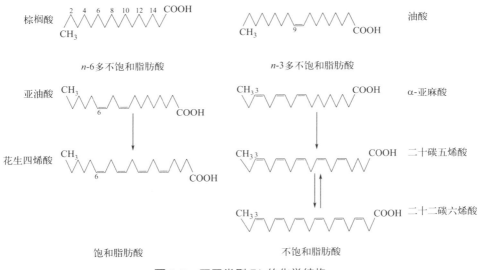

图 6-2 不同类型 FA 的化学结构

6.1.1 饱和脂肪酸

常见的 SFA 有棕榈酸（16：0）和硬脂酸（18：0），富含 SFA 的食物包括乳制品、红肉和棕榈油等。发展中国家母乳的脂肪成分显示出较高水平的 SFA，反映了日常膳食富含碳水化合物[13]。棕榈油是世界上使用最广泛的植物油，常用于人造黄油、糕点和方便面等加工食品。在过去的几十年中，许多研究都集中在膳食中棕榈油的潜在不良健康效应，因为其棕榈酸含量高。棕榈酸是天然存在于动物脂肪和植物油中的主要 SFA，也是母乳脂肪的主要成分。人群研究显示膳食中存在的 SFA 可能增加 2 型糖尿病发病风险[14]。在一项针对绝经后妇女的前瞻性研究中，研究者发现棕榈酸与硬脂酸的摄入量和乳腺癌发病率之间存在正相关[15]。与这项研究一致的是，之前一项对前瞻性研究的荟萃分析显示，高水平的棕榈酸与绝经后乳腺癌风险增加 89% 相关[16]。此外，棕榈酸还可增加人类患心血管疾病的风险；棕榈酸过量对氧化应激介导的线粒体功能具有负面影响，这种效应被称为脂毒性；喂养小鼠富含棕榈油的饲料后，发现小鼠血浆中可诱导产生更高浓度的炎症标志物[17]。图 6-3 中显示了棕榈油和棕榈酸对人体健康的影响[14]。另外有研究发现硬脂酸可诱导神经酰胺相关的巨噬细胞死亡，巨噬细胞高表达表皮脂肪酸结合蛋白和脂肪脂肪酸结合蛋白，通过积极摄取饱和及不饱和脂肪酸来调节其免疫功能。最终结果证明了硬脂酸诱导的巨噬细胞死亡与累积的细胞神经酰胺水平呈正相关，而巨噬细胞是重要的免疫细胞，巨噬细胞死亡可能引起免疫功能下降[18]。

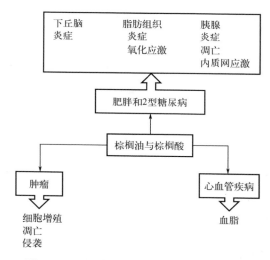

图 6-3　棕榈油和棕榈酸对人体健康影响[14]

6.1.2　单不饱和脂肪酸

MUFA 主要包括棕榈油酸（16：1n-7）、异油酸（18：1n-7）、油酸（18：1n-9）、巨头鲸酸（20：1n-9）、芥酸（22：1n-9）和神经酸（24：1n-9）。其中油酸是脂类中最丰富的 MUFA，膳食 MUFA 主要来源有植物油（橄榄油、榛子、杏仁和油菜籽）和动物脂肪（如猪油、牛脂和黄油）。地中海膳食可降低罹患心血管疾病风险，它的一个主要特征是摄入 MUFA 的比例较高，其 MUFA 主要来自橄榄油。短期喂养实验已证实，用 MUFA 替代碳水化合物会降低血压；来自中国、日本、英国和美国的 17 个人群样本的 4680 名志愿者的横断面流行病学调查结果显示，摄入适量的膳食 MUFA，尤其是植物来源的油酸，有助于预防和控制一般人群的不良血压水平[19]。来自美国的一项研究证实，富含 MUFA 的膳食可减少患者体内已建立的疾病生物标志物以及降低冠心病和 2 型糖尿病的发病率，并且若遵循每日 MUFA 摄入量的建议，可能会节约大量的年度医疗保健和社会成本。富含 MUFA 的膳食不仅对健康有益，并且对消费者、食品加工者和医疗保健机构潜在的经济效益都具有实际意义[20]。多项荟萃分析研究表明，受试者在进食富含 MUFA 的膳食后，HDL-C 增加和甘油三酯相应减少；对总胆固醇和 LDL-C 的影响似乎不一致，但没有观察到对血脂的不良影响；与低 MUFA 膳食相比，使用大剂量 MUFA 的干预试验中发现受试者的收缩压和舒张压均降低；这些都表明了 MUFA 在降低心血管疾病风险方面发挥重要作用。在 2 型糖尿病受试者中，MUFA 长期发挥降血糖作用并降低糖基化血红蛋白水平[21-24]。

6.1.3 多不饱和脂肪酸

PUFA 分为 n-6 PUFA 和 n-3 PUFA，n-6 PUFA 如 LA 和花生四烯酸（arachidonic acid, AA），很容易通过膳食获得，如植物油、肉类制品、蛋类食品和乳制品；n-3 PUFA 如 ALA、EPA 和 DHA，ALA 主要存在于亚麻籽和其他植物油中，而 EPA 和 DHA 主要存在于富含脂肪的深海鱼中，如金枪鱼和鲑鱼。

6.1.3.1 重要组织结构的构成成分

对于 PUFA 功能的研究，尤其是 LC-PUFA，如 AA、EPA 和 DHA，一直是营养学界关注的焦点。有研究结果显示，母亲妊娠期静脉血红细胞中的 n-6 和 n-3 PUFA 水平与婴儿心率和心率变异性（每个心动周期的时间以及相应的变化规律）有关，婴儿早期的心率和心率变异性反映了自主神经系统的成熟状况。在婴儿 2 周、4 个月和 6 个月时使用连续动态心电图进行监测，结果显示母体妊娠期静脉血红细胞中的 n-3 PUFA 水平与婴儿的心率呈负相关，与心率变异性呈正相关。相反，母体妊娠期静脉血红细胞中的 n-6 PUFA 与婴儿心率呈正相关，与心率变异性呈负相关[25]。人体大脑和眼睛中的 DHA 浓度很高，提示 DHA 与大脑和视网膜发育及其功能密切相关[26]。人类大脑的生长突增约发生在怀孕的第三个月到生后的 18 个月之间，在大脑发育突增期间，大脑中 DHA 的含量急剧增加。人的大脑重量从妊娠 30 周时的约 100g 到出生后 18 个月时增加至约 1100g，在此期间，大脑的 DHA 含量从 900μg/g（总共 90mg）增加到 3000μg/g（总共 3300mg），这表示脑 DHA 增加了约 35 倍[26]，提示 DHA 是大脑发育必不可少的物质基础。

6.1.3.2 影响喂养儿的认知行为发育

关于母乳中 PUFA 水平与儿童智商关系的研究显示，母乳喂养的持续时间和初乳 PUFA 水平与队列中儿童 5 ～ 6 岁时的智商发育相关；这项研究为母乳喂养及早期 PUFA 暴露对儿童认知的影响提供了科学依据 [27]。

6.1.3.3 对血压和血脂的影响

母乳中含有的 n-3 LC-PUFA 被认为是母乳喂养对血压和血脂谱有益的长期影响的调节因素，有研究证实母亲产后 4 个月乳汁中 n-3 LC-PUFA 含量与 4 个月男婴收缩压和舒张压呈负相关；而且与女婴的血脂谱也存在关联 [28]。

6.1.3.4 对免疫功能的影响

PUFA 还在婴儿免疫系统的快速发育及出生后具有重要的免疫调节作用，干预研究结果表明，与未添加 AA 和 DHA 的婴儿配方奶粉喂养的婴儿相比，添加 AA 和 DHA 配方奶粉喂养的婴儿许多免疫功能标志物都得到改善，提示补充 PUFA 可带来有益的健康结局，包括降低生命早期发生过敏性疾病和特应性疾病的风险 [29]。

此外，PUFA 还可能对改善心血管健康以及儿童的注意力缺陷 / 多动障碍、孤独症、运动障碍、阅读障碍和行为攻击性发挥非常重要的作用 [30-32]。PUFA 不仅对健康人群产生重要影响，还在一些特殊人群中发挥重要作用。PUFA 不仅可影响婴儿的认知功能发育，在对早产儿的研究中，发现 n-3 PUFA 可能在降低早产儿的支气管肺发育不良、坏死性小肠结肠炎、败血症和视网膜病变的风险中发挥重要作用 [33]。有研究结果显示，脑膜炎也与脑脊液中的脂肪酸有关，研究者收集了入住的 3 个月至 6 岁患儿的脑脊液样本，通过气液色谱分析 81 个样品的脂肪酸谱，发现化脓性脑膜炎中油酸的相对量增加，而 n-3 PUFA 的相对量减少。提示化脓性脑膜炎及其并发症败血症的发病与脑脊液脂肪酸的改变有关，主要原因可能与长链 n-3 多不饱和脂肪酸缺乏有关 [34]。

6.2 生理和代谢

摄取的膳食中脂类（三酰甘油、少量磷脂、胆固醇及胆固醇酯）成分，经过消化吸收才能被机体利用。口腔和胃中含脂肪酶极少，脂肪在胃内几乎不能被消化；脂类消化吸收主要发生在小肠上段。肝脏分泌的胆汁经胆管进入小肠，其中胆汁酸盐可将脂类成分乳化分散。在胰脂酶、肠脂肪酶、胆固醇酯酶和磷脂酶 A2

等脂肪酶的作用下，将三酰甘油水解为 2-甘油单酯和 2 分子游离脂肪酸，然后经小肠上皮细胞吸收；胆固醇脂水解为游离胆固醇，磷脂水解为溶血磷脂后吸收进入肠上皮细胞。在肠上皮细胞内，再次酯化成为三酰甘油、胆固醇酯和磷脂，构建成乳糜微粒，经淋巴循环进入血循环。由于脂类不溶或微溶于水，需形成脂蛋白复合体（乳糜微粒、极低密度脂蛋白、低密度脂蛋白和高密度脂蛋白），经血液循环中被转运。

三酰甘油的主要功能包括构成人体成分，提供和储存能量；促进脂溶性维生素的吸收；维持体温和保护脏器；提供机体所需的必需脂肪酸。类脂功能包括：维持生物膜的结构完整与功能；参与脑和神经组织的构成，磷脂是脑和神经组织的结构脂；运输脂肪和合成维生素和激素的前体（如维生素 D、胆汁酸等）。

人体体内可合成多种脂肪酸，包括饱和脂肪酸、单不饱和脂肪酸和多不饱和脂肪酸。但人体不能合成亚油酸（n-6）和 α-亚麻酸（n-3），称之为必需脂肪酸，对于维持人体健康至关重要。亚油酸和 α-亚麻酸（n-3）分别是体内合成花生四烯酸（ARA，合成前列腺素的前体）和二十二碳六烯酸（DHA，视网膜光受体中最丰富的多不饱和脂肪酸）等重要活性成分的前体[35]。亚油酸缺乏可能影响生物膜功能和氧化磷酸化的正常偶联。婴儿亚油酸缺乏可出现湿疹。前列腺素 D_2 是 ARA 在脑中的主要代谢产物，涉及睡眠、热调节和疼痛反应等功能。α-亚麻酸可增强视力，对于调节注意力和认知过程具有重要作用。

母乳 FA 不仅受膳食影响，还会随着哺乳期时间而变化。来自我国不同地区的研究表明，母乳中的总 SFA 含量在不同哺乳阶段保持稳定，而 C10：0 和 C12：0 的含量会随哺乳期延长而增加；总 MUFA 含量从初乳的 34.50% 到过渡乳达到 37.06%；总 PUFA 含量初乳中最高（29.58%）；成熟乳中 DHA 和 EPA 含量最低，分别为 0.38% 和 0.41%（占总 FA 的比例），初乳中的 ALA 含量最低（1.83%）[35]。

6.3　不同国家 / 国际组织建议的参考摄入量

WHO 和 FAO 建议，6 个月以下婴儿脂肪供能占 40%～60%，摄入 AA 占能量摄入的 0.2%～0.3%（11～33mg AA/100kcal），DHA 摄入量为 0.10%～0.18%（11～20mg DHA/100kcal）。AA 至少和 DHA 同浓度，EPA 不应超过 DHA。对于 6～14 月龄的婴幼儿，逐渐降低脂肪供能比至 35%，总 PUFA 提供的能量小于 15%。美国膳食参考摄入量指出：1～3 岁幼儿亚油酸的参考摄入量为 7g/d，供能 5%～10%；亚麻酸的参考摄入量为 0.7g/d，供能 0.6%～1.2%；脂肪供能 30%～40%。

欧洲食品安全局推荐 6 月龄以下婴儿的适当日摄入量为 DHA 100mg/d；AA 140mg/d，EPA 含量不应超过 DHA。6～24 月龄婴儿 DHA 的适宜摄入量为 100mg/d，24～36 月龄婴儿的 DHA+EPA 为 250mg/d。

荷兰卫生委员会建议，5 月龄以下婴儿的每日适宜摄入量 AA 为 40mg/kg（体重），DHA 为 20mg/kg（体重）。法国食品安全局推荐 6 个月内婴儿的 AA 摄入量应占总脂肪酸摄入量的 0.5%（≈ 24mg/100kcal），DHA 的摄入量应占总脂肪酸摄入量的 0.32%（≈ 16mg/100kcal）。

母乳喂养是婴儿最理想的喂养方式。对于健康的足月儿，纯母乳喂养提供预先形成的 LC-PUFA 满足 6 月龄内婴儿 LC-PUFA 需要。哺乳期女性应每天摄入≥ 200mg 的 DHA，以使母乳中的 DHA 含量达到总脂肪酸含量的 0.3% 左右。母亲产后最初六个月，应继续提供膳食 LC-PUFA，但目前没有足够的信息来提供定量的建议。

（田慧敏）

参考文献

[1] Hua M C, Su H M, Kuo M L, et al. Association of maternal allergy with human milk soluble CD14 and fatty acids, and early childhood atopic dermatitis. Pediatr Allergy Immunol, 2019, 30(2): 204-213.

[2] Cimatti A G, Martini S, Munarini A, et al. Maternal supplementation with krill oil during breastfeeding and long-chain polyunsaturated fatty acids (LCPUFAs) composition of human milk: a feasibility study[J]. Front Pediatr, 2018(6): 407.

[3] 丁珍. 乳母乳汁多不饱和脂肪酸水平与 FADS2 基因多态性的关系研究. 长春：吉林大学，2016.

[4] Koletzko B, Rodriguez-Palmero M, Demmelmair H, et al. Physiological aspects of human milk lipids. Early Hum Dev, 2001, 65 (Suppl): S3-S18.

[5] Ballard O, Morrow A L. Human milk composition: nutrients and bioactive factors. Pediatr Clin North Am, 2013, 60(1): 49-74.

[6] Lopez C, Menard O. Human milk fat globules: polar lipid composition and in situ structural investigations revealing the heterogeneous distribution of proteins and the lateral segregation of sphingomyelin in the biological membrane. Colloids Surf B Biointerfaces, 2011, 83(1): 29-41.

[7] Andreas N J, Kampmann B, Mehring L K. Human breast milk: a review on its composition and bioactivity. Early Hum Dev, 2015, 91(11): 629-635.

[8] Zou X Q, Guo Z, Huang J H, et al. Human milk fat globules from different stages of lactation: a lipid composition analysis and microstructure characterization. J Agric Food Chem, 2012, 60(29): 7158-7167.

[9] Nasser R, Stephen A M, Goh Y K, et al. The effect of a controlled manipulation of maternal dietary fat intake on medium and long chain fatty acids in human breast milk in Saskatoon, Canada. Int Breastfeed J, 2010, 5: 3.

[10] Hu Y, Tanaka T, Zhu J, et al. Discovery and fine-mapping of loci associated with MUFAs through trans-ethnic meta-analysis in Chinese and European populations. J Lipid Res, 2017, 58(5): 974-981.

[11] Rudolph M C, Monks J, Burns V, et al. Sterol regulatory element binding protein and dietary lipid regulation of fatty acid synthesis in the mammary epithelium. Am J Physiol Endocrinol Metab, 2010, 299(6): E918-E927.

[12] Rennison J H, van Wagoner D R. Impact of dietary fatty acids on cardiac arrhythmogenesis. Circ Arrhythm Electrophysiol, 2009, 2(4): 460-469.

[13] Silberstein T, Burg A, Blumenfeld J, et al. Saturated fatty acid composition of human milk in Israel: a comparison between Jewish and Bedouin women. Isr Med Assoc J, 2013, 15(4): 156-159.

[14] Mancini A, Imperlini E, Nigro E, et al. Biological and nutritional properties of palm oil and palmitic acid: effects on health. Molecules, 2015, 20(9): 17339-17361.

[15] Sczaniecka A K, Brasky T M, Lampe J W, et al. Dietary intake of specific fatty acids and breast cancer risk among postmenopausal women in the VITAL cohort. Nutr Cancer, 2012, 64(8): 1131-1142.

[16] Saadatian-Elahi M, Norat T, Goudable J, et al. Biomarkers of dietary fatty acid intake and the risk of breast cancer: a meta-analysis. Int J Cancer, 2004, 111 (4): 584-591.

[17] Laugerette F, Furet J P, Debard C, et al. Oil composition of high-fat diet affects metabolic inflammation differently in connection with endotoxin receptors in mice. Am J Physiol Endocrinol Metab, 2012, 302(3): E374-E386.

[18] Zhang Y, Hao J, Sun Y, et al. Saturated fatty acids induce ceramide-associated macrophage cell death. J Vis Exp, 2017, 128: 56535.

[19] Miura K, Stamler J, Brown I J, et al. Relationship of dietary monounsaturated fatty acids to blood pressure: the international study of macro/micronutrients and blood pressure. J Hypertens, 2013, 31(6): 1144-1150.

[20] Abdullah M M, Jew S, Jones P J. Health benefits and evaluation of healthcare cost savings if oils rich in monounsaturated fatty acids were substituted for conventional dietary oils in the United States. Nutr Rev, 2017, 75(3): 163-174.

[21] Schwingshackl L, Strasser B, Hoffmann G. Effects of monounsaturated fatty acids on cardiovascular risk factors: a systematic review and meta-analysis. Ann Nutr Metab, 2011, 59(2-4): 176-186.

[22] Schwingshackl L, Strasser B, Hoffmann G. Effects of monounsaturated fatty acids on glycaemic control in patients with abnormal glucose metabolism: a systematic review and meta-analysis. Ann Nutr Metab, 2011, 58(4): 290-296.

[23] Schwingshackl L, Strasser B. High-MUFA diets reduce fasting glucose in patients with type 2 diabetes. Ann Nutr Metab, 2012, 60(1): 33-34.

[24] Schwingshackl L, Hoffmann G. Monounsaturated fatty acids and risk of cardiovascular disease: synopsis of the evidence available from systematic reviews and meta-analyses. Nutrients, 2012, 4(12): 1989-2007.

[25] Drewery M L, Gaitan A V, Spedale S B, et al. Maternal n-6 and n-3 fatty acid status during pregnancy is related to infant heart rate and heart rate variability: an exploratory study. Prostaglandins Leukot Essent Fatty Acids, 2017, 126: 117-125.

[26] Lauritzen L, Hansen H S, Jorgensen M H, et al. The essentiality of long chain n-3 fatty acids in relation to development and function of the brain and retina. Prog Lipid Res, 2001, 40(1-2): 1-94.

[27] Bernard J Y, Armand M, Peyre H, et al. Breastfeeding, polyunsaturated fatty acid levels in colostrum and child intelligence quotient at age 5-6 years. J Pediatr, 2017(183): 43-50.

[28] Bruun S, van Rossem L, Lauritzen L, et al. Content of n-3 LC-PUFA in breast milk four months postpartum is associated with infancy blood pressure in boys and infancy blood lipid profile in girls[J]. Nutrients, 2019, 11(2): 235.

[29] Richard C, Lewis E D, Field C J. Evidence for the essentiality of arachidonic and docosahexaenoic acid in the postnatal maternal and infant diet for the development of the infant's immune system early in life. Appl Physiol Nutr Metab, 2016, 41(5): 461-475.

[30] Russo G L. Dietary *n*-6 and *n*-3 polyunsaturated fatty acids: from biochemistry to clinical implications in cardiovascular prevention. Biochem Pharmacol, 2009, 77(6): 937-946.

[31] Kidd P M. Omega-3 DHA and EPA for cognition, behavior, and mood: clinical findings and structural-functional synergies with cell membrane phospholipids. Altern Med Rev, 2007, 12(3): 207-227.

[32] Dias C B, Wood L G, Garg M L. Effects of dietary saturated and *n*-6 polyunsaturated fatty acids on the incorporation of long-chain *n*-3 polyunsaturated fatty acids into blood lipids. Eur J Clin Nutr, 2016, 70 (7): 812-818.

[33] Lapillonne A, Moltu S J. Long-chain polyunsaturated fatty acids and clinical outcomes of preterm infants. Ann Nutr Metab, 2016, 69 (Suppl 1): S35-S44.

[34] Ekhtiyari E, Barzegar M, Mehdizadeh A, et al. Differential fatty acid analysis of cerebrospinal fluid in infants and young children with suspected meningitis. Childs Nerv Syst, 2017, 33(1): 111-117.

[35] 杨月欣，葛可佑 . 中国营养科学全书 . 2 版 . 北京：人民卫生出版社，2019.

第 7 章

碳水化合物

　　6 月龄内婴儿需要完成从宫内完全依赖母体营养到宫外依赖食物营养的过渡，母乳是完成这一过渡的最理想食物。母乳中的乳糖和低聚糖，可促进肠道益生菌的定植和生长，有利于婴儿尽早建立健康的肠道微生态环境，促进免疫系统发育，减少感染性疾病的发生。虽然初乳中淀粉酶的活性较高，但随着泌乳期的延长，母乳淀粉酶活性逐渐下降，而婴儿由于消化系统发育还不成熟，口腔和胰淀粉酶含量和活性均很低，其消化吸收碳水化合物的能力较低。对于 7 ~ 12 月龄婴儿，母乳已经无法满足婴儿对能量和营养素的全部需要，处在由纯母乳喂养逐渐向固体食物过渡时期，继续母乳喂养的同时开始接受母乳以外的食物。因此，7 ~ 12 月龄婴儿 AI 由母乳碳水化合物和从辅食中摄入的碳水化合物共同组成。1 岁以上幼儿的食物逐渐向家庭食物过渡，碳水化合物的食物来源逐渐接近成人，其碳水化合物需要量可根据营养调查数据进行推算，当因现有数据缺乏而无法获得 EAR 或 AI 时，也可以通过代谢体重法由成人的数据外推估算。

7.1 结构和理化性质

根据碳水化合物化学结构和生理作用，FAO/WHO 将其分为糖、寡糖和多糖，其中糖包括单糖、双糖和糖醇，如葡萄糖、果糖、半乳糖和乳糖。单糖是不能被水解的最简单的碳水化合物。双糖由两个单糖分子组成，如蔗糖（一分子葡萄糖＋一分子果糖）、乳糖（一分子葡萄糖＋一分子半乳糖）和麦芽糖（两个分子的葡萄糖）。糖醇是单糖还原后的产物，如甘露醇、麦芽糖醇和木糖醇等。寡糖又称低聚糖，是由 3 个以上 10 个以下的单糖分子通过糖苷键构成的聚合物，通常是多糖的分解产物。多糖是 10 个或以上单糖分子通过 1,4-或 1,6-糖苷键连接成的聚合物，分别以淀粉或糖原的形式储存在植物和动物组织中。淀粉存在于谷类、根茎类植物中，根据葡萄糖聚合方式不同分为直链淀粉和支链淀粉。直链淀粉是 D-葡萄糖残基以 α-1,4 糖苷键连接而成的线性结构，具有结构致密、溶解度低、消化速度较慢等特点，易"老化"形成抗性淀粉。支链淀粉是枝杈状结构，由 α-1,4 糖苷键和 α-1,6 糖苷键连接形成的葡萄糖聚合物，消化速度更快。常见碳水化合物化学结构式见图 7-1。

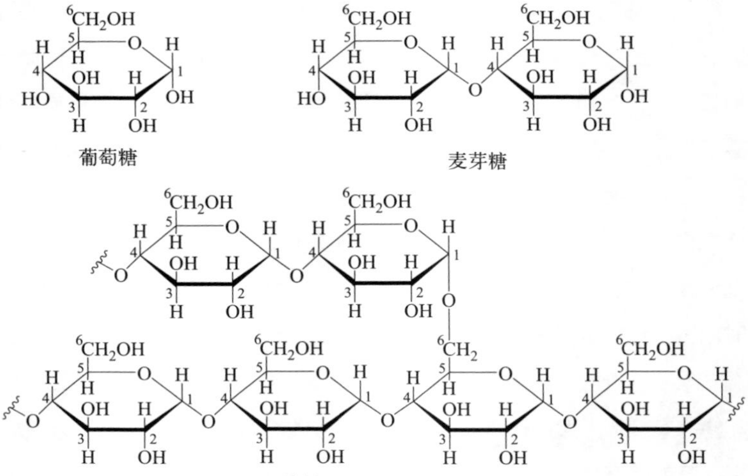

图 7-1 常见碳水化合物化学结构式 [1]

作为婴幼儿的重要食物来源，母乳中约含有 7% 的碳水化合物，其中 90% 为乳糖 (53 ～ 77g/L)，余下部分主要是低聚糖，还含有少量葡萄糖、半乳糖以及核糖、糖脂、糖蛋白等 [2-3]。Coppa 等 [4] 研究表明，人乳低聚糖的含量因人而异，而且随哺乳期变化而变化。初乳中低聚糖的含量最高，含 20 ～ 23g/L，成熟乳中低聚糖含量为 12 ～ 14g/L。

到目前为止，已报道的人乳低聚糖有 200 多种[2]。几乎所有的人乳低聚糖的还原末端都为乳糖，在酶的作用下，人乳低聚糖核心结构在末端位置通过 β-1,3 糖苷键连接乳糖-N-二糖或 β-1,6 糖苷键连接 N-乙酰乳糖胺；α-1,2 糖苷键、α-1,3 糖苷键或 α-1,4 糖苷键连接岩藻糖残基；α-2,3 糖苷键或 α-2,6 糖苷键连接唾液酸残基进行扩展，这构成了人乳低聚糖的多样性[5]。

7.2 代谢和功能

7.2.1 代谢

7.2.1.1 消化和吸收

碳水化合物的消化开始于口腔，但因食物停留时间短，消化量有限。口腔分泌的唾液淀粉酶将其初步消化，因胃液不含水解淀粉的酶，胃酸只能水解少量淀粉。小肠是碳水化合物消化吸收的主要部位，小肠上端胰腺分泌的胰淀粉酶继续将淀粉中的 α-1,4 糖苷键水解为麦芽糖、麦芽三糖、α-糊精和少量葡萄糖，再经小肠黏膜上皮细胞刷状缘 α-糊精酶和麦芽糖酶等继续将其分解为葡萄糖。单糖直接在小肠被吸收，双糖经相应酶水解后再被吸收，部分寡糖和多糖被水解成葡萄糖后在小肠吸收。在小肠未被消化的部分，到结肠经细菌发酵后再被吸收。

但早期婴儿的器官、特别是消化器官发育尚未成熟，功能未健全，如足月新生儿胃容量小（25 ～ 50mL），生后 10 天可增加到约 100mL，6 月龄时才达到 200mL；新生儿的胃呈水平状，贲门括约肌发育迟缓，吃奶后容易出现溢奶；胰脂肪酶活力低，肝脏分泌胆盐少，脂肪的消化与吸收较差；4 月龄前胰淀粉酶分泌少，含量和活性均较低，不利于消化淀粉；但胰蛋白酶活性良好，消化蛋白的能力较强。此外，婴儿肾脏还未发育成熟，肾小球滤过率仅为成人的 1/4 ～ 1/2，肾小管重吸收、分泌及酸碱调节功能也较弱，对肾溶质负荷耐受有限。因此早期婴儿消化和代谢碳水化合物的能力较低。母乳能最好地满足婴儿的营养需求，在营养构成及含量上能最好地适应婴儿肠道发育特点及消化、代谢能力。因此推荐 6 月龄内婴儿应纯母乳喂养，6 月龄之后继续母乳喂养的同时逐渐开始添加辅食。

7.2.1.2 转运

单糖是碳水化合物体内代谢的基本成分。肠上皮细胞通过载体将单糖转运，使其进入循环。成熟的小肠上皮细胞捕获直接来源于食物或由双糖和多糖消化产生的单糖，然后通过主动转运或易化扩散的方式转运至机体各部位被吸收利用。

糖的主动转运涉及小肠黏膜上皮细胞刷状边界膜中的 Na^+ 依赖性葡萄糖转运体（sodium dependent glucose transporter, SGLT），转运过程需要消耗 ATP。Na^+ 从细胞中泵出，在细胞内部和肠腔之间形成浓度梯度，由此产生的梯度导致一个钠分子和一个葡萄糖分子的共转运。还有一些葡萄糖的转运体既不需要 Na^+ 也不需要 ATP，称为非 Na^+ 依赖性葡萄糖转运体（facilitated glucose transporter, GLUT），这一转运过程称为易化扩散。GLUT1 分子几乎存在于体内所有组织，是中枢神经系统的重要成分，以保证足够的葡萄糖分子由血浆转运至中枢神经系统。葡萄糖通过小肠上皮细胞基底膜 GLUT2 由高至低顺浓度梯度转运。与葡萄糖类似，半乳糖利用 SGLT 共转运体和小肠基底膜的 GLUT2 转运。GLUT5 特异转运果糖。

7.2.1.3 利用

（1）半乳糖、果糖和葡萄糖的利用　被吸收的糖作为一种能量来源被运输到全身细胞中。吸收的半乳糖主要是乳糖消化的产物，大部分半乳糖被肝脏吸收，并被代谢成半乳糖-1-磷酸，再被转化为 1-磷酸葡萄糖，之后大部分被转化为糖原储存起来。吸收的果糖，被运送到肝脏并被磷酸化为果糖-1-磷酸，这是糖酵解途径的中间体，并进一步裂解为甘油醛和磷酸二羟基丙酮（DHAP）。DHAP 是糖酵解和糖异生途径中的中间代谢物。甘油醛可以转化为糖酵解中间代谢物，是糖原合成的前体。甘油醛也可用于合成三酰甘油，前提是要有足够数量的丙二酰辅酶 A（CoA，脂肪酸合成的前体）。葡萄糖直接吸收入血循环，被输送到全身各组织细胞中，氧化分解为二氧化碳和水，同时释放大量能量供人体组织细胞利用。

（2）糖原的合成与利用　葡萄糖可以合成肝糖原或肌糖原储存在肝脏或肌肉中。摄入过多的葡萄糖会转变为脂肪储存。肝糖原分解时，葡萄糖可以从肝脏输出，以维持正常的血糖浓度，并供其他组织使用。

7.2.2　生理功能

7.2.2.1　乳糖

母乳中主要的碳水化合物是乳糖，是婴儿主要的能量来源，也是构成机体组织结构及生理活性的重要物质，具有提供能量、调节肠道菌群、促进钙吸收和婴儿大脑发育的作用。

（1）提供能量　母乳中的乳糖是婴儿最主要的能量来源，乳糖在小肠中经乳糖酶水解成为半乳糖和葡萄糖。以葡萄糖为主供给机体各种组织能量，每克葡萄糖在体内氧化可以产生 16.7kJ（4kcal）的能量。葡萄糖在体内释放能量较快，供能也快，是神经系统和心肌的主要能源，对维持婴儿生长发育和神经系统发育有重要意义。

（2）构成组织结构及生理活性物质　乳糖是构成机体组织的重要物质，并参与细胞的组成和多种活动。其主要以糖脂、糖蛋白和蛋白多糖的形式存在，分布在细胞膜、细胞器膜、细胞质以及细胞间基质中。糖结合物还广泛存在于各组织中，如脑和神经组织中含有大量糖脂，糖脂是细胞与神经组织的结构成分之一。糖与蛋白质结合生成的糖蛋白如黏蛋白与类黏蛋白，是构成软骨、骨骼和眼角膜、玻璃体的组成成分；某些酶如核酸酶等都是糖蛋白。一些具有重要生理功能的物质，如抗体、酶和激素的组成成分的合成，也需碳水化合物的参与。

（3）调节肠道菌群、促进肠道健康　乳糖在胃中并不被水解，仅有少量在小肠上部被吸收，在小肠末端，乳糖被乳酸杆菌等益生菌利用转化为乳酸，可降低肠道 pH 值，抑制肠道腐败菌的生长。乳糖还参与新生儿先天性免疫调节，保护肠道防止致病菌感染。

（4）促进钙吸收　乳糖在肠道内经乳糖酶作用后形成有机酸，会使肠道 pH 值下降，提高钙盐溶解度、促进钙离子吸收。

（5）促进婴儿的大脑发育。

7.2.2.2　低聚糖

母乳低聚糖具有调节婴儿肠道微生态，诱导益生菌生长与定植，促进肠道健康；免疫调节；抗菌，抗病毒；促进婴儿大脑发育作用。

（1）调节肠道微生态，诱导益生菌生长与定植，促进肠道健康　母乳中的低聚糖通过调节肠道内微生物菌群构成、抵御致病菌群对肠黏膜上皮细胞入侵及调控机体免疫反应等生理作用，维持婴幼儿肠道健康，并且对于一些肠道功能紊乱的疾病，如坏死性小肠结肠炎、腹泻等有一定的预防及治疗作用。人体肠道内没有水解母乳低聚糖的酶系统，因此其能够抵抗胃酸的破坏和消化酶的分解，母乳低聚糖进入胃肠道后，仅 1% 被吸收，绝大部分可到达远端小肠和结肠，被微生物选择性利用，1%～2% 的母乳低聚糖经粪便、尿液排出体外[6]。母乳低聚糖能够选择性刺激内源性微生物的活性，促进双歧杆菌和乳酸杆菌等益生菌增殖和定植，抑制肠道致病菌过度繁殖，保护婴幼儿肠道免受致病菌侵袭[7-8]。De Leoz 等[9]研究发现，母乳喂养的婴儿生后几周内，肠道菌群从非消耗母乳低聚糖逐渐转变为消耗母乳低聚糖的菌群。另外，母乳低聚糖含有和肠道表皮细胞表面受体糖蛋白和糖脂类似的结构，可通过竞争性抑制，直接结合于病原微生物和毒素表面，阻止其与肠道上皮细胞结合，还有一些则结合到消化道黏膜上皮细胞的受体上。因此，母乳低聚糖通过调节肠道内微生物菌群，抑制病原体或毒素对肠黏膜上皮细胞黏附和调节免疫功能，防治坏死性小肠结肠炎、婴幼儿腹泻等肠道致病菌的侵袭[7, 10]。

（2）免疫调节　母乳低聚糖通过改变肠道微生物菌群的组成及对肠黏膜上皮的反应，间接调节机体免疫反应。婴幼儿之所以对细菌、病毒等病原体存在较强的易感性是因为机体免疫系统发育不完善。母乳低聚糖扮演受体模拟物的角色，通过结合入侵的病原，很大程度上减少婴幼儿感染性疾病的发生风险[7]。肠道是人体最大的免疫器官，拥有人体70%的免疫细胞。母乳低聚糖在肠道内可转化为短链脂肪酸，促进双歧杆菌等益生菌的增长，低聚糖和益生菌一起降低肠壁通透性，有效阻止从肠内到肠系膜脂肪组织和血液中的病原迁移，降低全身炎性，调控宿主免疫应答[11]。

（3）抗菌，抗病毒　母乳低聚糖可以通过促进T细胞应答、刺激上皮细胞的免疫反应和成熟，以及影响微生物的多样性和浓度，刺激共生细菌的生长等多种机制发挥抗病毒作用。有研究表明母乳低聚糖能有效抵抗轮状病毒感染并缓解因其导致的腹泻症状[12]。组织血型抗原（histo-blood group antigens, HBGAs）是诺如病毒感染的重要结合因子。研究发现，两种人乳低聚糖2′-岩藻糖基乳糖（2′-FL）和3′-岩藻糖基乳糖（3′-FL）可以阻断诺如病毒与HBGAs结合，从而抵抗诺如病毒感染[13-14]。

（4）促进大脑发育　低聚糖水解后所得单糖中的 N-乙酰神经氨酸是大脑神经及糖蛋白的基本组成单元。母乳中部分低聚糖末端黏附高浓度的唾液酸，唾液酸是脑神经节苷脂和修饰神经细胞黏附分子的聚唾液酸链的重要组成部分，含唾液酸基的神经节苷脂和含多聚唾液酸基的糖蛋白是大脑组织的重要成分，与神经突触和神经传导关系密切，有助于促进婴儿大脑发育[15]。Berger 等[16]研究了哺乳期母乳中 2′-岩藻糖基乳糖摄入对婴儿24个月龄时认知发育的影响，发现早期接触 2′-岩藻糖基乳糖可能对婴儿认知发展有积极影响。

7.3　缺乏或过量的危害

7.3.1　碳水化合物缺乏

一般来说，在没有膳食碳水化合物的情况下，机体可以通过糖异生作用从蛋白质或脂肪合成葡萄糖，但这种葡萄糖的从头合成需要消耗内源性或膳食蛋白质，长期低碳水化合物膳食会增加机体蛋白质的消耗，导致 β-羟基丁酸和乙酰乙酸（即酮酸）长期累积，并进而引发酮血症和酮尿症等。还可能导致某些水溶性维生素和矿物质缺乏，引起骨矿物质流失，并可能导致高胆固醇血症，增加发生尿石症的风险，还可能影响中枢神经系统的发育和功能。伦理上禁止对婴幼儿进行营养素摄入不足的试验。但有研究表明，母亲妊娠期低碳水化合物饮食（95g/d）与婴儿神经管畸形有关[17]。中国一项母婴队列研究表明，母亲妊娠期较低或较高碳水化合物膳食均与子代 0 ～ 2 岁过敏性疾病发生风险增加有关[18]。

7.3.2　碳水化合物摄入过量

　　碳水化合物是提供能量的产能营养素之一，因此过量摄入会导致能量摄入过量和体重增加[19]，进而引发超重、肥胖及导致血糖、血脂代谢异常的风险增加。

7.4　碳水化合物参考摄入量的制定方法

7.4.1　0 ～ 12 月龄婴儿 AI 的制定方法

7.4.1.1　估算 0 ～ 12 月龄婴儿 AI 的依据

　　碳水化合物是重要的能量来源。0 ～ 12 月龄婴儿对于碳水化合物的需要量取决于以下几方面：①为机体提供总能量的需要；②合成糖脂、糖蛋白、蛋白多糖等构成机体组织重要生命物质的需要，以确保婴儿体格发育；③依赖葡萄糖的组织（如大脑）的需要，以确保婴儿脑神经功能和认知发展；④尽量减少糖异生等不可逆的蛋白质消耗的需要。

　　（1）大脑利用的碳水化合物　葡萄糖是大脑的主要能源，正常情况下，脑中没有糖原，不储存能量，大脑的神经系统直接利用葡萄糖来维持生命活动。对于婴幼儿来说，大脑与身体大小比例大于成年人，婴幼儿大脑利用了总摄入能量的近60%。因此，婴儿每千克体重的葡萄糖周转率可能是成人的四倍。然而，也有研究表明，婴儿的大脑能够利用酮酸供能，且婴儿大脑氧化酮酸的酶机制比成人更有效，所以婴儿也有可能在低碳水化合物的膳食中正常生长和发育[20]。

　　（2）生长发育所需的碳水化合物　出生到一周岁是人类生长发育的第一个高峰期，正常婴儿体重增加 3 倍，身长增长 2 倍，这些增长还伴随着器官功能及身体成分在发育方面的急剧变化。因此，婴儿需摄入充足碳水化合物以维持或满足其快速生长发育的需要。

　　（3）母乳提供的碳水化合物　0 ～ 6 月龄对能量和营养素的需要相对高于其他任何时期，但婴儿的胃肠道和肝肾功能发育尚未成熟，功能不健全，对食物的消化吸收能力和代谢废物的排泄能力仍较低。母乳既可提供优质、全面、充足和比例适宜的营养素，满足婴儿生长发育的需要，又能完美地适应6月龄前婴儿尚未成熟的消化能力，促进其器官发育和功能成熟，且不增加其肾脏代谢负担；母乳中营养物质含量和物理特性、化学状态，可以适应婴儿消化、吸收和代谢能力，满足婴儿相对较高的营养需要。母乳喂养能够完全满足0～6月龄婴儿的能量、营养素和水的需要。因此，一般情况下，根据营养状况良好的健康母亲足月产、纯母乳喂养的健康婴儿碳水化合物的平均摄入量来制定0～6月龄婴儿的碳水化合物AI。

Prentice等[21]的研究提示，母乳中乳糖含量与3～12月龄婴儿体重变化正相关。表7-1列举了我国母乳成分研究数据，中国母乳中总碳水化合物含量为65～71g/L。婴儿前6个月每天约摄入750mL母乳，满足了0～6月龄婴儿全部的碳水化合物需要。对7～12月龄婴儿来说，由于生长发育速度有所降低及其他食物逐渐被添加，婴儿摄入的母乳量降低至600mL，此阶段婴儿所需碳水化合物由母乳和辅食共同供给。

表 7-1 我国母乳中碳水化合物含量

文献来源	泌乳阶段	总碳水化合物/（g/L）
毕烨等[22]	成熟乳	66
施茜[23]	成熟乳	67
魏九玲等[24]	成熟乳	65
Yang等[25]	成熟乳	71

（4）辅食提供的碳水化合物 6月龄后，母乳已经无法满足婴儿对所有营养素的需要，需要逐步开始添加母乳以外的辅食。但目前普遍缺乏7～12月龄婴儿辅食中碳水化合物摄入量的数据。美国第三次全国健康和营养调查结果表明，7～12月龄婴儿经辅食摄入碳水化合物的中位数为50.7g/d。2019～2021年中国0～18岁儿童营养与健康系统调查与应用项目调查数据表明，6～8月龄、9～11月龄、12～17月龄和18～23月龄婴幼儿辅食来源的碳水化合物中位数分别为22.0g/d、34.3g/d、55.8g/d和84.0g/d[26]。

7.4.1.2 0～6月龄婴儿碳水化合物的 AI

0～6月龄婴儿碳水化合物 AI 的制定一般是采用营养状况良好的健康母亲足月产、纯母乳喂养的健康婴儿的平均摄入量。国内的研究结果表明，我国成熟乳中碳水化合物平均浓度为65～71g/L（详见表7-1）；我国0～6月龄婴儿平均每日母乳摄入量780g或750mL[27]。基于计算公式：0～6月龄婴儿 AI= 母乳中营养

素浓度 ×0.75L，即可计算出我国 0 ～ 6 月龄婴儿 AI。美国科学研究所采用本国数据及相同方法计算 0 ～ 6 月龄婴儿 AI，并公布数据 0 ～ 6 月龄婴儿碳水化合物的 AI 为 60g/d[28]。

7.4.1.3 7 ～ 12 月龄婴儿 AI

7 ～ 12 月龄婴儿，由于体重增长速度低于 0 ～ 6 月龄婴儿，每千克体重所需的能量明显降低。对该年龄段婴儿来说，单纯靠母乳已经无法满足婴儿对能量和所有营养素的需要，需要由纯母乳喂养逐渐向固体食物过渡，开始接受母乳以外的辅食。此年龄段母乳提供 1/2 ～ 2/3 的能量。因此，7 ～ 12 月龄婴儿 AI 应基于以下两点：①平均每天 600mL 母乳所提供能量和营养素的含量（600mL 为研究报道的 7 ～ 12 月龄婴幼儿平均每日的母乳摄入量）；②该年龄段婴儿通常摄入辅食所提供的能量和营养素的含量。因此，7 ～ 12 月龄婴儿 AI= 母乳碳水化合物含量 × 母乳摄入量（600mL/d）+ 从辅食摄入碳水化合物的量。

7 ～ 12 月龄婴儿平均每日的母乳摄入量为 0.6L，我国成熟母乳中碳水化合物平均浓度介于 65 ～ 71g/L，依此计算出 7 ～ 12 月龄婴儿从母乳中摄入碳水化合物量为 42g/d（0.6L/d×70g/L）。2019 ～ 2021 年中国 0 ～ 18 岁儿童营养与健康系统调查与应用项目调查报告了该年龄段婴幼儿辅食来源的碳水化合物[26]。因此，7 ～ 12 月龄婴幼儿碳水化合物需要量为母乳和辅食来源之和。

目前普遍缺乏该年龄段婴儿母乳和辅食的总摄入量数据，已公布的数据表明，母乳和婴儿配方奶粉是最主要的能量和营养素来源。因此，在计算 7 ～ 12 月龄婴儿 AI 时，假设母乳喂养儿和婴儿配方奶粉喂养儿辅食摄入量是相似的。在无法获得辅食摄入数据的情况下，也可根据代谢体重法，由 0 ～ 6 月龄婴儿和成年人的摄入量推算。

7.4.2 13 ～ 36 月龄幼儿的 EAR

7.4.2.1 估算 EAR 依据

根据 Kalhan 等[29]的研究，新生儿的大脑重量约为 399g，到 1 岁时增加至 997g，大脑的能量需求也相应增加。1 ～ 5 岁儿童的大脑重量进一步增加，至 5 岁时大脑重量约为 1266g。之后，大脑重量仅略有增加并维持稳定。1 岁时大脑葡萄糖消耗量约为 100g/d，1 岁后大脑的葡萄糖消耗量保持相对稳定或适度增加。因此，以依赖葡萄糖的大脑需要量来算，1 ～ 3 岁幼儿碳水化合物的最低需要量为 100g。加之由于生长发育和其他因素而导致的需求变化，设置变异系数为 20%，该年龄段幼儿碳水化合物平均需要量（EAR）为 120g/d。幼儿必要的内源性蛋白质分解代谢产生的葡萄糖量尚不清楚。因此，在估算儿童 EAR 时未考虑到相关差异。

7.4.2.2　EAR 的制定建议

对于 1 岁以上幼儿，可根据营养调查数据进行推算。需要注意的是，不同研究报告的营养摄入量数据质量可能差异很大。最准确的摄入量是基于代谢研究收集的数据，在此类研究中，所有食物均由研究人员提供，可准确测量摄入量。但在许多研究中，摄入量数据都是通过 24h 膳食回顾、膳食记录或食物频率问卷等儿童父母或看护人自我报告的结果，可能存在遗漏食物、夸大或少报食物摄入量或摄入频率，导致低估或高估了幼儿的实际食物摄入量。

当因数据缺乏而无法获得 EAR 或 AI 时，可以通过代谢体重法由成人的数据外推估算。由成人 EAR 或 AI 推算幼儿 EAR 或 AI 的公式为：EAR$_{幼儿}$=EAR$_{成人}$ ×（体重$_{幼儿}$/ 体重$_{成人}$）$^{0.75}$ ×（1+ 生长系数）。3 岁以下婴幼儿的生长系数为 0.3。

7.5　食物来源

碳水化合物主要来自谷类、薯类、水果蔬菜类食物、淀粉和糖。对于婴幼儿来说，乳制品中的乳糖也是碳水化合物的主要来源。0 ～ 6 月龄婴儿碳水化合物主要来自于母乳，7 ～ 12 月龄婴儿碳水化合物主要来自于母乳和辅食，1 ～ 3 岁婴幼儿食物逐渐向成人过渡，碳水化合物的食物来源逐渐接近成人。

7.6　不同国家 / 国际组织建议的参考摄入量

美国科学研究所（IOM）和欧洲食品安全局（EFSA）基于其可利用的数据和人群膳食特点，提出的婴幼儿碳水化合物参考摄入量如表 7-2 所示。

表 7-2　IOM 和 EFSA 婴幼儿碳水化合物的参考摄入量

年龄	IOM[28]	EFSA[30]	日本[31]	澳大利亚和新西兰[32]
0 ～ 6 月龄（AI）/（g/d）	60	40 ～ 45 E%	—	60
7 ～ 12 月龄（AI）/（g/d）	95	45 ～ 55 E%	—	95
1 ～ 3 岁	100g/d（EAR）	45 ～ 60 E%	50 ～ 65 E%	45 ～ 65 E%

注：IOM 为 Institute of Medicine，美国科学研究所；EFSA 为 European Food Safety Authority，欧洲食品安全局；E% 为占总能量摄入的百分比。

7.7 展望

目前普遍缺乏针对我国婴幼儿能量和营养素需要量等相关基础研究和评估方法学研究的数据。对于正常分娩的足月产婴幼儿，满足其获得最佳生长发育所需来自母乳和辅食的能量和营养素含量仍不明晰，亟需科学、精准的评估数据；采用更科学的方法精确评估婴幼儿来源于辅食的能量和营养素含量是制定婴幼儿营养素需要量的基础。

（沈丽萍）

参考文献

[1] Chemistry Glossary: Carbohydrate. https://glossary.periodni.com/dictionary.php?en=carbohydrate. (2023-05-19)

[2] Austin S C, De Castro A, Sprenger N, et al. Human milk oligosaccharides in the milk of mothers delivering term versus preterm infants. Nutrients, 2019, 11(6): 1282.

[3] 荫士安，等. 人乳成分——存在形式、含量、功能、检测方法. 北京：化学工业出版社，2016.

[4] Coppa G V, Pierani P, Zampini L, et al. Oligosaccharides in human milk during different phases of lactation[J]. Acta Paediatr Suppl, 1999, 88(430): 89-94.

[5] 史玉东，刘梦瑶，卢卫红. 母乳低聚糖的结构与功能研究进展. 食品安全质量检测学报，2020, 11(21): 7657-7662.

[6] Bode L. The functional biology of human milk oligosaccharides. Early Hum Dev, 2015, 91(11): 619-622.

[7] 单子鸿，王舒颖，周瑞. 人乳低聚糖与婴幼儿肠道健康研究进展. 中国中西医结合儿科学，2022, 14(1): 25-28.

[8] Mano M C R, Neri-Numa I A, da Silva J B, et al. Oligosaccharide biotechnology: an approach of prebiotic revolution on the industry. Appl Microbiol Biotechnol, 2018, 102(1): 17-37.

[9] De Leoz M L, Kalanetra K M, Bokulich N A, et al. Human milk glycomics and gut microbial genomics in infant feces show a correlation between human milk oligosaccharides and gut microbiota: a proof-of-concept study. J Proteome Res, 2015, 14(1): 491-502.

[10] Chwng Y J, Yeung C Y. Recent advance in infant nutrition: Human milk oligosaccharides. Pediatr Neonatol, 2021, 62(4): 347-353.

[11] 潘慧，刘成颜，徐林. 低聚半乳糖的生理功能研究进展. 食品安全质量检测学报，2019, 10(10): 2849-2855.

[12] Azagra-Boronat I, Massot-Cladera M, Knipping K, et al. Supplementation with 2'-fL and scGOS/lcFOS ameliorates rotavirus-induced diarrhea in suckling rats. Front Cell Infect Microbiol, 2018, 8: 372.

[13] Weichert S, Koromyslova A, Singh B K, et al. Structural basis for norovirus inhibition by human milk oligosaccharides. J Virol, 2016, 90(9): 4843-4848.

[14] Koromyslova A, Tripathi S, Morozov V, et al. Human norovirus inhibition by a human milk oligosaccharide. Virology, 2017, 508: 81-89.

[15] Wang B. Molecular mechanism underlying sialic acid as an essential nutrient for brain development and cognition. Adv Nutr, 2012, 3(3): 465s-472s.

[16] Berger P K, Plows J F, Jones R B, et al. Human milk oligosaccharide 2′-fucosyllactose links feedings at 1 month to cognitive development at 24 months in infants of normal and overweight mothers. PLoS One, 2020, 15(2): e0228323.

[17] Desrosiers T A, Siega-Riz A M, Mosley B S, et al. Low carbohydrate diets may increase risk of neural tube defects. Birth Defects Res, 2018, 110(11): 901-909.

[18] Chen X, Lin L, Huang L, et al. Association of maternal low-carbohydrate-diet score during pregnancy with allergic diseases at 2 years of age. Pediatr Allergy Immunol, 2022, 33(9):e13842.

[19] Van Dam R M, Seidell J C. Carbohydrate intake and obesity. Eur J Clin Nutr, 2007, 61 (Suppl 1): S75-S99.

[20] Sokoloff L. Metabolism of ketone bodies by the brain. Annu Rev Med, 1973, 24: 271-280.

[21] Prentice P, Ong K K, Schoemaker M H, et al. Breast milk nutrient content and infancy growth. Acta Paediatr, 2016, 105(6): 641-647.

[22] 毕烨，洪新宇，董彩霞，等．中国城乡乳母不同泌乳阶段乳汁中宏量营养素含量的研究．营养学报，2021, 43(4): 322-327.

[23] 施茜．母乳成分含量及其影响因素．苏州：苏州大学，2018.

[24] 魏九玲，任向楠，王鑫，等．中国六地区人乳宏量营养成分研究．营养学报，2020, 42(1): 7-11.

[25] Yang T, Zhang Y, Ning Y, et al. Breast milk macronutrient composition and the associated factors in urban Chinese mothers. Chin Med J, 2014, 127(9): 1721-1725.

[26] 庞学红，杨振宇，司向，等．2019—2021 年中国 6 ～ 23 月龄幼儿辅食能量和营养素摄入量．卫生研究，2023, 52(1): 53-59.

[27] 孙忠清，杨振宇．0 ～ 6 月龄纯母乳喂养儿每日母乳摄入量评估．营养学报，2013, 35(2): 134-141.

[28] Institute of Medicine. Dietary reference intakes for energy, carbohydrate, fiber, fat, fatty acids, cholesterol, protein, and amino acids (macronutrients). Washington, DC: The National Academies Press, 2005.

[29] Kalhan S C, Kili I. Carbohydrate as nutrient in the infant and child: range of acceptable intake. Eur J Clin Nutr, 1999, 53 (Suppl 1) : S94-S100.

[30] EFSA panel on dietetic products, nutrition, and allergies (NDA). Scientific opinion on dietary reference values for carbohydrates and dietary fibre. EFSA J, 2010, 8(3): 1462.

[31] Overview of Dietary Reference Intakes for Japanese (2015). https://www.mhlw.go.jp/file/06-Seisakujouhou-10900000-Kenkoukyoku/Overview.

[32] National Health and Medical Research Council, Australian Government Department of Health and Ageing, New Zealand Ministry of Health. Nutrient reference values for Australia and New Zealand. Canberra: National Health and Medical Research Council: 2006.

第 **8** 章

常量元素

除了组成宏量营养素和维生素的碳、氢、氧和氮元素，其他元素统称为矿物质（minerals）。按照元素在人体内的含量，通常将含量大于体重 0.01% 的矿物质称为常量元素，常量元素对维持婴幼儿正常生理功能和生长发育发挥了重要作用。本章涵盖了常量元素钠、钾、钙、镁、磷和氯。

8.1 钠

钠（sodium, Na），由英国化学家 Davy 于 1807 年发现并命名[1]。钠是人体必需的一种营养素，是机体重要的电解质组成成分。

8.1.1 结构和功能

8.1.1.1 结构

钠的相对原子质量为 22.99，密度 $0.971g/cm^3$。室温和常压下，钠为固态金属，具有强还原性，在水中和空气中化学性质活跃，所以在自然界中的钠以化合物形式存在。人体的钠主要来自于食物中天然存在的氯化钠（NaCl）、食物加工或烹饪过程中所添加的氯化钠（以下简称食盐）。由食盐质量转换为钠的质量公式为：钠（mg）= 食盐（mg）× 0.393。

在人体内，钠以钠离子（Na^+）形式存在于体液中，是细胞外液中的主要阳离子。氯离子（Cl^-）是细胞外液中的主要阴离子，是细胞外渗透压的主要贡献者。细胞内形成渗透压的电解质组分主要有钾离子（K^+）、Cl^- 以及低分子量的有机代谢物。

8.1.1.2 功能

钠离子在人体内发挥三大作用[2-3]：①参与调节身体水的量及分布；②激活细胞吸收溶质；③与钾离子相互作用产生跨膜电位。细胞外液体量的控制以及细胞内外渗透压平衡的维持取决于调控 Na^+ 进入细胞以及 Na^+ 排出细胞的转运系统和机制。在肠道或肾小管上皮极化细胞的基底外侧膜上，能量依赖性的钠钾泵（Na^+/K^+-ATP 酶）能完成细胞内 3 个 Na^+ 和细胞外 2 个 K^+ 的交换，形成细胞内外 Na^+ 浓度和活性的梯度，继而 Na^+ 的被动转运被激活，并受到细胞膜上孔道或者特定协同转运载体的调节，这些转运载体同时也把水、氨基酸、单糖、一些水溶性维生素等溶质同向转入细胞内。存在于 Na^+ 转运系统和协同转运系统之间的偶联是所有器官内细胞吸收和运输水和溶质的基础，完成这些过程所耗能量占到人体静息代谢率的 25% 左右。钠-钾离子对是神经系统、肌肉和心脏组织内电信号转导的基础。在绝大多数细胞尤其是各种肌肉细胞和神经细胞中，钠钾泵以及钠钾转运蛋白所引起的钠钾跨膜浓度及活性梯度产生极性膜电位。一旦遇到刺激，这些细胞膜上电压门控钠通道被打开，Na^+ 流入细胞内，引起膜电位变化，产生电信号。

8.1.1.3 缺乏

由于膳食中 NaCl 和其他钠盐广泛存在，以及低钠摄入时人体启动降低钠流失的适应性调节机制，所以人体食源性钠缺乏比较少见。血清钠浓度 < 135mmol/L 为低钠血症，提示全身性钠失衡。血清钠浓度低于 120mmol/L 时，会导致严重低钠血症发生，出现脑水肿和严重神经性症状，由不适、恶心、呕吐和头痛等非特异性症状发展至表情淡漠、意识损失、疾病发作和昏迷[4-5]。新生儿尤其是极低体重早产儿容易发生低钠血症[6-7]。

8.1.1.4 过量

长期暴露于过量钠会发生全身性骨骼、结缔组织、肌肉和皮肤的钠蓄积。血清钠浓度 > 145mmol/L 为高钠血症，出现发热、恶心、呕吐和头痛等症状[2]。队列研究观察到，增加钠摄入与高血压发病率呈"J"形关系[8]。人体长期摄入过量钠，会增高血压，增加心血管疾病的发病率和死亡率，增加对亚硝胺等致癌物质的易感性，对自由基所致的损伤保护性降低。而高血压与心血管和肾脏疾病的发生直接相关。食用过量的食盐或者临床静脉大量注射 NaCl 导致人体暴露于过量钠，会出现急性中毒。发生高钠血症事件多数情况下是因为脱水而不是因为过量钠摄入[4-5]。

8.1.2 生理和代谢

钠是人体内水平衡的重要组成部分，因此它的吸收、分布和分泌受细胞外液渗透压和容量监测调节系统的调控[9]。当人体内的水平衡和钠平衡方向不一致时，人体把水平衡的调控置于优先位置，此时人体发生的高钠血症或者低钠血症经受体内水平衡及其激素调控系统驱动，而不受钠平衡紊乱或者膳食钠摄入的调控。

8.1.2.1 吸收与分泌

健康状态下，人体几乎全部吸收经膳食途径摄入的钠，钠摄入达到非常高的水平（34.5g/d）时，钠的吸收率可维持在 96%[10-12]。肠道不同部位其吸收钠的机制及数量存在差异，钠和水的净吸收主要发生在回肠远端和结肠[2]。肠腔内钠通过钠钾泵的主动转运、离子通道型易化扩散或经特定协同转运蛋白介导的易化扩散等方式进入肠黏膜细胞内，再经钠钾泵或 Na^+-HCO_3^- 转运体进入到细胞间液，继而经门静脉送至肝脏后再进入体循环。在肠道上皮细胞吸收 Na^+ 的过程中，在肠腔侧产生电负性，在基底膜侧产生电正性，这种膜电位差驱动了 Cl^- 的同向吸收以

及 K^+ 和 H^+ 的反向分泌。肠上皮细胞吸收 Na^+ 和 Cl^- 的过程也导致细胞间液中 Na^+ 和 Cl^- 浓度增加，渗透压相应升高，最终引起水吸收[13]。

钠离子经肠道被吸收后，部分通过血液输送，经由胃、肠、胰腺、肝脏分泌后回到小肠内。

8.1.2.2　血液运输

肠道吸收的钠离子经由门静脉和体循环送至全身。健康成人血浆钠浓度为 $135 \sim 145mmol/L$，范围较窄[14]，细胞内、外液 Na^+ 浓度分别为 $12 \sim 15mmol/L$ 和 $135 \sim 145mmol/L$[14-16]，胞内钠离子浓度低于胞外浓度。不同实验室因测量方法不同，所得参考范围有细微差异。高血压患者血浆钠浓度轻微升高 $1 \sim 3mmol/L$[13, 17]。

血浆钠浓度与整体钠平衡紧密相关，也与钾稳态和水稳态相关。因此，血浆钠浓度变化与膳食、血容量、肠胃液体、汗液和尿液的渗透压相关。高钠血症或低钠血症均与影响水平衡或者电解质失衡的疾病相关，很少与钠的异常摄入量相关。血浆钠浓度并不能准确反映人体钠含量[9]。

8.1.2.3　组织分布

一个 70kg 重的成人体内钠含量为 $85 \sim 96g$，合 $1.3 \sim 1.5g/kg$（体重）。人体内的钠大部分分布于骨骼、皮肤和肌肉[18]。随着年龄增长，钠蓄积在骨骼结缔组织、肌肉和皮肤中。而且，研究发现这种钠蓄积与年龄和性别相关。总体上，钠、水、肌肉等体成分的变化与年龄相关，变化幅度均表现为男性大于女性，并且与血管硬度增加相关联[19]。

人体钠有 $44\% \sim 50\%$ 分布于细胞外液，$40\% \sim 47\%$ 分布于骨骼，$9\% \sim 10\%$ 分布于细胞内液。体内钠又可分为可交换钠和不可交换钠两部分，大部分为可交换钠。细胞内液、外液和骨骼中所含的钠，约 50% 为可交换钠。不可交换钠主要与骨骼结合，吸附在长骨深层的羟磷灰石晶体表面。可交换钠与血浆钠进行着扩散平衡[2, 20]。

8.1.2.4　排泄

人体通过尿、粪、汗液等排泄途径流失钠。哺乳的母亲还通过分泌乳汁流失钠。非哺乳状态下，尿是主要的钠排泄途径，粪钠和汗液钠的流失占比小，但汗液流失钠在个体间存在较大变异[21]。一项为期 44 天的成年健康男性代谢研究结果显示，93% 的膳食钠通过尿液流失，2% 的膳食钠通过粪便流失，1.4% 的膳食钠通过汗液流失[22]。人体在腹泻、大量出汗或者因糖尿病血糖过高而引起稀释性低钠血症等情况下，钠流失会显著增加。

（1）尿液　肾脏是调节钠排泄和潴留的主要器官，也是调节钠排泄、维持正常胞外含量和血浆容量的核心组织。当人体摄入钠过多时，肾脏高效排泄掉多余的钠，当摄入过低钠时，肾脏积极潴留钠。99%的尿钠在肾小管内重新被吸收，其中60%～70%在近端肾小管内被吸收，20%～30%在髓襻被吸收，5%～10%在远端小管内被吸收，5%在肾集合管被吸收。

尿钠流失随钠的摄入量增加而增加[23-24]。人体每日尿钠排出存在较大变异，还与性别和年龄相关。一项欧洲18国人群尿钠分泌研究数据显示[2]，成年男性尿钠平均排出量3.2～6.1g/d，成年女性尿钠平均排出量2.6～4.2g/d，并且各国数据均显示男性尿钠排出量高于女性。同一研究还观察到，冰岛6～7岁男女童平均尿钠排出量1.7g/d，奥地利13～14岁男女童尿钠排出量在2.8～3.5g/d范围内波动。

（2）粪便　粪便钠流失受钠摄入水平的影响，随钠摄入量的增加而增加[24]。一项成年人平衡试验研究结果显示[10]，钠摄入量在1.2～12.7g/d范围波动时，肠道钠流失相对稳定，保持在10mmol之下，低于钠摄入量的2%。另有一项平衡研究显示[23]，11～15岁少女每日粪钠流失为0.1～0.2g/d。

（3）皮肤　高热环境或者运动情况下，人体经皮肤丢失的钠可能会较高。在完成热适应后，人体汗液钠含量降低，有助于维持大量汗液排出后的体内钠平衡。钠摄入水平、出汗率、水合状态以及热适应程度都影响汗液的钠含量。人体汗液钠含量（浓度）变异大，成人含量在0.23～4.20g/L范围内波动。个体间变异可能还受调节钠重吸收生理性因素的影响。平衡研究结果显示[23]，静坐条件下的青春期少女在高钠摄入时，其汗液钠丢失占到总钠丢失的3%，而在低钠摄入时，其汗液钠丢失占到总钠丢失的10%，达到0.1g/d。

（4）母乳　母乳中钠含量低于血浆中的含量，不受膳食钠摄入的影响[25-27]。但是，泌乳阶段、城乡居住区域、挤奶方式、昼夜节律、乳腺炎症会影响到母乳钠含量[25, 28-30]。而种族、早产、泌乳量还影响到早产儿母乳钠含量[31]。乳腺炎导致母乳钠含量显著增高[30]。母亲的年龄、BMI与母乳钠含量关联不显著[27]。

母乳中钠含量随泌乳期延长而逐渐降低，在成熟乳阶段钠含量下降减缓。各泌乳期内中国和日本足月儿母亲的母乳钠含量相近[28, 30, 32]。中国一般健康足月单胎儿母亲分泌的初乳、过渡乳、早期和晚期成熟乳的钠含量 P_{50} 分别为304.3mg/kg、208.0mg/kg、108.9mg/kg和80.5mg/kg，不同泌乳期的差异显著（$P < 0.05$）[28]。EFSA估计，西方国家足月儿乳母的成熟乳中钠含量在67.8～236.4mg/kg范围内[2]。取西方国家乳母成熟乳的钠含量中间值150mg/L，按6月龄内纯母乳喂养婴儿每天摄入母乳量0.8L/d计，乳母每天通过乳汁流失钠量达到120mg。

8.1.3　营养状况评价

目前，欧美权威科学机构认为 [2, 9]，至今尚无敏感性生物标记物可用于描述一般健康人群的钠需要量分布情况，也无生物标记物可用于设置人群钠的膳食需要量。因为严格意义上的平衡研究报道数量较少，可靠数据也有限。同时，有关低钠摄入水平的潜在危害研究数量也较少，并且结论不一致。另一方面，在成人中开展关于钠摄入最低水平的随机干预性研究结论与严格设计的平衡研究所得结论一致。因此，这些机构认为，鉴于证据较少，尚不能建立成人的钠平均需要量（estimated average requirement, EAR）或者推荐摄入量（recommended nutrient intake, RNI），但可建立钠的适宜摄入量（adequate intake, AI），经能量校正后推导至儿童等人群。多国或国际性的专业权威营养机构对成人膳食钠的 AI 值做出了推荐。

对于 3 岁以下儿童的钠需要量制定方法主要有三种，一是基于母乳摄入量和儿童的辅食摄入来计算，二是基于成人的钠需要量资料来外推，三是基于人体试验获得数据进行计算，可通过要因加算法、尿钠测定法或者膳食调查法来进行推导。

8.1.4　参考摄入量制定方法

8.1.4.1　母乳摄入量法

母乳摄入量法适用于 6 月龄内纯母乳喂养婴儿的适宜摄入量（AI）的制定，基于这一阶段健康婴儿正常生长发育所需的营养素全部来自于母乳的假设。每日母乳摄入量与母乳中营养素浓度的乘积即是婴儿每日生理需要量，即：

$$AI_{0\sim5月} = 母乳营养素浓度 \times 母乳摄入量 \tag{8-1}$$

例 1：中国足月、单胎、营养状况良好的健康母亲早期成熟乳钠的含量为 108.9mg/kg[28]，6 月龄内婴儿摄入母乳量 800.1g/d[33]。由此可得到，婴儿每日从母乳中摄入钠为 87.13mg（108.9mg/kg×0.8001kg/d=87.13mg/d），取整数为 90mg/d（4mmol/d），见表 8-1。

美国推荐 0 ～ 6 月龄婴儿的 AI 水平为 110mg/d（140mg/L×780mL/d=109.2mg/d，取整）[21]。

对于 6 ～ 12 月龄婴儿，营养素来源于母乳喂养所摄入的营养素和辅食喂养所摄入的营养素。通过加和二者可得到较大婴儿钠的摄入量。

例 2：美国 6 ～ 12 月龄婴儿母亲母乳钠含量为 110mg/L，母乳摄入量为 0.6L/d，辅食摄入量 300mg/d。因此美国科学、工程和医学院（National Academies of Science,

Engineering, and Medicine, NASEM)（2019）设定 6 ～ 12 月龄婴儿钠的 AI 水平为 370mg/d（110mg/L × 0.6L/d + 300mg/d，取整）。

例 3：日本 6 ～ 11 月龄婴儿每日通过母乳摄入钠的量为 72mg，通过辅食摄入钠的量为 487mg，合计 559mg/d，日本 2015 年版（最新日本膳食摄取标准）设定 6 ～ 11 月龄婴儿钠的 AI 为 600mg/d。

表 8-1　中国 36 月龄内婴幼儿钠的适宜摄入量推荐值

月龄	代表体重[①]/kg		平均体重 /kg	Na 适宜摄入量 /（mg/d）
	男	女		
0 ～ 5	6	5.5	5.75	80[②]
6 ～ 11	9	8.5	8.75	180[③]
12 ～ 23	11.0	10.5	10.75	500[④]
24 ～ 35	13.5	13.0	13.25	600[④]
36 ～ 47	15.5	15.0	15.25	700[④]

①引自《中国居民膳食营养素参考摄入量（2023 版）》修订参考值。②由母乳摄入法计算。③来自膳食摄入。④由成人代谢体重推算。

8.1.4.2　代谢体重法

如果现有的数据还不足以制定 1 岁及以上人群生理需要量时，可用 18 ～ 49 岁成人需要量（EAR）数据，通过体重和生长系数校正外推计算该人群的营养素 AI 值。这种方法建立在 4 个科学假设之上[20]：

① 成人和生长期儿童维持生理功能所需的营养素按每千克代谢体重来计是相同的。

② 成人的 EAR 是维持有关生理功能所需的营养素量。

③ 儿童维护生长发育所需额外的营养素质量比例和维护生长发育所需额外的蛋白质质量的比例是一致的。

④ 14 岁以下的男、女童对这些营养素的需要量不存在重大差别。

由此，产生 2 个计算公式，一是基于成人体重的 EAR 资料，二是基于成人能量的 EAR 资料。

从成人体重的 EAR 资料推算儿童 EAR：

$$EAR_{儿童} = EAR_{成人} \times （体重_{儿童} / 体重_{成人}）^{0.75} \times （1+ 生长系数） \qquad （8-2）$$

从成人能量的 EAR 资料推算儿童 EAR：

$$EAR_{儿童} = EAR_{成人} \times （能量_{儿童} / 能量_{成人}） \qquad （8-3）$$

说明：

（1）使用体重推算公式（8-2），需使用人群各自的体重代表值，FAO/WHO采用 0.75 来校正代谢体重和体重之间关系，即数值上，代谢体重为体重的 0.75 次方。生长系数按对应年龄段和性别进行取值，6 月龄至 3 岁儿童生长系数取 0.3[34]。

（2）使用能量推算公式（8-3），需使用标准成人中等体力活动水平下男女的能量平均值。

（3）如果成人 EAR 数据缺乏，可用成人 AI 数据来推算儿童营养素 AI，推算方法与 EAR 推算相同。美国 NASEM（2019）推荐成人钠的 AI 为 1500mg/d。

例 4：按式（8-2）由成人 AI 推算 12 ～ 35 月龄儿童的 AI。成人 AI 为 1500mg/d，体重 61kg，12 ～ 35 月龄婴儿的代表性体重取 13.25kg，生长系数取 0.3，计算后得到 620.4mg/d，修约取整为 620mg/d。

按式（8-3）由成人 AI 推算 12 ～ 35 月龄儿童的 AI。成人 AI 为 1500mg/d，膳食能量需要量（estimated energy requirement, EER）取 2350kcal/d，12 ～ 35 月龄儿童的 EER 取 1000kcal/d，则 12 ～ 35 月龄儿童钠的 AI 为 638mg/d［1500mg/d ×（1000kcal/d ÷ 2350kcal/d）］，取整到 650mg/d。

EFSA 推荐 1 ～ 3 岁儿童的 AI 水平为 1100mg/d。美国推荐 1 ～ 3 岁儿童的 AI 水平为 800mg/d［1500mg/d ×（1000kcal/d ÷ 2000kcal/d）=750mg/d］，取整到 800mg/d[9]。

8.1.4.3　内插法

对于 6 ～ 11 月龄婴儿，如果母乳摄入量和辅食摄入量数据均缺乏，可由 6 月龄内纯母乳喂养婴儿的 AI 外推，或者由 18 ～ 49 岁成人 AI 外推这两种方法分别推算，再取平均值：

（1）基于母乳摄入量法获得 6 月龄内纯母乳喂养婴儿的 AI，使用外推法推算 7 ～ 12 月龄婴儿的 AI，计算方法参考前述的式（8-1），并进行体重校正，由于这两个年龄段婴儿均处于生长高峰期，生长系数被视为相同，所以不考虑生长系数的影响。公式如下：

$$AI_{6～11月}=AI_{0～5月} ×（体重_{6～11月} / 体重_{0～5月}）^{0.75} \tag{8-4}$$

（2）基于 18 ～ 49 岁成人 AI 资料来推算 6 ～ 11 月龄婴儿 AI，计算方法参考前述的式（8-2）和式（8-3）。

$$AI_{6～11月}=AI_{成人} ×（体重_{6～11月} / 体重_{成人}）^{0.75} ×（1+ 生长系数）\tag{8-5}$$

（3）将由小婴儿 AI 推算和成人 AI 推算的 2 个结果求平均值，得到 6 ～ 11 月龄婴儿营养素的 AI 值。

例 5：对于 6 ～ 11 月龄婴儿的膳食钠需要量，由 6 月龄内婴儿的母乳中钠摄入量来推算 6 ～ 11 月龄婴儿的钠 AI 值。取 0 ～ 5 月龄婴儿平均体重 5.75kg，6 ～ 11

月龄婴儿平均体重 8.75kg，计算后为 119.4mg/d，修约取整得到 120mg/d。由成人 AI 推算 6 ～ 11 月龄婴儿 AI，成人 AI 为 1500mg/d，体重 61kg，6 ～ 11 月龄婴儿的生长系数取 0.3，计算后得到 454.5mg/d。再取这 2 个推算结果的平均值，修约为 287.0mg/d，取整为 290mg/d，即为 6 ～ 11 月龄婴儿由内插法计算得到的 AI 值。

EFSA（2019）推荐 7 ～ 11 月龄婴儿的 AI 水平为 200mg/d。美国 NASEM（2019）推荐 7 ～ 12 月龄婴儿的 AI 水平为 370mg/d（110mg/L×600mL/d +300mg/d=366mg/d，取整到 370mg/d）。

8.1.4.4 要因加算法

儿童膳食钠参考摄入量，还可采用要因加算法计算。

钠的生理需要量包括基本丢失量加上维持生长发育所需的量。基本钠丢失的途径包括粪便、汗液、皮肤和尿液。EFSA（2019）介绍到，3 岁以下儿童，因为处于生长发育期，其钠平衡处于正平衡，随身体组织的生长发育钠被保留下来。维持生长所需的钠主要决定于细胞外液容积增长的速率，该速率随年龄和生殖状况而变化[21]。婴幼儿期细胞外液体积迅速增大，因此单位体重钠的需要量比较高，小年龄段婴儿单位体重所需钠又比大年龄段婴儿高。Forbes 计算婴儿维持生长每日钠需要量，3 月龄内为 11.5mg/（kg·d），到出生后 6 月为 4.6mg/（kg·d）[35]。Cooke 等[36] 估计，温和气候下，健康婴儿皮肤钠丢失量为 9 ～ 16mg/（kg·d），尿液丢失钠为 23mg/（kg·d）。

早期科学家们根据婴儿不同阶段的全身钠含量、细胞内和细胞外钠含量及相应阶段体液容积、骨钠含量来估计婴儿生长发育每日所需钠质量，0 ～ 4 月龄婴儿为 27mg/d，4 ～ 12 月龄婴儿为 16mg/d。每日皮肤丢失钠质量，0 ～ 4 月龄婴儿为 24mg/d，4 ～ 12 月龄婴儿为 30mg/d。假设膳食钠的吸收率为 95%，那么，每日钠需要量，0 ～ 4 月龄婴儿为（27+24）/0.95=54mg/d，4 ～ 12 月龄婴儿为（16+30）/0.95=48mg/d。考虑到有限数据以及个体需要量的变异，科学家们提出了 1 岁内婴儿每日钠需要量 80mg/d 的建议。

8.1.5 不同国家 / 国际组织建议的参考摄入量

中国、美国、意大利、日本、德语系国家、欧盟等国家或区域官方机构分别对 36 月龄内婴儿钠的需要量做出了推荐，见表 8-2。中国营养学会 2023 年依据母乳摄入量法制定了 6 月龄内婴儿 AI 值，又依据成年 AI，采用能量摄入比推算法制定 6 ～ 11 月龄婴儿和 1 ～ 3 岁儿童的 AI 值。美国科学、工程和医学院（NASEM）主要通过纯母乳喂养婴儿的母乳摄入量法来制定 0 ～ 6 月龄婴儿的需要量，6 ～ 12

月龄婴儿的钠 AI 数值采用母乳摄入和辅食摄入钠的加和计算值，1～3 岁儿童数据则由成人 AI 数据经能量校正后得出。EFSA 用 0～6 月龄纯母乳喂养婴儿的钠摄入量通过能量法校正后外推得出，1～3 岁儿童数据则由成人 AI 数据经能量和生长系数校正后推导得出。意大利营养学会（SINU）通过母乳摄入和辅食摄入钠计算 6～12 月龄婴儿的钠 AI 数值，1～3 岁儿童的 AI 值则由成人数据推导得出。

德语系国家营养学会（D-A-CH）将 0～4 月龄内婴儿母乳钠的摄入量（0.13g/d）经体重校正后外推得到 4～11 月龄婴儿钠 AI 值，又由成人 AI 值经体重和生长系数校正后外推出 1～3 岁儿童的 AI 值。日本 2020 年版沿用了 2015 年版设定值，0～5 月龄婴儿钠的 AI 值基于母乳摄入量法制定，为 100mg/d（135mg/L ×0.78L=105mg/d，修约为整 10 的数为 100mg/d），6～11 月龄婴儿钠的 AI 值取 600mg/d，1～3 岁儿童钠的 AI 未作推荐 [37]。

表 8-2　不同国家、国际学术机构针对 36 月龄内婴幼儿钠的适宜摄入量

机构	月龄 / 年龄	AI 推荐值 /（mg/d）
中国营养学会，2023	0～5 月龄	80
	6～11 月龄	180
	1～3 岁	500～700
美国 NASEM，2019	0～6 月龄	110
	7～11 月龄	370
	1～3 岁	800
欧盟 EFSA，2019	7～11 月龄	200
	1～3 岁	1100
德语系国家营养学会 D-A-CH，2016	4～11 月龄	200
	1～3 岁	400
意大利营养学会，2014	6～12 月龄	400
	1～3 岁	700
日本厚生劳动省，2020	0～5 月龄	100
	6～11 月龄	600

8.1.6　展望

总之，对于制定 3 岁以下儿童的膳食钠需要量以及推荐摄入量所需数据，还需要开展更多研究，以获取可靠数据对钠的膳食推荐摄入量进行不断完善和更新。将来需要开展的研究包括 7～11 月龄儿童的母乳摄入量，婴幼儿辅食钠的摄入量，

12 ~ 35 月龄儿童的盐摄入量，延长生命早期低钠摄入暴露期对人体钠平衡调控机制的影响，以及钠摄入量对生长期儿童骨骼发育的影响等内容。

（张环美，王晓玉）

8.2　钾

钾（potassium, K）作为人体的重要阳离子，1807 年由英国化学家 Davy 分离并命名为 kalium，1938 年 McCollum 等通过实验研究证明钾是人体的一种必需营养素，化学符号为 K。

8.2.1　理化性质

钾的熔点为 63.25℃，沸点为 760℃，密度 0.862g/cm³。室温和常压下，钾为固态金属；钾的化学性质活泼，在空气中加热会燃烧，钾的氧化态为 +1 价，仅形成 +1 价化合物。钾离子能使火焰呈紫色，因此可用颜色反应和火焰光度计检测。

8.2.2　结构和功能

8.2.2.1　结构

钾是一种银白色金属，原子序数 19，相对原子质量为 39.0983，密度为 0.862g/cm³。钾在自然环境中只以化合物的形式存在，地壳中钾的含量为 2.59%，占第七位；在海水中钾的含量排在氯、钠、镁、硫、钙之后，占第六位。

8.2.2.2　功能

钾在能量代谢、细胞膜转运以及维持跨膜电位等多个生理过程中发挥重要作用[38]。循环中的钾进入各种组织，对一些器官功能具有重要影响，尤其是心肌的去极化和收缩功能。许多器官参与了体内钾平衡的调节。通过维持较高的细胞内钾浓度，Na^+/K^+-ATP 酶产生膜电位，保证神经冲动的正常传递，而这个过程对于维持肌肉收缩、心脏功能和血压调节等生命活动都是非常重要的。

（1）维持心肌和神经肌肉的正常功能　钾的一个重要功能是膜的极化（polarization），该过程依赖于膜内外（或膜两侧）的钾浓度。钾的内稳态失调最主要的临床特征与膜功能紊乱有关，在神经肌肉和心脏传导系统表现得尤为明显。

因此血钾缺乏或过量都可能使心脏、肌肉和神经功能异常。

心肌细胞内外的钾浓度对维持心肌的自律性、传导性和兴奋性至关重要。例如，钾缺乏时，心肌兴奋性增高；而钾过高时又可抑制心肌的自律性、传导性和兴奋性；两者均可导致心律失常。细胞内的钾离子和细胞外的钠离子联合作用，激活 Na^+-K^+-ATP 酶而产生能量，维持细胞内外钾钠离子浓度梯度，产生膜电位，当膜去极化时在轴突产生动作电位，激活肌肉纤维收缩并引起突触释放神经递质。当血钾浓度降低时，膜电位上升使细胞膜极化过度，应激性降低，使细胞不能复极化而丧失应激性，其结果可发生肌肉麻痹。

（2）参与能量代谢与物质代谢和跨膜物质转运过程　钾在能量代谢和物质膜转运过程中发挥重要作用。葡萄糖和氨基酸经过细胞膜进入细胞合成糖原和蛋白质时，必须有适量钾离子（K^+）参与。估计合成 1g 糖原需要 0.15mmol 钾，合成 1g 蛋白质需要 0.45mmol 钾 [39]。三磷酸腺苷的生成过程中也需要钾的参与，而且钾是参与蛋白质和糖原合成所需要几种酶的辅助因子，在生长中也发挥重要作用 [40-41]。因此，如果钾缺乏，将会影响到糖和蛋白质的正常代谢。

（3）维持细胞的正常渗透压和酸碱平衡　由于钾主要存在于细胞内，维持细胞内渗透压，钾离子能通过细胞膜与细胞外的 H^+-Na^+ 进行交换，发挥调节酸碱平衡的作用。如果细胞失钾过多，细胞外液中的钠与氢将会进入细胞内，引起细胞内酸中毒和细胞外碱中毒；反之，细胞外钾离子内移，氢离子外移，会引起细胞内碱中毒与细胞外酸中毒。

（4）降压作用　长期高钠摄入与高血压的发生发展有关，与高钠这一对血压的有害作用相反，摄入更多的钾则可能会降低血压或具有降压作用，即对血压产生有利影响 [42-44]，表现为钾具有很好的降低血压（钙和镁可能也有这样的作用），尤其是更适合于那些盐敏感的个体。钾的作用机制至少部分是通过影响钠的平衡实现的。

8.2.2.3　缺乏

体内钾的总量出现下降，并导致血清/浆钾含量降低时称为低钾血症（hypokalemia）[45-47]。但是，即使体内钾的总量正常，由于钾从血液到细胞内的转移增加，也可发生低钾血症。

（1）原因　低钾血症常见病因包括肾脏排泄增加（如肾小管功能不全、使用利尿药物）、肾上腺疾病（醛固酮增多症）、胃肠道丢失钾增加（如呕吐、胃肠引流、腹泻、肠瘘、长期使用泻剂等）、细胞摄取钾增加（如胰岛素、β-肾上腺素激动剂）、钾摄入量减少（如长期禁食、少食、偏食和厌食、慢性酒精中毒、厌食症等），以及高温作业和重体力劳动引起的大量出汗使钾大量排出等。

（2）症状　人体内钾总量减少可引起神经肌肉、消化、心血管、泌尿、中枢神经系统发生功能性或病理性改变。轻度低钾血症可无明显临床症状或者可能伴随肌肉无力、便秘、疲劳和不适。中度低钾血症可导致更严重的便秘、尿浓缩功能异常而出现多尿；重度低钾血症可导致肌肉麻痹，甚至由于膈肌收缩无力和血压降低出现呼吸困难。肌肉无力一般从下肢开始，表现为站立不稳、无力或上楼/登楼困难，随钾缺乏程度的加重，可导致呼吸衰竭。肌无力同时伴有肢体麻木、肌肉压痛，此时胃肠道肌肉也可能会受到影响，表现为厌食、恶心、呕吐、气胀，严重者可发展为肠麻痹和肠梗阻，胃酸分泌较少。

8.2.2.4　过量

一般情况下，摄入富含钾的食物不会导致钾过多，但是对于肾功能不全者则可能存在发生钾过多的风险。临床上，血钾浓度变化超出正常范围对健康有害并会增加死亡风险。然而，以确定钾摄入量需求为目的，测定血钾浓度和确定低钾血症并不是反映健康人群中膳食钾摄入量或营养状态的可靠指标。

当循环血液中钾浓度过高（> 5.5mmol/L）时，即出现高钾血症（hyperkalemia），钾过多可使细胞外 K^+ 浓度上升，静息电位下降，心肌自律性、传导性和兴奋性受到抑制以及细胞内碱中毒和细胞外酸中毒等。高钾血症最重要的临床表现是由于电传导紊乱造成的心动停止。心电图检查时出现的各种特征性变化有助于诊断。钾过量引起的神经肌肉症状包括麻刺感、感觉异常、极度疲乏和四肢无力、弛缓性麻痹，下肢尤为严重。早期表现为行走困难、肌肉张力下降、腱反射消失等，逐渐上升至躯干肌群和上肢，呈现上升性松弛软瘫，出现吞咽、呼吸及发音困难，严重时可因呼吸肌麻痹而猝死。

导致高钾血症的常见原因是摄入过多及肾脏排泄减少/困难（严重肾衰竭）、肾上腺疾病以及使用某些药物，如螺内酯（安体舒通）、氨苯蝶啶、阿米洛利、血管紧张素转换酶抑制剂、非类固醇抗炎药物和肝素；酸中毒、缺氧大量溶血、严重组织创伤、中毒反应等也可导致细胞内钾外移引起高钾血症等。

8.2.3　生理和代谢

8.2.3.1　消化吸收

人体的钾主要来自食物，成人每日从日常膳食中摄入的钾为 45 ~ 100mmol（1759 ~ 3910mg），儿童为 0.5 ~ 3.0mmol（19.5 ~ 117.3mg）/kg（体重）；基于约 77% 的摄入钾是经尿排出，表明膳食钾的吸收率约为 77%[48-49]。膳食来源钾的吸收率与摄入量成正比，通常经膳食摄入的钾约 90% 通过胃肠道（主要经小肠）吸收，其余 10% 经大便排出。

正常情况下，血钾浓度相当稳定，因为被吸收进入血循环的钾大部分很快被细胞摄取。胰岛素、儿茶酚胺和肾上腺素可以促进细胞对钾的摄取。动植物体内含有钾，主要以离子（K^+）状态存在。人体内的钾是细胞内的主要阳离子，钠则是细胞外的主要阳离子，两者配合共同维持细胞内外渗透压的稳定。

8.2.3.2 转运

吸收的钾通过钠泵（Na^+-K^+-ATP 酶）将钾转运到细胞内，钠泵使 ATP 水解所释放的能量将细胞内 3 个 Na^+ 转运到细胞外，同时使 2 个 K^+ 交换到细胞内，使细胞内保持较高的钾浓度。钠泵的作用受胰岛素、儿茶酚胺等影响。胰岛素可通过改变细胞内钠离子浓度，刺激 Na^+-K^+-ATP 酶的合成和活性，促进钾离子转移到横纹肌、脂肪组织、肝脏以及其他组织细胞。β_2 肾上腺素可通过刺激 Na^+-K^+-ATP 酶，促进细胞外液 K^+ 转运至细胞内；还可能通过刺激葡萄糖酵解过程，使血糖升高，进而刺激胰岛素分泌，促进 K^+ 进入细胞；而且醛固酮、酸碱平衡障碍等因素也影响钾离子向细胞内的转移过程。

8.2.3.3 分布

体内钾主要存在于细胞内，约占总量的 98%，仅有 60mmol 或 2% 的钾分布在细胞外液，钾在体内的分布与器官大小及细胞的数量和质量有关，约 70% 的体钾储存于肌肉（体内钾的总量与瘦体重密切相关），10% 在皮肤，红细胞内占 6%～7%，骨骼内约 6%，脑占 4.5%，肝占 4.0%。正常成人血清（浆）钾浓度为 3.5～5.5mmol（136.8～215.0mg）/L，约为细胞内钾浓度的 1/25[39, 50]。

正常成人体内钾总量为 45～50mmol（1759～1955mg）/kg（体重）[51]，例如，体重 60kg 的成人体内钾的总量约为 2700mmol（105.6g）；男性略高于女性，分别为 45～55mmol（1759～2150mg）/kg（体重）和 42mmol（1642mg）/kg（体重）。儿童体内钾总量约 40mmol（1564mg）/kg（体重）。体内可交换钾占总钾含量的 85%～92%[39, 52]。

8.2.3.4 排泄

摄入体内的钾主要经由肾脏、肠道和皮肤排出体外，少量可经汗液排出。哺乳期妇女经由乳汁可排出一定量的钾。通过膳食摄入的钾，正常情况下几乎全部由肾脏排泄。

（1）肾脏　肾脏是钾的主要排泄器官，也是维持机体钾平衡的主要调节器官，经由肾脏排出的钾占摄入量的 80%～90%；肾脏每日滤过钾有 600～700mmol

（2.35～2.74g），其中绝大部分在近端肾小管和亨氏襻被重吸收。肾脏钾的排泄量与膳食钾摄入量密切相关。当膳食钾摄入量增加时，尿钾排出量随之增加。因此尿钾含量的变化被认为可反映膳食钾的摄入状况[53]。

任何原因导致的肾脏功能降低都可能会造成钾的过量潴留和血钾浓度过高。尽管肾脏能适应低钾和高钾摄入量超过2～3周，但是肾脏对钾的最低排泄率为5mmol/d，加上肾外的必要钾丢失，因此摄入量低于10～20mmol/d时，机体将无法获得钾平衡[46]。

（2）粪便　正常情况下，经由粪便排出的钾约占摄入量的12%。但是当肾脏功能衰竭时，经由肠道排出的钾可达摄入量的35%（30%～40%），可以至少部分重建平衡[54]。

（3）汗液　通常情况下，经由汗液排出的钾占比很小（约3%），然而，高温环境从事体力活动大量出汗时，每日经汗液排出钾的比例将明显增加，有时可达1500mmol（5865mg）[39]。

（4）母乳　哺乳期妇女，经乳汁可排出一定量的钾。其中初乳中钾含量最高，随泌乳时间的延长含量逐渐降低[27-28, 55]。例如，Zhao等[27]（2014年）报告的中国不同泌乳时间（产后5～11天、产后12～30天、产后31～60天、产后61～120天和产后121～240天）母乳中钾含量分别为665.8mg/kg、604.3mg/kg、537.6mg/kg、489.1mg/kg、459.1mg/kg，之后庞学红等[28]（2021年）报告了相似结果。相同哺乳期，不同作者报告的母乳中钾含量结果相近[27-28, 56-58]。

8.2.4　营养状况评价

人体钾的营养状况不仅取决于钾的摄入量和排出量，还取决于其在体内的分布情况。目前应用于人体钾营养状况的评价方法有膳食调查（钾的摄入量）、血清/浆钾浓度、尿钾排出量以及尿钾与尿钠的比值等。

8.2.4.1　膳食调查

在纵向研究中，通常多采用膳食评估工具估计目标人群每日钾的摄入量。在个人层面上，对钾摄入量的不准确估计可能导致不正确的饮食建议。膳食调查和临床观察是评价个体钾营养状况的主要手段。膳食调查方法通常有回顾性（如24h膳食回顾、食物频率问卷）与前瞻性（如记账法、称重法、化学法）。

（1）24h膳食回顾　24h膳食回顾包括记录前一天所消耗的所有食品和饮料，该方法可以在很长一段时间内重复进行。这种方法容易出现回忆偏差和低报。与单次24h膳食回顾法相比，使用多次24h膳食回顾法可以增加膳食摄入量估计的准确性[59-60]。24h 膳食回顾法可能比食物频率问卷法能更精确地记录食物摄入量，该方法更适合个人，所摄入食物的数量也更加明确。

食物频率问卷（FFQ）是最经济、最省时的调查方法，但其准确性较低。主要的偏见源于受访者不能正确记住他们的摄入量或问卷与当地膳食习惯不相关。

（2）记账法 记账法具有最高的精度，通常连续记录 7 天各种食物摄入量，但成本高，负担重，耗时长。由于为了保持膳食记录可能改变膳食习惯，或者由于负担高而遗漏了复杂食物的报告。24h 膳食记账可在准确性、成本、时间和负担方面介于食物频率问卷和 24h 膳食回顾之间，不受回忆偏差的影响。

（3）食物频率问卷 食物频率问卷（food frequency questionnaire, FFQ）主要优点是能够在大群体中以相对低的成本和低的负担筛选各种各样的食物，但如果问卷与当地膳食习惯或季节变化无关，并且由于回忆偏差，可能会出现测量误差。

8.2.4.2 代谢平衡研究

代谢平衡研究是测量总摄入量和丢失量，用以估计某一营养成分的充足性，其基础是零平衡反映了成人营养素的稳态，可满足生理需求，因此可为制订 DRIs 提供依据。摄入量低于损失量的个体将被视为负平衡，表明摄入量不足，摄入量大于损失量的个体被视为正平衡。对于生长发育期的儿童，需要获得正平衡支持组织生长和更新。然而，由于人体代谢平衡试验研究样本量小，耗时长、成本高，难以适用于大范围的人群研究。

8.2.4.3 血清／浆钾含量

以正常速度吸收的膳食钾几乎不会引起血钾浓度的变化，而且血液中钾的浓度很低（3.5 ～ 5.0mmol/L），进入体内的钾大部分很快被细胞摄取。血钾的状况不仅取决于钾的膳食摄入量和排出量，也取决于钾在体内的分布。尽管血清／浆钾不能准确反映体内钾的储备状况，细胞内钾浓度维持在 140 ～ 150mmol/L[61-62]，目前血清／浆钾含量仍被认为是了解体内钾状况的一个重要指标。正常血清／浆钾平均浓度为 4.5mmol/L（3.5 ～ 5.5mmol/L），如果低于 3.5mmol/L，表明体内处于钾缺乏状态，其中 3.0 ～ 3.5mmol/L 为轻度缺钾，2.5 ～ 3.0mmol/L 为中度缺钾，＜ 2.5mmol/L 为重度缺钾。血清钾浓度超过 5.5mmol/L 可出现高钾血症，其中升高至 7.0 ～ 8.0mmol/L 可出现明显钾中毒症状，如心肌内传导受到抑制、心电图发生明显改变等[20]。

8.2.4.4 尿排出量

测定尿钾水平也是了解机体是否存在钾缺乏或过量的重要方法，可以反映体内钾的平衡状态，尤其采用多次 24h 尿样的评价结果更为有效[53]。目前用于尿钾排出量研究的方法包括单次或多次 24h 尿样采集、随机现场尿样采集、尿肌酐比值、尿钾与尿钠比值等。

（1）收集 24h 尿液　目前评估膳食钾摄入量的标准方法是收集 24h 尿液[63]，该方法是不依赖于食物成分数据库或自我报告的食物摄入量的客观测量方法。受试者被要求在 24h 内收集所有尿液，在此期间测定钾的排泄量。该方法基于这样的假设：24h 尿钾排泄量能分别反映摄入钾的 70%（被吸收），缺点是这种方法在个体水平上缺乏准确性，成本高，受试者的负担重，而且可能存在收集不全和收集错误的风险。评估 24h 尿液收集完整性的金标准是给予对氨基苯甲酸（PABA）并测定尿液回收率[64]。24h 尿钾被认为是评价膳食钾摄入量的生物标志，该指标能准确地反映日常膳食钾的摄入量，而不受个人特征系统性偏差的影响。

（2）多次重复收集尿样　多次连续采集尿液可增加钾摄入量估计的准确性，但也增加了受试者的负担[53]。例如，连续 7 次收集 24h 尿液时，或用肌酐比值进行校正，可明显增加个体钾摄入量估计值的准确性，提示重复收集尿样可能是一种替代方法，具有相当高的准确性和较低的受试者负担。

（3）单次或随机尿样　由于钾的排泄不仅仅存在昼夜节律（circadian rhythms）性变化，还可能存在大于 1 天的亚日节律（infradian rhythms）变化[65]。采集单次或随机尿样（a single spot urine sample）没有考虑到日内和日间排泄的变化以及记录的测量偏差问题，故难以反映膳食钾的摄入量，也不能用于估计长期摄入量或暴露情况，特别是在个体水平，即使采用肌酐校正可改进估计的准确性，但仍难以反映膳食钾的摄入量，也不能用于估计长期摄入量或暴露情况，最近的证据表明，在健康个体和患有肾脏疾病的患者中单次尿样结果显示，当钾的摄入量低时会高估排出量[66-68]，而摄入量高时则会低估排出量[69]。

（4）尿 Na^+/K^+ 比值　测定采集的 24h 尿样或随机尿样中 Na^+/K^+ 比值，其优点是，与单独测量 24h 尿钾排泄量相比，该比值受尿样收集误差的影响较小。随机尿 Na^+/K^+ 比值的一个好处是不需要转换成 24h 排泄值，这样可能会提高准确性，并可促进其在日常临床实践中的使用。

8.2.5　参考摄入量制定方法

8.2.5.1　母乳摄入量法

母乳摄入量法适用于制订 6 月龄内纯母乳喂养儿的适宜摄入量。美国 2016 年修订婴幼儿钾的适宜摄入量时，母乳平均钾浓度采取四舍五入的方式计算，0 ～ 6

月龄婴儿取 515mg/L，7～12 个月取 435mg/L。2005 年修订的 DRI 报告和 EFSA 都取成熟母乳钾浓度为 500mg/L[57-58]，美国农业部（USDA）国家营养数据库的标准参考值：估计成熟母乳的钾浓度为 523mg/L[70]。根据 1982～2012 年 15 项研究 Mata 分析结果，分娩足月儿的妇女成熟母乳平均钾浓度（mg/L）：0～6 个月龄 95% CI 515.28（472.76～557.81）mg/L[57-58]；1980～2017 年 4 项研究 Mata 分析结果，7～12 个月龄 95% CI 436.56（367.89～505.22）mg/L[57-58]。基于上述母乳中钾含量数据，可确立 0～6 月龄婴儿的 AI，并结合辅食中钾摄入量建立 7～12 月龄婴儿的 AI。

8.2.5.2　辅食钾摄入量

在确定 0～6 月龄和 7～12 月龄婴儿的 AI 时，两个年龄组婴儿使用了不同的母乳钾含量和母乳摄入量。对于 7～12 月龄婴儿钾的 AI 值，除了需要了解母乳摄入量，还需要估计通过辅食摄入钾的量，并将其与母乳钾摄入量相加。例如，美国 7～11 月龄婴儿辅食摄入量的估计是基于 NHANES 2003～2010 的调查结果，7～11 月龄没有母乳喂养的婴儿钾摄入量（mg/d，平均值 ±SE）为 633±21；母乳喂养（至少部分母乳喂养）的婴儿为 546±34；6～11.9 月龄婴儿合计为 594±27[58]。

8.2.5.3　成人代谢体重比或能量摄入比外推

国内外修订 1～3 岁幼儿钾的 AI 时，由于缺少准确的膳食摄入量数据，通常采用成人的推荐摄入量，使用代谢体重比或能量摄入比外推该年龄段儿童膳食钾的 AI[20, 56-57]。

8.2.6　参考摄入量

关于人体钾需要量的研究不多，而婴幼儿方面的研究更少。可用于确定平均需要量（EAR）的资料也不充分，因此还不能制订钾的推荐摄入量（RNI）。目前世界各国关于婴幼儿膳食钾的参考摄入量仍是基于母乳含量与母乳摄入量、膳食（辅食）来源以及成人膳食摄入量（外推）的资料为主要依据[20, 57-58]。

8.2.6.1　中国婴幼儿钾的 AI 值

《中国居民膳食营养素参考摄入量（2023 版）》中，0～6 月、7～12 月和 1～3 岁幼儿钾的适宜摄入量分别为 350mg/d、550mg/d 和 900mg/d[20]。根据最近可利用的相关研究和调查结果，探讨我国婴幼儿钾的 AI 值制定方法如下。

（1）0～6月龄婴儿　基于文献报道的国内外成熟母乳（分娩后6个月内）中钾含量约500mg/kg[21, 27-28, 58]，按该年龄段婴儿母乳摄入量平均为780g/d计算每日钾的摄入量[71]。

（2）6～12月龄婴儿　在2023版制定该年龄段婴儿AI时，由于缺乏母乳和辅食摄入量数据，因此以小婴儿和成人AI为基础，取其平均值取整处理后，修订为550mg/d[20]。根据2010～2013年中国居民营养与健康状况监测报告[72]，6～11月龄母乳喂养婴儿的钾摄入量为473.8mg/d，其中母乳和辅食来源的钾分别为207.6mg/d和266.2mg/d，该年龄段城市人工喂养婴儿的钾摄入量为621.7mg/d，两者平均值为547.8mg/d，故该年龄段AI值为600mg/d。

（3）1～3岁幼儿　根据2010～2013年中国居民营养与健康状况监测报告[72]，12～23月龄城市婴幼儿膳食钾的摄入量中位数为892.5mg/d，2015～2017年的监测报告中城市3～5岁儿童钾的平均摄入量为913.1mg/d[73]，1～3岁幼儿的AI在2023版的基础上提高至900mg/d[20]，因为营养调查结果显示3～5岁儿童钾的膳食摄入量通常超过这个值[73]。

（4）可耐受最高摄入量（UL）　由于没有高钾摄入量毒理学作用的具体指标，无法评价过量摄入膳食钾的危害作用。目前的观点仍然认为，如果个体的肾脏功能正常，经日常膳食摄入的钾不会引起代谢异常，因此还不能确立钾的UL。

8.2.6.2　不同国家制定的参考摄入量

（1）美国

① 0～6月龄婴儿　2016年美国修订的0～6月龄婴儿钾的AI与2005年相同，没有调整，仅基于母乳估计钾摄入量。该年龄组母乳的平均钾浓度为515mg/L（13mmol/L），平均母乳摄入量设定为788mg/d，0～6月龄婴儿的钾AI值确定为400mg/d（10mmol/d）[57-58]。

② 7～12月龄婴儿　估计7～12月龄婴儿钾摄入量包括来自母乳、婴儿配方食品或其他乳制品以及辅食。该年龄组中超过一半的婴儿仍摄取一些母乳，超过75%没有食用母乳婴儿的钾摄入量超过了AI值。不食用母乳的婴儿钾摄入量高于母乳喂养的婴儿。7～12月龄婴儿钾摄入量的中位数为900～1300mg/d（23～33mmol/d）。7～12月龄婴儿钾的AI基于母乳和估计的辅食钾摄入量。这个年龄段母乳中平均钾浓度为435mg/L（11mmol/L），经辅食摄入钾估计为600mg/d（15mmol/d）。因此7～12月龄婴儿钾的AI值设定为860mg/d（22mmol/d）[57-58]。

③ 1～3岁幼儿　基于成人的推荐摄入量和代谢体重比或能量摄入比外推该年龄段儿童膳食钾的AI，2016的修订值由2005年的3000mg/d调整为2000mg/d[58]。

（2）D-A-CH国家　D-A-CH营养素参考摄入量由德国、奥地利和瑞士的营养学会联合发布，D-A-CH 源于德国（D）、奥地利（A）和瑞士（CH）国家标识的首字母。修订后的钾摄入量参考值于 2017 年 1 月以德文发表[56]。

① 0 ～ 4 月龄婴儿　0 ～ 4 月龄婴儿钾摄入量的参考值来自母乳的钾含量。因此该年龄段婴儿的参考摄入量是估计值。纯母乳喂养婴儿的平均母乳摄入量为 750g/d。根据前 4 个月内母乳中钾的平均含量为 500mg/L，0 ～ 4 月龄以下婴儿，母乳喂养婴儿钾的摄入量估计值设定为 400mg/d[56]。

② 4 ～ 12 月龄婴儿　4 月龄之后的婴儿，母乳摄入量随固体食物的添加而下降。由于 D-A-CH 国家没有婴儿固体食物（辅食）摄入钾的数据，因此使用 0 ～ 4 月龄以下婴儿的估计值得出 4 月龄以上婴儿的参考值。考虑到平均体重的差异，4 ～ 12 月龄婴儿的估计值为 600mg/d[56]。

③ 1 ～ 4 岁儿童　目前 D-A-CH 国家没有儿童青少年钾需要量的试验数据，因此，儿童青少年的参考摄入量是在考虑体重和生长因素的差异同时，基于成人的数据推算的。1 ～ 4 岁儿童的钾 AI 设定为 1100mg/d[56]。

（3）我国现行 AI 值与上述国家的比较　根据现有的我国母乳成分分析数据和全国居民营养与健康状况监测报告，建议适当提高 0 ～ 12 月婴儿膳食钾的 AI 值，1 ～ 3 岁幼儿钾的 AI 值维持不变，与美国和 D-A-CH 国家修订的结果比较，如表 8-3 所示。

表 8-3　我国 0 ～ 3 岁婴幼儿钾的 AI 值与其他国家的比较　　　　单位：mg/d

年龄	中国（2013）[20]	中国（2023）	美国（2016）[57]	D-A-CH（2017）[56]
0 ～ 6 月	350	400	400	400（0 ～ 4 月）
7 ～ 12 月	550	600	860	600（4 ～ 12 月）
1 ～ 3 岁	900	900	2000	1100（1 ～ 4 岁）

8.2.7　食物来源

钾是细胞内液中的主要阳离子，因此膳食钾的主要来源是那些具有细胞结构的食物成分。钾是肉类、蔬菜、水果的主要组成成分，因此要设计无钾的膳食实际上是不可能的。蔬菜和水果是钾的最好来源。按每 100g 食物计，豆类食物含钾 600 ～ 800mg，蔬菜和水果含钾 200 ～ 500mg，肉类食物含钾 150 ～ 300mg，谷类食物含钾 100 ～ 200mg，鱼类食物含钾 200 ～ 300mg。每 100g 食物中钾含量大于 800mg 以上的常见食物有大豆（黄豆）、蚕豆、赤小豆、豌豆、冬菇、竹笋、紫菜等[74]。

8.2.8 展望

确定适合 3 岁以下婴幼儿膳食钾的需要量，仍需要开展更多的研究，尤其是关于该年龄段儿童膳食钾摄入量（母乳和辅食来源）与相关功能指标关系的研究，而且如何准确估计 6 月龄以上婴幼儿钾的膳食摄入量也是极具挑战性的。通过开展多中心的合作研究，可获取更多关于不同民族、不同区域婴幼儿膳食钾摄入量的数据，将有助于确定平均需要量和完善修订膳食钾的推荐摄入量。

需要开展评价膳食钾摄入量的方法学研究，如利用婴幼儿的尿钾排出量估计摄入量，不同采集方法（单次 24h、多次 24h，随机单次和多次尿样采集等）的比较和示踪剂的使用，影响因素分析，包括年龄、性别、种族、体重指数、体力活动，以及尿液的渗透压、钠排泄、进餐时间、液体摄入量、环境温度的日内和日间变化，钠钾比值等。

然而，也有的研究提出，用尿钾排出量评价膳食摄入量，在一些亚群体中可能存在系统性误差 [75-76]，因此不支持使用尿钾作为回收的生物标志物，还需要开展更多的研究确定 24h 尿钾测量是否存在系统偏差，同时目前仍无法确定人群钾需要量的敏感或特异性生物标志物 [57]，这方面的研究仍任重道远。

（王晓玉，董彩霞，荫士安，骆明佳，潘丽莉）

8.3 钙

钙（calcium, Ca）作为人体的一种必需矿物元素，必须通过膳食获取，对于骨骼和牙齿的结构和完整性起着至关重要的作用，特别是在成长过程中，如婴幼儿时期摄取的绝大多数钙参与骨骼结构组成，少部分钙存在于细胞外液、细胞内结构和细胞膜。婴幼儿期钙摄入不足增加骨折和患佝偻病的风险，并影响其成年时获得最大峰值骨量。尽管低钙摄入有风险，但迄今关于婴幼儿钙生理需求量的研究十分有限。

8.3.1 结构和功能

8.3.1.1 结构

钙是地壳、海水和人体中含量第五丰富的元素 [77]。它的原子质量为 40.08Da，属于碱土金属类元素。钙在 4s 轨道上有两个自由电子，能形成稳定的二价阳离子。钙有六种天然存在的稳定同位素，其中最丰富的是 ^{40}Ca（其天然丰度为 96.97%）。

钙盐通常是水溶性的，但硫酸钙、碳酸盐和磷酸盐除外，它们可溶于酸。

8.3.1.2　功能

钙是构成骨骼结构的重要组成部分，机体含的总钙中约 99% 存在于骨骼和牙齿中，主要以羟基磷灰石钙 $[Ca_{10}(PO_4)_6(OH)_2]$ 的形式存在 [77]。它具有结构作用，是骨骼硬度、强度和弹性所必需的。骨骼是钙和其他无机盐的储存库，并通过骨骼形成和吸收过程参与全身矿物质稳态的调节。它是一种动态组织，在骨细胞的控制下，整个生命过程中骨骼不断重塑。成骨细胞负责新骨组织形成，破骨细胞负责骨吸收。在婴儿和儿童期，骨形成的速率超过了吸收速率，新的骨组织作为生长过程的一部分被沉积下来，而进入老年期则是相反的过程。膳食钙摄入量影响体内钙平衡，食物或营养素摄入量（如钙、维生素 D、维生素 K、某些水果和蔬菜）有助于增加骨钙含量，而钠、植酸等的摄入会减少骨钙含量。表观遗传因素也可能影响骨骼钙含量。骨髓中的一些细胞参与了骨骼重塑。最新研究进展揭示了甲状旁腺激素（PTH）、Wnt/Ca^{2+} 信号转导和生长因子如何触发骨的合成代谢，发现了细胞与基质、细胞与细胞之间通讯调节骨重塑的新信号通路。

骨骼外的钙在细胞和组织中发挥重要的细胞内信使作用，参与许多代谢过程并在生理功能调节中发挥关键作用，包括血管收缩和血管舒张、肌肉收缩、酶激活、神经传递、膜转运、腺体分泌和激素功能。由于钙离子能与柠檬酸盐和碳酸氢盐等阴离子结合，因此它是人体中最常见的信号转导分子。

8.3.2　生理和代谢

8.3.2.1　消化与吸收

食物消化后（食糜）约需要 3h 通过整个小肠，其中数分钟内通过十二指肠，需要 2～3h 才能通过小肠下半段。肠道内钙吸收包括两个途径：一是通过主动的、可饱和的、跨细胞的转运过程和另一个非饱和的、被动转运过程。主动转运是钙吸收的主要途径，被动转运估计占钙吸收总量的 8%～23%。主动转运由 1,25-二羟基维生素 D［1,25-$(OH)_2$D 或钙三醇］控制下钙进入肠细胞，1,25-$(OH)_2$D 的合成受甲状旁腺激素（PTH）调节。研究显示肠上皮细胞钙选择性通道 TRPV6 介导 1,25-$(OH)_2$D 依赖性钙在肠细胞刷状缘的吸收。钙通过钙结合蛋白（CaBP）被转移到小肠细胞内部，钙结合蛋白的合成依赖于 1,25-$(OH)_2$D。1,25-$(OH)_2$D 和膳食钙摄入量调控钙通过小肠细胞 PMCA1b 泵从基底膜逆浓度梯度进入血循环。被动转运是细胞旁转运，通过肠细胞间隙的紧密连接和结构进入血循环，主要发生在小肠远端。当钙摄入量高时，细胞旁转运在钙吸收中所占比例增加；钙结合蛋白的表达量下调，是吸收的限速步骤。尽管十二指肠的钙吸收率最高，但大多数钙是在回肠被吸收，这可能与食糜在回肠停留时间较长有关。在结肠，钙还可以通过被动吸收方式吸收，钙摄入量为 620mg/d 时，结肠钙吸收率为 4.2%[78]；摄入量约为 900mg/d，结肠钙吸收率为 5.7%[79]。而在小肠内钙吸收率与肠道内钙的浓度[80]和膳食钙水平[81]呈反比。钙吸收受到机体维生素 D 营养状况的影响[82]。维生素 D 缺乏症患者钙吸收率较低[83]。儿童期钙吸收率较高，儿童钙吸收率与身高相关，身高可解释钙吸收率变异的 3% ~ 3.5%。一项稳定同位素研究显示，8 ~ 10 周龄母乳喂养婴儿的平均钙摄入量为（246±20）mg/d，钙吸收率为 76.0%±2.9%[84]。利用同位素标记法获得婴幼儿钙吸收率见表 8-4。

表 8-4 基于同位素标记的婴幼儿钙吸收率

年龄 / 月	国家	种族	样本量	钙摄入量 /（mg/d）	钙补充剂剂量	吸收率 /%	参考文献
5 ~ 7	美国	白人	14	215（母乳）+ 44（辅食）	—	61.3±22.7	Abrams（1997）[85]
30±2	美国	多种族	28	551±41	1/3 的摄入量	45.6±2.5	Lynch（2007）[86]

许多膳食因素影响钙吸收，膳食钙摄入量是主要的影响因素。不同种类食物和水（乳类及其制品、谷物、水）中钙吸收比例相似[77]，但富含草酸的食物（如菠菜）和富含植酸的食物（如全谷物、豆类、坚果等）的钙吸收降低。在胃酸分泌正常的情况下，不同化学结构、颗粒大小、溶解度对钙吸收的影响不明显。小剂量钙补充剂随餐服用时，钙吸收率较高。钙吸收可能受个体基因型的影响，例如维生素 D 受体基因 *Fok1* 的多态性可能影响钙吸收。

8.3.2.2 转运与代谢

血液中钙有三种不同的存在形式：①游离 Ca^{2+}；②蛋白质结合钙（约占 45%）；③柠檬酸盐、磷酸盐、硫酸盐和碳酸盐络合钙（约占 10%）。血液（和细胞外液）中钙浓度稳定在 2.5mmol/L 左右（范围 2.25 ~ 2.6mmol/L）。离子钙（1.1 ~ 1.4mmol/L）浓度由 PTH、1,25-(OH)$_2$D 和降钙素三种激素的相互作用来进行调控。

在生长过程中骨骼钙沉积持续进行。对于纯母乳喂养的婴儿，根据经典平衡试验[87]，钙沉积量为 94mg/d，同位素示踪技术研究显示沉积量为 82mg/d[85]；而对于纯婴儿配方奶粉喂养的婴儿，尽管变化大，但相对沉积量较高。Specker 等[88]（1997）报告称，尽管生后最初 6 个月的钙摄入量与 6 月龄时骨矿物质含量（bone mineral conteng, BMC）之间呈正相关，但到 12 月龄时，这种相关已经消失。一项研究采用稳定同位素标记技术测定钙沉积量的结果显示，对于 1 ~ 4 岁儿童 [*n*=28,

平均年龄（30±2）个月，平均体重（12.6±0.4）kg]，平均钙沉积量为（161±17）mg/d（中位数为142mg/d）[86]。假设皮肤钙损失量为20～40mg/d，1～4岁儿童骨钙沉积量的中位数为120mg/d。

血清钙浓度受机体严格的稳态调节，维持在2.25～2.6mmol/L（离子钙1.1～1.4mmol/L）的范围，软组织钙浓度可通过骨骼钙吸收来维持。PTH、降钙素和1,25-(OH)$_2$D三种主要的钙调节激素参与血钙浓度稳态的维持。1,25-(OH)$_2$D和降钙素决定了有多少Ca^{2+}进入或排出体内，而甲状旁腺激素决定了Ca^{2+}如何在细胞外液和骨骼之间移动。当血清Ca^{2+}浓度降低时，位于甲状旁腺细胞表面的钙感应受体（CaSR）诱导PTH释放。PTH刺激肾脏1,25-(OH)$_2$D合成、促进骨钙吸收和肾脏对钙的重吸收。血清Ca^{2+}浓度增加时，可通过CaSR和1,25-(OH)$_2$D合成抑制PTH的分泌，并刺激甲状腺滤泡旁C细胞分泌降钙素。

如果由于钙摄入量不足和/或胃肠道钙吸收率低，膳食钙供给不足以满足人体生理需求，则会从骨骼中释放钙来维持血钙浓度在正常细胞和组织功能所需的范围内。这会导致骨量减少，从而导致骨质减少，特征表现为骨密度（bone mass density, BMD）低于正常，并增加骨折发生风险。骨骼疾病包括佝偻病、骨软化症（成人软骨病）、骨质疏松症和骨折。佝偻病和骨软化症与骨矿化不良有关。尽管已知维生素D缺乏可引起佝偻病和骨软化症，但是长期低钙摄入也会引起营养性佝偻病。钙供应不足会导致长骨生长受限和出现弯曲。

除钙摄入量（影响骨骼的强度）以外，其他因素也发挥重要作用，如运动（影响骨骼的弹性）以及环境因素在预防骨质丢失、骨质疏松和骨折方面发挥重要作用。除维生素D以外，钙和负重运动相结合对增加骨量有协同作用。骨密度、骨丢失和骨折风险是部位和年龄特异，并受到不同环境和遗传因素的影响。

8.3.2.3 排出

膳食中未被吸收的钙通过粪便排出。内源性钙排出的主要途径是尿液、粪便、皮肤和汗液（皮肤损失）。尿液钙排泄是肾脏滤过钙和肾小管重吸收钙之间的平衡。约98%的滤过钙被重吸收，其中约70%在近端小管中被动地被重吸收，其余部分受Henle环升支的CaSR稳态调节。在满足骨骼钙需要，内源性粪便钙排出和皮肤钙排出后，吸收钙以尿钙形式从体内排出。2～3岁幼儿每日尿钙排出量约40mg/d。粪钙主要包括膳食中未被吸收的钙、脱落的肠黏膜细胞和肠道分泌物所含的钙。粪便内源性钙排出量随体重（可能还有钙摄入量）而变化，但与年龄或性别无关[89]。Lynch等[86]（2007）的一项研究显示，8名（26±3）月龄幼儿[体重（12.5±0.8）kg，平均钙摄入量为（563±70）mg/d]的内源性粪钙排出量为3.5mg/（kg·d）。该研究儿童钙摄入量较高，其粪钙排出量可能也偏高。Abrams

等[90]（1999）认为婴幼儿内源性粪钙排出量介于 2 ～ 5mg/（kg•d）。汗液中含有钙，但其浓度受出汗量影响，根据气候和身体活动水平的不同，汗液钙排出量变异较大，目前缺乏婴幼儿汗液钙丢失量方面的数据。

8.3.3 营养状况评价

8.3.3.1 膳食摄入的生物标记物

膳食钙摄入量评估时需要收集各种来源（食品、饮料和补充剂）的钙摄入量数据，相对比较复杂。如果存在生物标志物可评估摄入量，将有助于评估膳食钙摄入量。由于尿钙排出与钙摄入量相关，研究者提出将尿钙作为钙摄入量的生物标志物。但随后的研究表明 24h 尿钙排出量并不能作为评价膳食钙摄入量的理想指标。

8.3.3.2 钙营养状况评价指标

无论膳食钙摄入量或全身钙含量高低，血清钙浓度始终维持在很窄的范围内。血清中离子钙浓度可用于识别钙代谢紊乱，但对评价健康个体的钙营养状况意义不大。

BMD 和 / 或 BMC 可用于评估相对较长时间（1 年以上）对钙摄入量变化的反应[91]，但并不能作为独立的钙营养状况评价指标。BMD 受遗传因素的影响很大，VDR 基因多态性可能会影响 BMD 水平，特别是对于低钙摄入量的人群。骨形成的血清标志物（骨钙素和骨特异性碱性磷酸酶）和骨吸收的尿液标志物（吡啶啉和脱氧吡啶啉）可以更快地反映钙摄入量的变化[92]。此外，Ⅰ型前胶原蛋白氨基末端肽和血清Ⅰ型胶原交联 C 端肽等也是有前景的骨转化标记物。但这些标记物受到环境、生活方式、昼夜节律等多方面的影响，未来需要从分析方法标准化等方面深入进行研究。整体来说目前还缺乏理想的人群钙营养状况评价指标。

8.3.4 参考摄入量制定方法

由于缺乏理想钙营养状况的生物标志物以及钙摄入量和健康结局之间关系的数据（证据）。通过随机对照试验（RCTs），分析钙补充对于骨量的影响是评价钙需要量的一种方法。然而，需要长时间的追踪才能充分评价骨健康结局的变化。由于随机对照试验成本高和膳食控制严格，长时间随访的可行性低。此外，随机对照试验可能无法控制其他潜在混杂因素如钙丢失、复杂膳食和生活方式因素等。因此限制了其在需要量确定中的应用。目前婴幼儿钙需要量可通过母乳钙摄入量来估算或基于要因加算法来获得。

8.3.4.1 母乳摄入量法

0～6月龄纯母乳喂养婴儿的钙推荐摄入量可以基于母乳摄入量和母乳中钙含量来获得。哺乳期前6个月母乳中的钙浓度为200～300mg/L[93]。中国母乳成分数据库的数据显示，早期成熟乳中钙浓度为（270.7±65.9）mg/kg[28]。假设哺乳期前6个月的钙平均浓度为250mg/L，0～6个月婴儿的平均母乳摄入量为0.7～0.8 L/d，0～6月龄婴儿钙的推荐摄入量为母乳钙浓度与平均母乳摄入量的积。

8.3.4.2 要因加算法

婴儿处于快速生长期，需要达到钙的正平衡。除需要考虑内源性钙损失外，还需要考虑骨骼生长所需要的钙。纯母乳喂养婴儿的钙储留量约为100mg/d，其中绝大部分用于骨骼生长，因此大致相当于骨钙增加量。7～11月龄婴儿的内源性钙损失范围为2～5mg/（kg·d）。基于内源性钙损失和钙吸收率约为60%，可以估计钙摄入量在196～241mg/d可以达到钙正平衡。对于1～3岁的幼儿，骨骼生长所需要的钙量约为120mg/d，内源性粪钙损失约为1.5mg/（kg·d），尿钙损失约为2mg/（kg·d），皮肤钙损失约为13mg/d。考虑该年龄段幼儿钙吸收率为45%，可以获得钙平均需要量（EAR）。然后考虑变异系数（CV）获得该年龄段儿童的膳食推荐摄入量（RNI）。

8.3.5 不同国家/国际组织建议的参考摄入量

美国、欧盟、WHO等不同国家和国际组织分别制定了婴幼儿钙的推荐摄入量，如表8-5所示。

表8-5 不同国家和国际组织婴幼儿钙的推荐摄入量（RNI）　　　单位：mg/d

年龄	美国[94]	欧盟[77]	WHO[95]	中国[20]
0～6月龄	200	—	300	200
6～11月龄	260	280	400	350
1～3岁	700	450	500	500

8.3.6 展望

基于母乳摄入量和母乳中钙浓度可以获得纯母乳喂养0～6月龄婴儿钙的AI，该AI可能不同于纯婴儿配方奶粉喂养婴儿的钙摄入量，未来需要探究不同喂养方式下的钙吸收利用率和需要量。

对于 6 ～ 11 月龄婴儿和 1 ～ 3 岁幼儿的推荐摄入量的制定，目前是采用要因加算法，由于要因加算法中涉及婴幼儿的数据较少，未来研究应加强婴幼儿骨钙沉积和 / 或骨骼生长速率、内源性钙损失（尿、粪、汗液）和不同摄入量下钙吸收率领域的研究，以制定更合理的平均需要量和膳食推荐摄入量。

（杨振宇）

8.4 镁

镁（magnesium, Mg）作为辅助因子参与了体内多种酶促反应，包括细胞能量生成与储存、细胞生长和繁殖，合成脱氧核糖核酸（DNA）和核糖核酸（RNA）、蛋白质、腺苷酸环化酶以及保存细胞电解质成分和维持线粒体膜的稳定性[96-98]。除此之外，镁还在调控神经传导、心脏兴奋性、神经肌肉传导、肌肉收缩、血压及血管紧张性方面发挥重要作用[99-101]。

8.4.1 结构和功能

镁是一种碱土金属（alkaline earth metal），具有可由 2 个电子填充的 s 轨道（s orbital），可结合 6 个配位体。其原子序数为 12，相对原子质量为 24.305，密度为 $1.738g/cm^3$，熔点为 649℃，沸点为 1090℃[102]。镁在地壳中含量约为 2.5%，为地壳中最常见的八种元素之一。人出生时体内就含有约 760mg 的镁，4 ～ 5 个月时镁含量增加至 5g[103]。镁离子（Mg^{2+}）是体内仅次于钙、钾、钠含量的第四丰富的阳离子，也是细胞内含量仅次于钾的阳离子[104]。它通常与配体结合形成相对稳定的复合物。离子镁是镁的主要活性形式，但是与蛋白结合的镁和螯合镁也作为离子镁的缓冲池发挥作用[96]。离子镁的化学特性使其在体内的主要作用是与聚磷酸盐和核酸等高度带电的负离子结合，以支持酶与底物的相互作用或稳定聚合体的构象[105]。

镁是 600 多种酶的辅酶和 200 多种酶的活化剂。镁离子可与无机磷酸盐、ATP、磷酸肌酸以及其他磷酸化代谢物结合，在碳水化合物代谢和细胞生物能量代谢中发挥重要作用，表 8-6 列举了碳水化合物代谢中需要镁的主要酶[106]。镁通过激活磷酸转移酶及肽酶的活性，在脂肪、蛋白质、核酸的生物合成和维持 DNA 和 RNA 的稳定、控制细胞增殖等方面发挥重要调节作用[107-109]。镁可增强钾主动运输所必需的腺苷酸环化酶、Na^+-K^+-ATP 酶的活性，维持细胞内外钠、钾平衡，降低心律失常发生的风险[110]。此外，许多激素、神经递质及其他细胞因子需通过细胞信号转导第二信使环磷酸腺苷（cAMP）的调节发挥作用，镁作为 cAMP 的激活剂，可促进细胞内 cAMP 的产生[106, 111]。

表 8-6　碳水化合物代谢中需要镁的主要酶[106]

部位	酶	三磷酸腺苷镁	游离镁
细胞质：糖酵解途径	己糖激酶	是	否
	磷酸果糖激酶	是	否
	磷酸甘油酸激酶	是	否
	丙酮酸激酶	是	否
	醛缩酶	否	是
	烯醇酶	否	是
线粒体	丙酮酸脱氢酶磷酸酶	否	是
	异柠檬酸脱氢酶	否	是
	α-酮戊二酸脱氢酶	否	是
	ATP 合成酶	是	否
骨骼肌细胞质 / 心肌线粒体	肌酸激酶	是	否
肝脏、细胞质	磷酸烯醇式丙酮酸羧基酶	否	是
	葡萄糖-6-磷酸酶	否	是
胰岛素受体 β 亚基	受体酪氨酸激酶	是	否

镁作为钙通道阻断剂，具有抑制钙通道的作用。通过与钠竞争血管平滑肌细胞上的结合位点，镁可促进前列腺素（PGI$_2$）、一氧化氮（NO）的合成和释放，诱导机体内皮依赖性血管舒张，改善高血压和糖尿病患者的内皮功能障碍，降低肌肉痉挛、高血压、冠状血管、脑血管痉挛等疾病的发生风险[106, 112-114]。血清镁的浓度还与机体的骨代谢密切相关，镁缺乏可导致骨质流失加速，骨形成下降[115]。血浆镁的变化可直接影响甲状旁腺激素（parathyroid hormone, PTH）的分泌，但其作用仅为钙的 30% ～ 40%。PTH 由甲状旁腺分泌，受血清钙水平调节，高或低 PTH 都可能导致钙失调和骨质流失、骨折风险增加等骨类疾病。正常情况下，血浆镁增加可抑制 PTH 分泌；血浆镁水平下降则可刺激 PTH 分泌，使镁从骨骼、肾脏、肠道组织转移至血中，但其量甚微；当镁水平极端低下时，使甲状旁腺功能降低，引起低血钙，补充镁后即可恢复[116-117]。

此外，镁还调节胃肠道功能[118]。镁离子在肠道中吸收缓慢，促使水分滞留，具有导泻作用。低浓度的镁可减少肠壁张力和蠕动，有缓解痉挛和对抗毒扁豆碱的作用。

8.4.2 生理和代谢

人体内镁总量为 20 ～ 38g，99% 存在于骨骼和肌肉、肝脏、心脏、胰腺等组织中[119]，约 1% 存在于血液和细胞外液。细胞内的镁大部分与蛋白质和储能磷酸盐结合，血清镁约 1/3 与蛋白质（多为白蛋白）非特异性结合，其余大部分以离子形式存在并通过肾脏排出[102, 120]。细胞外液中的镁更新最快（更新速度为 1.6 ～ 28h），其次为细胞内镁（更新速度约 11d）。骨组织中的镁更新最慢，但骨组织中的镁都存在于羟磷灰石结晶表面，可与周围交换成为较大的镁池，维持细胞外镁含量的正常水平[121]。

机体镁的稳态由肠道（吸收率）、骨骼（储存）和肾脏（排泄与重吸收）共同维持[122-123]。镁在整个肠道中均可吸收，但以空肠末端和回肠吸收为主，吸收率为30% ～ 50%[124-125]。膳食镁可经主动转运和被动扩散两种方式被吸收，当膳食摄入的镁过少时其吸收率增加，主动转运占较大比例；而当摄入量过高时，镁主要经过被动扩散的方式被吸收，因而吸收率降低[122]。活性镁转运是在瞬时受体电位离子通道蛋白 6/7（transient receptor potential melastatin, TRPM6/7）两个受体的共同作用下进行，这两个受体具有高亲和力和可饱和性，当肠腔内镁的浓度降低时，它们可促进镁吸收，使机体适应较低的镁摄入量[126]。大量研究结果显示，很多因素都会降低镁的吸收，如摄入过多的磷酸、植酸、膳食纤维、过低的蛋白质、过量摄入酒精、咖啡因和利尿药等药物[123, 127-128]。正常情况下，钙对镁的吸收无影响，但是当每日钙摄入量超过 2600mg 时，就会影响镁在回肠内的溶解度，进而降低镁吸收[129]。此外，过量的钙与磷酸盐也可在肠腔内形成不溶性的钙镁磷酸盐复合物，从而降低机体对镁的吸收[130]。

肾脏是镁的主要排泄器官，也是调节镁体内稳态的重要器官。人体内每日排出体外的镁为 50 ～ 120mg，占摄入量的 1/3 ～ 1/2。肾小球滤过的镁主要在肾脏的近曲小管、髓袢粗段和远曲小管被重吸收[131]。近曲小管是肾单位中钾、钠、钙和镁重吸收的重要部位，但仅 10% ～ 30% 的滤过镁通过细胞旁途径被重吸收[132]。近曲小管对水、Na^+、Cl^- 等具有高渗透性，可利用活性钠驱动的水运输产生的电化学梯度辅助镁的重吸收[133]。而且，紧密连接蛋白（claudin）家族成员在这些部位形成镁孔，通过调节跨上皮电压而调节镁重吸收。claudin-2 在肾上皮细胞中表达时可显著提高钠的通透性，与其他阳离子选择性异构体相比，claudin-2 在近曲小管中的表达较高，是介导镁转运的合理候选者[134]。有研究发现，小鼠中claudin-2 基因缺失会导致体内水和溶质的重吸收减少[135]。

与近曲小管相似，40% ～ 70% 的滤过镁在髓袢粗段通过腔内正电位驱动的细胞旁通路被动转运而实现重吸收[136-137]。该细胞旁通路相当特异，对镁有高渗透性，对钙也有一定的渗透性，但几乎不渗透水[133]。在转运过程中，claudin-16 和 claudin-19 也发挥重要作用[132]。镁在髓袢粗段的重吸收还受多种激素的调节，如甲状旁腺激素、降钙素、胰高血糖素以及抗利尿激素通过细胞表面受体增强镁在髓袢粗段的转运，降低尿镁排出[138]。

远曲小管是肾单位最短的部分，5% ～ 10% 的滤过镁在远曲小管通过 TRPM6 介导的特异性跨细胞途径被重吸收[132,139]。镁在远曲小管中的含量为 0.2 ～ 0.7mmol/L，低于血浆和细胞的镁浓度，因此远曲小管中镁的移动是对抗电化学梯度、消耗能量的过程[140]。这一流动途径具有镁特异性且不与钙共享，而且转运过程对电化学梯度的依赖说明有一种离子通道可能参与了镁向细胞内的流动[141]。

8.4.3 营养状况评价

大多数镁存在于细胞内或骨骼中，机体镁状态主要通过血清镁浓度、尿镁、红细胞镁、血单核细胞中镁的含量、镁同位素示踪技术等方式进行评估[142-144]。

8.4.3.1 血清或血浆镁含量

血清或血浆镁含量是评价机体镁营养状况最常见、最直接的方法，可应用原子吸收分光光度计法测量镁的浓度，临床上血清镁的正常参考范围为 0.75 ～ 0.95mmol/L[145]。尽管血清镁不能反映细胞内镁的水平，但由于测试方便，常用于评价镁的营养状况。针对口服镁补充剂的荟萃分析结果显示，口服镁补充剂与血液镁浓度和 24h 尿镁排出量有剂量和时间效应，补充镁可升高血液镁浓度和 24h 尿镁排出量，补充剂量达 300mg/d 或者连续补充达 20 周镁浓度可达到平台期[146]。

8.4.3.2 细胞内镁含量

细胞内游离的镁分布于红细胞、骨骼肌细胞及外周淋巴细胞中。细胞内镁浓度比血清镁能更好地反映机体镁的营养状况。Malon 等[147] 建立了应用红细胞离子镁含量评价功能性镁营养状况的方法。该作者以病危手术后的患者为对象，应用原子吸收法测定镁含量，以总血清镁为评价指标时，患者低镁血症的发生率为 15.9%；以离子镁为评价指标时，低镁血症的发生率为 22.2%；以红细胞镁为指标时，低镁血症的发生率为 36.5%。

8.4.3.3 单核细胞中镁含量

也有研究认为，人单核细胞中的镁浓度也能较好地反映镁营养状况[142,148]。但在评估轻度至重度充血性心力衰竭患者的心肌镁营养状况时，血清、血单核细胞和骨骼肌等组织中的镁浓度的预测价值不大。

8.4.3.4　尿镁排出量

尿镁也是反映镁营养状况的一个指标[149]。采用镁耐量试验，通过注射一定量镁盐后，测定尿中镁含量评价机体镁的水平。当给镁耗竭患者静脉注射镁后，镁能较快地进入体内一个或多个代谢池中，与给正常人静脉注射镁相比，镁储留量增加，尿镁排出减少[150]。该方法在成人中是精确的评价工具，但不适用于婴儿和儿童，并且此测定方法成本高，也不适合多数临床条件[150]。

8.4.4　参考摄入量制定方法

8.4.4.1　母乳摄入量法

一般来说，0～5月龄婴儿镁的需要量是基于0～5月龄婴儿从母乳中获得的镁含量为基础，再根据平均每日摄入的母乳总量，计算出每日平均摄入量，取整数后确定为镁的适宜摄入量。对于6月龄以上的婴儿，在考虑到母乳提供的镁之外，还要考虑食物来源的镁。

8.4.4.2　膳食摄入量或代谢体重推算法

随着婴儿开始摄入辅食和逐渐过渡到家庭膳食，食物将成为镁的主要来源，母乳和食物来源的镁摄入量是推算婴儿镁需要量的依据。但是，在缺乏儿童食物镁摄入量数据时，可以依据成人平均镁摄入量，采用代谢体重比推算儿童镁的适宜摄入量。

8.4.5　不同国家/国际组织建议的参考摄入量

中国营养学会、日本膳食摄入量委员会、欧盟食物安全局、美国医学研究会等均为本国或本地区婴幼儿建立了镁的平均摄入量（EAR）、适宜摄入量（AI）或推荐摄入量（RNI或RDA）。中国与日本0～5月龄婴儿的镁适宜摄入量均为20mg/d，中国和日本6～11月婴儿的镁适宜摄入量分别为65mg/d和60mg/d[20, 151]。欧盟建议的7～11月婴儿镁适宜摄入量为80mg/d，1～2岁幼儿为170mg/d[152]。美国0～6月龄和7～12月龄婴儿镁的适宜摄入量分别为30mg/d和75mg/d，1～3岁幼儿镁的平均需要量为65mg/d，推荐摄入量为80mg/d[98]。计算依据与适宜摄入量详见表8-7。

表 8-7　不同国家或地区镁的平均需要量、适宜或推荐摄入量　单位：mg/d

国家/地区	年龄	依据	AI	EAR
中国	0～5月龄	母乳中镁含量 26mg/L，每日母乳摄入量 0.75L，计算得每日镁摄入量为 19.5mg，取整后得 AI	20	—
	6～11月龄	以小婴儿 AI 和成人 RNI 为基础，采用代谢体重比推算并取平均值后得 AI	65	—
	1～3岁	成人 EAR 为基础，采用代谢体重比推算并取平均值后得 EAR，CV 按 10% 计算并取整得 RNI	140（RNI）	110
日本	0～5月龄	母乳中镁含量 27mg/L，每日母乳摄入量 0.78L，计算得每日镁摄入量 21.1mg，取整后得 AI	20	—
	6～11月龄	母乳中镁含量 27mg/L，每日母乳摄入量 0.53L，计算得母乳来源的镁摄入量为 14mg/d，辅食镁摄入量平均为 46mg/d，二者之和为 AI	60	—
	1～2岁	代谢体重比推算	70（RNI）	60
欧盟	7～11月龄	摄入量中位数 78mg/d	80	—
	1～2岁	摄入量 153～188mg/d	170	—
美国	0～6月龄	母乳中含镁 34mg/L，每日母乳摄入量 0.78L，计算得每日镁摄入量 27mg，取整后得 AI	30	—
	7～12月龄	母乳中镁含量 34mg/L，每日母乳摄入量 0.6L，计算得母乳来源的镁摄入量为 20mg/d，辅食镁摄入量平均为 55mg/d，二者之和为 AI	75	—
	1～3岁	基于青少年和 7～9 岁儿童摄入量 5mg/（kg·d）可满足部分儿童需要，1～3 岁儿童以 13kg 为参考体重，计算得 EAR 为 65mg/d。按 CV 为 10% 计算，EAR 加上 2 倍 CV 可满足 97%～98% 人群需要，取整后得 RDA	80（RDA）	65

8.4.6　展望

镁是参与机体多个水平调节的重要营养素，虽然机体的镁代谢池对维持机体镁稳态起到了保护作用，但是某些疾病状态、膳食长期低镁摄入或影响镁吸收的因素等情况可能导致镁失衡，加剧或诱发多种疾病。对于婴幼儿人群，尚需要开展更多关于母乳中镁含量、辅食来源的镁摄入量、幼儿膳食镁摄入量和可利用率以及营养状况评价方法学等方面的研究；同时也需要开展镁与儿童体格与神经发育的相关研究，以掌握更多的直接科学证据，制定更有利于婴幼儿营养、发育和智力发展的推荐摄入量，以促进儿童早期发展，为预防与镁营养不良相关的慢性疾病奠定健康基础，从生命早期开始养成有利于健康的膳食习惯。

（杨雅涵，王杰）

8.5 磷

磷（phosphorus, P）是 17 世纪德国汉堡的一位商人布朗特（Brand）在用强热蒸发人尿液的过程中发现的一种白蜡样物质，该物质在黑暗中燃烧呈蓝绿色火焰，于是以拉丁文"冷光"之意命名为"phosphorum"。磷在生物圈内的分布很广泛，地壳含量丰富，列前 10 位。自然界的磷多与氧结合成极性较大的磷酸而存在。磷的主要天然化合物为磷灰石和磷钙土。磷广泛存在于动、植物组织体内。在人体元素含量排名中，磷排在第六位，仅次于碳、氢、氧、氮、钙元素，是维持机体正常功能和生长必不可缺少的元素。研究显示足月产新生儿出生时体内磷含量约为 17g。婴儿早期的磷来源于母乳，开始添加辅食后，磷则主要来源于食物。膳食中磷的来源非常广泛，婴幼儿极少出现营养性磷缺乏。

8.5.1 结构和功能

8.5.1.1 结构

磷是一种非金属元素，化学符号 P，在元素周期表中原子序数 15，相对原子质量 30.974。自然界中含磷矿物有磷酸钙、磷灰石等。磷有白磷、红磷、黑磷三种同素异形体。磷在人体存在于细胞、蛋白质、骨骼中。体内的磷有两种存在形式，其中 85% ～ 95% 的磷以羟磷灰石的形式存在于骨骼和牙齿中，剩余的 10% ～ 15% 与蛋白质、脂肪、糖等有机物结合，分布在细胞膜、骨骼肌、皮肤、神经组织和体液中。骨骼中的磷主要为无机磷酸盐，细胞膜和软组织中的磷大部分以有机磷脂的形式存在，少部分为磷蛋白和磷脂。

8.5.1.2 生理功能

（1）构成骨骼和牙齿的主要成分　在骨骼的成分中，除水分外，2/3 是由钙、磷等元素组成的无机盐（磷与钙以 1∶2 比例结合形成无机磷酸盐）。磷是构成骨组织的基本成分，在骨骼中的含量仅次于钙，排在第二位。在人体中，骨磷总量为 600 ～ 900g，是钙量的一半。其中 85% 的磷是以磷酸化蛋白和羟基磷灰石晶体的形式储存在骨骼和牙齿中[153]。当体内磷缺乏时，破骨细胞会受到刺激，破骨细胞活性增加，促进骨吸收，抑制成骨细胞活性，限制骨矿化的速度，导致骨量减少，从而导致佝偻病、骨质软化等疾病。骨骼作为磷的主要储存部位，对于维持体内磷平衡发挥重要作用。

（2）参与能量代谢　磷参与形成能量代谢的中间产物己糖磷酸和丙糖磷酸，用于人体的糖代谢。增加磷酸盐的摄入量，可加强体内氧化磷酸化过程，提高磷酸肌酸（creatine phosphate, CP）及糖原含量。体内的葡萄糖以磷酰化化合物的形式被小肠吸收；能量代谢的中间产物有丙糖磷酸酯和葡萄糖-6-磷酸酯；磷酸化合物如三磷酸腺苷（adenosine triphosphate, ATP）和磷酸肌酸可以在能量代谢过程中储存、转运和释放能量。

（3）构成生物膜的成分　磷可用于构成磷酸酯类，磷脂主要包括甘油磷脂和鞘磷脂，分别由甘油和鞘氨醇组成。磷脂分子具有亲水端和疏水端。磷脂与蛋白质结合，参与了细胞膜的形成。磷脂与蛋白质、胆固醇、糖脂等其他分子组成具有空间结构的磷脂双分子层，使细胞有一个稳定的内环境，与外环境进行物质交换、能量代谢、信息交流等活动[154]。

（4）组成细胞内第二信使　第二信使是指在细胞内产生的非蛋白类小分子，通过浓度的变化来应答细胞外信号与细胞表面受体的结合，进而调节胞内酶和非酶蛋白的活性，在转导途径中行使携带和放大信号的功能。由磷组成的第二信使包括：环腺苷酸（cyclic adenosine monophosphate, cAMP），环磷酸鸟苷（cyclic guanosine monophosphate, cGMP），肌醇三磷酸（inositol triphosphate, IP3）。1971年诺贝尔生理学或医学奖获得者厄尔·威尔伯·萨瑟兰（Earl Wilbur Sutherland Jr.）发现肾上腺素会刺激肝脏把肝糖原转化为葡萄糖，但是肾上腺素的单独作用并没有实现将肝糖原转化为葡萄糖。进一步研究发现肾上腺素必须触发一个第二信使——环磷酸腺苷，才能把肝脏的糖原转化为葡萄糖。

（5）酶的重要成分　磷参与能量代谢和生物氧化过程中许多辅酶和酶基的合成。如硫胺素焦磷酸酯（thiamine pyrophosphate, TPP）、黄素腺嘌呤二核苷酸（flavin adenine dinucleotide, FAD）、烟酰胺腺嘌呤二核苷酸（nicotinamide adenine dinucleotide phosphate, NADPH）等。

（6）组成遗传物质的成分　磷酸参与构成核苷酸，核苷酸是核酸的基本组成单位，是体内合成核酸的前体物质。核苷酸分布于生物体内各器官、组织、细胞中，用于维持生长发育等基本的生命活动。因此，磷酸是生物遗传过程中不可或缺的成分。

（7）调节酸碱平衡　磷是一种关键的人体细胞内阴离子，参与组成磷酸盐缓冲体系，在血液和尿液中形成缓冲系统。磷与钠、钾、钙等阳离子和磷酸、碳酸、蛋白质等阴离子构成缓冲系统，调节体液的酸碱平衡，维持内环境稳定，保证生命活动的正常进行[155]。

8.5.2　生理和代谢

8.5.2.1　吸收

膳食中的磷是以磷酸酯化合物为主，磷酸酯化合物经过肠道中的磷酸酶水解后得到无机磷酸盐，70% 在小肠吸收，其中以十二指肠及空肠部位吸收最快，回肠较差。磷的吸收主要为两种机制，一种是需要能量通过载体的主动吸收，另一种是不需要能量的被动扩散。当磷的摄入量较低或者是机体需求量增加时，以主动吸收为主，此时需要有 Na^+ 存在；当体内磷浓度较高时则主要以被动扩散的方式。磷通过肠道被吸收，在肾脏排泄后大部分被肾小管重吸收，最终沉积在骨骼。

正常成人每日膳食中含磷 $1.0 \sim 1.5g$，吸收率为 $60\% \sim 70\%$。在混合膳食中，成人总磷吸收率为 $55\% \sim 70\%$[156-157]，成人摄入低磷膳食时，吸收率可增加至 90%；婴儿和儿童磷吸收率为 $65\% \sim 90\%$[158-159]；$19 \sim 30$ 岁妇女磷吸收率为 60%，妊娠时增加至 70%；在人体生长发育阶段，磷的吸收率较高，如母乳喂养的婴儿，磷吸收率最高为 $85\% \sim 90\%$[98, 160]。母乳中的磷含量处于动态变化中，初乳中磷的含量高于成熟乳，但成熟乳中钙 / 磷比值更适合婴儿吸收。牛乳中磷含量虽然明显高于母乳，但钙 / 磷比值低于母乳，且母乳中该比值接近于 2∶1，因此，母乳中的钙和磷更易被婴儿吸收。

8.5.2.2　影响磷吸收的因素

（1）甲状旁腺激素　PTH 可以通过多种方式调节机体磷代谢[161]。通过 PTH 受体的作用降低肾小管上皮细胞钠磷转运蛋白的表达水平，降低肾脏对磷的重吸收，增加尿磷排泄，从而降低血磷水平；PTH 也可诱导肾脏 1α-羟化酶的表达，促进肠道对钙、磷的摄取，增加骨骼动员，提高血清中 $1,25-(OH)_2-D_3$ 水平，使血磷水平增高[162]。

（2）$1,25-(OH)_2-D_3$　$1,25-(OH)_2-D_3$ 可诱导小肠上皮细胞的钠磷转运蛋白的表达，使小肠上皮细胞对磷的摄取增加[163]。有研究表明 $1,25-(OH)_2-D_3$ 可以增加肾小管上皮细胞转运体的表达，增加磷的重吸收。

（3）膳食因素　植酸磷是植物中磷元素的主要储存形态，摄入植物性食物后，从中获取的磷在婴幼儿中吸收率较低。其原因是婴幼儿的消化系统缺乏植酸酶不能水解植酸，肠道无法直接吸收磷；同时肠道中金属阳离子钙、镁、铁、铝等，可与磷酸根形成不溶性的磷酸盐，抑制磷吸收。

（4）婴幼儿时期磷的吸收　在辅食中添加富含钙、镁、铁等金属离子的食物时，可与磷酸形成难溶性盐类，从而降低磷吸收率；酸性环境和适宜的钙磷比可促进磷吸收；在婴幼儿中，钙和磷的吸收率分别为约 60% 和 80%，适合钙和磷吸收的比例约为 2∶1。此外，在婴幼儿中，磷的生物利用率会因为摄入乳制品的类型不同而有差异。母乳磷吸收率最高（85%～90%），其次是牛奶（65～75%），含有植酸的大豆配方粉较低（低于 40%）。有研究表明，当婴幼儿磷摄入量较低时，粪便的 pH 值会降低[164]，这可以减少肠道中潜在病原微生物的增殖，从而提供免疫保护作用。

8.5.2.3　分布

磷广泛存在于动植物体内，正常成人体内磷含量为 600～900g，约占体重的 1%。人体内约 85% 以上的磷分布在骨骼和牙齿中，其余约 14% 存在于软组织中，与蛋白质、脂肪、糖和其他有机物结合分布在细胞膜、骨骼肌、神经组织体液中。极少数约 1% 分布在血液和组织液中。骨骼和牙齿中磷的存在形式是羟磷灰石。血浆中含有多种形式的含磷化合物，其中约 2/3 是有机磷化合物，约 1/3 为无机磷。血磷通常指血浆无机磷酸盐中所含有的磷。正常成年人血磷浓度范围为 0.97～1.61mmol/L（30～50mg/L），1～10 岁儿童为 1.45～2.10mmol/L（45～65mg/L）。新生儿血磷浓度较高为 1.6～2.5mmol/L（50～78mg/L）。正常胎儿血清磷浓度明显高于母体和正常成人水平，血清磷浓度约增加 0.5mmol/L[165]。当婴幼儿钙和磷以 2∶1 的比例摄入时，体内钙、磷吸收率最高。因此适宜比例的钙和磷的供给量对婴儿的骨骼健康和发育至关重要[166]。

8.5.2.4　排泄

成人膳食中 70% 的磷通过肾脏经尿液排出，主要形式是无机磷酸盐，其余 30% 由粪便排出，主要包括未消化的磷和内源性磷。无机磷酸盐主要是通过肾小球过滤经尿排出，其中 85%～95% 的磷在近曲小管被重吸收。

甲状旁腺激素可以降低肾小管钠磷转运蛋白的表达水平，降低肾脏重吸收，增加尿磷排泄；肾脏磷负荷较大时，肾小管对磷的重吸收受到抑制，导致尿磷排泄增加；1,25-$(OH)_2$-D_3 可以促进肾近曲小管细胞对磷的重吸收，减少尿磷排泄。磷排泄与磷吸收息息相关，吸收量增加会导致排泄增加，正常成人磷的吸收与排泄处于平衡状态。婴儿调节磷潴留的主要部位是在肾脏。新生儿在出生时尿磷排泄量较低，随着磷摄入量增多，磷的排泄量逐渐增多。其中低甲状旁腺激素、肾血流量和肾小球滤过率会降低磷的排泄。此外，随着婴儿生长发育，甲状旁腺激素对尿磷排泄的调节作用更为灵敏。

8.5.2.5　磷缺乏与过量

（1）磷缺乏　日常膳食或乳汁中的磷基本上可满足婴幼儿对磷的需要量，婴幼儿由于摄入不足引起低磷血症较为少见。一般来说，婴幼儿轻度缺磷，通常无明显的临床症状；严重低磷血症会引起一系列的临床疾病，主要有以下症状：神经精神症状，表现为烦躁不安，严重的患者可以出现精神错乱、抽搐昏迷，甚至死亡；心血管系统症状；能量代谢障碍，进一步导致心肌病变，心输出量降低、低血压、充血性心衰；消化系统症状，慢性低磷血症患者常常出现恶心、呕吐、食欲缺乏；骨骼肌肉系统症状主要表现为肌无力、骨痛、佝偻病和病理性骨折。

母乳喂养的早产儿因母乳磷含量不足，难以满足早产儿磷的需要，易发生营养性低磷血症，情况严重者可导致骨沉积异常。其中胎龄小、肠内喂养延迟等是诱发低磷血症的高危因素。目前婴儿的低磷血症诊断标准仍参考成人的标准，成人低磷血症的诊断标准为血清有机磷浓度低于 0.81mmol/L（2.5mg/dL）。

胎儿期也可有偶发的低磷血症。妊娠中期超声检查胎儿出现以下表现，如：不对称骨异常和羊水过多、胎儿矿化严重受损、短肢侏儒症、骨弓形、腿部或手臂突出的皮肤覆盖的骨软骨刺、肺发育不良以及颅骨和脊柱矿化缺陷的表征等，可怀疑为低磷血症。出生后，大多数婴儿因胸腔缺乏矿化伴有肌肉功能不全可导致呼吸衰竭；在婴儿期或儿童期后期，通过不同的症状可诊断为低磷血症，骨骼症状包括骨痛、腿部弓形、类似于佝偻病的关节增大和骨折；X 线检查显示骨矿化程度低，干骺端外翻，长骨末端有放射状区域等；常见的代谢异常表现为：高钙血症、高磷血症、甲状旁腺激素水平低以及高钙尿症[167]。

虽然不同时期营养性低磷血症造成的脏器损害部位及表现不尽相同，但是治疗方案都是先补充磷酸盐，再进行原发病的治疗和补充维生素 D。同时，应监测早产儿的碱性磷酸酶及甲状旁腺激素水平，早期防治早产儿骨代谢性疾病，改善远期预后。

（2）磷过量　一般情况下，婴幼儿由于膳食引起磷过量较少发生。一般发生在疾病状态下。如成人肾功能低下导致磷的排泄减少，造成磷过量；肾透析者或口服或静脉滴注大量含磷酸盐的制剂可导致高磷血症；成人甲状旁腺功能低下时，促进肾小管的重吸收作用或引起肾小球滤过率降低，导致体内磷过量。目前关于婴幼儿磷过量的报道较少，多是内源性疾病（如肾衰竭、肾损伤和感染性疾病等）导致婴幼儿磷过量。

① 肾性骨病　钙磷代谢调节功能异常可引起肾性骨病发生：肾衰早期引起血钙减少，尿磷排泄减少，血磷升高，引起甲状旁腺增生，PTH 分泌增加。PTH 作用于骨骼释放 Ca^{2+}，代偿性调节血钙水平。随肾衰竭进一步发展，代偿能力下降，高血磷、低血钙、高 PTH 水平使骨钙进一步释放，最终导致纤维性骨炎。一般成人的症状为脊柱弯曲、胸廓畸形及骨端的杵状变形；骨组织以外表现为皮肤瘙痒、

软组织及血管钙化，严重影响患者的生活质量[168-169]；儿童的症状为骨畸形，如佝偻病样改变、长骨成弓形、骨骺脱离及生长停滞；婴儿的症状常表现为鸡胸、驼背、O 型腿以及杵状指，引起骨骼畸形和生长障碍。肾性骨病患者的治疗应限制膳食磷摄入量，每日膳食中磷限制在 800 ～ 1000mg；药物治疗主要是应用磷结合剂减少肠道对磷的吸收[170]。

② 高磷血症　高磷血症是肾性骨病的并发症，严重者可引起非骨组织钙化。更有甚者发生转移性的钙化，钙质沉积到软组织或血管上导致心脑血管疾病的发生。目前关于婴幼儿高磷血症报道有限，多为肾脏疾病引起婴幼儿高磷血症的发生。如肾功能衰竭和损伤，导致肾小球滤过能力下降，通过尿排泄的磷减少，使血磷浓度增高。感染性疾病会影响婴幼儿的内源性磷转移，引起感染的内外毒素会损害细胞膜的功能，使细胞膜中的卵磷脂被分解释放到细胞外液，使血磷浓度升高。

③ 干扰钙吸收　当婴幼儿摄入磷较高时，会影响食物中的钙络合并且降低钙吸收。应该注意磷过量的危害，钙、磷的摄入应该达到相应的比例，以促进婴幼儿的正常生长发育。

8.5.3　营养状况评价

8.5.3.1　血清无机磷水平（Pi）

血清无机磷水平可以直接反映膳食磷摄入量，此指标可以评价磷营养状况。正常成人血磷含量为 0.97 ～ 1.61mmol/L（30 ～ 50mg/L），1 ～ 10 岁儿童为 1.45 ～ 2.10mmol/L（45 ～ 65mg/L）。新生儿血磷浓度较高为 1.6 ～ 2.5mmol/L（50 ～ 78mg/L）。新生儿的血清无机磷水平高于年龄较大的儿童和成人，这是由于婴儿的肾小球滤过率（GFR）较低所致[98]。当血清无机磷浓度在正常范围内，可认为经膳食摄入的磷能满足健康个体细胞和骨骼形成的生理需求。从婴儿期到成年期，正常血清无机磷水平随年龄的增长而下降，血清无机磷水平下降的原因：①随婴儿出生后肾脏的成熟，肾小球滤过率增加[171]；②随哺乳期的延长，母乳中磷浓度下降。在生命的最初几个月，血磷浓度反映了肾小球成熟度和膳食摄入量。平均血清磷水平在出生后第一年的后半段下降了约 0.3mmol/L（0.9mg/dL）[172]。

血清无机磷水平与磷摄入量之间的关系仅在成人中明确建立，见图 8-1[9]。虽然已充分了解生长过程中低血清无机磷水平的不良反应，但还未确定儿童和青少年的血清无机磷值的正常范围和相应的磷摄入量临界值。因此，在估计儿童和青少年磷需要量时采用要因加算法并结合成人血清无机磷水平进行推算[98]。

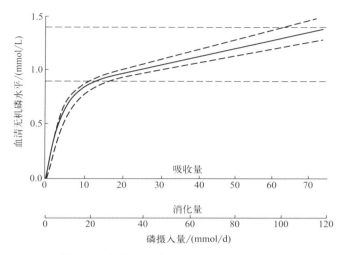

图 8-1　血清无机磷水平与磷摄入量的关系

8.5.3.2　尿磷

　　磷主要是通过肾脏排泄。研究发现成人尿磷与膳食磷摄入量显著相关。虽然尿磷排泄水平可反映膳食摄入量，但它受许多因素的调节，这限制了它作为摄入生物标志物的使用。目前婴幼儿中使用尿磷进行磷营养状况评价的研究较少，应用范围还不够广泛，还有待进一步研究。

8.5.4　参考摄入量制定方法

　　目前关于磷的推荐摄入量及可耐受最高摄入量的制定，世界上各个国家、地区以及国际组织一般是基于人体试验研究资料，包括磷平衡研究、婴幼儿母乳摄入量法、血清磷推算法、要因加算法、钙磷比估算法、妊娠期磷补充研究及成人补磷试验研究。评估婴幼儿磷摄入量常采用母乳摄入量法、要因加算法、钙磷比估算法。

8.5.4.1　母乳摄入量法

　　该方法系通过婴儿称重法测定母乳摄入量。称重法通过测量一次哺乳前后婴儿或母亲的体重，计算母乳摄入量，分为母亲体重和婴儿体重称重法。1935 年，世界卫生组织就推荐使用婴儿称重法，目前许多研究估计婴儿母乳摄入量时使用该方法[71]。在婴儿称重研究中，对喂奶前后的婴儿进行称重，时间范围为 24h（从 8:00 到次日 8:00）。婴儿称重研究被用来测量婴儿摄取的奶量，每次喂食后婴儿的体重增加反映了母乳排出量。同时测定乳汁中磷含量，通过乳汁磷含量和乳汁排出量得到磷摄入量。

8.5.4.2　要因加算法

根据预测的磷吸收效率和尿排泄率，校正生长期间骨和软组织中磷的累积速率，以使用析因法得出磷的平均需要量[98]。骨生长的磷累计增量可通过以下方法估算：①根据 Fomon 等[87]（1982 年）的身体成分得出的该年龄段骨组织的磷累计增量；②使用双能 X 射线吸收测定法（DXA）得出的全身骨矿物质含量的已知增量[173]。Lemann 研究提出的成人尿磷排出量方程可预测每日尿排泄量[156]。利用以上数据可计算磷的平均需要量 =（磷的累计增量 + 尿磷排泄量）/ 膳食磷吸收率（70%）。

8.5.4.3　钙磷比估算法

血清无机磷是反映磷营养状况最常用的指标，但它不能充分反映身体的储存状况。血清无机磷浓度受年龄、性别、哺乳期、时间、季节、维生素 D 营养状态和病理条件的影响。因此欧盟许多国家采用设定钙磷摩尔比的方法，根据钙的推荐摄入量计算相应的磷推荐摄入量。

8.5.4.4　婴幼儿磷推荐摄入量

（1）0 ～ 1 岁婴儿　我国《中国居民膳食营养素参考摄入量（2023 版）》中婴幼儿的磷适宜摄入量主要是依据我国现有的母乳磷含量调查数据[20]，按平均母乳摄入量 0.75L/d 和乳汁磷含量 140mg/L 取整处理后得出我国 0 ～ 6 月龄婴儿磷 AI 为 105mg/d。7 ～ 12 月的婴幼儿以 0 ～ 6 月婴儿和成人的 AI 值为基础按代谢体重比法推算，该月龄的婴幼儿的磷 AI 值为 180mg/d。

IOM 对 0 ～ 6 月婴儿磷 AI 的估计采用母乳摄入量法[98]，基于 Allen、Butte 和 Atkinson 等的研究结果，平均母乳摄入量为 0.78L/d 和乳汁磷含量为 124mg/L，确定 0 ～ 6 个月婴儿的 AI 为 100mg/d。7 ～ 12 月婴儿磷的 AI 是根据母乳磷摄入量和婴儿食品中磷摄入量得到。根据 Dewey 等的研究，婴儿平均母乳摄入量为 0.6L/d，乳汁磷含量 124mg/L 得到平均母乳磷摄入量为 75mg/d。根据 Specker 等的最新数据，喂养标准婴儿配方奶粉和固体食物的 40 名婴儿在 9 个月和 12 个月时从食物中平均摄入磷量分别为 151mg/d 和 255mg/d。7 ～ 12 月龄的婴儿按照每日从母乳中平均摄入磷量 75mg 和固体食物平均摄入磷量 200mg，计算的平均每日总磷摄入量为 275mg/d。因此，IOM 设定 7 ～ 12 月婴儿磷的 AI 为 275mg/d。

（2）1 ～ 3 岁幼儿　由于我国婴幼儿磷研究的资料有限，在《中国居民膳食营养素参考摄入量（2023 版）》中设定 1 岁以上儿童磷平均需要量（estimated average requirement, EAR）是在成人磷 EAR 基础上采用代谢体重比法进行推算，并按照 10% 的变异系数计算相应的 RNI，得出 1 ～ 3 岁幼儿磷 EAR 为 250mg/d，RNI 为 300mg/d。

目前美国 IOM 无直接关于 1 ～ 3 岁幼儿血清无机磷水平或磷平衡的数据，且 1 ～ 3 岁儿童的骨矿物质含量信息有限，故采用了要因加算法进行推算，使用公式：EAR=（磷累计 + 尿磷排泄）/70%。其中骨生长的磷累计量记为 54mg/d[98]。尿中排出的磷随磷摄入量的增加而增加，根据尿磷排泄量计算公式推算尿磷排泄量为 213mg/d，对磷吸收率的保守估计为 70%，略高于成人的 60%[156]。最终计算得到磷的平均需要量为 380mg/d。假设变异系数为 10%，得到磷的 RNI 为 460mg/d。

EFSA 建议 [174]，在摩尔基础上，磷摄入量应与钙摄入量相对应，根据钙的推荐摄入量推算出 7 ～ 11 月龄婴儿 AI 值为 160mg/d，1 岁以上儿童的 AI 值为 250 ～ 640mg/d。

8.5.4.5　可耐受最高摄入量

我国以正常成年人血清磷水平上限作为估计成人 UL 的基础。但由于缺少婴幼儿的数据，因此还没有制定 0 ～ 3 岁婴幼儿磷的 UL。

美国 IOM 缺少 0 ～ 1 岁婴儿的相关数据，故暂不制定其磷的 UL。对于 1 ～ 3 岁的幼儿，通过成人的未观察到有害作用的剂量 10.2g/d 除以不确定系数（UF）3.3 计算出 UL 为 3000mg/d，以解释由于体型较小而可能增加的易感性。

8.5.5　不同国家 / 国际组织建议的参考摄入量

由于各个国家存在地域性差异，环境和膳食习惯均有不同，因此不同国家制定的磷需要量不尽相同。《中国居民膳食营养素参考摄入量（2023 版）》[20] 推荐 0 ～ 6 月龄的婴儿的 AI 值为 105mg/d；6 ～ 12 月龄婴儿 AI 值为 180mg/d；1 ～ 3 岁幼儿 RNI 值为 300mg/d。美国医学研究所 [98] 推荐 0 ～ 6 月龄婴儿磷的 AI 值为 100mg/d；6 ～ 12 月龄婴儿磷的 AI 值为 275mg/d；1 ～ 3 岁幼儿磷的 RNI 为 460mg/d，UL 值为 3g/d。欧洲食品安全局 [174] 推荐 7 ～ 11 月龄婴儿 AI 值为 160mg/d，1 岁以上儿童 AI 值为 250 ～ 640mg/d。

磷的食物来源很广，无论是动物性食物还是植物性食物都富含磷，例如，瘦肉、鸡蛋、牛奶等动物性食物及紫菜、坚果、粗粮等植物性食物的磷含量较高。因此磷缺乏的现象很少见。

8.5.6　展望

磷是维持骨骼和牙齿的必要物质，参与生命活动重要的代谢过程，用于构成人体成分。因此，磷是婴幼儿生长发育不可或缺的元素。

8.5.6.1　婴幼儿磷的需要量缺乏系统研究

婴幼儿膳食磷推荐摄入量和可耐受最高摄入量是保障婴幼儿适宜磷营养水平的参考依据，同时也是避免婴幼儿磷缺乏或过量的重要依据。目前我国婴幼儿的磷需要量研究有限，婴幼儿磷健康仍需重点关注。因此，今后需要进一步完善婴幼儿磷需要量的相关研究，为完善我国婴幼儿磷推荐摄入量提供科学依据。

8.5.6.2　婴幼儿膳食磷摄入水平及与婴儿健康关系的研究

目前关于婴幼儿膳食磷摄入水平及与婴儿健康关系的研究较少。膳食磷的缺乏和过量虽然少见，但是应引起重视。近期有研究指出婴幼儿磷摄入量与个体远期的慢性病风险之间可能存在联系 [175]。因此，仍需深入探讨婴幼儿磷摄入水平与婴幼儿健康的关系。

（桑仲娜）

8.6　氯

氯（chloride, Cl）是人体必需的常量元素之一，由瑞典化学家 Scheele 在从事软锰矿的研究时发现的一种黄绿色气体，随后 1810 年英国化学家 Davy 证明了氯是一种化学元素，并将其命名为 chloride。氯以化合态的形式广泛存在于自然界中，其中绝大部分以氯化钠（sodium chloride, NaCl）的形式存在于海水中。氯离子作为游离水合阴离子与阳离子（钠、钾、钙和镁等离子）结合，在维持人体渗透压、酸碱平衡等方面发挥重要作用。膳食氯主要来源于氯化钠，仅少量来自氯化钾。婴儿早期的氯来源于母乳，开始添加辅食后，氯主要来源于食物，尤其是氯化钠。自 1982 年以来，有报告显示部分婴幼儿出现膳食氯化物缺乏的表现，婴幼儿膳食氯的摄入量成为人们关注的问题。

8.6.1　结构和功能

8.6.1.1　结构

氯是一种非金属元素，元素符号 Cl，在元素周期表中原子序数为 17，位于第三周期Ⅶ A族，相对原子质量 35.5，具有两种稳定同位素 ^{35}Cl 和 ^{37}Cl，是卤族元素之一。氯原子有三层电子层，最外层有 7 个电子，这样的结构决定了氯原子具有极强的夺得电子的能力，能与大多数金属和非金属发生化合反应。氯单质由两个氯原子构成，化学式为 Cl_2。气态氯单质俗称氯气（Cl_2），液态氯单质俗称液氯。氯气在常温常压下为黄绿色气体，有强烈的刺激性气味，化学性质十分活泼，具有毒性。

8.6.1.2 生理功能

（1）维持细胞外液的容量和渗透压　氯离子与钠离子是细胞外液中维持渗透压的主要离子，两者占总离子数的 80% 左右，许多细胞中都有氯离子通道，对调节细胞外液容量和渗透压发挥重要作用。

（2）参与血液二氧化碳运输　氯转移（chloride ion transfer）是机体运输二氧化碳过程中一个重要环节，即在红细胞内外的氯离子移动过程中，伴随碳酸氢根离子的反向转移。用于保持细胞内外的渗透平衡和细胞内外两个区域的电中性。血液中的 CO_2 进入红细胞后，与水结合成碳酸，再离解为 H^+ 与 HCO_3^-，被移出红细胞进入血浆，此时血浆中的氯离子等量进入红细胞内，以维持细胞正负离子平衡。反之，红细胞内的 HCO_3^- 浓度低于血浆时，氯离子由红细胞移入血浆，HCO_3^- 转入红细胞，而使血液中大量的 CO_2 得以输送至肺部排出体外[176]。

（3）维持体液酸碱平衡　氯是细胞外液中的主要阴离子。血浆中存在酸碱缓冲对，当 Cl^- 变化时，细胞外液中的 HCO_3^- 的浓度也随之变化，以维持阴阳离子的平衡，反之，当 HCO_3^- 浓度改变时，Cl^- 也随之变化，以维持细胞外液的平衡。过量氯离子可以校正由疾病或利尿药引起的代谢性碱中毒。

（4）参与胃液中胃酸的形成　氯离子参与食物在口腔、胃和肠中被逐步消化的过程。首先，在口腔中唾液淀粉酶将淀粉水解成麦芽糖，而氯离子能提高唾液淀粉酶的活力。其次，氯离子还参与胃液中胃酸形成。胃中含有浓度为千分之五的盐酸，能促进食物消化，促进维生素 B_{12} 和铁的吸收，成为消化系统防止细菌侵入的一道防线。此外，消化蛋白质的胃蛋白酶，也需要胃酸来激活。在小肠中消化液主要是胰液和肠液，它们能消化淀粉、蛋白质和脂肪，而氯离子能刺激胰脏和小肠分泌这两种消化液。

（5）其他　中性粒细胞产生的次氯酸具杀菌作用[177]；在膜系统中，特殊神经元里的氯离子可以调控甘氨酸和 γ-氨基丁酸的作用；有研究提出氯化物在细胞周期和细胞凋亡中发挥作用[178-179]。

8.6.2 生理和代谢

8.6.2.1 吸收

氯在成人体内平均含量为 1.17g/kg，总量为 82～100g，占体重的 0.15%，主要以 Cl⁻的形式存在，广泛分布于全身。氯化钾主要分布在细胞内液，而氯化钠主要分布在细胞外液中，其中脑脊液与胃肠分泌液中氯浓度较高，而肌肉、神经组织和骨中的氯含量很低。在细胞内也有分布，但除红细胞、胃黏膜细胞有较高的氯含量外，大多数细胞内氯元素的含量都很低。

在婴幼儿中，氯化物在肠道中能被有效吸收，氯化物被肠黏膜吸收和转移，所涉及的机制因肠道部位而异。被吸收后的氯离子在血液中自由运输。由于细胞静息膜电位使得细胞内氯化物的含量较低，静息膜电位的变化驱动了细胞内氯化物浓度的变化[180]。对于纯母乳喂养的婴儿，氯的唯一来源是乳汁，分娩后初乳中氯化物浓度迅速下降，成熟乳中氯化物浓度进一步下降[181]。母乳中的氯化物浓度低于血浆中氯化物浓度。母乳中的氯化物浓度取决于乳腺上皮细胞中的调节跨膜转运途径的电势梯度。产后 6 个月纯母乳喂养婴儿通过母乳获得的氯化物为320mg/d。母乳氯化物浓度的昼夜变化规律与母乳钠浓度的昼夜模式相似[182]。引起母乳中氯化物浓度增加的相关因素包括早产或乳腺炎等病理过程。

8.6.2.2　影响氯吸收的因素

（1）身体活动和体温　身体活动可能会影响氯化钠的平衡，主要是由于经汗液损失增加。婴幼儿大量出汗会导致钠和氯的损失。汗液中丢失量取决于许多因素，包括膳食、钠摄入量、出汗率等[183-185]。

（2）机体自身因素　氯化物与钠、钾等其他离子存在相互作用以维持体内的酸碱平衡和电解质稳定。由于钠和氯化物对共转运蛋白的亲和力不同以及氯化物对肾素的释放具有决定作用，因此氯化物是钠转运速率的限制因素[186-188]。此外，胃酸的分泌和肠道激素的分泌也会对氯的吸收发挥调节作用。

（3）使用药物以及疾病状态　利尿药可增加尿液中水、钠和氯化物的排出，有研究发现使用利尿药时观察到成人中出现低钠血症和低氯血症。囊性纤维化（是一种相对常见的遗传性疾病），其中由于氯化钠的膜转运缺陷，导致腺体的上皮细胞无法正常分泌氯离子和异常增加钠离子与水分的再吸收，因而造成黏液水含量减少，导致分泌物黏稠，引起汗液中的钠和氯化物含量增高。因此，婴幼儿患囊性纤维化可结合汗液氯化物含量进行诊断。

8.6.2.3　排泄

婴幼儿的氯主要通过肾脏排泄，99% 以上的氯化物被重吸收[189]。肾小管通过主动转运和被动扩散两种方式排泄氯离子。在肾小球滤过时，氯离子同水和钠离子等一起被排泄。在肾小管中，通过主动转运和被动弥散的方式将氯离子从尿液中重吸收，并与其他离子主动耦合运输[180]，这使得氯的排泄量相对较少。除了肾脏外，氯还可以通过粪便、汗液、唾液等方式排泄。婴幼儿粪便中的氯化物主要由胃肠道分泌、吸收、再循环后丢失的离子组成。粪便中的氯化物排泄量通常较小且处于相对恒定的状态[188]。但在氯化物摄入量低或在氯化物吸收不良的情况下（如婴幼儿先天性氯化物腹泻），粪便中氯化物的排泄显得尤为重要。人体在剧烈运动或高温环境下会大量出汗，这时汗液中氯的排泄量就会增加。婴幼儿汗液中的氯化物浓度受出汗率、热适应程度和年龄的影响。

8.6.2.4　缺乏与过量

膳食氯的缺乏与过量都会对婴幼儿健康产生一定的危害。日常生活中由于膳食缺乏氯化物导致的缺乏症较少见。当母乳乳汁中缺乏氯化物或给予低氯婴儿配方奶粉时，婴儿会发生氯摄入不足的情况，严重的会导致低氯血症。低氯血症的特征是血中氯浓度低于参考范围（98～106mmol/L），可能是由于胃肠道和肾脏氯丢失过多、获得性以及遗传性代谢紊乱所诱发[190]。婴儿低氯血症的表现主要包括生长障碍、嗜睡、烦躁、厌食、胃肠道症状、虚弱、低钾血症性代谢性碱中毒和血尿等[191]。在婴儿低氯血症病例中，当喂食婴儿氯化物含量正常的婴儿配方奶时，低氯血症的临床症状多在7天内缓解。

因膳食因素导致的氯化物摄入过量的现象并不常见。高氯血症被定义为血清氯化物浓度高于参考范围（98～106mmol/L），婴幼儿主要表现为严重腹泻导致粪便中碳酸氢盐丢失，进而引起血氯水平升高，导致代谢性酸中毒。高氯血症可能发生在其他几种与水的异常损失（皮肤、肾脏或肾外途径）、细胞外液容量不足或肾小管氯化物重吸收增加相关的疾病。原因也可能是过量使用盐或摄入某些药物。

8.6.3　营养状况评价

因为膳食引起的氯缺乏较为少见，因此氯营养状况的评价方面的研究较少，一般认为正常成人血清氯浓度为98～106mmol/L，当血清氯低于98mmol/L且24h尿氯低于110mmol/L可出现低氯血症，超过106mmol/L，出现高氯血症。

8.6.3.1　24h尿氯排出量

大多数摄入的氯化物被有效吸收后经尿排出[192-193]。在一项使用24h氯化物尿液排出量作为氯化物摄入的生物标志物有效性的研究中，观察到氯化物排出量的每日变化与七天节律性变化，当使用三个24h尿液样本预测氯摄入量时，准确性达到72%[193]。目前尚未见婴幼儿多次24h尿氯反映其营养水平的研究，但婴幼儿出现低氯血症时，其 24h 尿氯排出量随之降低。因此，24h 尿氯排出量是实验室检查中可以反映婴幼儿氯水平的一项指标。

8.6.3.2 血清氯化物浓度

血清氯化物浓度由于其在维持血清渗透压、体液平衡、膜电中性和极化方面的作用而受到稳态机制的严格调节。血清氯化物参考范围为 96 ～ 106mmol/L。低氯血症和高氯血症通常与水和电解质紊乱的疾病有关。引起血清氯化物浓度增高的原因：体内氯化物排出减少（如急、慢性肾衰竭、肾小管性酸中毒、梗阻性肾病等）；摄入过多（高盐饮食、输入生理盐水过多，尤其在慢性肾功能不全时）；呼吸性碱中毒；高渗性脱水（失水＞失钠）；溴化铋中毒。引起血清氯化物浓度降低的原因：严重呕吐、高位肠梗阻、慢性幽门梗阻；人工胃或肠瘘引起胃液、胰液、胆汁大量丢失；慢性肾上腺皮质功能减退；严重糖尿病排尿过多致酸中毒；出汗过多未及时补足氯化钠；心功能不全和肾炎长期无盐或低盐饮食并大量利尿后。尽管目前还没有专门为婴幼儿制定的血清氯化物参考值范围，当婴幼儿体内发生氯失衡时，其血清氯浓度将会发生相应的变化。因此，血清氯化物浓度是一项能够反映婴幼儿机体氯水平的参考指标。

8.6.4 参考摄入量制定方法

目前各国家及国际组织对于氯的推荐摄入量及可耐受最高摄入量的制定主要基于试验研究资料，包括氯平衡研究、母乳摄入量法、钠氯摩尔比推算法等。而婴幼儿氯需要量的制定中多采用以下两种方法。

8.6.4.1 母乳摄入量法

婴儿母乳摄入量可通过测量每次哺乳前后婴儿或母亲体重的差值来进行估算[71]。在婴儿称重实验中，每次喂食后婴儿的体重增加为乳汁排出量，同时测定乳汁氯含量，通过乳汁氯含量和乳汁排出量得到婴儿经母乳摄入氯的量。

纯母乳喂养婴儿的平均母乳摄入量为 750mL/d[194]。一些西方国家的调查研究计算出母乳中平均钠和氯含量分别为 17mg/100mL 和 40mg/100mL，0 ～ 4 月龄以下纯母乳喂养婴儿的钠和氯的估计摄入量分别为 130mg/d 和 300mg/d[195]。母乳摄入量法计算出的结果即为纯母乳喂养婴儿膳食氯的适宜摄入量。

8.6.4.2 基于钠的适宜摄入量计算氯的适宜摄入量

人体摄入的氯来源于食物加工和烹调过程中加入的氯化钠，因此在制定膳食氯的适宜摄入量时，是通过钠的适宜摄入量来计算摩尔系数的方法。0～3岁婴幼儿钠的适宜摄入量是根据母乳摄入量法和能量摄入推算法制定的。

8.6.4.3 婴幼儿推荐摄入量

许多国家和机构都设定了婴幼儿氯的 RNI/ 适宜摄入量（Adequate Intake, AI），以指导本国 / 地区婴幼儿氯的摄入。美国医学研究所（Institute of Medicine, IOM）和英国食品政策医学委员会（Committee of Medical Aspects of Food Policy, COMA）从等摩尔基础上的钠值中计算得出婴儿和儿童氯化物的适宜摄入量。目前我国依据此方法评估氯的适宜摄入量。德国、奥地利和瑞士的营养学会（D-A-CH）评估婴儿的氯摄入量系根据人乳排出的氯化物，而年龄较大儿童的氯化物适宜摄入量则设定在与钠参考值等摩尔的水平。

8.6.4.4 可耐受最高摄入量

IOM 对于 0～1 岁婴儿，由于没有足够的数据表明该年龄组长期过量摄入钠的不利影响，因此尚无法建立 UL。IOM 建议，为了防止摄入过多的氯化钠，婴儿的唯一钠摄入量来源应是母乳或婴儿配方奶粉，而在婴幼儿食物加工过程中尽可能少使用含钠的添加剂。1～3 岁幼儿氯的 UL 为 1500mg/d，是根据估算的每日能量摄入量，由成人 UL 为 2300mg/d 推断出来的。

由于目前 0～3 岁婴幼儿氯摄入量的相关数据较少，英国食品政策医学委员会、D-A-CH 以及我国 2023 版《中国居民膳食营养素参考摄入量》均没有制定氯的 UL。

8.6.5 不同国家 / 国际组织建议的参考摄入量

目前没有全面且足够的研究与资料能用来确定氯的平均需要量（estimated average requirement, EAR），只能制定氯的 AI 值。IOM[21] 和 COMA[196] 从等摩尔基础上的钠适宜摄入量中计算得出婴儿和儿童氯化物的适宜摄入量。德语系国家营养学会（D-A-CH）根据从母乳中摄入的氯化物估计了婴儿氯摄入量，而年龄较大儿童的氯化物适宜摄入量则设定在与钠参考值等摩尔的水平[197]。中国婴幼儿氯的适宜摄入量由中国营养学会发布的《中国居民膳食营养素参考摄入量（2023 版）》[20]提出，具体情况如表 8-8 所示。

哺乳期妇女或正常饮食的幼儿，其膳食中氯的主要来源是氯化钠，少量来自氯化钾。氯化钠是食盐，1g 盐约由 17mmol 钠和氯化物组成，提供 0.4g 钠和 0.6g 氯化物。富含氯的食物有食盐及其加工制品，如酱油、腌制食品、咸菜及咸味食

表 8-8　不同国家 / 组织制定的婴幼儿氯参考摄入量　　单位：mg/d

国家 / 组织	年龄	AI/RNI
美国	0～6 月	180
	7～12 月	570
	1～3 岁	1500
英国	0～3 月	320
	4～6 月	400
	7～12 月	500
	1～3 岁	800
D-A-CH	0～4 月	300
	4～12 月	450
	1～4 岁	600
中国	0～6 月	120
	7～12 月	450
	1～4 岁	800～1100

注：美国、D-A-CH、中国均使用氯的 AI，英国使用 RNI。

品等。天然食物中氯含量的差异较大，未加工的肉类和鱼类的氯化钠含量可能高达4mg/g，而水果和蔬菜的氯化物含量通常低于 1mg/g。饮用水的氯化物含量受到人为因素的影响（如使用氯化物消毒），与膳食来源相比，水中的氯含量较低（自来水中氯化物的浓度通常低于 50mg/L），因此，饮用水对机体氯化物总摄入量的贡献较小。对于纯母乳喂养的婴儿，乳母乳汁中的氯是其唯一的氯来源，因此婴儿的氯营养状况受乳汁中氯浓度的影响。

8.6.6　展望

8.6.6.1　婴儿氯推荐摄入量的研究

目前关于氯的研究大多依附于钠，很少有关于氯化物的独立研究，调查氯化物摄入量对婴幼儿健康的影响是今后研究的重点。因此，需要进一步完善婴幼儿的氯需要量的相关研究，为制定我国幼儿氯的推荐摄入量提供科学依据。

8.6.6.2　重视乳母氯营养水平及婴幼儿食品氯含量的监测

对于纯母乳喂养的婴儿，一旦乳母长期处于氯营养异常状态，将会直接影响喂养儿的氯营养状况。因此关注婴幼儿氯营养水平，更应重视哺乳期妇女氯营养状况的监测。膳食氯的缺乏和过量虽少见，但是应引起重视。应进一步加强婴幼儿食品中氯化物的监测，避免氯摄入不足和过量对婴幼儿的影响。

（桑仲娜）

参考文献

[1] Thomas S J, Edwards P P, Kuznetsov V L. Sir Humphry Davy: boundless chemist, physicist, poet and man of action. Chemphyschem, 2008, 9(1): 59-66.

[2] EFSA. Scientific opinion on the dietary reference values for sodium. EFSA J, 2019, 17(9): 5778.

[3] 王庭槐，管又飞，等 . 生理学 . 9 版 . 北京：人民卫生出版社，2018: 226-255.

[4] Adrogué H J, Madias N E. Hyponatremia. N Engl J Med, 2000, 342(21): 1581-1589.

[5] Sterns R H. Disorders of plasma sodium—causes, consequences, and correction. N Engl J Med, 2015, 372(1): 55-65.

[6] Marcialis M A, Dessi A, Pintus M C, et al. Neonatal hyponatremia: differential diagnosis and treatment. J Matern Fetal Neonatal Med, 2011, 24(Supp1): S175-S179.

[7] Bamehrez M. Incidence of Hyponatremia and Associated Factors in Preterm Infants in Saudi Arabia. Cureus, 2022, 14(4): e23869.

[8] He J, Huang J F, Li C, et al. Sodium Sensitivity, Sodium Resistance, and Incidence of Hypertension: A Longitudinal Follow-Up Study of Dietary Sodium Intervention. Hypertension, 2021, 78(1): 155-164.

[9] Stanhewicz A E, Kenney W L. Determinants of water and sodium intake and output. Nutr Rev, 2015, 73(Suppl 2): S73-S82.

[10] Holbrook J T, Patterson K Y, Bodner J E, et al. Sodium and potassium intake and balance in adults consuming self-selected diets. Am J Clin Nutr, 1984, 40(4): 786-793.

[11] Kodama N, Morikuni E, Matsuzaki N, et al. Sodium and potassium balances in Japanese young adults[J]. J Nutr Sci Vitaminol (Tokyo), 2005, 51(3): 161-168.

[12] Luft F C, Rankin L I, Bloch R, et al. Cardiovascular and humoral responses to extremes of sodium intake in normal black and white men. Circulation, 1979, 60(3): 697-706.

[13] Blaustein M P, Leenen F H, Chen L, et al. How NaCl raises blood pressure: a new paradigm for the pathogenesis of salt-dependent hypertension. Am J Physiol Heart Circ Physiol, 2012, 302(5): H1031-1049.

[14] Heer M, Baisch F, Kropp J, et al. High dietary sodium chloride consumption may not induce body fluid retention in humans. Am J Physiol Renal Physiol, 2000, 278(4): F585-595.

[15] Sheng H-P. Sodium, chloride, and potassium. Stipanuk M H. Biochemical and physiological aspects of human nutrition Philadelphia W.B. Saunders Co., 2000: 686-710.

[16] Heer M, Frings-Meuthen P, Titze J, et al. Increasing sodium intake from a previous low or high intake affects water, electrolyte and acid-base balance differently. Br J Nutr, 2009, 101(9): 1286-1294.

[17] de Wardener H E, He F J, MacGregor G A. Plasma sodium and hypertension. Kidney Int, 2004, 66(6): 2454-2466.

[18] Bie P. Mechanisms of sodium balance: total body sodium, surrogate variables, and renal sodium excretion. Am J Physiol Regul Integr Comp Physiol, 2018, 315(5): R945-R962.

[19] Safar M E, Temmar M, Kakou A, et al. Sodium intake and vascular stiffness in hypertension. Hypertension, 2009, 54(2): 203-209.

[20] 中国营养学会 . 中国居民膳食营养素参考摄入量（2023 版）[M]. 北京：人民卫生出版社，2023.

[21] Institute of Medicine. Dietary reference intakes for water, potassium, sodium, chloride and sulfate.

Washington, DC: The National Academies Press (US), 2005.

[22] Sanchez-Castillo C P, Branch W J, James W P. A test of the validity of the lithium-marker technique for monitoring dietary sources of salt in man. Clin Sci (Lond), 1987, 72(1): 87-94.

[23] Palacios C, Wigertz K, Martin B R, et al. Sodium retention in black and white female adolescents in response to salt intake. J Clin Endocrinol Metab, 2004, 89(4): 1858-1863.

[24] Allsopp A J, Sutherland R, Wood P, et al. The effect of sodium balance on sweat sodium secretion and plasma aldosterone concentration. Eur J Appl Physiol Occup Physiol, 1998, 78(6): 516-521.

[25] Keenan B S, Buzek S W, Garza C. Cortisol and its possible role in regulation of sodium and potassium in human milk. Am J Physiol, 1983, 244(3): E253-261.

[26] Ereman R R, Lönnerdal B, Dewey K G. Maternal sodium intake does not affect postprandial sodium concentrations in human milk. J Nutr, 1987, 117(6): 1154-1157.

[27] Zhao A, Ning Y, Zhang Y, et al. Mineral compositions in breast milk of healthy Chinese lactating women in urban areas and its associated factors. Chin Med J, 2014, 127(14): 2643-2648.

[28] 庞学红，赵耀，孙忠清，等 . 中国城乡不同泌乳阶段母乳中宏量元素含量的研究 . 营养学报，2021，43(4): 342-346.

[29] Lang S, Lawrence C J, Orme R L. Sodium in hand and pump expressed human breast milk. Early Hum Dev, 1994, 38(2): 131-138.

[30] Pace R M, Pace C D W, Fehrenkamp B D, et al. Sodium and potassium concentrations and somatic cell count of human milk produced in the first six weeks postpartum and their suitability as biomarkers of clinical and subclinical mastitis. Nutrients, 2022, 14(22): 4708.

[31] Gates A, Marin T, De Leo G, et al. Nutrient composition of preterm mother's milk and factors that influence nutrient content. Am J Clin Nutr, 2021, 114(5): 1719-1728.

[32] Yamawaki N, Yamada M, Kan-no T, et al. Macronutrient, mineral and trace element composition of breast milk from Japanese women. J Trace Elem Med Biol, 2005, 19(2-3): 171-181.

[33] 王淑霞，庞学红，毕烨，等 . 2019—2021 年中国 0 ～ 5 月龄婴儿母乳摄入量 . 卫生研究，2023, 52(1): 46-52.

[34] WHO. Energy and protein requirements:Report of a Joint FAO/WHO/UNU expert consultation.WHO Technical Report. 1985.

[35] Forbes G B. Chemical growth in infancy and childhood. The Journal of pediatrics, 1952, 41(2): 202-232.

[36] Cooke R E, Pratt E L, Darrow D C. The metabolic response of infants to heat stress. Yale J Biol Med, 1950, 22(3): 227-249.

[37] 日本厚生劳动省 . 日本饮食摄入量标准（2020 版）. 2020.

[38] Black R M. Acid-base and potassium balance. New York: Scientific American Inc, 1993.

[39] 程素琦 . 水、电解质和酸碱平衡 . 北京：科学技术出版社，2009.

[40] Whelton P K. Sodium, potassium, blood pressure, and cardiovascular disease in humans. Curr Hypertens Rep, 2014, 16(8): 465.

[41] Pohl H R, Wheeler J S, Murray H E. Sodium and potassium in health and disease. Met Ions Life Sci, 2013 (13): 29-47.

[42] Filippini T, Violi F, D'Amico R, et al. The effect of potassium supplementation on blood pressure in hypertensive subjects: A systematic review and meta-analysis. Int J Cardiol, 2017(230)：127-135.

[43] Filippini T, Naska A, Kasdagli M I, et al. Potassium intake and blood pressure: a dose-response meta-analysis of randomized controlled trials. J Am Heart Assoc, 2020, 9(12): e015719.

[44] Binia A, Jaeger J, Hu Y, et al. Daily potassium intake and sodium-to-potassium ratio in the reduction of blood pressure: a meta-analysis of randomized controlled trials. J Hypertens, 2015, 33(8): 1509-1520.

[45] Gennari F J. Hypokalemia. N Engl J Med, 1998, 339(7): 451-458.

[46] Perez G, Delaney V, Bourke E. Hypo and hyper-kalema. Philadelphia: Field and Wood, 1988.

[47] Latta K. Perturbations in potassium balance. Philadelphia: WB Sunders, 1993.

[48] Aburto N J, Hanson S, Gutierrez H, et al. Effect of increased potassium intake on cardiovascular risk factors and disease: systematic review and meta-analyses. BMJ, 2013, 346: f1378.

[49] Tasevska N, Runswick S A, Bingham S A. Urinary potassium is as reliable as urinary nitrogen for use as a recovery biomarker in dietary studies of free living individuals. J Nutr, 2006, 136(5): 1334-1340.

[50] Sterns R H, Cox M, Feig P U, et al. Internal potassium balance and the control of the plasma potassium concentration. Medicine (Baltimore), 1981, 60(5): 339-354.

[51] Pitts R F. Ionic composition of body fluids. Thomas Publishers, 1959.

[52] Karimi Diba J, Alirezazadeh N, Garshasbi H. Body potassium content and 40K radiation dose to Iranian subjects. Radiat Prot Dosimetry, 2003, 104(3): 259-262.

[53] Ginos B N R, Engberink R. Estimation of sodium and potassium intake: current limitations and future perspectives. Nutrients, 2020, 12(11): 3275.

[54] Brown R S. Extrarenal potassium homeostasis. Kidney Int, 1986, 30(1): 116-127.

[55] 孙忠清，岳兵，杨振宇，等. 微波消解-电感耦合等离子体质谱法测定人乳中 24 种矿物质含量. 卫生研究，2013, 43(3): 504-509.

[56] Strohm D, Ellinger S, Leschik-Bonnet E, et al. Revised reference values for potassium intake. Ann Nutr Metab, 2017, 71(1-2): 118-124.

[57] National Academies of Science, Engineering and Medicine. Dietary reference intake for sodium and potassium. Washington, DC: The National Academies Press, 2019.

[58] EFSA NDA (Panel on Dietetic Products Nutrition and Allergies). Dietary reference values for potassium. EFSA J, 2016, 14(10): 4592.

[59] Freedman L S, Commins J M, Moler J E, et al. Pooled results from 5 validation studies of dietary self-report instruments using recovery biomarkers for potassium and sodium intake. Am J Epidemiol, 2015, 181(7): 473-487.

[60] Freedman L S, Commins J M, Moler J E, et al. Pooled results from 5 validation studies of dietary self-report instruments using recovery biomarkers for energy and protein intake. Am J Epidemiol, 2014, 180(2): 172-188.

[61] Hayslett J P, Binder H J. Mechanism of potassium adaptation. Am J Physiol, 1982, 243(2): F103-112.

[62] Brenner B M, Berliner R W. The transport of potassiu. Washington, DC: American Physiological Society, 1973.

[63] Tinker L F, Huang Y, Johnson K C, et al. Estimating 24-hour urinary excretion of sodium and potassium is more reliable from 24-hour urine than spot urine sample in a feeding study of US older postmenopausal women[J]. Curr Dev Nutr, 2021, 5(11): nzab125.

[64] Jakobsen J, Ovesen L, Fagt S, et al. Para-aminobenzoic acid used as a marker for completeness of 24 hour urine: assessment of control limits for a specific HPLC method. Eur J Clin Nutr, 1997, 51(8): 514-519.

[65] Rakova N, Juttner K, Dahlmann A, et al. Long-term space flight simulation reveals infradian rhythmicity in human Na+ balance. Cell Metab, 2013, 17(1): 125-131.

[66] He F J, Campbell N R C, Ma Y, et al. Errors in estimating usual sodium intake by the Kawasaki formula alter

its relationship with mortality: implications for public health. Int J Epidemiol, 2018, 47(6): 1784-1795.

[67] Huang L, Crino M , Wu J H, et al. Mean population salt intake estimated from 24-h urine samples and spot urine samples: a systematic review and meta-analysis. Int J Epidemiol, 2016, 45(1): 239-250.

[68] Mente A, O'Donnell M J, Dagenais G, et al. Validation and comparison of three formulae to estimate sodium and potassium excretion from a single morning fasting urine compared to 24-h measures in 11 countries. J Hypertens, 2014, 32(5): 1005-1014, 1015.

[69] Dougher C E, Rifkin D E, Anderson C A, et al. Spot urine sodium measurements do not accurately estimate dietary sodium intake in chronic kidney disease. Am J Clin Nutr, 2016, 104(2): 298-305.

[70] USDA/ARS (US. Department of Agriculture/Agricultural Research Service). USDA National Nutrient Database for Standard Reference. SR-Legacy. 2018.

[71] 孙忠清，杨振宇 . 0～6 月龄纯母乳喂养儿每日母乳摄入量评估 . 营养学报，2013, 35(2): 134-136，141.

[72] 杨振宇 . 中国居民营养与健康状况监测报告（2020—2013）之九——中国 0～5 岁儿童营养与健康状况 . 北京：人民卫生出版社，2020.

[73] 赵丽云，丁钢强，赵文华，等 . 中国居民营养与健康状况监测报告（2015—2017）. 北京：人民卫生出版社，2022.

[74] 杨月欣，葛可佑 . 中国营养科学全书 . 北京 : 人民卫生出版社，2019.

[75] Turban S, Thompson C B, Parekh R S, et al. Effects of sodium intake and diet on racial differences in urinary potassium excretion: results from the Dietary Approaches to Stop Hypertension (DASH)-Sodium trial. Am J Kidney Dis, 2013, 61(1): 88-95.

[76] Weaver C M, Martin B R, McCabe G P, et al. Individual variation in urinary sodium excretion among adolescent girls on a fixed intake. J Hypertens, 2016, 34(7): 1290-1297.

[77] EFSA Panel on Dietetic Products Nutrition and Allergies (NDA). Scientific opinion on dietary reference values for calcium. EFSA J, 2015, 13(5): 4101.

[78] Barger-Lux M J, Heaney R P, Recker R R. Time course of calcium absorption in humans: evidence for a colonic component. Calcif Tissue Int, 1989, 44(5): 308-311.

[79] Abrams S A, Hawthorne K M, Aliu O, et al. An inulin-type fructan enhances calcium absorption primarily via an effect on colonic absorption in humans. J Nutr, 2007, 137(10): 2208-2212.

[80] Ireland P, Fordtran J S. Effect of dietary calcium and age on jejunal calcium absorption in humans studied by intestinal perfusion. J Clin Invest, 1973, 52(11): 2672-2681.

[81] Heaney R P, Weaver C M, Fitzsimmons M L. Influence of calcium load on absorption fraction. J Bone Miner Res, 1990, 5(11): 1135-1138.

[82] Seamans K M, Cashman K D. Existing and potentially novel functional markers of vitamin D status: a systematic review. Am J Clin Nutr, 2009, 89(6): 1997S-2008S.

[83] Nordin B E. Calcium and osteoporosis. Nutrition, 1997, 13(7-8): 664-686.

[84] Hicks P D, Hawthorne K M, Berseth C L, et al. Total calcium absorption is similar from infant formulas with and without prebiotics and exceeds that in human milk-fed infants. BMC Pediatr, 2012, 12: 118.

[85] Abrams S A, Wen J, Stuff J E. Absorption of calcium, zinc, and iron from breast milk by five- to seven-month-old infants. Pediatr Res, 1997, 41(3): 384-390.

[86] Lynch M F, Griffin I J, Hawthorne K M, et al. Calcium balance in 1-4-y-old children. Am J Clin Nutr, 2007, 85(3): 750-754.

[87] Fomon S J, Haschke F, Ziegler E E, et al. Body composition of reference children from birth to age 10

years. Am J Clin Nutr, 1982, 35(5 Suppl): 1169-1175.

[88] Specker B L, Beck A, Kalkwarf H, et al. Randomized trial of varying mineral intake on total body bone mineral accretion during the first year of life. Pediatrics, 1997, 99(6): E12.

[89] Charles P, Eriksen E F, Hasling C, et al. Dermal, intestinal, and renal obligatory losses of calcium: relation to skeletal calcium loss. Am J Clin Nutr, 1991, 54(1 Suppl): S266-S273.

[90] Abrams S A, Copeland K C, Gunn S K, et al. Calcium absorption and kinetics are similar in 7- and 8-year-old Mexican-American and Caucasian girls despite hormonal differences. J Nutr, 1999, 129(3): 666-671.

[91] Gibson R S. Principles of Nutritional Assessment. New York: Oxford University Press, 2005.

[92] Seamans K M, Hill T R, Scully L, et al. Vitamin Dstatus and indices of bone turnover in older European adults. Int J Vitam Nutr Res, 2011, 81(5): 277-285.

[93] Olausson H, Goldberg G R, Laskey M A, et al. Calcium economy in human pregnancy and lactation. Nutr Res Rev, 2012, 25(1): 40-67.

[94] Institute of Medicine. Dietary reference intakes for calcium and vitamin D. Washington, DC: The National Academies Press, 2011.

[95] World Health Organization and Food Agriculture Organization. Vitamin and mineral requirements in human nutrition : report of a joint FAO/WHO expert consultation. 2004.

[96] Elin R J. Magnesium: the fifth but forgotten electrolyte. Am J Clin Pathol, 1994, 102(5): 616-622.

[97] Costello R, Wallace T C, Rosanoff A. Magnesium. Adv Nutr, 2016, 7(1): 199-201.

[98] Institute of Medicine. Dietary reference intakes for calcium, phosphorus, magnesium, vitamin D, and fluoride. Washington, DC: The National Academies Press (US), 1997.

[99] Newhouse I J, Finstad E W. The effects of magnesium supplementation on exercise performance. Clin J Sport Med, 2000, 10(3): 195-200.

[100] Chubanov V, Gudermann T, Schlingmann K P. Essential role for TRPM6 in epithelial magnesium transport and body magnesium homeostasis. Pflugers Arch, 2005, 451(1): 228-234.

[101] Bohl C H, Volpe S L. Magnesium and exercise. Crit Rev Food Sci Nutr, 2002, 42(6): 533-563.

[102] Jahnen-Dechent W, Ketteler M. Magnesium basics. Clin Kidney J, 2012, 5(Suppl 1): i3-i14.

[103] de Baaij J H, Hoenderop J G, Bindels R J. Magnesium in man: implications for health and disease. Physiol Rev, 2015, 95(1): 1-46.

[104] DiNicolantonio J J, O'Keefe J H, Wilson W. Subclinical magnesium deficiency: a principal driver of cardiovascular disease and a public health crisis. Open Heart, 2018, 5(1): e000668.

[105] Fox C, Ramsoomair D, Carter C. Magnesium: its proven and potential clinical significance. South Med J, 2001, 94(12): 1195-1201.

[106] Fiorentini D, Cappadone C, Farruggia G, et al. Magnesium: biochemistry, nutrition, detection, and social impact of diseases linked to its deficiency. Nutrients, 2021, 13(4): 1136.

[107] Anastassopoulou J, Theophanides T. Magnesium-DNA interactions and the possible relation of magnesium to carcinogenesis. Irradiation and free radicals. Crit Rev Oncol Hematol, 2002, 42(1): 79-91.

[108] Yang W. An overview of Y-Family DNA polymerases and a case study of human DNA polymerase η. Biochemistry, 2014, 53(17): 2793-2803.

[109] Rubin H. The membrane, magnesium, mitosis (MMM) model of cell proliferation control. Magnes Res, 2005, 18(4): 268-274.

[110] Resnick L M, Barbagallo M, Dominguez L J, et al. Relation of cellular potassium to other mineral ions in hypertension and diabetes. Hypertension, 2001, 38(3 Pt 2): 709-712.

[111] Gröber U, Schmidt J, Kisters K. Magnesium in prevention and therapy. Nutrients, 2015, 7(9): 8199-8226.

[112] Houston M. The role of magnesium in hypertension and cardiovascular disease. J Clin Hypertens (Greenwich), 2011, 13(11): 843-847.

[113] Volpe S L. Magnesium in disease prevention and overall health[J]. Adv Nutr, 2013, 4(3): 378s-383s.

[114] Barbagallo M, Veronese N, Dominguez L J. Magnesium in aging, health and diseases[J]. Nutrients, 2021, 13(2): 463.

[115] Zofkova I, Davis M, Blahos J. Trace elements have beneficial, as well as detrimental effects on bone homeostasis. Physiol Res, 2017, 66(3): 391-402.

[116] Vetter T, Lohse M J. Magnesium and the parathyroid. Curr Opin Nephrol Hypertens, 2002, 11(4): 403-410.

[117] Rodríguez-Ortiz M E, Canalejo A, Herencia C, et al. Magnesium modulates parathyroid hormone secretion and upregulates parathyroid receptor expression at moderately low calcium concentration. Nephrol Dial Transplant, 2014, 29(2): 282-289.

[118] Abdullah M Al Alawi, Amira Al Badi, Aisha Al Huraizi, et al. Magnesium: The recent research and developments. Adv Food Nutr Res, 2021 (96): 193-218.

[119] Elin R J. Assessment of magnesium status for diagnosis and therapy. Magnes Res, 2010, 23(4): S194-198.

[120] Seelig M S. Magnesium requirements in human nutrition. J Med Soc N J, 1982, 79(11): 849-850.

[121] Alfrey A C, Miller N L. Bone magnesium pools in uremia. J Clin Invest, 1973, 52(12): 3019-3027.

[122] de Baaij J H, Hoenderop J G, Bindels R J. Regulation of magnesium balance: lessons learned from human genetic disease. Clin Kidney J, 2012, 5(Suppl 1): i15-i24.

[123] Pickering G, Mazur A, Trousselard M, et al. Magnesium status and stress: the vicious circle concept revisited. Nutrients, 2020, 12(12): 3672.

[124] Touyz R M. Magnesium in clinical medicine. Front Biosci, 2004 (9): 1278-1293.

[125] Graham L A, Caesar J J, Burgen A S. Gastrointestinal absorption and excretion of Mg 28 in man. Metabolism, 1960, 9: 646-659.

[126] Rondón L J, Groenestege W M, Rayssiguier Y, et al. Relationship between low magnesium status and TRPM6 expression in the kidney and large intestine. Am J Physiol Regul Integr Comp Physiol, 2008, 294(6): R2001-2007.

[127] Gröber U. Magnesium and Drugs. Int J Mol Sci, 2019, 20(9): 2094.

[128] Coudray C, Demigné C, Rayssiguier Y. Effects of dietary fibers on magnesium absorption in animals and humans. J Nutr, 2003, 133(1): 1-4.

[129] Behar J. Effect of calcium on magnesium absorption[J]. Am J Physiol, 1975, 229(6): 1590-1595.

[130] Brink E J, Beynen A C, Dekker P R, et al. Interaction of calcium and phosphate decreases ileal magnesium solubility and apparent magnesium absorption in rats[J]. J Nutr, 1992, 122(3): 580-586.

[131] Ellison D H, Maeoka Y, McCormick J A. molecular mechanisms of renal magnesium reabsorption. J Am Soc Nephrol, 2021, 32(9): 2125-2136.

[132] Blaine J, Chonchol M, Levi M. Renal control of calcium, phosphate, and magnesium homeostasis. Clin J Am Soc Nephrol, 2015, 10(7): 1257-1272.

[133] Curry J N, Yu A S L. Magnesium Handling in the Kidney. Adv Chronic Kidney Dis, 2018, 25(3): 236-243.

[134] Alexander R T, Dimke H. Molecular mechanisms underlying paracellular calcium and magnesium reabsorption in the proximal tubule and thick ascending limb. Ann NY Acad Sci, 2022, 1518(1): 69-83.

[135] Muto S, Hata M, Taniguchi J, et al. Claudin-2-deficient mice are defective in the leaky and cation-selective paracellular permeability properties of renal proximal tubules. Proc Natl Acad Sci USA, 2010,

107(17): 8011-8016.

[136] Hou J, Goodenough D A. Claudin-16 and claudin-19 function in the thick ascending limb. Curr Opin Nephrol Hypertens, 2010, 19(5): 483-488.

[137] Agus Z S. Mechanisms and causes of hypomagnesemia. Curr Opin Nephrol Hypertens, 2016, 25(4): 301-307.

[138] Quamme G A. Control of magnesium transport in the thick ascending limb. Am J Physiol, 1989, 256 (2 Pt 2): F197-210.

[139] Schlingmann K P, Waldegger S, Konrad M, et al. TRPM6 and TRPM7—Gatekeepers of human magnesium metabolism. Biochim Biophy Acta, 2007, 1772(8): 813-821.

[140] Xi Q, Hoenderop J G, Bindels R J. Regulation of magnesium reabsorption in DCT. Pflugers Arch, 2009, 458(1): 89-98.

[141] Franken G A C, Adella A , Bindels R J M, et al. Mechanisms coupling sodium and magnesium reabsorption in the distal convoluted tubule of the kidney. Acta Physiol (Oxf), 2021, 231(2): e13528.

[142] Costello R B, Nielsen F. Interpreting magnesium status to enhance clinical care: key indicators. Curr Opin Clin Nutr Metab Care, 2017, 20(6): 504-511.

[143] Witkowski M, Hubert J, Mazur A. Methods of assessment of magnesium status in humans: a systematic review. Magnes Res, 2011, 24(4): 163-180.

[144] Feillet-Coudray C, Coudray C, Gueux E, et al. A new approach to evaluate magnesium status: determination of exchangeable Mg pool masses using Mg stable isotope. Magnes Res, 2002, 15(3-4): 191-198.

[145] Arnaud M J. Update on the assessment of magnesium status. Br J Nutr, 2008, 99(Suppl 3): S24-S36.

[146] Zhang X, Del Gobbo L C, Hruby A, et al. The circulating concentration and 24-h urine excretion of magnesium dose- and time-dependently respond to oral magnesium supplementation in a meta-analysis of randomized controlled Trials. J Nutr, 2016, 146(3): 595-602.

[147] Malon A, Brockmann C, Fijalkowska-Morawska J, et al. Ionized magnesium in erythrocytes--the best magnesium parameter to observe hypo- or hypermagnesemia. Clin Chim Acta, 2004, 349(1-2): 67-73.

[148] Huijgen H J, van Ingen H E, Sanders R, et al. Precision of the magnesium determination in mononuclear blood cells and erythrocytes. Clin Biochem, 1997, 30(3): 203-208.

[149] Sun Q, Bertrand K A, Franke A A, et al. Reproducibility of urinary biomarkers in multiple 24-h urine samples. Am J Clin Nutr, 2017, 105(1): 159-168.

[150] Workinger J L, Doyle R P, Bortz J. Challenges in the diagnosis of magnesium status. Nutrients, 2018, 10(9): 1202.

[151] MOH. The dietary reference intakes for Japanese, 2020 [M/OL]. 2020.

[152] EFSA. Dietary Reference Values for Nutrients Summary Report [M/OL]. 2017.

[153] Mikhail B, Arne J. Phosphorus. New York, USA: Springer, 2013.

[154] Robert P, Heaney M D. Present knowledge in nutrition. Tenth Edition ed. Washington, DC: Wiley-Blackwell, 2012.

[155] Soetan K, Olaiya C, Oyewole O. The importance of mineral elements for humans, domestic animals and plants: A review. Afr J Food Sci, 2010, 4(5): 200-222.

[156] Lemann J J. Calcium and phosphate metabolism: an overview in health and in calcium stone formers. Philadelphia: Lippincott-Raven Publishers, 1996.

[157] Nordin B E C. Phosphorus. J Food Nutr, 1989 (45): 62-75.

[158] Ziegler E E, Fomon S J. Lactose enhances mineral absorption in infancy. J Pediatr Gastroenterol Nutr,

1983, 2(2): 288-294.

[159] Wilkinson R. Calcium, phosphate and magnesium metabolism. Edinburgh: Churchill Livingstone, 1976.

[160] Williams M L, Rose C S, Morrow G, et al. Calcium and fat absorption in neonatal period. Am J Clin Nutr, 1970, 23(10): 1322-1330.

[161] Bergwitz C, Juppner H. Regulation of phosphate homeostasis by PTH, vitamin D, and FGF23. Annu Rev Med, 2010, 61: 91-104.

[162] 张偲，罗小平．低磷抗维生素 D 性佝偻病诊治进展．中国实用儿科杂志，2017, 32(9): 669-672, 674.

[163] Segawa H, Shiozaki Y, Kaneko I, et al. The role of sodium-dependent phosphate transporter in phosphate homeostasis. J Nutr Sci Vitaminol (Tokyo), 2015, 61 (Suppl): S119-S121.

[164] Manz F. Why is the phosphorus content of human milk exceptionally low?. Monatsschr Kinderheilkd, 1992, 140(9 Suppl 1): S35-S39.

[165] Kovacs C S. Calcium, phosphorus, and bone metabolism in the fetus and newborn. Early Hum Dev, 2015, 91(11): 623-628.

[166] Loughrill E, Wray D, Christides T, et al. Calcium to phosphorus ratio, essential elements and vitamin D content of infant foods in the UK: Possible implications for bone health. Maternal & Child Nutrition, 2017, 13(3): e12368.

[167] Linglart A, Biosse Duplan M. Hypophosphatasia. Curr Osteoporos Rep, 2016, 14(3): 95-105.

[168] Vervloet M G, Massy Z A, Brandenburg V M, et al. Bone: a new endocrine organ at the heart of chronic kidney disease and mineral and bone disorders. Lancet Diabetes Endocrinol, 2014, 2(5): 427-436.

[169] Abe M, Okada K, Soma M. Mineral metabolic abnormalities and mortality in dialysis patients. Nutrients, 2013, 5(3): 1002-1023.

[170] 程海涛，张晓暄，李银辉．肾性骨病发病机制研究及进展．中国骨质疏松杂志，2020, 26(10): 1550-1554.

[171] Mccrory W W, Forman C W, Mcnamara H, et al. Renal excretion of phosphate in newborn infants. J Clin Invest, 1952, 31(4): 357-366.

[172] Specker B L, Lichtenstein P, Mimouni F, et al. Calcium-regulating hormones and minerals from birth to 18 months of age: a cross-sectional study. Ⅱ. effects of sex, race, age, season, and diet on serum minerals, parathyroid hormone, and calcitonin. Pediatrics, 1986, 77(6): 891-896.

[173] Ellis K J, Abrams S A, Wong W W. Body composition of a young, multiethnic female population. Am J Clin Nutr, 1997, 65(3): 724-731.

[174] European Food Safety Authority (EFSA) Panel on Dietetic Products, Nutrition and Allergies (NDA). Scientific Opinion on Dietary Reference Values for phosphorus. EFSA J, 2015, 13(7): 4185.

[175] Calvo M S, Lamberg-Allardt C J. Phosphorus. Adv Nutr, 2015, 6(6): 860-862.

[176] Powers F. The role of chloride in acid-base balance. J Intraven Nurs, 1999, 22(5): 286-291.

[177] Nauseef W M. Myeloperoxidase in human neutrophil host defence. Cell Microbiol, 2014, 16(8): 1146-1155.

[178] Nilius B, Droogmans G. Amazing chloride channels: an overview. Acta Physiol Scand, 2003, 177(2): 119-147.

[179] Kondratskyi A, Kondratska K, Skryma R, et al. Ion channels in the regulation of apoptosis. Biochim Biophy Acta, 2015, 1848(10): 2532-2546.

[180] Yunos N M, Bellomo R, Story D, et al. Bench-to-bedside review: Chloride in critical illness. Crit Care, 2010, 14(4): 226.

[181] Atkinson S, Alston-Mills B, Lnnerdal B O, et al. Major minerals and ionic constituents of human and bovine milks. Handbook of Milk Composition, 1995：593-619.

[182] Keenan B S, Buzek S W, Garza C, et al. Diurnal and longitudinal variations in human milk sodium and potassium: implication for nutrition and physiology. Am J Clin Nutr, 1982, 35(3): 527-534.

[183] Dill D B, Hall F G, Van Beaumont W. Sweat chloride concentration: sweat rate, metabolic rate, skin temperature, and age. J Appl Physiol, 1966, 22(1): 99-106.

[184] Fukumoto T, Tanaka T, Fujioka H, et al. Differences in composition of sweat induced by thermal exposure and by running exercise. Clinical cardiology, 1988, 11(10): 707-709.

[185] Périard J D, Racinais S, Sawka M N. Adaptations and mechanisms of human heat acclimation: Applications for competitive athletes and sports. Scand J Med Sci Sports, 2015, 25(25): 20-38.

[186] Berend K , van Hulsteijn L H, Gans R O. Chloride: The queen of electrolytes?. Eur J Intern Med, 2012, 23(3): 203-211.

[187] Paola I, Concetta A, Mauro P, et al. ClC-1 chloride channels: state-of-the-art research and future challenges. Front Cell Neurosci, 2015, 9: 156.

[188] Kotchen T A, Welch W J, Lorenz J N, et al. Renal tubular chloride and renin release. J Lab Clin Med, 1987, 110(5): 533-540.

[189] Greger R. Physiology of renal sodium transport. Am J Med Sci, 2000, 319(1): 51-62.

[190] Tang Y B, Zhou J G, Guan Y Y. Volume-regulated chloride channels and cerebral vascular remodelling. Clin Exp Pharmacol Physiol, 2010, 37(2): 238-242.

[191] Grossman H, Duggan E, McCamman S, et al. The dietary chloride deficiency syndrome. Pediatrics, 1980, 66(3): 366-374.

[192] Luft F C, Fineberg N S, Sloan R S. Overnight urine collections to estimate sodium intake. Hypertension, 1982, 4(4): 494-498.

[193] Anna B, Natalia R, Kathrin L, et al. Ultra-long–term human salt balance studies reveal interrelations between sodium, potassium, and chloride intake and excretion. Am J Clin Nutr, 2016, 104(1): 49-57.

[194] Neville M C, Keller R, Seacat J, et al. Studies in human lactation: milk volumes in lactating women during the onset of lactation and full lactation. Am J Clin Nutr, 1988, 48(6): 1375-1386.

[195] Strohm D, Bechthold A, Ellinger S, et al. Revised reference values for the intake of sodium and chloride. Ann Nutr Metab, 2018, 72(1): 12-17.

[196] Wiseman M. The COMA Report: Dietary reference values for food energy and nutrients for the United Kingdom. Brit Food J, 1992, 94(3): 7-9.

[197] Deutsche Gesellschaft für Ernährung, Österreichische Gesellschaft für Ernährung, Schweizerische Gesellschaft für Ernährungsforschung, et al. Referenzwerte für die Nährstoffzufuhr. 2021.

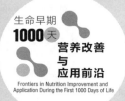

生命早期
1000 天
营养改善
与
应用前沿

Frontiers in Nutrition Improvement and
Application During the First 1000 Days of Life

婴幼儿膳食营养素参考摄入量

Dietary Reference Intakes for Infants and Young Children

第 **9** 章

微量元素

微量元素系指人体内含量小于体重 0.01% 的那些元素，其中有些是人体必需的微量元素，如本章下面重点论述铁、锌、铜、硒、碘等微量元素。

9.1 铁

铁（Fe）是人体必需微量元素之一，也是婴幼儿不可缺少的重要微量元素。铁参与血红蛋白合成，并协助红细胞携带氧气。随着铁的营养学研究进展，对铁的功能、营养状况评价指标、婴幼儿铁缺乏与过量的危害，以及机体铁平衡的调控等有了更深入的认识。

9.1.1 结构和功能

铁是一种金属元素，在元素周期表中的位置是第四周期第Ⅷ族，原子序数为26，相对原子质量为55.85。铁是地壳中含量第二高的金属元素。铁的化学性质非常活泼，易氧化，其重要的氧化态为 Fe^{2+}（亚铁）形式与 Fe^{3+}（高铁）形式。人体血红蛋白中血红素螯合的铁为二价亚铁，每一分子的血红蛋白含有 4 个 Fe^{2+}（图9-1），参与体内氧气的运输传递和氧化还原反应，具有重要的生物学功能。除此之外，铁还参与其余多项生理功能，如维持正常的造血功能；与硫形成铁硫簇（Fe-S）作为某些蛋白质的重要基团，参与包括调节酶活性、线粒体呼吸作用、核糖体生物合成以及核苷酸代谢等生化反应；催化 β-胡萝卜素转化为维生素 A；参与嘌呤与胶原的合成、抗体的产生、脂类在血液中的转运以及药物在肝脏中的解毒作用等。

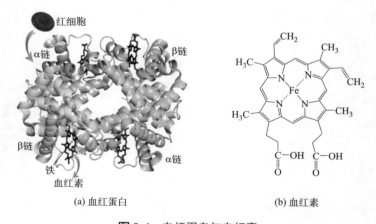

图 9-1　血红蛋白与血红素

铁作为一类重要的微量元素，其缺乏以及过量都会引起一系列危害。当婴幼儿缺铁时，铁损耗及其危害是一个从轻到重的渐进过程，一般可分为三个阶段。第一阶段是铁缺乏期（iron deficiency, ID），也称隐匿前期。此时仅有贮存铁减少，表现为血清铁蛋白含量降低、骨髓细胞外铁减少。此阶段尚不会引起明显有害的生理后果。第二阶段是红细胞生成缺铁期（iron deficient erythropoiesis, IDE），也称为无贫血缺铁期。此期贮存铁减少或消失，血清铁蛋白含量进一步降低，骨髓铁幼粒细胞减少，血清铁及转铁蛋白饱和度降低，血红蛋白合成受到影响。1～3岁幼儿铁缺乏可影响其发育，即使使用铁补充剂恢复铁的贮存量，但其已产生的发育功能损害仍会持续存在[1]。第三阶段是缺铁性贫血期（iron deficiency anemia, IDA），此阶段血红蛋白含量下降，出现明显的缺铁临床表现。这个阶段会对婴幼儿产生心理、运动以及行为的影响。使用贝利婴儿发育量表评估，缺铁性贫血婴幼儿心理和运动测试得分较低，包括大运动和精细动作协调性差[2]，易产生警惕、恐惧心理[3]。同时，贫血的婴幼儿容易疲劳，活动能力下降。用铁剂治疗后，可纠正缺铁和贫血，但并不能纠正对所有行为的影响。既往试验结果表明，对这些婴幼儿时期罹患缺铁性贫血的儿童在11～14岁时重新评估，依旧表现出运动功能、空间记忆和选择性回忆方面落后于同龄儿童[4]。这些发育缺陷可能与多巴胺能信号转导缺陷、神经元髓鞘形成不良和神经元能量代谢重编程有关[5]。

同时，另一个极端——铁过载同样会对婴幼儿大脑发育产生负面影响，甚至诱发脑损伤。但膳食铁摄入过量的例子在婴幼儿中并不常见，一般是因为基因突变或代谢异常而引起的铁吸收率过高或铁异常沉积，从而导致中毒症状。过量的铁会聚积在肝脏、胰腺、心脏和滑膜等组织中，引起多器官损害。过量的游离铁在脑室内出血病例中很常见，尤其是在早产儿中，并伴随高死亡率。游离铁还会促进羟基自由基的产生，从而导致氧化损伤[6]。

9.1.2 生理和代谢

依据铁的来源可以分为内源性铁和外源性铁。内源性铁由体内衰老的红细胞释放，被人体重新吸收再利用，占铁摄入量的2/3。外源性铁即膳食铁，来源于食物，占人体铁摄入量的1/3。膳食铁按来源不同，分为血红素铁和非血红素铁。血红素铁，主要来自畜肉和禽肉的血红蛋白和肌红蛋白，它以原卟啉结合铁的形式被肠黏膜上皮细胞直接吸收，再由血红素加氧酶裂解成卟啉和游离铁，吸收率较高，为15%～35%[7]。非血红素铁主要为三价铁，存在于乳制品和植物性食物如谷物、蔬菜以及水果中。非血红素铁在吸收前，需要被还原为二价铁，才能被肠黏膜上皮细胞所吸收，所以吸收率较低，为1.7%～7.9%。食物中的铁主要在十二指肠和空肠上部被吸收，同时受多种因素影响。例如，维生素C、柠檬酸等还原性物质，可以促使三价铁转化为二价铁，促进铁吸收；而糙米、麦麸等食物中存在的植酸盐，茶、咖啡中存在的多酚类物质，以及钙会抑制膳食铁的吸收。

吸收后的铁分为两部分去向：一部分与去铁铁蛋白（apoferritin）结合，形成铁蛋白（ferritin）暂时储存在小肠黏膜上皮细胞内；另一部分穿过肠黏膜进入血液，与血液中的转铁蛋白（transferrin）相结合，随血液循环被转运到骨髓用于新红细胞的生成以及体内其余需铁组织与贮铁组织（图9-2）。血液中的转铁蛋白只有1/3结合了铁，这一部分铁又被称为转铁蛋白结合铁，另外2/3的转铁蛋白没有和铁结合，但是具有与铁结合的能力，称为未饱和铁结合力。转铁蛋白结合铁与未饱和铁结合力被统称为总铁结合力（total iron binding capacity, TIBC）。

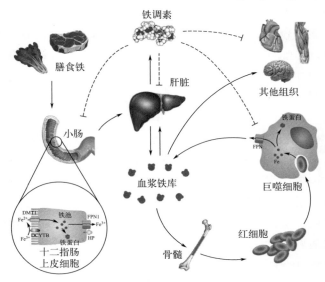

图9-2　铁在人体中的代谢与吸收[8]

DMT1—二价金属转运蛋白1；FPN1—膜铁转运蛋白1；HP—铁跨膜转运辅助蛋白；
DCYTB—细胞色素b的铁还原酶

正常人体内铁含量为30～40mg/kg（体重），婴幼儿体内的铁含量与成年人存在差异，新生儿体内铁含量为75mg/kg，儿童期体内铁含量高于成年。体内的铁分为功能性铁、储存性铁以及转运铁。功能性铁占铁含量的2/3，包括血红蛋白铁、肌红蛋白铁以及一些酶中含有的铁。储存性铁占铁含量的1/3，主要存在于肝脏、网状内皮细胞和骨髓。还有少量的铁（约0.4%）以转运铁的形式存在。

铁每天的丢失量非常少，主要由体表、呼吸道、消化道和泌尿系统黏膜细胞脱落所致，经粪便、尿液、汗液以及皮肤细胞脱落排出。

人体不同年龄阶段的铁代谢有所差异。在出生前，胎儿通过脐带从母体获得所需的铁，妊娠期最后三个月达到峰值，获铁量为4mg/d。因此，足月儿出生时已从母体中获得足够其出生后 6 个月所需的铁量。婴儿从出生至 6 个月，体内贮铁充足，生理性溶血释放较多的铁，此阶段不易发生缺铁。出生 6 个月之后，母体带来的铁逐渐耗尽，同时生长发育快，造血活跃，对铁的需求量大，而且乳类食物中含铁量低，因此出生后 6 ～ 24 个月期间，易发生缺铁性贫血。幼儿两岁之后，日常膳食丰富、营养均衡，缺铁发生率降低。

9.1.3 营养状况评价

目前常用于评价婴幼儿铁营养状态的指标包括血清铁蛋白（serum ferritin, SF）含量、转铁蛋白饱和度（transferin saturation, TS）、红细胞游离原卟啉（free erythrocyte protoporphyin, FEP）含量、转铁蛋白受体（transferin receptor,TfR）含量、血红蛋白（hemoglobin, Hb）平均红细胞体积（mean corpuscular volume, MCV）和红细胞体积分布宽度（red blood cell distribution width, RDW）、网织红细胞血红蛋白含量（reticulocyte hemoglobin content, CHr）等。铁营养评价生化指标汇总于表 9-1。

表 9-1 铁营养评价生化指标

铁营养评价指标	适用年龄区间	铁缺乏评价标准
血清铁蛋白含量	0 ～ 3 岁	< 12μg/L
转铁蛋白饱和度	婴儿；儿童	< 12%；< 20%
红细胞游离原卟啉含量	0 ～ 3 岁	> 700μg/L
转铁蛋白受体含量	6 月龄	> 6mg/L
血红蛋白含量	6 ～ 36 月龄	< 110g/L
平均红细胞体积和红细胞体积分布宽度	6 ～ 36 月龄	MCV < 80.2fL
		RDW > 0.131
网织红细胞血红蛋白含量	9 ～ 12 月龄	< 27.5pg

9.1.3.1 血清铁蛋白

在机体缺铁的早期，SF 就能敏感地反映出铁储存量的下降，其含量与诊断铁缺乏的金标准"骨髓铁染色"呈正相关。因"骨髓铁染色"需穿刺，属于有创检查，对于婴幼儿人群此方法并不适宜作为常规评价与诊断方法，所以血清铁蛋白的测定是一种临床适用性更强的评价方法。1μg/L 的铁蛋白对应的是 8 ～ 10mg 的体内储存铁 [8-9]，对于 3 岁以下健康且无其他明显问题的婴幼儿，一般以 12μg/L 作为婴幼儿铁储存耗竭的界值 [10]。

9.1.3.2 转铁蛋白饱和度

转铁蛋白饱和度是指结合了两个铁离子的转铁蛋白占所有转铁蛋白的比例，用血清铁除以总铁结合力计算而得。总铁结合力在铁缺乏时升高，慢性疾病时降低，所以转铁蛋白饱和度可以区分缺铁性贫血与其他慢性病。对于婴儿，TS 小于 12% 可判断为铁缺乏，对于儿童，2019 年《缺铁性贫血营养防治专家共识》中铁缺乏的界值为 20%[7]。

9.1.3.3 红细胞游离原卟啉

FEP 是血红素的前体分子，铁缺乏时发生堆积，因此可以反映骨髓铁不足。但血红蛋白合成缺陷、铅中毒、炎症、恶性肿瘤等均可以导致 FEP 含量升高，因此并不是铁缺乏的特异性指标。WHO 推荐 0 ～ 3 岁儿童 FEP 的界值为 > 70μg/dL。

9.1.3.4 转铁蛋白受体

血清或血浆 TfR 是一个灵敏度高、相关性强的铁缺乏鉴定指标。TfR 与组织缺铁程度呈负相关，且较少受性别、生理因素、炎症及慢性疾病的影响。然而，TfR 的测定并不广泛，婴儿和儿童的标准数值尚未确定。有研究结果提示，当 6 月龄的婴儿血清 TfR > 6mg/L 时，可判定铁缺乏 [11]。

9.1.3.5 血红蛋白

Hb 含量是临床上诊断缺铁性贫血最常用的评价指标。其优点是检测简单便捷，但单一的 Hb 检测难以检出缺铁早期，并且 Hb 指标易受机体维生素 B_{12} 或叶酸缺乏的影响，特异性和灵敏性欠缺。目前，Hb 用于诊断婴幼儿缺铁性贫血的界值尚未明确，2019 年《缺铁性贫血营养防治专家共识》中临床缺铁性贫血 Hb 诊断指标为 6 ～ 36 月龄 < 110g/L[7]。

9.1.3.6 平均红细胞体积和红细胞体积分布宽度

RDW 是反映周围红细胞大小异质性的参数，MCV 是反映整体红细胞体积大小的参数。婴幼儿缺铁性贫血的特征性改变为低 MCV 和高 RDW，即小细胞不均一性贫血。但单一的 RDW 和 MCV 不能准确反映缺铁的程度，需要参考其他指标如血清铁或血清转铁蛋白饱和度协同评价。在一项对国内 4 ～ 6 月龄母乳喂养婴儿铁营养状况的追踪研究中，将 MCV < 72fL（4 月龄）、MCV < 69fL（6 月龄）定为该阶段婴儿铁缺乏诊断的阈值[12]。2020 年的一项研究表明，以 MCV < 80.2fL、RDW > 0.131 为界值，筛查铁缺乏的灵敏度高于 Hb 筛查铁缺乏的灵敏度，所以血常规中 MCM 与 RDW 可用于基层卫生保健机构筛查铁缺乏 [13]。

9.1.3.7　网织红细胞 Hb 含量

网织红细胞中 Hb 含量是近几年研究较多的一个反映铁营养状况的指标。网织红细胞在循环血液中的寿命为 24～48h，因此能更及时地反映骨髓中铁营养状态。有研究表明当以骨髓铁染色作为检验的金标准时，CHr 比 SF、TS 和 MCV 有着更高的灵敏度[14]。CHr 检测十分简单便捷，但目前尚未确定准确的界值[15]。一项对 9～12 月龄健康婴儿的研究结果显示，以 CHr < 27.5pg 作为标准比以 Hb 含量评价铁状态更为准确[16]。

9.1.4　参考摄入量的制定

0～6 月龄、7～12 月龄和 1～3 岁幼儿的膳食铁需要量汇总于表 9-2。婴幼儿铁需要量的制定方法，通常采用母乳摄入量法、要因加算法等。

表 9-2　0～3 岁婴幼儿膳食铁需要量

年龄	EAR/（mg/d）	RNI/（mg/d）	UL/（mg/d）
0～6 月龄	—	0.3（AI）	—
7～12 月龄	7	10	—
1～3 岁	7	10	25

9.1.4.1　AI 和 RNI 的确定方法

（1）母乳摄入量法　0～6 月龄婴儿推荐使用纯母乳喂养，所以以母乳中铁的平均含量来确定每天摄入的铁量。例如，母乳中铁的平均含量为 0.45mg/L，纯母乳喂养儿的平均摄乳量为 0.75L/d，则足月儿从出生至 6 月龄的适宜摄入量（AI）为 0.45mg/L×0.75L/d=0.34mg/d，取整后为 0.3mg/d。

（2）要因加算法　对于 7～12 月龄的婴儿，膳食开始由纯母乳喂养向固体食物过渡，除了母乳外，辅食摄入量和种类逐渐增加。使用要因加算法计算 7～12 月龄婴儿铁需要量。该阶段婴幼儿铁需要由四部分组成：基本铁丢失 +Hb 中的铁累积量 + 非储存性组织铁的增加量 + 储存铁的增加。7～12 月龄基础铁丢失、血红蛋白中的铁蓄积量、非储存性组织铁的增加量、储存铁的增加分别为 0.2mg/d、0.33mg/d、0.008mg/d、0.05mg/d，所以铁需要量为 0.20+0.33+0.008+0.05=0.588mg/d。此年龄阶段儿童膳食铁吸收率为 8%，变异系数（CV）为 20%，则 EAR 为 7mg/d（0.588/0.08 后取整），RNI 为 10mg/d（7×1.4 后取整）。1～3 岁阶段，基础铁丢失、血红蛋白中的铁蓄积量、非储存性组织铁的增加量、储存铁的增加分别为 0.28mg/d、0.19mg/d、0.004mg/d、0.03mg/d，铁需要量为 0.28+0.19+0.004+0.03=0.50mg/d。1～3 岁儿童膳食铁吸收率为 8%，CV 为 20%，计算的 EAR 为 7mg/d（0.50/0.08 后向上取整），RNI 为 10mg/d（7×1.4 后取整）。

9.1.4.2　可耐受最高摄入量

有研究显示，给健康的位于低出生体重边缘的婴儿在 6 周至 6 月龄期间补充 1mg/（kg·d）或 2mg/（kg·d）的铁补剂，在 12 个月和 3.5 岁时进行体格评估，与安慰剂组相比，未出现有害反应[17]。但鉴于 0～6 个月纯母乳喂养的健康婴儿不推荐额外补充补铁剂，而且给铁充足的婴儿补充铁剂，可能会带来铁过载的风险。目前尚缺乏足够的证据制定婴儿可耐受的铁最高摄入量，因此对于 0～12 月龄婴儿暂未设定铁的可耐受最高摄入量。既往研究对 11～14 月龄婴儿进行高剂量 30mg/d 的非血红素铁补充三个月，未观察到有害胃肠反应[18]。对于 1～3 岁的儿童，该年龄段膳食来源铁约为 10mg/d，因此得到未观察到有害作用剂量（NOAEL）为 40mg/d。以 1～3 岁儿童的不确定系数（UF）为 1.6 来推算，其 UL 值为 25mg/d。

9.1.5　不同国家／国际组织建议的参考摄入量

由于不同国家、不同地区经济发展与膳食习惯的差异，婴幼儿铁需要量也存在一定差异。部分国家及国际组织对于婴幼儿人群铁营养指南汇总于表 9-3。

表 9-3　国际组织或相关机构膳食铁推荐摄入量（RNI）　　　　单位：mg/d

年龄	EFSA（2019）[19]	美国（2006）[20]	WHO/FAO（2004）①[21]	ANSES（2019）[22]	日本（2020）[23]	韩国（2020）[24]	英国（2021）[25]	新加坡（2022）[26]	澳大利亚和新西兰（2017）[27]
0～5月龄		0.27③		0.3③	0.5③	0.3③	1.7/4.3④	7⑤	0.2③
6～11月龄	11	11	6.2	8	5（M）/4.5（F）②	6	7.8	7	11
1～3岁	7	7	3.9	5	4.5⑥	6⑥	6.9	7	9

①膳食铁的生物利用度为 15% 时的 RNI。②M 表示男性，F 表示女性。③AI。④0～3 月龄（1.7），4～6 月龄（4.3）。⑤3～5 月龄。⑥1～2 岁。

（赵艾，杨策励）

9.2 锌

锌（zinc, Zn）作为人体必需的微量元素，是多种酶的重要成分，在维持蛋白质的结构完整性和调节基因表达中发挥着重要作用。缺锌会阻碍生物体的生长和发育，并导致系统功能障碍。

9.2.1 结构和功能

锌的原子序数是 30，相对原子质量为 65.39，是地壳中第 24 种最丰富的元素，主要以稳定的二价阳离子形式存在。锌有五种天然的稳定同位素，最丰富的是 ^{64}Zn（天然丰度 48.63%）。锌具有广泛的生物学作用，具体体现在锌的快速配体交换能力以及与有机分子，特别是硫醇和胺类电子供体的强结合力。锌不表现出直接的氧化还原活性，这一特点有利于它在体内的稳定运输。锌能提供一个高度局部化的电荷中心，作为攻击基团攻击结合较弱的部位。锌具有广泛的生理功能，包括催化功能、结构功能和调节功能 [28]。锌在六类酶中的每一类中都有催化或结构作用，或两者皆有。

9.2.1.1 催化功能

锌是大多数酶的重要组成部分。近 100 种特异性酶均依赖于锌的催化活性。去除酶中的锌会导致酶活性丧失，而酶与锌的重组通常会恢复活性，这种酶称为锌金属酶。锌金属酶分布在全部的六大酶系中。研究较多的锌金属酶包括核糖核酸（RNA）聚合酶、醇脱氢酶、碳酸酐酶和碱性磷酸酶。锌被定义为路易斯酸，作为电子受体有助于其在许多酶中发挥催化活性。人类或动物实验结果发现，在膳食锌摄入不足或过量时，锌金属酶活性将发生改变。

9.2.1.2 结构功能

锌的结构功能是指锌与蛋白质形成锌配位结构域，有助于蛋白质折叠以产生生物活性分子。含锌的大多数蛋白含有半胱氨酸或组氨酸残基，通过螯合作用与锌构成"锌指"结构。人类转录组有 2500 个锌指蛋白，占基因组的 8%，占锌需求的很大一部分。锌指结构存在于各种参与细胞分化和增殖、信号转导、细胞黏附或转录的蛋白中。锌还参与维持酶的结构功能，如铜锌超氧化物歧化酶中，铜在活化部位，锌维持酶结构稳定。

9.2.1.3　调节功能

　　锌具有调节基因表达的功能，如锌通过转录因子 1（MTF1）结合金属反应元件（MRE）参与多个基因的调控作用[28]。已有研究证实锌可以影响细胞凋亡和蛋白激酶 C 活性。此外，锌参与的正常突触信号转导过程也属于锌的调节作用。目前研究较为清楚的 MTF 调节基因是金属硫蛋白基因。这种金属蛋白可以转运锌，维持细胞锌浓度；也可以作为向锌指蛋白提供锌的细胞氧化还原体系的一部分。

9.2.2　生理和代谢

　　目前，锌转运蛋白基因调控主导着细胞锌代谢的各个方面。锌转运蛋白 ZnT 家族（SLC30a）促进了锌跨过细胞膜和进入囊泡的外流。而锌铁调控转运蛋白（ZIP）的作用则相反。这些基因随摄入锌的水平变化而上调或下调，有助于小肠对锌进行严格调控。这些转运蛋白家族的主要作用是调节体内所有细胞对锌的吸收、排泄和代谢。金属硫蛋白在锌的代谢中也发挥重要作用。

9.2.2.1　生理

　　锌是体内多种酶（锌金属酶）的组成部分；人类转录组 2500 个锌指蛋白广泛分布在细胞内，其活动包括结合 RNA 分子和参与蛋白质-蛋白质的相互作用。因此，它们的生物学作用包括转录和翻译的调控及信号转导。

9.2.2.2　代谢

　　（1）吸收　锌广泛分布在食物中。锌几乎不存在游离形式，所以锌生物利用率与消化率直接相关。锌进入消化道与肠腔内的外源性和内源性成分结合，包括肽、氨基酸、核酸和其他有机酸和无机阴离子，如磷酸盐。绝大多数锌是通过主动转运机制被小肠吸收，空肠是吸收率最高的部位。

　　锌的吸收呈饱和动力学特点，肠细胞对锌的吸收和转运是根据摄入生物可利用锌的含量来调节的。随着锌的耗竭，转运速度有所增加。当锌摄入量处于高水平时，可能发生细胞旁路转运。在吸收不良的情况下，锌的吸收会减少。肠道内的转移是通过门静脉系统，大部分新吸收的锌与白蛋白结合[29]。

　　锌吸收主要受植酸-锌摩尔比以及膳食蛋白质的含量和来源的影响。膳食中植酸与锌的摩尔比高，将减少锌的吸收利用[30]。在大多数发达国家，成年人膳食蛋白质摄入的主要来源是肉和肉制品，其次是谷物和谷物制品，以及牛奶及乳制品。欧洲成年人的平均蛋白质摄入量通常高于平均需要量（EAR）。因此，对于大多数食用混合膳食的欧美人，即使膳食中植酸盐含量对锌可利用性的影响远大于蛋白质含量的影响，在锌摄入量满足膳食需求的情况下，膳食中锌的吸收效率仍属于中等或偏高水平。

（2）血中转运　白蛋白是锌在门静脉和全身循环中的主要转运者，在循环系统中没有游离锌的存在。血浆中的锌每天要循环 130 次以上，80% 的循环锌存在于血液细胞成分中。

（3）组织中分布　成人体内的锌总量，男性约为 2.5g，女性约为 1.5g。锌广泛分布于人体大部分组织中，约 90% 的锌存在于肌肉和骨骼中，骨骼中的锌不易被机体代谢利用。95% 以上的锌存在于细胞中，其中 60% ～ 80% 存在于胞液中。锌在人体器官中的分布并不均匀，含量较高的有肝脏、骨骼肌、皮肤、毛发、指甲等，血液中含量很少。红细胞锌占血液锌的 75% ～ 88%。目前缺少锌在婴幼儿体内分布的相关数据。

（4）储存　锌在体内没有固定的储存库。肝脏可提供短期储存，占身体总锌的 30%，并在需要时随时释放。20% 的骨质锌在耗竭时以比肝脏锌更慢的速度释放到循环中。在骨质流失和组织分解增加时，锌会从这些锌池中临时释放出来。虽然肌肉中的锌含量最多，但并没有研究证实在锌耗尽时由肌肉锌释放到循环中。

（5）代谢　锌代谢的平衡调节主要是通过内源性锌吸收和分泌的平衡来实现。血浆锌的快速周转反映了它与体内所有组织和器官的交换。体内近 90% 的锌为慢性转换性锌，不能为代谢提供可利用的锌。其余 10% 可以为代谢提供可利用的锌被称为快速可交换锌池，这种锌主要存在于肌肉以外的软组织中，特别是在肝脏中 [31-32]。

（6）排出

① 粪便　在正常膳食锌摄入水平时，粪便是锌排泄的主要途径。当体内锌处于平衡状态时，约 90% 摄入的锌经粪便排出。分泌到胃肠道和从胃肠道排出锌的数量取决于锌摄入量和机体锌营养状态。正常成年人粪便中内源性锌量与吸收的外源性锌量呈正相关。一项系统综述结果显示，调整体重后，婴幼儿及儿童的粪便丢失锌为 0.07mg/（kg·d）[30, 33]。

② 尿液和汗液　肾脏和皮肤是内源性锌排泄的次要途径。吸收的锌与尿液中的锌之间存在微弱正相关。当膳食锌摄入量很低时，尿液锌会明显下降。对于锌营养状况正常的受试者，男性的尿锌排出为 0.5mg/d，女性为 0.3mg/d[32, 34-40]。对男性全身表面锌丢失的研究表明，男性皮肤和汗液锌的总丢失量为 0.5mg/d[40-42]。

③ 母乳　哺乳期间部分母体锌经乳汁转移给婴儿，可能会明显降低母体锌水平。乳汁锌浓度似乎与乳母的锌营养状况或膳食摄入量无关 [43]，乳母长期摄入锌并不能减缓随哺乳期乳汁锌浓度的下降速度 [44]。一项涵盖全球 63 项研究的文献综述分析发现，产后 1 月内、1 ～ 2 月、3 ～ 5 月和 6 ～ 11 月乳汁中锌浓度分别为

（4.11±1.50）mg/L（*n*=74）、（1.91±0.53）mg/L（*n*=42）、（0.98±0.35）mg/L（*n*=24）和（0.77±0.22）mg/L（*n*=24）[45]。

9.2.3　营养状况评价

目前缺乏特异的评价锌营养状况的生物标记物。Lowe 等[46] 对研究锌营养状况潜在生物标志物功效的文献进行了系统回顾和荟萃分析，涵盖了超过 32 个潜在生物标志物的数据。结果表明，除了血浆锌、发锌和尿锌外，大多数生物标志物没有足够可靠的证据可用于评估锌的营养状况。

9.2.3.1　血浆锌含量

在健康的受试者中，血浆和血清锌浓度受摄入量影响，锌摄入不足或摄入过量均会影响血浆或血清锌浓度。Lowe 等[46] 认为，血浆锌浓度在短期内对摄入量的增加有反应，但将血浆锌浓度维持在生理范围内的稳态机制可能会阻止血浆高浓度锌长期持续存在。在严重的遗传性和获得性缺锌状态下，血浆锌浓度会降低。然而，血浆锌作为一种生物标志物，其敏感性较差，对于轻度缺锌状态，也缺乏特异性。WHO、联合国儿童基金会（UNICEF）、国际原子能机构（IAEA）和国际锌营养咨询专家组（IZiNCG）都建议将血浆锌浓度作为锌状态和人群锌缺乏风险的生物标志物。

9.2.3.2　发锌含量

儿童发锌浓度低与生长迟缓有关。然而，有一些潜在的和实际的混杂因素可能造成发锌浓度的明显年龄差异。Lowe 等[46] 根据三项锌摄入量在 15～100mg/d 的随机对照试验得出结论，发锌浓度会随锌摄入量的增加而增加，但锌耗竭对发锌含量的影响尚无定论。

9.2.3.3　尿锌含量

已发现尿液中的锌浓度随锌摄入量的增加而增加；然而，对锌耗竭的反应还没有结论。

9.2.4　参考摄入量制定方法

9.2.4.1　母乳摄入量法

对于 6 月龄内婴儿，主要采用母乳摄入量法制定锌的膳食参考摄入量。由于 6 月龄内婴儿的锌生理需要量和锌吸收方面的信息较少，无法从生理需要量推断膳食锌推荐摄入量。大量研究结果证实，母乳可保证正常出生体重足月儿纯母乳喂养婴儿至 6 月龄全部锌的生理需求。对于纯母乳喂养的足月产健康婴儿，从出生到 6 个月，几乎全部营养素来自母乳，故摄入母乳中锌的含量即为婴儿所需锌的适宜摄入量（AI）。

$$AI_{锌} = 母乳锌浓度 \times 每日母乳摄入量$$

例如，我国 0～6 月龄母乳中锌含量平均值为 284.4μg/100g，6 月龄内纯母乳喂养婴儿平均母乳摄入量为 780g/d，故 6 月龄内婴儿锌的 AI 值为 2.22mg/d，经取整修约后为 2.0mg/d[47]。IOM（2001）也是根据母乳摄入量将 AI 值定为 2.0mg/d[20]。

9.2.4.2 要因加算法

对于 6 月龄至 3 岁儿童，主要采用要因加算法估计锌生理需要量，进而制定锌的膳食参考摄入量。要因加算法包括维持各种生理活动和生长所需要的锌，并考虑到从身体中丢失的锌。该方法可测量锌的丢失量，包括通过粪便、尿液和皮肤的丢失。当该特定人群中缺乏某些数据时，则可从其他年龄组的数据中推断或假设。即使基于生理学的要因加算法有些数据来自于成人，或者是较小婴儿，目前该方法仍被认为是较为科学合理的。

（1）生理需要量　锌生理需要量是维持机体生理功能所必需的量，包括以补充经肠道和非肠道途径丢失的内源性锌和生长所需的锌。

① 非肠道内源性锌丢失　非肠道内源性锌丢失包括从尿液和体表丢失的锌。由于缺乏较大婴儿和小年龄儿童尿液和体表锌丢失的数据，因此 6 月龄至 3 岁儿童尿液和体表锌丢失均根据成人或较大儿童的数据推算得来。

婴儿 6 月龄后，尿液排泄率与体重呈正相关。因此，6 月龄至 3 岁儿童尿锌丢失的数据可根据成人值采用等比例外推得出，即与体重成线性关系[48]。

$$尿液锌丢失（儿童）= 尿液锌丢失（成人）\times \frac{体重（儿童）}{体重（成人）}$$

同样采用外推法，根据成人值估计 6 月龄至 3 岁儿童锌体表丢失，即以体重的 0.67 次幂代表体表面积。

$$体表锌丢失（儿童）= 体表锌丢失（成人）\times \left[\frac{体重（儿童）}{体重（成人）}\right]^{0.67}$$

体重可基于 WHO 多中心生长参考研究组（2006 年）的参考体重，也可基于中国居民体重代表值。IOM 根据 17 篇已发表的研究估计成人尿液锌丢失约为 0.63mg/d，根据另一项研究估计成人皮肤锌丢失约为 0.42mg/d。

② 内源性粪便锌丢失（EFZ）

a. 6 月龄内婴儿　在 2～4 月龄婴儿中，纯母乳喂养的婴儿内源性粪便锌丢失约 0.05mg/（kg·d）[49]。对于除婴儿配方奶或母乳外还添加辅食的婴儿，WHO/FAO 假设其内源性粪便损失为 40μg/（kg·d）[30, 50]。因此，每千克体重每天锌丢失量乘以婴儿体重，可得到每日 EFZ。

b. 6 月龄至 3 岁儿童　6 月龄至 3 岁儿童内源性粪便锌丢失是通过 EFZ 与体重的线性回归分析来估计的。根据成人估计值以及来自中国 [51] 和美国的两项研究中的数据，得出 EFZ 与体重（kg）的线性回归分析模型，见以下公式。

$$EFZ\ [mg/d] = 0.0318 \times 体重（儿童）+ 0.362$$

体重基于 WHO 多中心生长参考研究组（2006 年）的参考体重。

③ 生长发育锌　生长发育锌指婴幼儿和儿童在生长发育过程中用于合成组织所需要的锌。

$$每日生长发育锌 = 日增重 \times 每克体重锌$$

在缺乏关于婴儿和儿童出生后不同年龄段的身体组成精确数据的情况下，EFSA 假设合成每克组织需要 20μg 锌。同时，根据欧洲成长研究中婴儿体重增长数据，假定 6～11 月龄的婴儿日增重为 11.5g，其中男孩和女孩的中位数体重增长在 6～9 月龄为 13g/d，9～12 月龄为 10 g/d。对于 1～3 岁儿童来说，日增重的计算方法是用年龄组高限的体重减去年龄组低限的体重，然后除以该年龄区间的天数，假设一年等于 365 天。

（2）膳食锌推荐摄入量

① 锌吸收率（FAZ）　影响锌吸收的因素主要包括膳食锌摄入量和膳食构成，其中植酸是膳食中抑制锌吸收的主要物质。膳食中植酸含量越高，锌吸收率越低。国际锌营养咨询专家组（IZiNCG 2004）利用 15 个成年人研究数据，采用回归分析得出锌吸收率的回归方程：

$$Logit\ FAZ = 1.1365 - 0.6129 \times \ln m_{Zn} - 0.3164 \times \ln（植酸 / 锌摩尔比）$$

$$FAZ = \frac{\exp(Logit\ FAZ)}{1 + \exp(Logit\ FAZ)}$$

式中　FAZ——锌吸收率。

计算所得，成年男性和女性对混合型或精加工膳食的锌吸收率分别为 26% 和 34%。由于缺乏 6 月龄至 3 岁婴幼儿和儿童锌吸收的数据，故根据成年人数据进行外推。为安全起见，可分别按成年男性 30% 和 26% 吸收率作为 6～11 月龄婴儿和 1～3 岁儿童的锌吸收率。

② 参考摄入量

a. 平均需要量（EAR） 锌平均需要量（EAR）是 6 月龄至 3 岁儿童对锌需要量的平均值。

$$EAR=\frac{生理需要量}{FAZ}$$

式中　FAZ——锌吸收率；

　　　EAR——锌平均需要量。

　　　　　生理需要量 = 非肠道内源性锌丢失 + EFZ + 生长发育锌

b. 推荐摄入量（RNI） 锌推荐摄入量（RNI）是满足 6 月龄至 3 岁婴幼儿中绝大多数儿童需要量的锌水平。

$$RNI=EAR+2SD$$

式中　RNI——锌推荐摄入量；

　　　EAR——锌平均需要量；

　　　SD——标准差。

由于缺少膳食锌需要量的数据，无法计算标准差，故采用变异系数（CV=10%）来计算标准差。

$$RNI=EAR+2（EAR×CV）=1.2×EAR$$

式中　RNI——锌推荐摄入量；

　　　EAR——锌平均需要量。

FNB/IOM 根据成年人数据推算非肠道内源性锌丢失量约为 0.014mg/（kg·d），6～11 月龄婴儿肠道内源性锌丢失的估计值为 0.050mg/（kg·d），以组织增长时锌的需要量为 0.02mg/g 为基础确定生长期锌需要量。WHO、FNB、IOM 和 IZiNCG 提出 6～11 月龄婴儿锌的生理需要量为 0.84mg/d，由于缺少我国 6～11 月龄婴儿锌吸收率的资料，故采用美国 5～7 月龄婴儿母乳锌吸收率为 30%，计算所得我国 6～11 月龄婴儿锌的 EAR 为 2.8mg/d，按锌的膳食变异系数为 10%，RNI 为 3.36mg/d，按 0.5 取舍后为 3.5mg/d。

采用 WHO 提出的 1～3 岁婴儿锌的生理需要量为 0.83mg/d，由于缺少我国 1～3 岁儿童锌吸收率的资料，故采用成年男性锌吸收率为 26%，计算所得我国 1～3 岁儿童锌的 EAR 为 3.19mg/d，按锌的膳食变异系数为 10%，RNI 为 3.83mg/d，取整 4.0mg/d。

9.2.5　不同国家 / 国际组织建议的参考摄入量

不同国家 / 国际组织制定了 6 月龄至 3 岁儿童膳食锌的每日参考摄入量，如表 9-4 所示。

表9-4 不同国家/国际组织制定的6月龄至3岁儿童膳食锌的每日参考摄入量

国家/国际组织	较大婴儿				幼儿			
	月龄/月	AI/mg	EAR/mg	RNI/mg	年龄/岁	AI/mg	EAR/mg	RNI/mg
澳大利亚、新西兰 NHMRC/MOH（2006）	7～12		2.5	3	1～3		2.5	3
美国、加拿大 IOM（2001）	7～12		2.5	3	1～3		2.5	3
欧洲 EFSA（2015）	7～11		2.4	2.9	1～3		3.6	4.3
WHO/FAO（2004）生物利用率范围（15%～50%）	7～12			2.5（50%） 4.1（30%） 8.4（15%）	1～3			2.4（50%） 4.1（30%） 8.3（15%）
日本 NJN（2015）	6～11	3			1～2		3	3
北欧国家 NCM（2014）	6～11			5	大于1岁，小于2岁 2～3			5 6
IZiNCG	6～11		3～4	4～5	1～3		2	3

注：NHMRC/MOH，澳大利亚国家卫生和医学研究委员会/新西兰卫生部；IOM，医学研究所；WHO/FAO，世界卫生组织/联合国粮食及农业组织；NJN，日本国立健康营养研究所；NCM，北欧部长理事会；IZiNCG，国际锌营养咨询专家组。

引自 WHO《Review of derivation methods for dietary intake reference values for older infants and young children》。

9.2.6 展望

目前，不同国家/国际组织制定的较小月龄婴儿膳食锌适宜摄入量均采用母乳摄入量法，制定较大月龄婴儿和小龄儿童的膳食锌平均摄入量和推荐摄入量均采用要因加算法。然而，有关较大婴儿（6～11月龄）和较小儿童（1～3岁）生理需要量的相关研究较少，例如缺乏非肠道内源性锌丢失和锌吸收率的数据，肠道内源性锌丢失数据也稍显不足。儿童膳食调查的数量和质量均需要提高。该年龄段的膳食锌推荐摄入量估算中包含多项成人数据外推的结果。我国《中国居民膳食营养素参考摄入量（2023版）》中0～3岁儿童的参考摄入量所采用的数据大部分参考国外研究结果，缺乏我国本土人群的研究数据。

因此，今后的研究应加强较大婴儿和较小儿童膳食锌代谢的相关研究，增加我国本土人群的研究数据，为制定膳食锌参考摄入量提供科学依据。

（王淑霞）

9.3 铜

铜（copper, Cu）是人体中含量第三丰富的必需微量元素[52]，作为含铜酶的辅助因子参与体内多种生理过程，对人体机能和健康发挥重要作用。

9.3.1 结构和功能

铜是一种过渡金属元素，原子序数为29，相对原子质量为63.55。金属铜呈现紫红色光泽，具有高导热性和导电性、低腐蚀性，延展性好。自然界中的铜存在于各种矿石中，以单质金属状态及黄铜、青铜和其他合金的形态用于电气、电子元件以及建筑、医学等领域[53]。生物体系中的铜主要以二价铜离子（Cu^{2+}）和亚铜离子（Cu^{1+}）两种价态存在，且以前者为主，两者可以互相转化。一方面，Cu^{1+}在有氧或其他电子接受体存在的情况下很容易被氧化成Cu^{2+}；另一方面，Cu^{2+}可以从强还原性物质如抗坏血酸盐或还原型谷胱甘肽接受电子而还原为Cu^{1+}。这一可逆的氧化还原过程是参与机体生化反应的功能基础。

铜还作为含铜酶的必需辅助因子而发挥作用，表9-5列举了一些常见的含铜酶及其功能[54]。与其他金属依赖酶（如铁和锌）相比，虽然含铜酶的数量有限，但是这些酶参与了重要的生理过程[55]，对健康至关重要。

表 9-5　部分含铜酶及其功能

铜蛋白	功能	缺乏造成的疾病后果
细胞色素 c 氧化酶	电子转移蛋白，催化细胞呼吸的最终步骤	肥厚型心肌病、乳酸酸中毒、Leigh 综合征
酪氨酸酶	单加氧酶，催化酚类的氧化，黑色素合成所需	白化病、黑色素瘤
多巴胺-β-羟化酶	氧化还原酶，催化多巴胺转化为去甲肾上腺素	家族性自主神经异常
单胺氧化酶	氧化还原酶，催化胺类（如组胺）氧化成醛和氨	认知异常、行为障碍
赖氨酰氧化酶	氧化酶，将赖氨酸转化为氨基己二酸半醛，是胶原蛋白和弹性蛋白交联所必需	心肌纤维化、结直肠癌
铜 / 锌超氧化物歧化酶	氧化还原酶，催化超氧化物歧化为分子氧和过氧化氢	肌萎缩侧索硬化症、肝细胞癌
亚铁氧化酶	多铜铁氧化物酶，催化 Fe^{2+} 氧化成 Fe^{3+}，转运从肠细胞释放的铁	小细胞性贫血、视网膜损伤
铜蓝蛋白	多铜铁氧化物酶，血清主要铜载体	神经系统异常、痴呆

9.3.1.1　细胞色素 c 氧化酶

铜可通过细胞色素 c 氧化酶（cytochrome c oxidase, CCO）参与体内细胞呼吸、能量代谢等过程。CCO 又称第四复合体，位于真核细胞线粒体的内膜上，含有 13 个蛋白亚单位、2 个血红素基团、锌、镁以及 3 个铜离子，是电子传递链（electron transfer chain, ETO）中的末端酶[56-57]。CCO 可促进神经髓鞘的形成，并通过调节 ATP 生成和氧化应激水平来影响神经细胞功能、信号转导和存活，是许多人类神经退行性疾病的病因学、进展和流行的关键因素[58]。因此，应维持膳食铜的充足以保证 CCO 的活性。

9.3.1.2　酪氨酸酶

酪氨酸酶（tyrosinase, TYR）又称多酚氧化酶、儿茶酚氧化酶、陈干酪酵素等，是一种结构复杂的 3 型（双核）铜蛋白家族的含铜氧化酶，可在有氧条件下催化一元酚的羟基化和二元酚的氧化[59]。它广泛存在于哺乳动物皮肤、毛发、视网膜等黑色素细胞中，催化酪氨酸氧化形成黑色素，以抵御紫外线和电离辐射、氧化应激和各种环境伤害[60-61]。TYR 的性质主要由铜在 Cu_A 和 Cu_B 两个结合位点的四种氧化态决定，在喂饲低铜饲料的家畜和实验室动物中观察到了毛发褪色等现象，因此通过酪氨酸酶可以证实铜在色素沉着中发挥的重要作用[62]。

9.3.1.3　多巴胺-*β*-羟化酶

多巴胺-*β*-羟化酶（dopamine-*β*-monooxygenase, DBM）是一种多结构的含铜羟化酶，由 *N*-末端、催化中心 Cu_H 和 Cu_M 以及 *C*-末端（二聚化结构域）四个结构域组成[63]。DBM 主要表达于肾上腺髓质、交感神经元以及脑中的去甲肾上腺素能和肾上腺素能神经元，以抗坏血酸作为辅助底物，催化多巴胺转化为神经递质去甲肾上腺素[64]。铜缺乏可改变 DBM 活性，导致动物及人类去甲肾上腺素水平下降[65]。

9.3.1.4　铜依赖的胺氧化酶

人类铜依赖的胺氧化酶类是从血浆和组织中发现的以二聚体形式存在的一组酶，它们可以使单胺类和二胺类脱氨基，释放出乙醛、氨和过氧化氢。这些酶可分为两个非同源性家族：依赖于 2,4,5-三羟基苯丙氨酸醌（TPQ）的铜胺氧化酶（copper-containing amine oxidase, CAOs）和依赖于赖氨酸酪氨酰苯醌（LTQ）的赖氨酰氧化酶 (lysyl oxidase, LOX)[66]。CAOs 可在某些胺类的代谢中发挥作用，或者通过过氧化氢的产生参与细胞内的信号传递过程[67]，例如血管黏附蛋白-1（VAP-1）就是一种参与免疫细胞转运的铜胺氧化酶[68]，这种酶也被称为含铜胺氧化酶-3（amine oxidase copper containing 3, AOC3），该种蛋白缺乏时，可使白细胞和淋巴细胞自引导性下降并减轻炎症反应。LOX 广泛存在于真核细胞、细菌以及哺乳动物中，而 LTQ 是细胞外基质中特殊的赖氨酸残基氧化脱氨基所需要的[69]，该反应可启动链内和链间交联，通过拮抗蛋白降解达到稳定弹性蛋白和胶原蛋白的效果。铜缺乏抑制酶活性，是导致骨骼、血管和外皮系统异常的重要原因。

9.3.1.5　具有抗氧化功能的含铜酶

哺乳动物中有三种以上含铜酶具有抗氧化作用，包括广泛存在的铜/锌超氧化物歧化酶（Cu/Zn-superoxide dismutase, Cu/Zn-SOD, SOD1）、细胞外的铜蓝蛋白（ceruloplasmin, CP）和主要在细胞内的铜硫蛋白等。SOD 可催化 2 个超氧化阴离子还原为分子氧和过氧化物，过氧化物又通过过氧化氢酶或谷胱甘肽过氧化氢酶作用进一步转变为水，在此反应过程中起关键作用的是 SOD 中的金属结合部位[70]。Cu、Zn 等金属结合部位的破坏，会导致 SOD1 整体结构的不稳定性增加，功能也将发生根本变化。而 SOD1 清除超氧化物活性的降低或完全失活将会导致体内活性氧产物大量聚积，机体受到氧化损伤，引起相关疾病[71]。

CP 是一种含有 6 个紧密结合铜离子的血清铁氧化酶，含有血浆中 40% ～ 70% 以上的铜[72]。在生理状态下，CP 可以催化 Fe^{2+} 氧化为 Fe^{3+}，帮助铁与转铁蛋白相结合。因为只有 Fe^{3+} 可与转铁蛋白结合，而 CP 在 Fe^{3+} 形成过程中是必不可少的，因而 CP 对机体铁转运和铁平衡起着重要作用[73-74]。此外，CP 也是一种重要的抗氧化酶，它能抑制亚铁离子介导的活性氧，同时可通过抗氧化作用进一步降低体内金属毒性，避免组织损伤和功能障碍[75]。

目前已经确定了哺乳动物体内铜结合蛋白的数目，但铜在其他方面的作用，如凝集因子Ⅴ、凝集因子Ⅷ、S-腺苷-同型半胱氨酸水解酶、朊蛋白等，仍有待研究。

9.3.2 生理和代谢

9.3.2.1 吸收转运储存与排泄

铜在人体内的代谢开始于小肠对铜的吸收，铜可能通过特异亚铜离子载体、铜转运蛋白（copper transporter, Ctr）或者位于刷状缘表面的非特异二价金属离子载体为辅助，以易化过程进入小肠上皮细胞[76-77]。膳食中的铜在经过肠道时，被肠上皮细胞的还原系统还原，与转运蛋白结合进入肠黏膜细胞。在胞浆中，铜在铜转运 ATP 酶（ATPase copper transporting alpha, ATP7A）的参与下穿过肠细胞基底侧膜进入门静脉循环，然后与血浆蛋白、白蛋白、铜转运蛋白结合转运至肝脏[78]。肝脏是铜的主要捕获、分配和排泄部位，转运而来的铜被进一步分配储存在肝细胞中或被分泌到血浆与转运蛋白结合，多余的铜被转到胆汁中通过胆管排出。

体内铜平衡受铜吸收的调节，铜吸收又受机体对铜需要的调节。健康人群的稳定性同位素研究显示，人体铜的吸收和储留易受膳食铜摄入量大幅波动的影响[79]。在每日摄入铜 0.4mg 时其吸收率为 70%；当每日摄入量增加到 7.5mg 时，吸收率则下降为 12%。吸收效率的调节可保证机体在较短时间内恢复正常的平衡状态，使血浆和血细胞中铜含量以及含铜酶的活性维持在正常水平。此外，体内的铜还受膳食中其他因素影响，如果胶、菊粉和低聚果糖等益生元可促进铜的吸收，而铁、锌、钙、钼、磷和维生素 C 会降低铜的吸收[80]。年龄和性别对铜的吸收未见明显影响。

成人体内的铜含量为 50～120mg，且不同组织中的浓度不同，以肝、肾、心、头发和脑中的含量最高，脾、肺、肌肉、骨骼次之，脑垂体、甲状腺和胸腺中的含量最低[81-82]。一般认为铜不是储存元素，它通常很容易从体内排出，然而多数或所有细胞都能以含铜蛋白的形式将铜储存起来，且主要储存在肝脏。铜由肝脏至胆汁的转运是内源性铜的主要排泄途径。这一途径在胚胎和新生儿的肝脏中并不成熟，因而在这些发育早期阶段会出现肝脏铜储存。在新生儿期之后，胆汁淤积也可造成肝脏铜的蓄积。胆汁来源的铜和未吸收的过量铜主要经粪便排出体外，而尿液、汗液等途径在铜排泄过程中起的作用较小[83]。

9.3.2.2 细胞内稳态

细胞的基本特点是根据周围环境的不同获得足量但不过量的铜。近年来，研究者们通过采用原核和酵母模型发现了负责铜转运和利用的一系列铜结合蛋白来阐释这一复杂过程。

目前所形成的观点认为，管腔内 Cu^{2+} 首先被还原成 Cu^{1+}，之后再被转运至胞浆。而人类和哺乳动物细胞的铜摄取主要是通过铜转运蛋白（copper transporter，Ctr）介导实现[84]。人类体内有两个 *Ctr* 基因：*Ctr1* 和 *Ctr2*，*Ctr1* 作为低聚体在细胞质膜被编码，主要用于 Cu^{1+} 的采集；*Ctr2* 大部分位于细胞内液泡和核内体/溶酶体的囊泡膜上，把胞液中的铜离子释放到胞质中，用于铜的储存。机体内 *Ctr1* 包含 3 个关键性结构域，其 *N*-末端位于细胞外，C-末端位于细胞质内，形成了一个"孔"样跨膜结构，通过多种机制调控细胞内铜稳态：① *Ctr1* 结构中可能存在一个铜感应区域来调节铜转运功能，*Ctr1* 跨膜结构中存在一个类似闸门作用的特殊结构，此结构可能就是维持自身铜平衡的监管机制[85-86]。② *Ctr1* 可通过铜-SP1-*Ctr1* 感应回路参与铜稳态调控，在高铜状态下，特异蛋白 1（sperificity protein 1，SP1）自身表达增高，将信息传递给 *Ctr1* 并抑制其表达水平；反之，则可增强 *Ctr1* 表达[87]。③ *Ctr1* 位置迁移可能会参与铜转运的调控，有研究采用细胞表面生物素和同位素铜检测 *Ctr1* 的细胞分布时发现，体内铜含量较高时 *Ctr1* 在细胞内分布较多，而铜含量较低时 *Ctr1* 在细胞膜上分布增多[88]。这种不同浓度铜负荷情况下出现从细胞膜和细胞内可逆性迁移的现象，可能就是 *Ctr1* 对铜环境的一种反馈方式。此外，*Ctr1* 在质膜上的铜摄取还受到其他物质的影响，例如有研究显示，*Ctr1* 可同时转运铜和银，当哺乳动物体内银过量时，银离子就会抑制 *Ctr1* 对铜的摄取[89]。赵亚楠等[90] 在研究 *Ctr1* 在胰腺癌细胞、原位异种移植胰腺肿瘤模型和临床样本中的表达时发现，铜螯合剂四硫代钼酸铵（TM）可调节胰腺癌细胞中 *Ctr1* 的表达并抑制胰腺癌在体内扩散。

进入胞浆内的铜与金属硫蛋白（metallothionein，MT）或铜伴侣蛋白螯合，前者起着调节铜储存的作用，后者可将铜转运送至铜转运 ATP 酶中。MT 是一种富含半胱氨酸的小蛋白质家族，在金属稳态和防止重金属毒性、DNA 损伤和氧化应激中起着重要作用[91]。此类蛋白主要由位于染色体 16q13 上的基因编码，可形成四种主要的亚型（MT1、MT2、MT3 和 MT4）。它们对重金属具有很高的亲和力，可与铜、锌等金属结合，参与调节细胞生长和增殖，保护机体免受氧化应激的影响[92]。

铜伴侣蛋白（copper chaperone protein，CCP）是调节铜稳态的重要物质，能将所载运的铜精确运送至特定的靶蛋白，参与目标蛋白装配，同时保护机体免受游离铜离子的高细胞毒性。抗氧化剂 1 铜伴侣蛋白（antioxidant 1 copper chaperone，

Atox1）被认为是最重要的铜伴侣蛋白，可在细胞内发挥铜转移、储存及解毒等多重作用[93]。此外，Atox1 还调控细胞内铜的分布，Atox1 缺陷的小鼠细胞内铜分布更分散，而正常小鼠细胞内铜分布聚集在细胞核周围[94]。超氧化物歧化酶 1 的铜伴侣蛋白 (copper chaperone for superoxide dismutase 1, CCS) 介导 Cu^{2+} 特异性传递给 SOD1，为维持细胞增殖和生存所必需，抑制 CCS 可减缓肿瘤细胞增殖。小鼠及人类 CCS 突变可对正常铜稳态造成损害，导致其体内 SOD1 的活性降低，甚至可能会造成幼体的早期死亡[95-96]。环氧化酶 17（cyclooxygenase-17, COX17）是一种富含半胱氨酸残基的小分子可溶性蛋白，在酵母和人类中都是高度保守的[97]。COX17 的功能仅限于线粒体膜间空间，它可以与细胞色素c氧化合成酶2（synthesis of cytochrome c oxidase 2,SCO2）的跨膜结构域相融合，将铜传递到 CCO 上。一项用牛肝脏进行的研究表明，COX17 的表达水平与体内铜水平呈负相关，且这个反馈可参与调节铜在细胞中的动态平衡，同时对线粒体的铜平衡调节起关键性作用[98-99]。

铜离子稳态平衡的主要调节步骤是铜离子的转移和排泄，目前最重要的以及研究较多的铜转移、排泄途径就是铜转运 ATP 酶。ATP7A 和 ATP7B 都属于 P 型 ATP 酶家族，具有结合和水解 ATP 的能力，在维持细胞内铜浓度中起关键作用[100]。它们有八个跨膜结构域和六个具有金属结合位点（MBD）的 N-末端，可形成通过细胞膜的路径来进行铜转移[101]。ATP7A 主要在除肝脏外的大多数组织和器官中表达。在肠细胞的基底外侧膜，铜被 ATP7A 泵入门静脉循环，以输送到肝脏、胎盘和血脑屏障（BBB）等其他组织中，为胎儿和大脑的发育提供足够的铜。ATP7B 主要在人体肝脏中表达，可将高尔基体分泌囊泡中的铜转运到胆汁中，以防止体内铜蓄积。ATP7A、ATP7B 的失活可分别导致机体出现门克斯病和 Wilsons 病[102]。门克斯病又称 Menles 卷发症，是一种先天性铜代谢紊乱疾病，以中枢神经损伤为主，以头发卷曲色浅为特征。ATP7A 的缺失可导致一些组织和器官中的铜无法正常排出细胞而产生聚集，从而引起机体含铜酶活性的降低，最终造成门克斯病等一系列疾病[103]。相反，Wilson 病是一种铜代谢常染色体隐性遗传疾病，其特征为铜在肝和脑中的大量堆积。肝细胞 ATP7B 的突变损伤了细胞分泌胆汁铜以及向血浆分泌全型 CP（holo-CP）的能力。如不予治疗，蓄积的铜将最终导致肝细胞死亡并释放铜进入血浆，然后铜通过血液循环进入其他组织，导致其他组织发生铜蓄积。

9.3.3　营养状况评价

铜缺乏或过量都会对机体造成健康风险，目前常用来反映体内铜营养状况的方法是检查器官和组织中铜的水平和含铜酶的活性。理论上讲，最可靠的反映体内铜负荷量的指标是肝铜含量，但该指标不易测量，一般仅用于铜负荷导致肝损伤时的评价[104]。

9.3.3.1　血清铜／血浆铜

血清铜（或血浆铜）和血浆铜蓝蛋白浓度是用于评估铜营养状况的最常用实验室指标，由于血清中大部分铜都是和血浆铜蓝蛋白结合在一起的，因此许多研究中血浆铜浓度的改变都与血浆铜蓝蛋白的变化相联系，但这两个指标对短期缺乏、过量或临界铜水平并不敏感[105]。正常情况下，血清铜浓度受强大的体内平衡机制调控，健康人体在 2 周至 13 个月内即便缺乏铜的摄取，血清铜浓度的变化范围也较小（±6.7% ～ ±8.6%）。健康人群的研究结果显示，血清铜浓度与膳食铜摄入量相关[106]。这两个指标除受年龄、膳食、性别、吸烟、BMI 等状态影响外，还受激素水平和疾病状态的影响。如绝经后骨质疏松症和骨质减少妇女的平均膳食铜摄入量明显低于推荐膳食摄入量，且血清铜水平也显著低于正常范围[107]。阿尔茨海默病患者 24h 的尿铜排出量增加[108]。雌激素治疗导致服用口服避孕药的妇女血浆铜含量升高[109]。由于血清铜浓度和血浆铜蓝蛋白浓度受多种因素影响，因此用这两个指标评价铜营养状况时，必须要考虑这些影响因素。

9.3.3.2　红细胞中超氧化物歧化酶

红细胞中超氧化物歧化酶（superoxide dismutase 1, SOD1, Cu/Zn-SOD）可将有毒的超氧化物转化为过氧化氢，降低活性氧（reactive oxygen species, ROS）对身体的有害影响，也是评估铜营养状况的常用指标之一。由于人体内红细胞不断更新（每天更新率≈ 1%），且红细胞中 SOD1 的活性较低，因此在接受低铜试验膳食的受试者中，SOD1 的活性可能不会发生迅速改变。我国一项荟萃分析发现，红细胞中 SOD1 可作为胃癌患者的诊断和监测指标[110]。但现在对 SOD1 活性的检测缺少标准的测定方法，通常采用间接测量法，受内源性自由基产物的影响。

9.3.3.3　其他指标

与 SOD1 密切相关的铜伴侣蛋白（copper chaperone for superoxide dismutase, CCS）也可反映体内铜的状况[111-113]，铜缺乏大鼠红细胞中 CCS 表达水平呈现依赖性增加[114]。

细胞色素 c 氧化酶（cytochrome c oxidase, CCO）活性降低是铜缺乏早期和持续的表现。基于 ATP7A 基因突变形成的门克斯病可导致婴儿和儿童铜严重缺乏，进而造成多巴胺-β-羟化酶和 CCO 活性明显低于健康儿童[115]。动物实验中，膳食铜摄入量增加可以显著改善缺铜动物体内 CCO 的活性水平[104]。

肽基甘氨酸 α-酰胺化单加氧酶（peptidylglycine α-amidating monooxygenase, PAM）是一种高度保守的铜依赖性酶，是铜稳态的调节剂，可参与人体内酰胺化神经肽的合成[116]。通过动物实验和对几例患有门克斯病或获得性铜缺乏的受试者血浆进行初步检测后发现，PAM 可作为反映铜营养状况的标志物[117-118]。

9.3.4　参考摄入量制定方法

9.3.4.1　母乳摄入量法

一般来说，0～5 月龄婴儿铜的需要量是以 0～5 月龄婴儿从母乳中获得的铜含量为基础，再根据平均每日摄入的母乳总量，计算出每日平均摄入量，取整数后推荐为铜的适宜摄入量。对于 6 月龄以上的婴儿，在考虑到母乳提供的铜之外，还要考虑食物（辅食）来源的铜。

9.3.4.2　膳食摄入量或代谢体重推算法

依据母乳和辅食或食物来源的铜摄入量计算出较大婴儿和幼儿的每日铜摄入量和适宜摄入量。在缺乏儿童食物铜摄入量数据时，以成人平均铜摄入量为基础，采用代谢体重比推算儿童铜的适宜摄入量。

9.3.5　不同国家 / 国际组织建议的参考摄入量

中国营养学会、日本膳食摄入量委员会、欧盟食物安全局、美国医学研究会等均为本国或本地区婴幼儿建立了铜的平均需要量（EAR）、适宜摄入量（AI）或推荐摄入量（RNI 或 RDA）。中国与日本 0～5 月龄、6～11 月龄婴儿的铜适宜摄入量均为 0.3mg/d；中国 1～3 岁儿童平均需要量为 0.25mg/d、推荐摄入量为 0.3mg/d；日本 1～2 岁男童和女童的铜平均需要量分别为 0.3mg/d 和 0.2mg/d，男童和女童的推荐摄入量均为 0.3mg/d[23, 47]。欧盟建议的 7～11 月龄和 1～2 岁儿童铜的适宜摄入量分别为 0.4mg/d 和 0.7mg/d[119]。美国 0～6 月龄和 7～12 月龄婴儿铜的适宜摄入量分别为 0.2mg/d 和 0.22mg/d，1～3 岁幼儿铜的平均需要量为 0.26mg/d，推荐摄入量为 0.34mg/d[20]。计算依据与平均需要量、适宜或推荐摄入量如表 9-6 所示。

表 9-6　不同国家 / 国际组织建议的铜的平均需要量、适宜或推荐摄入量　单位：mg/d

国家 / 国际组织	年龄	依据	AI	EAR
中国	0 ~ 5 月龄	母乳中铜含量 0.38mg/L，每日母乳摄入量 0.75L，计算得每日铜摄入量 0.28mg/L，取整后得 AI	0.3	—
	6 ~ 11 月龄	以小婴儿 AI 和成人 RNI 为基础，采用代谢体重比推算并取平均值后得 AI	0.3	—
	1 ~ 3 岁	成人 EAR 和代谢体重法推算，CV 为 15% 并取整后得 RNI	0.3（RNI）	0.25
日本	0 ~ 5 月龄	母乳中铜含量 0.35mg/L，每日母乳摄入量 0.78L，计算得每日铜摄入量 0.27mg/L，取整后得 AI	0.3	—
	6 ~ 11 月龄	以 6 ~ 11 月龄婴儿 AI 和成人 EAR 为基础，按代谢体重比分别推算平均摄入量（0.35mg/L 和 0.2mg/L），取二者的均值并取整后的 AI	0.3	—
	1 ~ 2 岁	代谢体重比推算	0.3（RNI）	0.3（男） 0.2（女）
欧盟	7 ~ 11 月龄	摄入量 0.36mg/d	0.4	—
	1 ~ 2 岁	摄入量女孩 0.57 ~ 0.94mg/d，男孩 0.60 ~ 0.86mg/d	0.7	—
美国	0 ~ 6 月龄	母乳中铜含量 0.25mg/L，每日母乳铜摄入量 0.78L，计算得每日 AI	0.2	—
	7 ~ 12 月龄	母乳中铜含量 0.2mg/L，每日母乳摄入量 0.6L，计算得母乳来源的铜摄入量为 0.12mg/d，辅食铜摄入量平均为 0.1mg/d，二者之和为 AI	0.22	—
	1 ~ 3 岁	代谢体重推算 EAR。按 CV 为 15%，EAR 加上 2 倍 CV 可满足 97% ~ 98% 人群需要，取整后得 RDA	0.34（RDA）	0.26

9.3.6　展望

　　铜是人体含量丰富、参与多种氧化还原等生理反应的微量元素，铜转运 ATP 酶的基因异常或酶失活可能是导致机体铜代谢紊乱的重要原因，机体根据铜营养状况调节食物铜的吸收率，从而维持机体铜的相对稳定水平。对于婴幼儿人群，尚需要开展更多关于母乳中铜含量、辅食来源的铜摄入量、幼儿膳食铜摄入量和食物铜可利用率等相关研究；同时也需要开展铜对儿童体格发育、神经发育、氧化应激、疾病发生的影响，以掌握更多的铜与婴幼儿健康的直接科学证据，制定更有利于婴幼儿营养、发育和发展的推荐摄入量，预防婴幼儿铜缺乏、防止铜过量，促进儿童早期发育和远期发展。

（杨雅涵，王杰）

9.4 硒

硒（selenium, Se）是人体必需的微量元素，主要通过硒蛋白发挥作用。人类共发现了 25 种硒蛋白，发挥多种生物学作用。硒通过硒蛋白 P（SEPP1）发挥生物学作用，并参与机体硒代谢的调节。在膳食中，硒主要存在于有机化合物中，如 L-硒蛋氨酸和 L-硒半胱氨酸。硒缺乏影响硒蛋白的表达和功能，从而影响含硒蛋白器官和组织的结构与功能，而且与克山病和大骨节病的发生密切相关。硒的膳食推荐摄入量基于使谷胱甘肽过氧化物酶活性达到最大化（平台期）所需要的量。

9.4.1 结构和功能

9.4.1.1 结构

硒的原子序数是 34，相对原子质量为 78.96。在自然界中，硒极少以元素状态存在，而是形成无机化合物或有机化合物。最常见的无机物包括硒化物、亚硒酸盐和硒酸盐。硒与有机化合物中的碳构建稳定的键，主要以硒氨基酸形式参与硒蛋白的合成。食物中 L-硒蛋氨酸和 L-硒半胱氨酸是天然存在的氨基酸，其结构与 L-蛋氨酸和 L-半胱氨酸相似；硒半胱氨酸比硒蛋氨酸更具活性。硒半胱氨酸是一种特殊的氨基酸，其参与许多硒蛋白的合成。硒蛋氨酸可能非特异性地取代蛋白质中的蛋氨酸残基，所得蛋白质称为含硒蛋白质。

9.4.1.2 功能

哺乳动物蛋白质中硒的主要存在形式是硒半胱氨酸，它对硒蛋白的合成至关重要，并且存在于许多硒蛋白酶的活性中心[120]。硒半胱氨酸由信使 RNA 中的 UGA 密码子编码，存在硒半胱氨酸插入序列（SECIS）的特定二级结构[121-122]。

硒蛋白具有多种功能，包括抗氧化作用、免疫作用、调节甲状腺激素代谢和排毒与解毒作用。目前，人类基因组中已鉴定出 25 种硒蛋白基因[120]。例如，细胞谷胱甘肽过氧化物酶（CGPX，GPX1）的作用是将过氧化氢和有机过氧化物分别还原为水和醇，保护细胞免受氧化损伤；胃肠道谷胱甘肽过氧化物酶（giGPX，GPX2）的作用是保护胃肠道上皮免受摄入的促氧化剂或肠道微生物群的氧化损伤，参与脂肪过氧化物的代谢；细胞外或血浆谷胱甘肽过氧化物酶（eGPX，GPX3）是细胞外抗氧化剂的局部来源，在谷胱甘肽和磷脂过氧化氢存在下，通过还原氢和有机过氧化物反应保护细胞膜。碘酪氨酸脱碘酶 1 型（DIO1，D1，5′-D Ⅰ）、碘酪氨酸脱碘酶 2 型（DIO2，D2，5′-D Ⅱ）和碘酪氨酸脱碘酶 3 型（DIO3，D3，5′-D Ⅲ）参与甲状腺激素代谢，参与甲状腺素 T4 到 T3 的转换，以及 T2 和 T3、T3 和 T4 的不可逆失活。

人类硒蛋白的作用目前为止尚未完全阐明，包括硒蛋白 I、硒蛋白 K、硒蛋白 M、硒蛋白 O、硒蛋白 T、硒蛋白 V 和 15kDa 硒蛋白。

硒缺乏影响硒蛋白的表达和功能。在给予低蛋白膳食的苯丙酮尿症儿童中，低硒摄入降低了谷胱甘肽过氧化物酶活性和血浆甲状腺激素浓度。一项研究估计，3 ～ 18 月龄婴幼儿（平均体重 8.8kg）硒的平均摄入量为 6.9μg/d[123]。硒缺乏症的临床表现尚不明确。

硒缺乏还涉及器官和组织的退化，可能与克山病和大骨节病的发生有关。克山病是一种地方性心肌病，主要发生在中国硒摄入量特别低（约 15μg/d）的人群中，儿童和年轻妇女是易感人群；大骨节病是一种慢性退行性骨关节病，发生在硒缺乏地区的青春期前或青春期儿童[124]。这两种疾病的病因尚不明确，迄今我国很多人群干预试验结果显示，通过补硒（亚硒酸钠）或缺硒地区食盐强化硒可显著改善当地人群的硒营养状态，降低这两种疾病的发生率。

长期摄入过量的硒会导致硒中毒，杨光圻教授等于 1966 年发现湖北恩施是我国的高硒地区，该区居民血硒浓度为 3.18μg/mL，远高于非高硒地区[125]。硒中毒的特征包括脱发、指甲变形和脱落、皮疹、呼吸气带有大蒜味等，严重者可出现四肢麻木、头昏、站立不稳和偏瘫等神经系统症状。硒毒性的分子机制尚不清楚。食物中的硒化合物以及膳食中其他成分的组合及与基因型的相互作用可能会影响硒的毒性。我国居民膳食硒可耐受最高摄入量约为 400μg/d。

9.4.2　生理和代谢

9.4.2.1　吸收

硒的吸收主要受膳食硒的化学形式影响。当以硒蛋氨酸和硒半胱氨酸的形式供应时，超过 90% 的硒可被吸收[126]。无机化合物（如硒酸盐或亚硒酸盐）中的硒基本也可以较好地被吸收，但与有机化合物相比吸收率略低。亚硒酸盐比硒酸盐更容易被吸收。硒的吸收率不受硒营养状态影响，也不在硒的稳态调节中发挥作用[127]。食物中硒主要以有机化合物形式存在，无机化合物形式较少。两项研究报告了健康年轻受试者（n=12；20 ～ 33 岁）的平均表观吸收率分别为 83% 和 95%[128-129]。因此，在测定不同膳食硒生物利用率时，主要考虑的影响因素不是吸收率，而是其转化为组织中硒的生物活性形式的效力。

9.4.2.2　血中转运

在血浆中，最丰富的硒蛋白是 SEPP1 和细胞外谷胱甘肽过氧化物酶 GPX3，通常分别占体内总硒的 30% ～ 60% 和 10% ～ 30%。血浆硒的其余部分由白蛋白和其他蛋白质中的硒蛋氨酸组成。硒在这些不同化合物中的相对分布受膳食中硒的量和化学形式的影响。血小板和红细胞中的谷胱甘肽过氧化物酶 GPX1 也含有硒[130]。

9.4.2.3　组织分布

硒广泛分布在人体几乎所有组织器官和体液中。骨骼肌中硒占人体硒含量的主要部分（30% ～ 50%），而骨骼（15%）、血液（10%）、肝脏（8%）、肾脏（3%）和大脑（3%）中硒含量较少[131]。人体组织中的硒浓度因地理位置而异，土壤硒含量低的地区的人体硒浓度较低。

硒在胎儿器官中逐渐积累[132]，产后婴儿肝脏中硒浓度相比胎儿期有所下降，而其他器官中硒的浓度相对稳定。这表明胎儿期肝脏可能充当硒的储存库，产后硒可能会被重新分配给其他器官。

9.4.2.4　储存

硒蛋氨酸与蛋白质非特异性结合，特别是在蛋白质合成率高的器官中，如骨骼肌、红细胞、胰腺、肝脏、肾脏、胃和胃肠黏膜等。硒蛋氨酸中的硒可在肝脏或肾脏中转化为硒半胱氨酸而被动员，参与代谢过程。SEPP1 中含有 10 个硒半胱氨酸残基，是血浆硒的主要载体，在硒的储存中发挥重要作用。

9.4.2.5　代谢

硒在体内有硒蛋氨酸和硒半胱氨酸两个代谢库。在硒蛋氨酸代谢库中，硒以硒蛋氨酸的形式存在，该过程不受机体硒营养状态的调节，即为非调节的代谢库。硒蛋氨酸不能在体内合成，基本全部来自于膳食，硒蛋氨酸可代替蛋氨酸参与蛋白质合成。当膳食硒摄入量不足时，硒蛋氨酸代谢库中的硒蛋氨酸可通过转硫途径降解为硒半胱氨酸，供机体合成硒蛋白。在硒调节代谢库中，由机体硒营养状态严格调节，包括除膳食硒以外的各种形式的有机硒或者无机硒，以及硒蛋氨酸代谢库的代谢产物。该过程是通过特殊的代谢途径将各种形式硒均转化为负二价硒化物。

9.4.2.6　排泄

（1）尿液　通过尿液排出是硒排出的最重要途径之一，经尿液排出硒占总硒排出量的 50% ～ 60%。肾脏可根据膳食硒摄入水平调节硒排出。高硒膳食会导致尿硒排出量增加，反之则减少。经尿液排出硒的比例取决于摄入硒的化学性质。一项研究结果显示，当硒是以硒蛋氨酸的形式存在时，平均尿排出率为（60±26）%；以亚硒酸钠的形式存在时，平均尿排出率为（41±15）%；以富硒酵母的形式存在时，平均尿排出率为（52±23）%[130]。

（2）粪便、皮肤和呼吸　粪便中的硒由未被吸收的硒和肠黏膜细胞产生的内源性排泄物组成，其中含有硒蛋白形式的硒。在膳食硒摄入水平相差较大的调查中，粪便硒排出量固定在 40% ～ 50%[133]。通过皮肤或者呼吸排出的硒量极少。

（3）母乳　母乳中硒浓度反映了乳母的硒摄入水平，包括膳食补充剂中有机硒和无机硒的摄入量[134]。母乳中硒的存在形式主要是 GPXs。不同地区的母乳硒浓度存在一定差异，主要受生存环境（如食物、饮水、土壤等）中硒水平的影响。母乳中硒浓度随泌乳时间的延长有所下降。

9.4.3　营养状况评价

目前硒的生物标记物包括血细胞（红细胞、血小板、白细胞）、头发、指甲或体液（全血、血浆或尿液）中的硒浓度，以及硒蛋白浓度或含硒酶的活性。其中，血浆、红细胞和全血硒，血浆 SEPP1，GPXs（血浆、血小板或全血）被认为是反映硒摄入水平或硒营养状况的主要生物标记物。

9.4.3.1　血硒

一般认为红细胞硒含量反映长期膳食硒摄入情况，血浆和血清硒含量反映近期膳食硒摄入情况，血小板硒含量反映最近膳食硒摄入情况。血清和血浆硒浓度被认为是相同的。

膳食硒摄入水平和膳食硒的化学性质是影响血浆硒浓度的最主要因素。摄入两种不同的硒化合物（相同剂量）可能会导致不同的血浆硒浓度。血浆硒是近期膳食硒蛋氨酸摄入或富硒酵母补充剂的敏感标记物，但不能反映无机硒的摄入水平。因此，血浆硒被认为是监测硒蛋氨酸摄入依从性的有效标记物。

血浆硒作为硒水平的生物标记物的主要缺点是，血浆硒浓度反映的是机体内包括非功能硒的总硒含量。随有机硒的持续补充，血浆硒浓度继续增加，主要反映了硒蛋氨酸的摄入量。血浆硒不是功能性硒代谢库的直接标记物。

9.4.3.2　谷胱甘肽过氧化物酶（GPXs）活性

血浆 GPX3 和血小板 / 红细胞 GPX1 活性，以及全血 GPX 活性通常被用作硒状况或功能性的评价指标。当硒摄入量为 40 ～ 60μg/d 时，可使血浆 GPX3 活性达到平台期[135]；当硒摄入量超过 100μg/d 或血浆硒浓度＞ 100μg/L 时，血浆 GPX3 或红细胞 / 血小板 GPX1 活性不能反映硒摄入量[136-137]。

GPXs 活性作为反映硒营养状况的评价指标仍有一定局限性。当硒摄入量低于达到最大 SEPP1 浓度（平台期）时，可达到最大 GPXs 活性。因此，GPXs 活性可能仅适用于低硒摄入者的硒状态评价指标。

9.4.3.3　血浆硒蛋白 P（SEPP1）浓度

血浆中约 65% 的硒存在于 SEPP1 中。绝大部分血浆 SEPP1 在肝脏中合成，负责调节全身硒的运输和稳态，血浆 SEPP1 能更好地反映机体的硒营养状态。研究结果表明，血浆 SEPP1 对较宽范围的硒摄入量（20 ～ 200μg/d）都呈现相关性，且不受硒化学性质的影响[135, 138]。

9.4.3.4　其他指标

尿液排泄在硒稳态中起着核心作用。尿硒与硒摄入量存在剂量反应关系，并受膳食硒化学形式影响。摄入高剂量硒后尿液中硒在 3 天内的排出量迅速增加，但在硒摄入受限的情况下硒排出量下降缓慢。在耗竭条件下，硒的尿排出需要近 2 周才能稳定[139]。

（脚趾）指甲和头发中的硒浓度可反映慢性 / 长期硒营养状态和摄入情况。头发和（脚趾）指甲中的硒浓度不仅与硒摄入量有关，还与全血硒存在高度相关。膳食硒摄入增加可升高（脚趾）指甲的硒浓度[140]，该项指标通常用于群体硒状况评估。

此外，血浆三碘甲状腺素与甲状腺素的比例（T3：T4）、血浆甲状腺素和血浆总同型半胱氨酸浓度也被用作硒状态的评价指标，但应用较有限[141]。

9.4.4　参考摄入量制定方法

9.4.4.1　母乳摄入量法

对于 6 月龄内婴儿，主要采用母乳摄入量法制定硒的膳食适宜摄入量。由于 6 月龄内婴儿的硒生理需要量和硒吸收率的信息较少，无法从生理需要量推断膳食推荐摄入量。大量研究结果证实，母乳可保证正常出生体重足月儿、纯母乳喂养婴儿至 6 月龄全部硒的生理需求。对于纯母乳喂养的足月产健康婴儿，从出生到 4 ～ 6 个月，他们的营养素全部来自母乳，故通过母乳获得的全部硒即为婴儿所需硒的适宜摄入量（AI）。

$$AI_{硒} = 母乳硒浓度 \times 每日母乳摄入量$$

例如，我国适宜硒地区乳母母乳硒平均浓度为 19.8μg/L，6 月龄内纯母乳喂养婴儿平均母乳摄入量为 0.75 L/d，故 6 月龄内婴儿的 AI 值为 14.85μg/d，经取整修约后为 15μg/d。EFSA 通过假设母乳硒平均浓度为 15μg/L，6 月龄内婴儿的平均母乳摄入量为 0.8L/d[142]，估计 6 月龄以下婴儿的硒摄入量是 12μg/d。IOM 通过假设未补充硒乳母的乳汁中硒平均浓度为 18μg/L，母乳平均摄入量为 0.78L/d，计算 AI 为 14.04μg/d，修约为 15μg/d[143]。

9.4.4.2 外推法

（1）由成人数据外推　对于 1 ～ 3 岁幼儿，主要采用外推法制定硒的膳食推荐摄入量或适宜摄入量。外推法是指采用非目标人群的数据根据一定的比例推算目标人群的数据。在制定膳食推荐摄入量或适宜摄入量时，外推法不应是首选方法。但在缺乏制定膳食推荐摄入量或适宜摄入量全部或部分数据的前提下，可采用外推法进行估算。

目前，由于缺少小龄儿童制定膳食推荐摄入量或适宜摄入量的研究数据，故根据其代谢体重并考虑其生长的需要，由成人资料推算。该外推法建立在 2 个假设的基础上：

① 儿童和成人维持生理功能所需的硒按每千克代谢体重计算是相同的，即根据研究数据，儿童和成人维持生理功能所需的营养素按每千克体重计算是不同的，而按每千克代谢体重计算是相同的。19 世纪首次提出，代谢体重是体重的 0.66 次方。20 世纪上半叶提出为 0.75。有关代谢体重和体重的关系至今尚未确定，范围为 0.6 ～ 0.8。FAO/WHO/UNU 采用 0.75 校正代谢体重和体重之间的关系，即：

$$代谢体重 = 体重^{0.75}$$

② 儿童生长所需额外的硒和生长所需额外的蛋白质量比例一致，儿童生长所需额外硒的量可根据生长所需额外蛋白质量的比例进行计算。将生长所需额外蛋白质量与维持生理功能所需蛋白质量的比值定义为生长系数，即：

$$\frac{生长所需额外的硒量}{维持生理功能所需的硒量} = \frac{生长所需额外的蛋白质量}{维持生理功能所需的蛋白质量} = 生长系数$$

FAO/WHO/UNU 根据研究数据，计算得出儿童维持生理功能所需的蛋白质量和生长所需额外的蛋白质量，进而得出 1 ～ 3 岁儿童生长系数（表 9-7）。

基于以上 2 个假设，采用成人 EAR 和代谢体重推算 1 ～ 3 岁幼儿膳食硒的平均需要量（EAR）：

表 9-7 1～3 岁儿童的生长系数取值

国家 / 国际组织	1～3 岁儿童生长系数
FAO/WHO/UNU（1985）	0.3
FAO/WHO/UNU（2007）、EFSA（2012）	0.25

EAR（幼儿）＝EAR（成人）×［体重（幼儿）/ 体重（成人）$]^{0.75}$×（1＋生长系数）

EFSA 在制定儿童膳食硒的硒适宜摄入量（AI）时，未考虑代谢体重，其计算公式如下：

$$AI_{儿童}＝AI_{成人}×［体重（儿童）/ 体重（成人）］×（1＋生长系数）$$

例如，我国体重 61kg 成人硒 EAR 为 50μg/d，RNI 为 60μg/d，1～3 岁儿童平均体重为 13.25kg，生长系数为 0.3，计算所得 1～3 岁儿童硒的 EAR 为 20.68μg/d，经取整修约后，为 20μg/d。设变异系数为 10%，1～3 岁儿童硒 RNI 为 25μg/d。EFSA 推荐 1～3 岁儿童膳食硒 AI 为 15μg/d（生长系数为 0.25）。美国推荐为 20μg/d。

（2）由较小婴儿的数据外推　7～12 月龄婴儿由纯母乳喂养逐渐过渡到摄入固体食物，并开始接受母乳以外的辅食。此期间婴儿摄入的硒由两部分组成：一是婴儿每日平均摄入 0.6L 母乳中所含的硒；二是由辅食中所提供的硒。目前，由于缺少较大婴儿制定膳食硒推荐摄入量或适宜摄入量的数据，同时也缺乏婴儿辅食硒含量研究，且未有证据表明婴儿期内代谢率的差异，故可根据其体重由较小婴儿资料推算较大婴儿的膳食硒适宜摄入量（AI）。即：

$$AI_{7～12 月龄}＝AI_{0～6 月龄}×（体重_{7～12 月龄} / 体重_{0～6 月龄}）$$

EFSA 从 0～6 月龄婴儿硒 AI 外推出 7～12 月龄婴儿硒的 AI 为 15μg/d[144]。

美国从 0～6 月龄婴儿硒 AI 外推出 7～12 月龄婴儿硒的 AI 为 20μg/d[143]。

9.4.4.3　内插法

7～12 月龄婴儿的 AI 还可以分别从 0～6 月龄和成人的数据推算，求均值后修约而得到。

由 0～6 月龄婴儿的 AI 推算到 7～12 月龄婴儿 AI 的方法：

$$AI_{7～12 月龄}＝AI_{0～6 月龄}×（体重_{7～12 月龄} / 体重_{0～6 月龄}）^{0.75}$$

由成人 AI 推算到 7～12 月龄婴儿 AI 的方法：

$$AI_{7～12 月龄}＝AI_{成人}×（体重_{7～12 月龄} / 体重_{成人}）^{0.75}×（1＋生长系数）$$

将 0～6 月龄婴儿推算和成人推算的 2 个结果求平均值，即为 7～12 月龄婴儿的 AI。

例如，我国 0～6 月龄婴儿硒的 AI 为 15μg/d，体重 61kg 成人硒的 AI 为 60μg/d，由 0～6 月龄婴儿和成人数据推算 7～12 月龄婴儿硒 AI 分别为 20.55μg/d

和 18.18μg/d，平均值为 19.37μg/d，经取整修约后得 7～12 月龄婴儿硒 AI 值为 20μg/d。

9.4.5 不同国家 / 国际组织建议的参考摄入量

不同国家 / 国际组织 / 地区，根据其获得的数据，制定的膳食硒需要量如表 9-8 所示。

表 9-8　不同国家 / 国际组织 / 机构制定的 6 月龄至 3 岁儿童膳食硒参考摄入量

单位：μg/d

国家 / 国际组织 / 机构	较大婴儿				幼儿			
	月龄 / 月	AI	EAR	RNI	年龄 / 岁	AI	EAR	RNI
澳大利亚、新西兰 NHMRC/MOH（2006）	7～12	15			1～3		20	25
美国、加拿大 IOM（2000）	7～12	20			1～3		17	20
欧洲 EFSA（2014）	7～11	15			1～3	15		
WHO/FAO（2004）	7～12		8.2	10	1～3		13.6	17
日本 NIJN（2015）	6～11	15			1～2		10	10
北欧国家 NCM（2014）	6～11			15	大于 1 岁小于 2 岁2～3			2025

注：NHMRC/MOH，澳大利亚国家卫生和医学研究委员会 / 新西兰卫生部；IOM，医学研究所，WHO/FAO，世界卫生组织 / 联合国粮食及农业组织；NIJN，日本国立健康营养研究所；NCM，北欧部长理事会。

引自 WHO《Review of derivation methods for dietary intake reference values for older infants and young children》。

9.4.6 展望

膳食硒与生长发育关系密切。人体需要的硒主要从膳食中获取，而食物中硒含量通常取决于地区土壤中硒的本底值。由于我国大部分地区属于缺硒地区，可通过环境或膳食干预措施确保硒摄入充足。在制定硒膳食参考摄入量、硒缺乏临界值，选择生物标记物时，同时应考虑硒缺乏所引起的其他症状。

在婴幼儿膳食硒推荐摄入量的制定中，主要是利用较小婴儿和成人数据外推得出较大婴儿和小年龄儿童的膳食推荐摄入量，需在今后加强该领域的研究，补充膳食硒的吸收率、生理需要量等数据，为今后完善婴幼儿膳食硒的推荐摄入量提供数据支撑。

（王淑霞）

9.5 碘

碘（iodine, I），1811 年法国药剂师 Coourtois 首次在海草灰中发现了单质碘，于 1814 年对其命名。19 世纪末，人们发现人体甲状腺组织有富集碘的能力，并从甲状腺中分离出碘。碘主要以碘酸盐和碘化物的形式广泛存在于自然界中，在岩石、水、土壤、空气中以及动植物体内都含有碘。由于地质形成过程中的差异、土壤侵蚀、洪水和冰川作用等原因，使得海水存在大部分的碘化物。海洋中的碘以单质碘的形式挥发，继而进入大气中，随后通过雨水循环到土壤。这一过程造成了碘在自然界的分布不均匀，碘或碘化物的含量在区域间和区域内可能有一定的不同，同时，这解释了我国各地区外环境碘含量的差异性。生物从大自然中获取碘，经富集后的碘浓度一般要高于自然环境中的碘浓度，动物体内含碘量高于植物、海洋生物含碘量高于陆地生物。人体中的碘 80%～90% 来自食物，10%～20% 来自饮水（高水碘地区 / 病区除外），不足 5% 的碘来源于空气。碘摄入量与甲状腺疾病的发生密切相关，不论是碘缺乏或碘过量均有可能导致婴幼儿甲状腺功能异常等发生的风险增加。20 世纪初，碘被确认为人体必需的微量元素之一。

外环境缺碘导致机体碘摄入量不足，最终可引起地方性甲状腺肿、地方性克汀病，并可损伤婴幼儿和儿童的智力发育。适宜碘营养状况对于维持人体不同阶段的健康至关重要，其中以生命早期碘营养尤为重要。在"生命最初 1000 天"保持适宜的碘摄入，对胎儿和 0～2 岁婴幼儿生命后期的健康和疾病轨迹均发挥至关重要的作用。婴儿出生后，甲状腺可分泌用于生长发育的甲状腺激素，而对于纯母乳喂养的婴儿，合成甲状腺激素的原料碘来源于乳汁，因此纯母乳喂养的婴儿依靠母亲适宜的乳碘水平来满足自身碘的需求[145-146]。生命早期一旦碘营养异常（缺乏与过量），将会影响胎儿、婴幼儿的脑发育，最终影响智力和体格发育[147-149]，这关系到国家人口素质和可持续发展的人才储备问题。

9.5.1 结构和功能

9.5.1.1 结构

碘为卤族元素，原子序数为 53，相对原子质量为 126.9，属于强氧化剂，具有毒性和腐蚀性，是一种具有正交晶体结构并在常温下呈紫色或黑色的非金属元素。在 0～55℃晶体碘会缓慢升华，由固体变为气体，升华后遇冷易凝华。碘能

以 I_2、I^- 或 IO_3^- 等多种形式存在，可与多种元素形成化合物，其化合价可为：-1、+3、+5、+7。碘单质不易溶于水，易溶于有机溶剂。碘单质遇淀粉变成蓝紫色。

9.5.1.2　生理功能

碘是合成甲状腺激素的必要成分，其生理功能也主要通过甲状腺激素的生理功能表现出来。甲状腺激素主要调节和促进代谢，与人体的生长发育关系密切。迄今为止，尚未发现碘有除合成甲状腺激素之外的其他独立生理作用。甲状腺激素是人体重要的激素，其主要活性形式为三碘甲状腺原氨酸（triiodothyronine, T3）和四碘甲状腺原氨酸（tetraiodothyronine, T4）。生理状态下，人体甲状腺主要受以下两种机制调节：下丘脑-腺垂体-甲状腺的调节和甲状腺自身的调节。①下丘脑释放的促甲状腺激素释放激素（thyrotropin-releasing hormone, TRH），经垂体门脉系统输送至腺垂体，促进了促甲状腺激素（thyrotropic stimulating hormone,TSH）的合成和释放。TSH 一方面可以促进甲状腺激素的合成和释放，使血中的三碘甲状腺原氨酸和四碘甲状腺原氨酸增多；另一方面促进甲状腺细胞增生、腺体肥大。同时血中游离三碘甲腺原氨酸（free triiodothyronine, FT3）和游离甲状腺素（free thyroxine, FT4）浓度的改变，也对腺垂体 TSH 的分泌起着反馈调节作用。②当机体碘摄入量发生波动时，甲状腺自身调节机制会被启动，调节甲状腺对碘的吸收和甲状腺激素的合成，稳定甲状腺功能。甲状腺激素的主要生理功能体现在以下几个方面。

（1）促进生物氧化，调节氧化磷酸化过程及能量转换　蛋白质、脂肪和碳水化合物三大营养素在线粒体通过三羧酸循环的生物氧化彻底释放能量。甲状腺激素在蛋白质、脂肪和碳水化合物的生物氧化磷酸化的过程中发挥重要作用。甲状腺激素通过促进物质的分解代谢，增加耗氧量，产生大量能量，影响基础代谢率，从而增强能量代谢，维持正常的新陈代谢和体温。当甲状腺激素缺乏时，可出现一系列由于生物氧化弱化及能量供应不足而导致的症状，例如基础代谢降低、体温降低、肌肉无力等症状。

（2）调节蛋白质的合成和分解　甲状腺激素调节蛋白质合成和分解，对人体的生长发育有重要的生理意义。甲状腺激素对蛋白质代谢的调节可因蛋白质的摄入量不同而发生改变。当膳食摄入的蛋白质不足时，甲状腺激素促进蛋白质合成；当膳食摄入的蛋白质充足时，甲状腺激素促进蛋白质分解。此外，甲状腺激素对蛋白质的代谢作用会因体内甲状腺激素变化而有差异：当体内缺乏甲状腺激素时，甲状腺激素有促进蛋白质合成作用；当体内甲状腺激素增多时，反而引起蛋白质分解。

（3）促进糖和脂肪代谢　甲状腺激素除了能够促进三羧酸循环和生物氧化外，

还能够促进肝糖原的分解以及机体对糖的吸收利用；还能促进脂肪分解和氧化，调节血清中胆固醇和磷脂的浓度。

（4）调节组织中的水盐代谢　甲状腺激素有促进组织中水盐进入血液，并从肾脏排出的作用，当甲状腺激素缺乏时会导致组织水盐潴留，在组织间隙出现含有大量黏蛋白的组织液，从而引起黏液性水肿。

（5）促进维生素的吸收和利用　甲状腺激素可促进烟酸的吸收和利用；促进 β-胡萝卜素向维生素 A 的转化；促进维生素 B_2 合成核黄素腺嘌呤二核苷酸，参与人体的氧化还原反应。当甲状腺激素过多时，也会导致代谢亢进从而使维生素 A、维生素 B_1、维生素 B_2、维生素 B_{12} 和维生素 C 的需要量增加。

（6）活化许多重要酶，促进物质代谢　甲状腺激素能够激活体内许多重要的酶，包括细胞色素酶系、琥珀酸氧化酶系等一百多种酶。这些酶对促进生物氧化和物质代谢都有重要作用。

（7）促进生长发育，参与脑发育　甲状腺激素可促进生长发育，尤其是神经系统发育和骨组织的形成。这些作用在胚胎发育期和出生后的早期对生长发育尤为重要。在脑发育的关键时期（从妊娠开始至出生后 2 岁），脑和神经系统发育依赖于甲状腺激素，神经元的增殖、迁移、分化和髓鞘化，特别是树突、突触及神经联系的建立，以及神经纤维的髓鞘形成等，都必须有甲状腺激素的参与。在幼年期，甲状腺激素和生长激素之间存在协同效应，共同调节生长发育。甲状腺激素能促进骨化中心的发育使其发育成熟并促使软骨发生骨化，从而促进长骨和牙齿的生长。

9.5.2　生理和代谢

9.5.2.1　碘在体内的吸收与代谢

食物中的碘有两种存在形式：无机碘和有机碘。无机碘（碘化物）在胃和小肠几乎 100% 被迅速吸收；有机碘在消化道被消化，经过脱碘转化为无机碘再被机体吸收利用，有极少量的小分子有机碘可直接被吸收入血。此外，与氨基酸结合的碘可直接被吸收，与脂肪酸结合的碘可不经过肝脏，由乳糜管吸收进入体液。一般情况下，碘进入胃肠道后 3h 内就会被完全吸收。

进入血中的碘分布于各组织器官中，如甲状腺、肾脏、唾液腺、乳腺、卵巢等。这些组织器官都有摄取和富集碘的能力，但只有甲状腺组织能利用碘合成甲状腺素，以甲状腺素和其他碘化物的形式储存于甲状腺组织中。在促甲状腺激素的刺激下，碘离子生成一碘酪氨酸（monoiodotyrosine, MIT）和二碘酪氨酸

（diiodotyrosine, DIT），两分子的 DIT 偶联生成四碘甲状腺原氨酸（T4），一分子的 MIT 与一分子的 DIT 偶联合成三碘甲状腺原氨酸（T3）。甲状腺素 T3 和 T4 以甲状腺球蛋白的形式储存在甲腺滤泡腔胶质中，甲状腺球蛋白通过胞饮作用进入甲状腺细胞内，被内涵体和溶酶体内的蛋白酶分解后，T3 和 T4 被释放入血。碘化酪氨酸残基上的碘经过脱碘酶作用后与酪氨酸残基脱离，释放后的碘可被甲状腺再利用。碘摄入充足时，体内的碘主要储存在甲状腺，健康的成人甲状腺组织内含碘量为 8～15mg。机体停止碘摄入后，甲状腺中储存的碘只够维持机体 2～3 个月的碘需求。

在妊娠中期（约 20 周）胎儿甲状腺组织已经成熟，分泌甲状腺素进入胎儿血液循环，胎儿血清 T4 水平逐渐增加直到出生。胎盘从母体循环中摄取碘，并作为碘库来保障胎儿甲状腺激素合成。下丘脑-垂体-甲状腺轴在新生儿早期达到完全成熟。分娩后 30～60min，婴儿血清 TSH 急剧上升到 60～80mU/L，以适应母体外的生活，产后 3～5 天迅速下降并保持在相对稳定的水平。胎盘碘含量与产后短时间内 TSH 水平呈负相关，这种生理 TSH 激增会刺激新生儿产生 T4 和 T3。生后 24h 血清 T4 和 T3 浓度达到峰值，随后逐渐下降，产后 5～7 天达到更稳定的浓度。在婴儿期和儿童期，这种下降仍在继续，但速度较慢。婴儿期 T4 的转化率很高，婴儿每千克体重产生的 T4 是成人的 3～4 倍［婴儿 5～6μg/（kg·d），成人 1.5μg/（kg·d）］[150-152]。值得注意的是，婴儿出生时只有少量的碘储存（约 300μg），只能维持机体数天的生理需求。因此，婴儿必须通过食用母乳或婴儿配方奶粉提供适量的碘营养，以维持较高的 T4 水平来满足各项生理活动的需要。

9.5.2.2 影响碘吸收的因素

（1）膳食因素　婴幼儿膳食摄入过量的钙、氟、镁等元素，阻碍胃肠道对碘吸收，尤其是在缺碘的情况下表现更明显；长期摄入含抗甲状腺素因子的食物，如十字花科植物中的萝卜、甘蓝、花菜等，这些食物中含有 β-硫代葡萄糖苷等物质，可干扰甲状腺对碘的吸收和利用，长期摄入此类食物也可以引起碘缺乏。

（2）碘存在形式　碘的存在形式会影响机体对碘的吸收。碘化物可直接被胃肠道吸收，而大多数有机碘还需转化成无机碘的形式被吸收。有研究让甲状腺功能正常的受试者口服放射性碘化物，发现他们的粪便中放射性碘化物不足 1%，表明机体摄入的放射性碘化物被有效地吸收[153]。

（3）机体因素　脑垂体分泌的促甲状腺激素（TSH）可促进甲状腺细胞对碘的吸收，而 TSH 受血液中甲状腺素浓度的负反馈调节。TSH 分泌过多导致甲状腺组织代偿性增生，从而引起腺体肿大，导致碘吸收受阻，引起高碘性甲状腺肿；机体的能量和蛋白质不足也会阻碍肠道对碘的吸收。

9.5.2.3 排泄

婴幼儿碘排泄的途径与成人相同，主要是通过肾脏经尿液排出，少部分通过粪便排出。目前关于婴幼儿尿液和粪便的排泄比例等多参考成人的碘代谢特点。在碘供应稳定和充足的条件下，人体排出的碘几乎等于摄入的碘。体内的碘主要经肾脏排出，约 90% 是从尿液排出，粪便排出量不足 10%，极少通过肺和皮肤排出，因此尿碘浓度（urinary iodine concentration, UIC）是评价机体碘摄入量的良好指标[154]。此外，哺乳期妇女还通过乳汁排出碘，以满足婴幼儿对碘的需要。乳母摄入的碘中有 40% ～ 45% 通过乳汁喂养输送给婴儿，母乳是纯母乳喂养婴儿碘的唯一来源，适宜的乳汁碘浓度（breast milk iodine concentration, BMIC）对婴儿合成甲状腺激素、维持正常的生理和神经发育至关重要。因此，BMIC 是评价婴儿碘营养状态的一个参考指标[155-156]。

9.5.2.4 碘缺乏与过量

（1）碘缺乏 碘在环境中分布很不均匀，世界上很多地区属于碘缺乏地区。由碘摄入不足所导致的一系列疾病称为碘缺乏病（iodine deficiency disorders, IDD)[157]，IDD 包括地方性甲状腺肿、地方性克汀病（endemic cretinism）及甲状腺功能亢进等疾病。其临床表现取决于缺碘时机体所处的发育时期、缺碘的程度以及机体对缺碘的反应性或代偿适应能力。碘缺乏的典型症状为甲状腺肿大，这是由于缺碘造成甲状腺激素合成分泌不足，引起垂体大量分泌 TSH，导致甲状腺组织代偿性增生，从而引起腺体肿大。

在人类不同的生理阶段，碘缺乏引发的症状表现不一。孕妇妊娠期碘缺乏会影响胎儿的神经系统和肌肉发育，严重者可出现胎儿流产和死产。由于甲状腺激素是胎儿脑细胞分化发育的促进因子，因此妊娠期缺碘会严重影响胎儿脑的正常发育，导致大脑皮质变薄、神经细胞体积减小等一系列改变，从而增加了胎儿流产、早产的风险，并使得活产胎儿的智力和精神运动功能遭受永久性损伤，成为克汀病（cretinism）或亚克汀病的终生患者。

由于婴幼儿生长发育速度快，对碘的需求较高，因此婴幼儿是碘缺乏的高危人群。婴幼儿时期碘缺乏造成甲状腺激素合成分泌不足引起垂体分泌大量促甲状腺激素，导致婴幼儿甲状腺组织代偿性增生而发生甲状腺肿大。严重者可导致生长发育迟缓、智力低下，诱发克汀病（呆小症）。呆小症是由于胚胎期和出生后早期碘缺乏导致甲状腺激素分泌不足，从而引起脑及体格发育障碍。这是碘缺乏病最为严重的不可逆危害，严重影响人口素质。

鉴于缺碘对人体所造成的危害，世界卫生组织（World Health Organization, WHO）在全球推行供人类和动物消费的食盐全部加碘，用于预防和控制碘缺乏病的策略。

我国曾是碘缺乏最为严重的国家之一，自 1995 年开始在全国范围内实施普遍食盐加碘（universal salt iodization, USI）策略以来，我国的碘缺乏病得到有效控制，国民碘营养水平得到显著改善。2000 年评估结果显示，我国在总体水平上消除了碘缺乏病，近年来对四川、甘肃、吉林等多省市的婴幼儿碘营养状况调查显示，目前婴幼儿碘营养状况总体处于适宜水平[158-160]。

（2）碘过量　在食盐加碘策略消除碘缺乏病的同时，根据碘营养状况评估结果，2012 年我国在进行了食用盐碘含量标准的第三次调整后规定为 20～30mg/kg，省级卫生行政部门可根据当地人群碘营养水平的实际情况，可以选择 20mg/kg、25mg/kg 和 30mg/kg 三种加碘水平，各省（区、市）可结合病区类型、居民饮用水碘含量、膳食习惯，以及孕妇、哺乳期妇女、婴幼儿等特殊人群的碘营养状况，以省（区、市）为单位供应一种、两种或三种碘含量的食盐，以达到人群适宜的碘营养水平，避免碘过量。

由于我国碘的地理分布较为复杂，部分居民居住在水源性高碘地区和高碘病区。根据我国 2017 年之前实施的《水源性高碘地区和高碘病区的划定》标准，发现我国 11 个省、市、自治区出现了水源性高碘地区和高碘病区。自 2017 年开始实施新的《水源性高碘地区和高碘病区的划定》（GB/T 19380—2016）标准，其中修改了高碘地区和高碘病区的定义，将原标准高碘地区划定的技术指标"居民饮用水碘中位数＞150μg/L"修改为"居民饮用水碘中位数＞100μg/L"。这提示我国可能会有更多的居民存在碘过量的问题。

长期摄入过量的碘可导致碘过多病（iodine excessive disease, IED），主要表现为甲状腺功能减退症、高碘性甲状腺肿、碘致甲状腺功能亢进、自身免疫性甲状腺疾病（autoimmune thyroid disease, AITD）等。动物实验和人群流行病学调查结果均显示，过量的碘摄入可导致 TSH 或甲状腺激素水平异常，从而使甲状腺疾病发生风险增加。一般认为，长期高碘摄入抑制甲状腺上皮细胞钠碘同向转运体（NIS）的表达，导致甲状腺细胞内碘含量减少，引起 T3、T4 合成减少，TSH 升高，使得甲状腺增生肥大[161]。也有人认为是由于甲状腺激素释放障碍引起胶质潴留形成甲状腺肿大[162]。研究发现，儿童长期碘过量会引起甲状腺功能异常[163-165]；妊娠期碘过量可增加新生儿甲亢发生率[166]，导致 18～24 月龄的婴儿神经发育迟缓（尤其是适应能区和个人社交能区的发育商迟缓率明显升高）[167]。因此，碘过量对婴幼儿的危害仍不容忽视，同时，也为我国碘营养监测和防治工作带来了新的挑战。

9.5.3　营养状况评价

人群碘营养状况的评价方法经历了一个发展的过程，历史上是采用甲状腺体积和甲状腺肿大率（长期指标）来评价人群碘营养状况，尤其是用于碘缺乏的评价。目前碘营养状况评价多使用短期指标、中期指标和长期指标相结合的方法，如尿碘、甲状腺体积大小、血清促甲状腺激素和甲状腺球蛋白含量等指标，还有研究报道了膳食碘摄入量，唾液碘、指甲碘、发碘含量，以此来反映人群碘营养水平。对于婴幼儿而言，多采取以下指标进行评价。

9.5.3.1 新生儿 TSH 筛查阳性率

新生儿是碘缺乏损害最敏感的人群，新生儿期缺碘将导致脑发育发生不可逆转的损害。可以测定新生儿足跟血的促甲状腺激素水平。2007 年 WHO、联合国儿童基金会（United Nations Children's Fund, UNICEF）和国际防治碘缺乏病委员会（International Council for Control of Iodine Deficiency Disorders, ICCIDD）联合推荐以 5mU/L 作为新生儿 TSH 筛查的切点值，将新生儿足跟血 TSH > 5mU/L 的比例小于 3% 作为人群碘营养状况正常的判断标准 [168]。

9.5.3.2 尿碘水平

在碘稳态的情况下，婴幼儿每日总碘摄入量中有 90% 通过尿液排出体外，因此尿碘浓度（urinary iodine concentration,UIC）是评价婴幼儿碘摄入量的良好指标 [169]。24h 尿碘排出量（urine iodine excretion,UIE）通常被认为是评价碘营养状况的"金标准"。在实际调查中，采集婴幼儿完整的 24h 尿具有一定的操作困难，由于一次性随机尿收集简便、调查对象配合度高，已被广泛应用于碘缺乏病的防治工作，一次性随机尿碘中位数可以代表该地区该群体的碘营养状态。我国实施食盐加碘政策以来，每隔五年即采用儿童的尿碘水平来评估食盐加碘政策的效果。因此尿碘水平是评估婴幼儿碘营养状况及碘缺乏病监测和预防效果的重要指标之一。

由于一次性随机尿易受采样时间、膳食习惯、饮水量、出汗以及其他生理因素的影响，所以通常需要采用肌酐校正得到尿碘与肌酐比值来评价碘营养状况。2007 年 WHO 建议采用一次性随机尿碘中位数作为评价 0 ～ 2 岁婴幼儿碘营养状况的标准，当 UIC 中位数 < 100μg/L 时，可判断为碘缺乏。

9.5.3.3 甲状腺球蛋白

甲状腺球蛋白（thyroglobulin, Tg）占甲状腺总蛋白质的 70% ～ 80%，甲状腺中约 95% 的碘存在于甲状腺球蛋白中。当碘摄入量不足时，会刺激甲状腺细胞增生和肥大，进而导致血液中 Tg 增多。近年来在人群碘营养状况检测中发现 Tg 能较敏感地反映碘摄入水平（缺乏和过量）。由于 Tg 没有涉及任何反馈调节机制，可作为监测碘摄入量的独立指标。Tg 与尿碘浓度联合应用，有利于更准确地监测机体近期的碘摄入量。轻度碘缺乏时，Tg 被认为是比 TSH、T4 和 T3 更敏感的指标。相对于一次性随机尿碘浓度而言，Tg 更稳定。Tg 是反映 6 ～ 24 月婴儿碘摄入量的敏感指标[170]，Tg 水平与碘摄入量呈 U 形关系[171-172]，但目前尚未建立评价婴幼儿 Tg 的参考范围。

9.5.3.4　乳汁碘浓度

哺乳期妇女摄入的一部分膳食碘会通过乳汁传递给婴儿。对于纯母乳喂养的婴儿，母乳是婴儿获取碘的唯一来源，适宜的乳汁碘浓度（breast milk iodine concentration, BMIC）对婴儿合成甲状腺激素、维持正常的生理和神经发育至关重要。因此，BMIC 是评价哺乳期妇女及其婴儿碘营养状态的一个参考指标。目前尚未明确哺乳期妇女乳汁碘浓度的正常值范围。在评价乳母 BMIC 时，一般参考由 Fisher 和 Delange 根据 WHO 规定的婴幼儿碘推荐摄入量推算出的 BMIC 适宜范围（100 ～ 200μg/L）。大多数学者认为哺乳期妇女每天分泌乳汁 500 ～ 800mL，BMIC 维持在 100 ～ 200μg/L，能够满足婴幼儿对碘的需求，从而保证婴幼儿的正常发育[173]。

9.5.3.5　其他指标

婴幼儿生长发育指标（身高、体重、性发育、骨龄等）可反映甲状腺功能减退对机体的影响。智商、其他神经系统功能的指标及克汀病的发病率可反映碘缺乏对于胚胎期和婴幼儿脑发育的影响。目前大量研究表明，唾液碘在一定程度上也可以用来反映机体碘营养水平。与 24h 尿液相比，婴幼儿唾液的收集更为卫生、简单、快捷，也可作为评价碘营养水平的生物学指标。婴幼儿唾液碘水平的研究还处于初步探索阶段，仍需要进一步研究。

9.5.4　参考摄入量制定方法

目前世界上各个国家及组织对于碘的推荐摄入量及可耐受最高摄入量的制定一般是基于人体试验研究的资料，包括碘平衡试验、甲状腺碘蓄积和转换率、新生儿甲状腺碘含量、妊娠期碘补充及成人补碘试验研究。涉及婴幼儿碘需要量的研究多采用以下两种方法。

（1）碘平衡试验　膳食中的碘主要来自食物和饮水，摄入的碘主要通过尿液和粪便排泄[174]。理论上，大气中也含有可计量的碘，人类可以通过呼吸吸收和排泄碘[175]。碘平衡试验是确定人体碘需要量的经典方法[176-177]。基于幼儿甲状腺内碘储备较低的特点[178-180]，碘平衡试验是目前幼儿碘需要量研究较为准确有效的方法。通过收集受试者在一定时间内所有食物和饮水的摄入量以及 24h 内排出的粪便和尿液，分析 24h 碘摄入量与 24h 碘排出量之间的平衡关系，建立基于剂量-反应关系基础上的回归曲线和回归方程，计算达到"零碘平衡"时的碘摄入量即为婴幼儿碘平均需要量的参考值。

（2）母乳摄入量法　通过测量每次哺乳前后婴儿或母亲的体重，计算母乳摄入量，同时测定乳汁营养素（如碘）的浓度，通常为期 24h（从 8:00 到次日 8:00）。自 1935 年，WHO 推荐使用该方法评估母乳摄入量，目前仍是多数国家用于估计婴儿母乳摄入量的重要方法 [181]。因此通过乳汁碘浓度和乳汁排出量可获得乳汁碘排出量，即婴儿碘摄入量。

9.5.4.1　婴幼儿碘摄入量

当前许多国家和国际组织都设定了婴幼儿碘的 RNI/ 适宜摄入量（AI），以指导和评价本国 / 地区婴幼儿碘的摄入状况。

（1）0 ～ 1 岁婴儿　我国《中国居民膳食营养素参考摄入量（2023 版）》中婴儿的碘 AI 值主要是依据我国 1999 年报道的昆明地区的 36 名纯母乳喂养婴儿碘摄入量数据而制定 [47]，0 ～ 6 月龄婴儿的主要碘来源是母乳，按泌乳量 0.75L/d 和 BMIC 112μg/L，得出我国 0 ～ 6 月龄婴儿碘 AI 为 85μg/d；采用代谢体重公式根据 0 ～ 6 月婴儿的碘 AI 值，推算得出我国 7 ～ 12 月婴儿的碘 AI 值为 115μg/d。

WHO 依据对 20 名 1 月龄的婴儿进行的碘平衡研究，直接根据估算的总碘排出量得到婴儿碘摄入量至少为 15μg/（kg・d）[182]，再根据 6 月龄婴儿的平均体重（6kg），推算出 0 ～ 6 月婴儿的 RNI 为 90μg/d[168]。

美国 IOM 婴幼儿的碘 AI 值主要是依据 Gushurst 等 [183]1984 年的研究结果，根据 BMIC 146μg/L 和平均乳汁排出量 0.78L/d，推出母乳碘排出量为 110μg/d。据此，得出 0 ～ 6 月婴儿的 AI 为 110μg/d。使用代谢体重方法推算 7 ～ 12 月婴儿的 AI 为 130μg/d。

还有其他一些研究，如 Henjum 等 [184] 的碘平衡试验研究中，基于先前碘平衡试验中 2 ～ 5 月龄婴儿的母乳碘的 EAR 为 72μg/d[185]，根据平均乳汁分泌量 0.78L/d，认为 BMIC ≥ 92μg/L 就能保证母乳喂养婴儿可获取足够的碘。

（2）1 岁以上的幼儿和儿童　WHO 依据 1974 年 Ingenbleek 等 [185] 对 1.5 ～ 2.5 岁幼儿进行的碘平衡研究和 1969 年 Malvaux 等 [186] 对 8 岁儿童的碘平衡研究，确定了 1 ～ 6 岁儿童碘的 RNI 为 90μg/d（未细化年龄）。美国、加拿大、澳大利亚和新西兰则参考 WHO 的标准，将本国儿童 1 ～ 8 岁碘 RNI 定为 90μg/d。有些国家和机构则单独制定了幼儿的碘需要量标准，如欧洲食品科学委员会（Scientific Committee for Food, SCF）认为 1 ～ 3 岁幼儿碘 RNI 为 70μg/d，德国和奥地利认为是 100μg/d。

我国 1 ～ 3 岁和 4 ～ 10 岁儿童的 EAR 和 RNI 主要是依据 WHO 的标准制定碘的
EAR 为 65μg/d，RNI 为 90μg/d。

9.5.4.2　可耐受最高摄入量

我国 2023 版 DRIs 中成人碘的可耐受最高摄入量，参考了我国成人的补碘试
验数据[187-188]，制定出我国成人碘的 UL 为 600μg/d。目前孕妇和乳母碘 UL 的设定
和成人相同；而 4 岁以上的儿童则是根据体重比值由成人 UL 推算得来；由于 4 岁
以下的儿童缺少相关资料，暂未制定标准。IOM 在婴幼儿碘的 UL 的制定上采用
的方法与我国相同，且同样由于缺少 0 ～ 1 岁婴儿数据暂不制定，使用参考体重
推断 1 ～ 3 岁儿童的 UL 为 200μg/d。

9.5.5　不同国家 / 国际组织建议的参考摄入量

不同国家和国际组织制定的婴幼儿碘需要量存在一定的差异。SCF 认为 1 ～ 6 岁
幼儿及儿童的碘 RNI 为 70μg/d[189]，WHO/UNICEF/ICCIDD 联合提出的 0 ～ 5 岁
儿童碘的推荐供给量为 90μg/d[168]。由上述标准可见，由于地理环境、人种差异以
及制定标准时参考依据不同等原因，导致不同国家和国际组织制定的幼儿碘需要
量标准并不一致。目前许多国家多直接采用 WHO 推荐的幼儿碘需要量标准作为
本国的标准。

如美国、新西兰、加拿大和澳大利亚等国家参考 WHO 的标准，将本国 1 ～ 8 岁
儿童碘 RNI 定为 90μg/d[20, 27]。我国 1 ～ 6 岁的幼儿及儿童的碘 RNI 也参考 WHO
的标准设定为 90μg/d，中国营养学会对中国居民 0 ～ 10 岁膳食碘的参考摄入量，
如表 9-9 所示。

表 9-9　中国居民 0 ～ 10 岁膳食碘参考摄入量　　　　　单位：μg/d

人群	EAR	RNI	UL
0 岁	—	85（AI）	—
0.5 岁～	—	115（AI）	—
1 岁～ 3 岁	65	90	—

注：摘自《中国居民膳食营养素参考摄入量（2023 版）》中国营养学会，2023 年[118]。

人体中所含的碘主要是通过食物途径进入人体被吸收，食物中碘含量的高低存
在一定的规律：含碘最高的食物为海产品，包括海带、紫菜、海藻、鱼虾和贝类
食物等；陆地动物性食物碘含量大于植物性食物，其中鸡蛋的碘含量较高，其次为
肉类，再次为淡水鱼。植物性食物含碘量较低，特别是蔬菜、水果的含碘量更低。

9.5.6　展望

适宜的碘营养水平对促进婴幼儿的体格发育和智力发育起到重要作用，尽管当前我国人群的碘营养状况整体上得到了全面改善，但是婴幼儿的碘营养状况依旧是需要密切关注的公共卫生问题。

9.5.6.1　婴幼儿碘的需要量缺乏系统研究

婴幼儿膳食碘推荐摄入量和可耐受最高摄入量是保障婴幼儿适宜碘营养水平的参考依据，同时也是避免婴幼儿碘缺乏或过量的重要依据，目前我国婴幼儿碘需要量的标准缺乏本国人群的数据支撑。因此，为保障我国幼儿碘摄入量安全和科学补碘的有据可依，今后需要进一步完善婴幼儿碘需要量的相关研究。

9.5.6.2　重视乳母碘营养水平的监测

婴幼儿对碘缺乏较为敏感，而这一阶段是生长发育的关键时期，因此确保婴幼儿适宜碘营养状态显得尤为重要。对于纯母乳喂养的婴儿，一旦乳母长期处于碘缺乏状态，将直接影响婴幼儿的脑发育，严重者造成智力和体格发育障碍。同时大量人群研究也表明长期高碘摄入也可能会对哺乳期妇女及其子代的健康造成不良影响。因此关注婴幼儿碘营养水平，更应重视对哺乳期妇女碘营养状况的监测。

（桑仲娜）

参考文献

[1] Kazal L A, Jr. Prevention of iron deficiency in infants and toddlers. Am Fam Physician, 2002, 66(7): 1217-1224.

[2] Oski F A, Honig A S. The effects of therapy on the developmental scores of iron-deficient infants. J Pediatr, 1978, 92(1): 21-25.

[3] Lozoff B, Wolf A W, Jimenez E. Iron-deficiency anemia and infant development: effects of extended oral iron therapy. J Pediatr, 1996, 129(3): 382-389.

[4] Lozoff B, Jimenez E, Hagen J, et al. Poorer behavioral and developmental outcome more than 10 years after treatment for iron deficiency in infancy. Pediatrics, 2000, 105(4): E51.

[5] Bastian T W, Rao R, Tran P V, et al. The effects of early-life iron deficiency on brain energy metabolism. Neurosci Insights, 2020, 15: 2633105520935104.

[6] Wang Y, Wu Y, Li T, et al. Iron metabolism and brain development in premature infants. Front Physiol, 2019, 10: 463.

[7] 中国营养学会"缺铁性贫血营养防治专家共识"工作组 . 缺铁性贫血营养防治专家共识 . 营养学报，2019, 41(5): 417-426.

[8] Fairweather-Tait S, Sharp P. Iron. Adv Food Nutr Res, 2021, 96: 219-250.

[9] Baker R D, Greer F R, Committee on Nutrition. Diagnosis and prevention of iron deficiency and iron-

deficiency anemia in infants and young children (0-3 years of age). Pediatrics, 2010, 126(5): 1040-1050.

[10] WHO. WHO guideline on use of ferritin concentrations to assess iron status in individuals and populations. Geneva: WHO, 2020.

[11] 吴芹. 我国母乳喂养婴儿铁营养状况评估指标界值及晚结扎脐带对婴儿铁储备影响的研究. 北京：中国疾病预防控制中心，2012.

[12] 杨丽琛，任洁，吴芹，等. 我国母乳喂养婴儿铁营养状况评估指标界值研究. 中国营养学会微量元素营养第十二次学术会议暨第六届微量元素营养分会会员大会，2014.

[13] 詹建英，郑双双，董文红，等. 血常规指标对儿童铁缺乏的预测作用. 中华儿科杂志，2020, 58(3): 201-205.

[14] Mast A E, Blinder M A, Lu Q, et al. Clinical utility of the reticulocyte hemoglobin content in the diagnosis of iron deficiency. Blood, 2002, 99(4): 1489-1491.

[15] Gelaw Y, Woldu B, Melku M. The role of reticulocyte hemoglobin content for diagnosis of iron deficiency and iron deficiency anemia, and monitoring of iron therapy: a literature review. Clin Lab, 2019, 65(12): doi:10.7754/clin. Lab. 2019.190315.

[16] Ullrich C, Wu A, Armsby C, et al. Screening healthy infants for iron deficiency using reticulocyte hemoglobin content. JAMA, 2005, 294(8): 924-930.

[17] Berglund S K, Westrup B, Domellof M. Iron supplementation until 6 months protects marginally low-birth-weight infants from iron deficiency during their first year of life. J Pediatr Gastroenterol Nutr, 2015, 60(3): 390-395.

[18] Reeves J D, Yip R. Lack of adverse side effects of oral ferrous sulfate therapy in 1-year-old infants. Pediatrics, 1985, 75(2): 352-355.

[19] EFSA NDA Panel (EFSA Panel on Dietetic Products Nutrition and Allergies). Scientific opinion on dietary reference values for iron. EFSA J, 2015, 13(10): 4254.

[20] Food and Nutrition Broad, Institute of Medicine. Dietary reference intakes for vitamin A, vitamin K, arsenic, boron, chromium, copper, iodine, iron, manganese, molybdenum, nickel, silicon, vanadium, and zinc. Washington, DC: The National Academies Press, 2000.

[21] WHO/FAO. Vitamin and mineral requirements in human nutrition. Report of a joint FAO/WHO expert consultation. Bangkok, Thailand, 2004.

[22] ANSES. OPINION of the French Agency for Food, Environmental and Occupational Health & Safety on the updating of the PNNS dietary guidelines for children from birth to three years of age. 2019.

[23] 厚生劳动省. Dietary Reference Intakes for Japanese. 2020.

[24] Ministry of Health and Welfare (KR) The Korean Nutrition Society. Dietary Reference Intakes for Koreans. Ministry of Health and Welfare, 2020.

[25] British Nutrition Foundation. Nutrition Requirements. 2021.

[26] Health Promotior Board (HPB) Singapore. Recommended dietary allowances. 2022.

[27] National Health and Medical Research Council of Australia(NHMRC), New Zealand Ministry of Health(NZ MoH). Nutrient Reference Values for Australia and New Zealand. 2017.

[28] King J C, Cousins R. Zinc. In: Modern Nutrition in Hualth and Disease. Philadelphia, USA: Lippincott Williams & Wilkins, 2014.

[29] Hambidge K M, Miller L V, Westcott J E, et al. Zinc bioavailability and homeostasis. Am J Clin Nutr, 2010, 91(5): S1478-S1483.

[30] Ceballos-Rasgado M, Lowe N M, Moran V H, et al. Toward revising dietary zinc recommendations for

children aged 0 to 3 years: a systematic review and meta-analysis of zinc absorption, excretion, and requirements for growth. Nutr Rev, 2023, 100(8): 976-987.

[31] Wastney M E, Aamodt R L, Rumble W F, et al. Kinetic analysis of zinc metabolism and its regulation in normal humans. Am J Physiol, 1986, 251(2 Pt 2): R398-408.

[32] Miller L V, Krebs N F, Hambidge K M. Development of a compartmental model of human zinc metabolism: identifiability and multiple studies analyses. Am J Physiol Regul Integr Comp Physiol, 2000, 279(5): R1671-1684.

[33] 杨月欣，葛可佑. 中国营养科学全书. 北京：人民卫生出版社，2019.

[34] Jackson M J, Jones D A, Edwards R H, et al. Zinc homeostasis in man: studies using a new stable isotope-dilution technique. Br J Nutr, 1984, 51(2): 199-208.

[35] Turnlund J R, King J C, Keyes W R, et al. A stable isotope study of zinc absorption in young men: effects of phytate and alpha-cellulose. Am J Clin Nutr, 1984, 40(5): 1071-1077.

[36] Lowe N M, Shames D M, Woodhouse L R, et al. A compartmental model of zinc metabolism in healthy women using oral and intravenous stable isotope tracers. Am J Clin Nutr, 1997, 65(6): 1810-1819.

[37] King J C, Shames D M, Lowe N M, et al. Effect of acute zinc depletion on zinc homeostasis and plasma zinc kinetics in men. Am J Clin Nutr, 2001, 74(1): 116-124.

[38] Pinna K, Woodhouse L R, Sutherland B, et al. Exchangeable zinc pool masses and turnover are maintained in healthy men with low zinc intakes. J Nutr, 2001, 131(9): 2288-2294.

[39] Sheng X Y, Hambidge K M, Miller L V, et al. Measurement of zinc absorption from meals: comparison of extrinsic zinc labeling and independent measurements of dietary zinc absorption. Int J Vitam Nutr Res, 2009, 79(4): 230-237.

[40] Jacob R A, Sandstead H H, Munoz J M, et al. Whole body surface loss of trace metals in normal males. Am J Clin Nutr, 1981, 34(7): 1379-1383.

[41] Milne D B, Canfield W K, Mahalko J R, et al. Effect of dietary zinc on whole body surface loss of zinc: impact on estimation of zinc retention by balance method. Am J Clin Nutr, 1983, 38(2): 181-186.

[42] Johnson P E, Hunt C D, Milne D B, et al. Homeostatic control of zinc metabolism in men: zinc excretion and balance in men fed diets low in zinc. Am J Clin Nutr, 1993, 57(4): 557-565.

[43] Mills C. Zinc in Human Biology. Lonon, UK: Springer, 1989.

[44] Krebs N F, Reidinger C J , Hartley S, et al. Zinc supplementation during lactation: effects on maternal status and milk zinc concentrations. Am J Clin Nutr, 1995, 61(5): 1030-1036.

[45] Brown K H, Engle-Stone R, Krebs N F, et al. Dietary intervention strategies to enhance zinc nutrition: promotion and support of breastfeeding for infants and young children. Food Nutr Bull, 2009, 30(1 Suppl): S144-S171.

[46] Lowe N M, Fekete K, Decsi T. Methods of assessment of zinc status in humans: a systematic review. Am J Clin Nutr, 2009, 89(6): S2040-S2051.

[47] 中国营养学会. 中国居民膳食营养素参考摄入量（2023 版）. 北京：人民卫生出版社，2023.

[48] Krebs N F, Hambidge K M. Zinc requirements and zinc intakes of breast-fed infants. Am J Clin Nutr, 1986, 43(2): 288-292.

[49] Krebs N F, Reidinger C J, Miller L V, et al. Zinc homeostasis in breast-fed infants. Pediatr Res, 1996, 39(4 Pt 1): 661-665.

[50] WHO. Trace elements in human nutrition and health. 1996.

[51] Sheng X Y, Hambidge K M, Zhu X X, et al. Major variables of zinc homeostasis in Chinese toddlers. Am

J Clin Nutr, 2006, 84(2): 389-394.

[52] Singh R, Gautam N, Mishra A, et al. Heavy metals and living systems: An overview. Indian J Pharmacol, 2011, 43(3): 246-253.

[53] Barceloux D G. Copper. J Toxicol Clin Toxicol, 1999, 37(2): 217-230.

[54] Tsang T, Davis C I, Brady D C. Copper biology. Curr Biol, 2021, 31(9): R421-R427.

[55] Lin W, Xu L, Li G. Molecular insights into lysyl oxidases in cartilage regeneration and rejuvenation. Front Bioeng Biotechnol, 2020, 8: 359.

[56] Brischigliaro M, Zeviani M. Cytochrome c oxidase deficiency. Biochim Biophys Acta Bioenerg, 2021, 1862(1): 148335.

[57] Ramzan R, Kadenbach B, Vogt S. Multiple mechanisms regulate eukaryotic cytochrome C oxidase. Cells, 2021, 10(3): 514.

[58] Arnold S. Cytochrome c oxidase and its role in neurodegeneration and neuroprotection. Adv Exp Med Biol, 2012 (748): 305-339.

[59] Olivares C, Solano F. New insights into the active site structure and catalytic mechanism of tyrosinase and its related proteins. Pigment Cell Melanoma Res, 2009, 22(6): 750-760.

[60] Solano F. Melanins: skin pigments and much more—types, structural models, biological functions, and formation routes. New Journal of Science, 2014, 2014: 498276.

[61] Solano F. On the Metal Cofactor in the Tyrosinase Family. Int J Mol Sci, 2018, 19(2): 633.

[62] Ramsden C A, Riley P A. Tyrosinase: the four oxidation states of the active site and their relevance to enzymatic activation, oxidation and inactivation. Bioorg Med Chem, 2014, 22(8): 2388-2395.

[63] Vendelboe T V, Harris P, Zhao Y, et al. The crystal structure of human dopamine β-hydroxylase at 2.9 Å resolution. Sci Adv, 2016, 2(4): e1500980.

[64] Gonzalez-Lopez E, Vrana K E. Dopamine beta-hydroxylase and its genetic variants in human health and disease. J Neurochem, 2020, 152(2): 157-181.

[65] Nelson K T, Prohaska J R. Copper deficiency in rodents alters dopamine beta-mono-oxygenase activity, mRNA and protein level. Br J Nutr, 2009, 102(1): 18-28.

[66] Finney J, Moon H J, Ronnebaum T, et al. Human copper-dependent amine oxidases. Arch Biochem Biophys, 2014 (546): 19-32.

[67] Dawkes H C, Phillips S E. Copper amine oxidase: cunning cofactor and controversial copper. Curr Opin Struct Biol, 2001, 11(6): 666-673.

[68] Danielli M, Thomas R C, Quinn L M, et al. Vascular adhesion protein-1 (VAP-1) in vascular inflammatory diseases. Vasa, 2022, 51(6): 341-350.

[69] Chen W, Yang A, Jia J, et al. Lysyl Oxidase (LOX) family members: rationale and their potential as therapeutic targets for liver fibrosis. Hepatology, 2020, 72(2): 729-741.

[70] Montllor-Albalate C, Colin A E, Chandrasekharan B, et al. Extra-mitochondrial Cu/Zn superoxide dismutase (Sod1) is dispensable for protection against oxidative stress but mediates peroxide signaling in Saccharomyces cerevisiae. Redox Biol, 2019 (21): 101064.

[71] Deepa S S, Van Remmen H, Brooks S V, et al. Accelerated sarcopenia in Cu/Zn superoxide dismutase knockout mice. Free Radic Bio Med, 2019, 132: 19-23.

[72] Linder M C. Ceruloplasmin and other copper binding components of blood plasma and their functions: an update. Metallomics, 2016, 8(9): 887-905.

[73] Eid C, Hémadi M, Ha-Duong N T, et al. Iron uptake and transfer from ceruloplasmin to transferrin.

Biochim Biophy Acta, 2014, 1840(6): 1771-1781.

[74] Santiago González D A, Cheli V T, Rosenblum S L, et al. Ceruloplasmin deletion in myelinating glial cells induces myelin disruption and oxidative stress in the central and peripheral nervous systems. Redox Biol, 2021, 46: 102118.

[75] Wang B, Wang X P. Does ceruloplasmin defend against neurodegenerative diseases?. Curr Neuropharmacol, 2019, 17(6): 539-549.

[76] Prohaska J R, Gybina A A. Intracellular copper transport in mammals. J Nutr, 2004, 134(5): 1003-1006.

[77] Wen M H, Xie X, Huang P S, et al. Crossroads between membrane trafficking machinery and copper homeostasis in the nerve system. Open Biol, 2021, 11(12): 210128.

[78] Li Y. Copper homeostasis: Emerging target for cancer treatment. IUBMB Life, 2020, 72(9): 1900-1908.

[79] Zerounian N R, Redekosky C, Malpe R, et al. Regulation of copper absorption by copper availability in the Caco-2 cell intestinal model. Am J Physiol Gastrointest Liver Physiol, 2003, 284(5): G739-747.

[80] Schuchardt J P, Hahn A. Intestinal absorption and factors influencing bioavailability of magnesium-an update. Curr Nutr Food Sci, 2017, 13(4): 260-278.

[81] Vitaliti A, De Luca A, Rossi L. Copper-dependent kinases and their role in cancer inception, progression and metastasis. Biomolecules, 2022, 12(10): 1520.

[82] Gromadzka G, Tarnacka B, Flaga A, et al. Copper dyshomeostasis in neurodegenerative diseases-therapeutic implications. Int J Mol Sci, 2020, 21(23): 9259.

[83] Thiele D J. Integrating trace element metabolism from the cell to the whole organism. J Nutr, 2003, 133(5 Suppl 1): S1579-S1580.

[84] Liang Z D, Stockton D, Savaraj N, et al. Mechanistic comparison of human high-affinity copper transporter 1-mediated transport between copper ion and cisplatin. Mol Pharmacol, 2009, 76(4): 843-853.

[85] Yang L, Huang Z, Li F. Structural insights into the transmembrane domains of human copper transporter 1. J Pept Sci, 2012, 18(7): 449-455.

[86] Wu X, Sinani D, Kim H, et al. Copper transport activity of yeast *Ctr1* is down-regulated via its C terminus in response to excess copper. J Biol Chem, 2009, 284(7): 4112-4122.

[87] Liang Z D, Tsai W B, Lee M Y, et al. Specificity protein 1 (sp1) oscillation is involved in copper homeostasis maintenance by regulating human high-affinity copper transporter 1 expression. Mol Pharmacol, 2012, 81(3): 455-464.

[88] Molloy S A, Kaplan J H. Copper-dependent recycling of hCTR1, the human high affinity copper transporter. J Biol Chem, 2009, 284(43): 29704-29713.

[89] Bertinato J, Cheung L, Hoque R, et al. *Ctr1* transports silver into mammalian cells. J Trace Elem Med Biol, 2010, 24(3): 178-184.

[90] 赵亚楠, 陈利弘, 杨晓龙, 等. 四硫代钼酸铵抑制铜转运蛋白-1 用于胰腺癌治疗的体内外研究. 四川大学学报（医学版）, 2020, 51(5): 643.

[91] Si M, Lang J. The roles of metallothioneins in carcinogenesis. J Hematol Oncol, 2018, 11(1): 107.

[92] Krężel A, Maret W. The functions of metamorphic metallothioneins in zinc and copper metabolism. Int J Mol Sci, 2017, 18(6): 1237.

[93] Hatori Y, Lutsenko S. An expanding range of functions for the copper chaperone/antioxidant protein Atox1. Antioxid Redox Signal, 2013, 19(9): 945-957.

[94] McRae R, Lai B, Fahrni C J. Copper redistribution in Atox1-deficient mouse fibroblast cells. J Biol Inorg Chem, 2010, 15(1): 99-105.

[95] Williams J R, Trias E, Beilby P R, et al. Copper delivery to the CNS by CuATSM effectively treats motor neuron disease in SOD(G93A) mice co-expressing the Copper-Chaperone-for-SOD. Neurobiol Dis, 2016, 89: 1-9.

[96] Huppke P, Brendel C, Korenke G C, et al. Molecular and biochemical characterization of a unique mutation in CCS, the human copper chaperone to superoxide dismutase. Hum Mutat, 2012, 33(8): 1207-1215.

[97] Palumaa P, Kangur L, Voronova A, et al. Metal-binding mechanism of Cox17, a copper chaperone for cytochrome c oxidase. Biochem J, 2004, 382(Pt 1): 307-314.

[98] Han H, Archibeque S L, Engle T E. Characterization and identification of hepatic mRNA related to copper metabolism and homeostasis in cattle. Biological trace element research, 2009, 129(1-3): 130-136.

[99] Leary S C. Redox regulation of SCO protein function: controlling copper at a mitochondrial crossroad. Antioxid Redox Signal, 2010, 13(9): 1403-1416.

[100] Chen L, Min J, Wang F. Copper homeostasis and cuproptosis in health and disease. Signal Transduct Target Ther, 2022, 7(1): 378.

[101] La Fontaine S, Ackland M L, Mercer J F. Mammalian copper-transporting P-type ATPases, ATP7A and ATP7B: emerging roles. Int J Biochem Cell Biol, 2010, 42(2): 206-209.

[102] Schmidt K, Ralle M, Schaffer T, et al. ATP7A and ATP7B copper transporters have distinct functions in the regulation of neuronal dopamine-β-hydroxylase. J Biol Chem, 2018, 293(52): 20085-20098.

[103] Donsante A, Yi L, Zerfas P M, et al. ATP7A gene addition to the choroid plexus results in long-term rescue of the lethal copper transport defect in a Menkes disease mouse model. Mol Ther, 2011, 19(12): 2114-2123.

[104] Sharma M C, Joshi C, Pathak N N, et al. Copper status and enzyme, hormone, vitamin and immune function in heifers. Res Vet Sci, 2005, 79(2): 113-123.

[105] Ghayour-Mobarhan M, Taylor A, New S A, et al. Determinants of serum copper, zinc and selenium in healthy subjects. Ann Clin Biochem, 2005, 42(Pt 5): 364-375.

[106] Gonoodi K, Moslem A, Darroudi S, et al. Serum and dietary zinc and copper in Iranian girls. Clin Biochem, 2018, 54: 25-31.

[107] Mahdavi-Roshan M, Ebrahimi M, Ebrahimi A. Copper, magnesium, zinc and calcium status in osteopenic and osteoporotic post-menopausal women. Clin Cases Miner Bone Metab, 2015, 12(1): 18-21.

[108] Squitti R, Ghidoni R, Simonelli I, et al. Copper dyshomeostasis in Wilson disease and Alzheimer's disease as shown by serum and urine copper indicators. J Trace Elem Med Biol, 2018, 45: 181-188.

[109] Pincemail J, Vanbelle S, Gaspard U, et al. Effect of different contraceptive methods on the oxidative stress status in women aged 40 ~ 48 years from the ELAN study in the province of Liege, Belgium. Hum Reprod, 2007, 22(8): 2335-2343.

[110] Li J, Lei J, He L, et al. Evaluation and monitoring of superoxide dismutase (SOD) activity and its clinical significance in gastric cancer: a systematic review and meta-analysis. Med Sci Monit, 2019(25)：2032-2042.

[111] Hepburn J J, Arthington J D, Hansen S L, et al. Technical note: copper chaperone for copper, zinc superoxide dismutase: a potential biomarker for copper status in cattle. J Anim Sci, 2009, 87(12): 4161-4166.

[112] Bertinato J, Sherrard L, Plouffe L J. Decreased erythrocyte CCS content is a biomarker of copper overload in rats. Int J Mol Sci, 2010, 11(7): 2624-2635.

[113] Broderius M A, Prohaska J R. Differential impact of copper deficiency in rats on blood cuproproteins. Nutr Res, 2009, 29(7): 494-502.

[114] Bertinato J, Iskandar M, L'Abbe M R. Copper deficiency induces the upregulation of the copper chaperone for Cu/Zn superoxide dismutase in weanling male rats. J Nutr, 2003, 133(1): 28-31.

[115] Prasad A N, Levin S, Rupar C A, et al. Menkes disease and infantile epilepsy. Brain & development, 2011, 33(10): 866-876.

[116] Bousquet-Moore D, Mains R E, Eipper B A. Peptidylglycine α-amidating monooxygenase and copper: a gene-nutrient interaction critical to nervous system function. J Neurosci Res, 2010, 88(12): 2535-2545.

[117] Lyons J A, Prohaska J R. Perinatal copper deficiency alters rat cerebellar purkinje cell size and distribution. Cerebellum, 2010, 9(1): 136-144.

[118] Prohaska J R, Broderius M. Plasma peptidylglycine alpha-amidating monooxygenase (PAM) and ceruloplasmin are affected by age and copper status in rats and mice. Comp Biochem Physiol B Biochem Mol Biol, 2006, 143(3): 360-366.

[119] EFSA. Dietary Reference Values for Nutrients Summary Report. 2017.

[120] Kryukov G V, Castellano S, Novoselov S V, et al. Characterization of mammalian selenoproteomes. Science, 2003, 300(5624): 1439-1443.

[121] Squires J E, Berry M J. Eukaryotic selenoprotein synthesis: mechanistic insight incorporating new factors and new functions for old factors. IUBMB Life, 2008, 60(4): 232-235.

[122] Lu J, Holmgren A. Selenoproteins. J Biol Chem, 2009 (284): 723-727.

[123] Lombeck I, Ebert K H, Kasperek K, et al. Selenium intake of infants and young children, healthy children and dietetically treated patients with phenylketonuria. Eur J Pediatr, 1984, 143(2): 99-102.

[124] Ge K, Yang G. The epidemiology of selenium deficiency in the etiological study of endemic diseases in China. Am J Clin Nutr, 1993, 57(2 Suppl): S259-S263.

[125] 杨光圻, 王淑真, 周瑞华, 等. 湖北施恩地区原因不明脱发脱甲症病因的研究. 中国医学科学院学报, 1981, 3: 1-6.

[126] Swanson C A, Patterson B H, Levander O A, et al. Human [74]Se selenomethionine metabolism: a kinetic model. Am J Clin Nutr, 1991, 54(5): 917-926.

[127] Sunde R A Selenium. Modern nutrition in health and disease. Philadelphia, USA: Lippincott Williams & Wilkins, 2012.

[128] Bügel S H, Sandström B, Larsen E H. Absorption and retention of selenium from shrimps in man. J Trace Elem Med Biol, 2001, 14(4): 198-204.

[129] Bügel S, Sandström B, Skibsted L H. Pork meat: a good source of selenium. J Trace Elem Med Biol, 2004, 17(4): 307-311.

[130] Burk R F, Norsworthy B K, Hill K E, et al. Effects of chemical form of selenium on plasma biomarkers in a high-dose human supplementation trial. Cancer Epidemiol Biomarkers Prev, 2006, 15, 4: 804-810.

[131] Oster O, Schmiedel G, Prellwitz W. The organ distribution of selenium in German adults. Biol Trace Elem Res, 1988, 15: 23-45.

[132] Zachara B A, Pawluk H, Korenkiewicz J, et al. Selenium levels in kidney, liver and heart of newborns and infants. Early Hum Dev, 2001, 63(2): 103-111.

[133] Sunde R A. Selenium. Washington, D C: ILSI Press, 2006.

[134] Dorea J G. Selenium and breast-feeding. Br J Nutr, 2002, 88(5): 443-461.

[135] Xia Y, Hill K E, Li P, et al. Optimization of selenoprotein P and other plasma selenium biomarkers for

the assessment of the selenium nutritional requirement: a placebo-controlled, double-blind study of selenomethionine supplementation in selenium-deficient Chinese subjects. Am J Clin Nutr, 2010, 92(3): 525-531.

[136] Hurst R, Armah C N, Dainty J R, et al. Establishing optimal selenium status: results of a randomized, double-blind, placebo-controlled trial. Am J Clin Nutr, 2010, 91(4): 923-931.

[137] Combs G F, Jr, Jackson M I, Watts J C, et al. Differential responses to selenomethionine supplementation by sex and genotype in healthy adults. Br J Nutr, 2012, 107(10): 1514-1525.

[138] Hurst R, Collings R, Harvey L J, et al. EURRECA-Estimating selenium requirements for deriving dietary reference values. Crit Rev Food Sci Nutr, 2013, 53(10): 1077-1096.

[139] Levander O A, Sutherland B, Morris V C, et al. Selenium balance in young men during selenium depletion and repletion. Am J Clin Nutr, 1981, 34(12): 2662-2669.

[140] Longnecker M P, Stram D O, Taylor P R, et al. Use of selenium concentration in whole blood, serum, toenails, or urine as a surrogate measure of selenium intake. Epidemiology, 1996, 7(4): 384-390.

[141] Ashton K, Hooper L, Harvey L J, et al. Methods of assessment of selenium status in humans: a systematic review. Am J Clin Nutr, 2009, 89(6): S2025-S2039.

[142] Butte N F, Lopez-Alarcon M G, Garza C. Nutrient adequacy of exclusive breastfeeding for the term infant during the first six months of life. World Health Organization, 2002.

[143] Food and Nutrition Broad, Institute of Medicine. Dietary reference intakes for vitamin C, vitamin E, selenium, and carotenoids. Washington, DC: The National Academies Press, 2000.

[144] EFSA PANEL ON DIETETIC PRODUCTS NUTRITION AND ALLERGIES (NDA). Scientific opinion on dietary reference values for selenium. EFSA J, 2014, 12(10): 3846.

[145] Dror D K, Allen L H. Iodine in human milk: a systematic review. Adv Nutr, 2018, 9(suppl_1): S347-S357.

[146] Wang W, Sun Y, Zhang M, et al. Breast milk and infant iodine status during the first 12 weeks of lactation in Tianjin City, China. Asia Pacific journal of clinical nutrition, 2018, 27(2): 393-398.

[147] Silva de Morais N, Ayres Saraiva D, Corcino C, et al. Consequences of iodine deficiency and excess in pregnancy and neonatal outcomes: a prospective cohort study in rio de Janeiro, Brazil. Thyroid, 2020, 30(12): 1792-1801.

[148] 阎玉芹. 要关注妊娠和哺乳期妇女的碘营养及其甲状腺功能. 国际内分泌代谢杂志，2009, 29(5): 289-292.

[149] 钱明. 碘对脑发育影响的研究进展. 中华地方病学杂志，2020, 39(12): 923-926.

[150] Segni M. Disorders of the Thyroid Gland in Infancy, Childhood and Adolescence. South Dartmouth (MA): MDText.com, Inc, 2000.

[151] LaFranchi S H. Thyroid function in preterm/low birth weight infants: impact on diagnosis and management of thyroid dysfunction. Front Endocrinol (Lausanne), 2021 (12): 666207.

[152] Delange F. Screening for congenital hypothyroidism used as an indicator of the degree of iodine deficiency and of its control. Thyroid, 1998, 8(12): 1185-1192.

[153] Fisher D A, Oddie T H, Epperson D. Effect of increased dietary iodide on thyroid accumulation and secretion in euthyroid Arkansas subjects. J Clin Endocrinol Metab, 1965, 25(12): 1580-1590.

[154] Andersson M, Braegger C P. The role of iodine for thyroid function in lactating women and infants. Endocr Rev, 2022, 43(3): 469-506.

[155] Dold S, Zimmermann M B, Aboussad A, et al. Breast milk iodine concentration is a more accurate biomarker of iodine status than urinary iodine concentration in exclusively breastfeeding women. J Nutr,

2017, 147(4): 528-537.

[156] Andersen S L, Moller M, Laurberg P. Iodine concentrations in milk and in urine during breastfeeding are differently affected by maternal fluid intake. Thyroid, 2014, 24(4): 764-772.

[157] Zimmermann M B, Boelaert K. Iodine deficiency and thyroid disorders. Lancet Diabetes Endocrinol, 2015, 3(4): 286-295.

[158] 宋选波, 李津蜀, 张莉莉, 等. 2019 年四川省哺乳妇女和婴幼儿碘营养状况分析. 预防医学情报杂志, 2021, 37(8): 1090-1094.

[159] 王燕玲, 王巨威, 朱小南, 等. 甘肃省不同生态类型区哺乳妇女和 0～2 岁婴幼儿碘营养状况调查. 中华地方病学杂志, 2017, 36(4): 274-278.

[160] 杨丽芬, 陈会欣, 李维, 等. 吉林省农村人群碘营养水平及甲状腺功能调查. 中华内分泌代谢杂志, 2012, 28(7): 575-577.

[161] Thomopoulos P. Iodine excess and thyroid dysfunction. Rev Prat, 2005, 55(2): 180-182.

[162] Sun X, Shan Z, Teng W. Effects of increased iodine intake on thyroid disorders. Endocrinol Metab (Seoul), 2014, 29(3): 240-247.

[163] Chen W, Sang Z, Tan L, et al. Neonatal thyroid function born to mothers living with long-term excessive iodine intake from drinking water. Clin Endocrinol (oxf), 2015, 83(3): 399-404.

[164] 陈雯, 桑仲娜, 刘华, 等. 河北省部分高水碘地区儿童甲状腺功能异常情况调查. 中华预防医学杂志, 2012, 46(2): 148-151.

[165] Sang Z, Chen W, Shen J, et al. Long-term exposure to excessive iodine from water is associated with thyroid dysfunction in children. J Nutr, 2013, 143(12): 2038-2043.

[166] 张桂芹, 桑仲娜, 刘华, 等. 高碘地区孕妇碘营养状况与新生儿甲状腺功能的调查. 中华预防医学杂志, 2012, 46(3): 225-227.

[167] 陈艳婷. 妊娠期妇女碘营养调查及与婴幼儿生长发育关系研究. 天津: 天津医科大学, 2020.

[168] World Health Organization, United Nations Children's Fund, International Council for the Control of Iodine Deficiency Disorders. Assessment of the iodine deficiency disorders and monitoring their elimination. 3rd ed. Geneva: WHO, 2007.

[169] Rohner F, Zimmermann M, Jooste P, et al. Biomarkers of nutrition for development--iodine review. J Nutr, 2014, 144(8): 1322S-1342S.

[170] Farebrother J, Zimmermann M B, Assey V, et al. Thyroglobulin is markedly elevated in 6- to 24-month-old infants at both low and high iodine intakes and suggests a narrow optimal iodine intake range. Thyroid, 2019, 29(2): 268-277.

[171] Yu S, Wang D, Cheng X, et al. Establishing reference intervals for urine and serum iodine levels: A nationwide multicenter study of a euthyroid Chinese population. Clin Chim Acta, 2020 (502): 34-40.

[172] Zimmermann M B, Aeberli I, Andersson M, et al. Thyroglobulin is a sensitive measure of both deficient and excess iodine intakes in children and indicates no adverse effects on thyroid function in the UIC range of 100-299 mug/L: a UNICEF/ICCIDD study group report. J Clin Endocrinol Metab, 2013, 98(3): 1271-1280.

[173] 中华医学会地方病学分会, 中国营养学会, 中华医学会内分泌学分会. 中国居民补碘指南. 北京: 人民卫生出版社, 2018.

[174] Longvah T, Toteja G S, Upadhyay A. Iodine content in bread, milk and the retention of inherent iodine in commonly used Indian recipes. Food Chem, 2013, 136(2): 384-388.

[175] Vought R L, London W T, Brown F A. A note on atmospheric iodine and its absorption in man. J Clin

Endocrinol Metab, 1964, 24: 414-416.

[176] Costa A, Bacci R, Campagnoli C, et al. Iodine balance studies in pregnancy. Folia Endocrinol, 1969, 22(4): 364-372.

[177] Harrison M T. Iodine balance in man. Postgrad Med J, 1968, 44(507): 69-71.

[178] Yang J, Zhu L, Li X, et al. Maternal iodine status during lactation and infant weight and length in Henan Province, China. BMC pregnancy and childbirth, 2017, 17(1): 383.

[179] Remer T, Johner S A, Gartner R, et al. Iodine deficiency in infancy - a risk for cognitive development. Dtsch Med Wochenschr, 2010, 135(31-32): 1551-1556.

[180] Azizi F, Smyth P. Breastfeeding and maternal and infant iodine nutrition. Clin Endocrinol (oxf), 2009, 70(5): 803-809.

[181] 孙忠清，杨振宇 . 0～6 月龄纯母乳喂养儿每日母乳摄入量评估 . 营养学报，2013, 35(2): 134-141.

[182] Delange F. Negative iodine balance in preterm infants. Ann Endocrinology, 1984, 45: 77.

[183] Gushurst C A, Mueller J A, Green J A, et al. Breast milk iodide: reassessment in the 1980s. Pediatrics, 1984, 73(3): 354-357.

[184] Henjum S, Kjellevold M, Ulak M, et al. Iodine concentration in breastmilk and urine among lactating women of Bhaktapur, Nepal. Nutrients, 2016, 8(5): 255.

[185] Ingenbleek Y, Malvaux P. Iodine balance studies in protein-calorie malnutrition. Arch Dis Child, 1974, 49(4): 305-309.

[186] Malvaux P, Beckers C, De Visscher M. Iodine balance studies in nongoitrous children and in adolescents on low iodine intake. J Clin Endocrinol Metab, 1969, 29(1): 79-84.

[187] 桑仲娜，沈钧，刘嘉玉，等 . 关于成人碘安全摄入量的探讨 . 营养学报，2009, 31(1): 15-20.

[188] Sang Z, Wang P P, Yao Z, et al. Exploration of the safe upper level of iodine intake in euthyroid Chinese adults: a randomized double-blind trial. Am J Clin Nutr, 2012, 95(2): 367-373.

[189] Scientific Committee for Food (SCF). Nutrient and energy intakes for the European Community. Luxembourg, 1993.

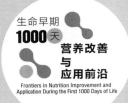

生命早期
1000天
营养改善
与
应用前沿
Frontiers in Nutrition Improvement and
Application During the First 1000 Days of Life

婴幼儿膳食营养素参考摄入量

Dietary Reference Intakes for Infants and Young Children

第 **10** 章

脂溶性维生素

脂溶性维生素包括维生素 A 和类胡萝卜素、维生素 D、维生素 E 和维生素 K，其共同特点是化学组成主要由碳、氢、氧构成，易溶于脂肪及脂溶剂，不易溶于水，需要随脂肪经淋巴系统进入血液；脂溶性维生素不提供能量，除维生素 D 和维生素 K 外，体内不能合成，必须由食物提供。

10.1　维生素 A 和类胡萝卜素

　　维生素 A（vitamin A）又称为视黄醇（retinol），是人类必需的一种脂溶性维生素。维生素 A 与其代谢产物对于保持正常视觉功能、维持细胞生长、基因表达、生长和免疫功能都极为重要。我国 0.5 ～ 3 岁婴幼儿维生素 A 缺乏和边缘性缺乏问题不容忽视，2019 年 11 月发布的《中国儿童维生素 A、E 缺乏与呼吸道感染》的数据显示，26 个省（自治区）医院 2015 ～ 2018 年 0.5 ～ 1 岁、1 ～ 2 岁、2 ～ 3 岁的婴幼儿维生素 A 边缘性缺乏（血清视黄醇含量 0.20 ～≤ 0.30mg/L）和缺乏（血清视黄醇含量 <0.20mg/L）合计分别为 65.54%、56.61%、57.56%[1]。

10.1.1　结构性质

10.1.1.1　维生素 A

　　维生素 A 是指所有具有视黄醇生物活性的一类化合物。可提供视黄醇生物活性的物质有两类：其一是指黄醇及其代谢产物以及具有相似结构的合成类似物，这一类也称为类视黄醇（retinoids）物质，也称为预先形成的维生素 A（preformed vitamin A），主要膳食来源为动物性食物中含有的视黄醇和视黄酰酯。另一类物质是维生素 A 原类胡萝卜素（provitamin A carotenoids），是指来自于植物性食物在体内可以转化生成视黄醇的类胡萝卜素，它们是膳食视黄醇的前体物质，主要包括 β-胡萝卜素（β-carotene）、α-胡萝卜素（α-carotene）和 β-隐黄质（β-cryptoxanthin）。

　　维生素 A 是一族由 20 碳结构构成的、具有一个 β-紫罗酮环、一个由 4 个头尾相连的类异戊二烯单元组成的侧链以及在 C-15 位结合了一个羟基（视黄醇）、或者醛基（视黄醛，retinal）、或者羧酸基（视黄酸，retinoic acid）或酯基（视黄酯，retinyl ester）的分子集合（图 10-1）。类胡萝卜素为聚异戊二烯化合物或萜类化合物，已经发现自然界中存在 600 多种形式的类胡萝卜素，其中只有少部分具有维生素 A 原的营养活性，如 β-胡萝卜素、α-胡萝卜素和 β-隐黄质。

　　视黄醇是维生素 A 的最主要代表。视黄醇纯品为黄色片状结晶，相对分子质量为 286.46，分子式为 $C_{20}H_{30}O$。视黄醇 [图 10-2（a）] 可以被氧化为视黄醛 [图 10-2（b）]；视黄醛具备视黄醇的全部生物活性，可被逆向还原为视黄醇，还可以进一步被氧化成视黄酸 [图 10-2（c）]；视黄酸只具备视黄醇的部分生物活性，不能满足视觉或动物繁殖的需要。参与视觉循环的维生素 A 形式是 11-顺式视黄醛

［图 10-2（d）］，而人体内的维生素 A 主要是以视黄酰棕榈酸酯（retinyl palmitate）的形式储存［图 10-2（e）］。

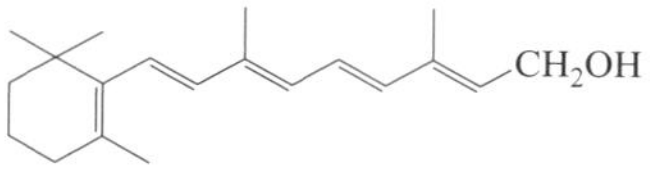

全反式视黄醇

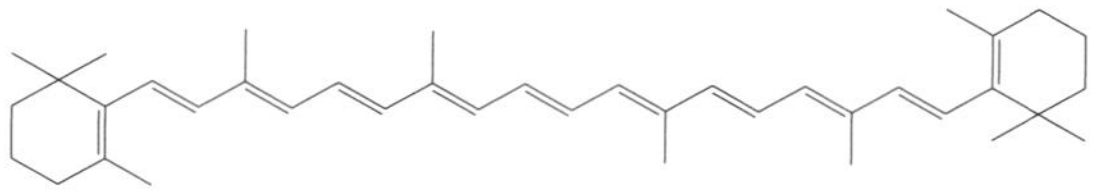

全反式-*β*-胡萝卜素

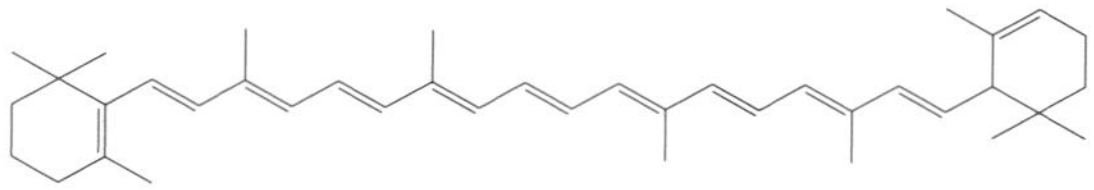

全反式-*α*-胡萝卜素

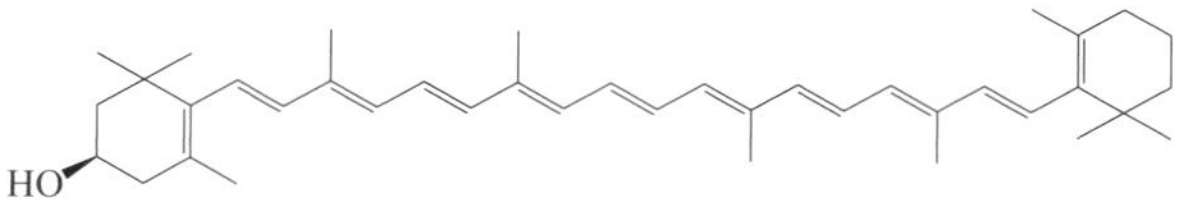

全反式-*β*-隐黄质

图 10-1　维生素 A 和维生素 A 原类胡萝卜素的分子结构

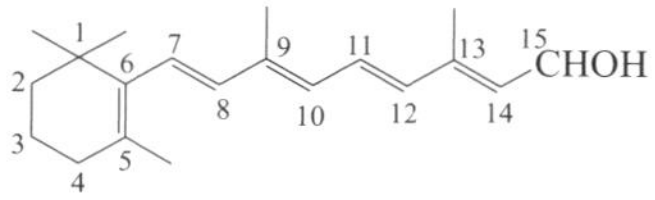

(a)

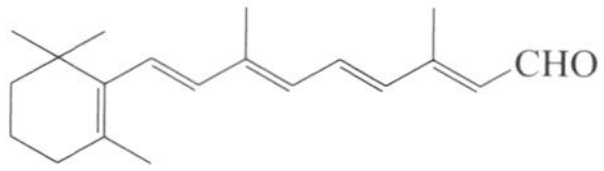

(b)

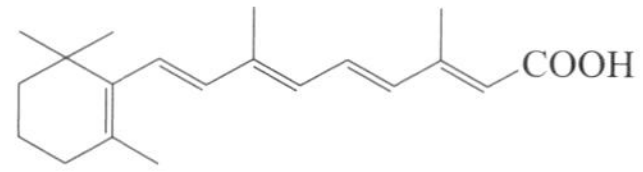

(c)

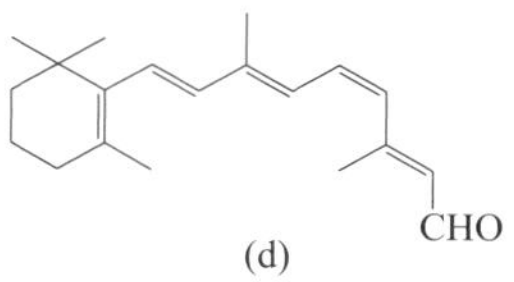

(d)

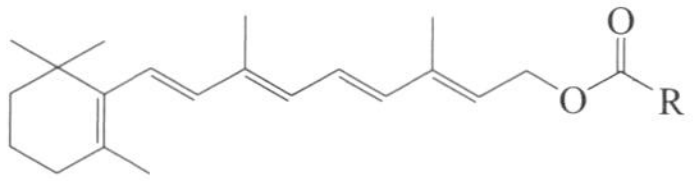

(e)

图 10-2　几种主要的类视黄醇的分子结构

维生素 A 属于脂溶性维生素，可以不同程度地溶于大部分有机溶剂中，但不溶于水。维生素 A 及其衍生物很容易被氧化和异构化，暴露于光线，尤其是紫外线，或氧气、性质活泼的金属以及高温环境时，可加快这种氧化破坏。但一般烹调过程不至于对食物中的维生素 A 造成太多破坏。在理想条件下，如低温冷冻等，血清、组织或结晶态的类视黄醇可保持长期稳定。在无氧条件下，视黄醛对碱比较稳定，但在酸中不稳定，可发生脱氢或双键的重新排列。油脂在酸败过程中，其所含的维生素 A 和胡萝卜素会受到严重破坏。食物中的磷脂、维生素 E 或其他抗氧化剂有提高维生素 A 稳定性的作用。母乳中因富含天然抗氧化剂，因此维生素 A 比较稳定。在维生素 A 的衍生物中，视黄酸和视黄酰酯的稳定性最好[2]。有研究结果显示，低温冷冻保存母乳 3 个月，维生素 A 含量降低 29%。

10.1.1.2 类胡萝卜素

（1）β-胡萝卜素　是类胡萝卜素中最为突出的一个成分，它是最早被发现和认识的类胡萝卜素，其维生素 A 原的活性最强，在人体内含量高，在食物中分布最广、含量最丰富。β-胡萝卜素分子式为 $C_{40}H_{56}$，相对分子质量为 536.87，其分子结构中具有许多共轭双键，这些双键既可以吸收可见光中的某些光谱，使其呈现特殊颜色，同时又使其具有极强的淬灭活性氧自由基的能力，可减轻机体抗氧化损伤。β-胡萝卜素分子实际上就是 2 个尾部相连的视黄醇分子。全反式-β-胡萝卜素可以经过偏心裂解或中心裂解，生成 1 分子或 2 分子全反式视黄醇；顺式 β-胡萝卜素转换为维生素 A 的量则较低[3]。

（2）α-胡萝卜素　与 β-胡萝卜素分子结构相似，为同分异构体，差别在于一端的 β-紫罗酮环中 5′，6′ 双键发生变化，而此 β-紫罗酮环是维生素 A 活性所必需结构。因此，α-胡萝卜素转变为维生素 A 的量只有 β-胡萝卜素的一半。除维生素 A 活性外，α-胡萝卜素的性质和功效与 β-胡萝卜素相似。

（3）β-隐黄质　也被称为 β-隐黄素、β-胡萝卜素-3-醇，是一种含氧的叶黄素类的类胡萝卜素，分子为 $C_{40}H_{56}O$，相对分子质量为 552.87。与 β-胡萝卜素相比，β-隐黄质分子结构是在 3 位由一个羟基取代原来的一个氢原子，其分子比 β-胡萝卜素多一个氧原子，由此造成 β-紫罗酮环结构变化，使这一半分子失去维生素 A 活性的能力，故 β-隐黄质和 α-胡萝卜素一样，转变为维生素 A 的产量只有 β-胡萝卜素的一半。除了维生素 A 活性外，β-隐黄质也同样具有较强的抗氧化活性。

10.1.2 生理功能

维生素 A 在人体中具有广泛而重要的生理功能，概括起来主要包括视觉功能、细胞增殖分化调节、细胞间信息交流和免疫应答等，其缺乏会导致生理功能异常和病理变化。维生素 A 的许多生理功能是通过细胞核内类视黄酸受体途径实现的，这些受体包括三种视黄酸受体 RARα、RARβ 和 RARγ 以及三种其 9-顺式异构体类视黄酸 X 受体 RXRα、RXRβ 和 RXRγ，调节和控制细胞核内基因的激活与表达，进而调控细胞分裂和分化。这种调控结果可影响到机体的各个方面，包括生长发育、生殖功能、免疫功能、造血功能等。

10.1.2.1 视觉功能

视觉功能是最早被认识的维生素 A 功能。视网膜上的杆状细胞含有的视紫红质，是由 11-顺式视黄醛与视蛋白结合而成，其对暗光敏感。视紫红质感光后，11-顺式视黄醛转变为全反式视黄醛并与视蛋白分离，产生视觉电信号。解离后的全反式视黄醛在杆状细胞内被还原为全反式视黄醇，被转运到视网膜色素上皮细胞，与来自血浆的全反式视黄醇一起，开始复杂的异构化过程，参与重新合成视紫红质所需的 11-顺式视黄醛的供应，维持暗适应能力。因此要维持良好的暗光视觉，就需要源源不断地向杆状细胞供给充足的 11-顺式视黄醛。维生素 A 缺乏时，11-顺式视黄醛供给减少，暗适应时间延长。

暗适应障碍是维生素 A 缺乏病的最早表现，最初为暗适应迟缓，逐渐发展为在暗光下视力减退，黄昏时视物模糊，病情较重者最后发展为黑暗中看不见物体，即为夜盲症（night blindness）。

10.1.2.2 维持皮肤黏膜完整性

维生素 A 是调节糖蛋白合成的一种辅酶，对上皮细胞的细胞膜起稳定作用，维持上皮细胞的形态完整和功能健全。维生素 A 的这种作用是通过介导临近细胞间的信息交流而实现的。维生素 A 缺乏会造成上皮组织干燥，正常的柱状上皮细胞转变为角状的复层鳞状细胞，导致细胞角化。全身各种组织的上皮细胞都会受到影响，但受累最早的是眼睛结膜、角膜和泪腺上皮细胞，泪腺分泌减少导致眼干燥症、结膜或角膜干燥、软化甚至穿孔。皮肤毛囊、皮脂腺、汗腺、舌味蕾、呼吸道和肠道黏膜、泌尿和生殖黏膜等上皮细胞均会受到影响，从而产生相应临床表现和黏膜屏障功能受损。当婴幼儿出现维生素 A 缺乏时，发生眼干燥症（xerophthalmia），从而损害视网膜和角膜，临床表现为比奥斑（bitot spots），最终可能导致失明。据联合国儿童基金会估计，每年有 25 万～ 50 万儿童因维生素 A 缺乏而致盲，其中一半在 1 岁内失去视力后死亡[4]。

10.1.2.3 维持和促进免疫功能

类视黄酸通过核受体对靶基因的调控，可以提高细胞免疫功能，促进免疫细胞产生抗体，以及促进 T 淋巴细胞产生某些淋巴因子。维生素 A 缺乏时，免疫细胞内视黄酸受体表达相应下降，可导致血液淋巴细胞数、自然杀伤细胞数量的减少和特异性抗体反应减弱，表现出体液和细胞免疫功能异常。

维生素 A 缺乏和边缘缺乏的婴幼儿，感染性疾病发病风险和死亡率升高。患有轻度到中度维生素 A 缺乏症的儿童呼吸道感染和腹泻风险升高；患轻度眼干燥症儿童的死亡率是无眼干燥症儿童的 4 倍[5]。给患麻疹的住院患儿补充大剂量维生素 A，能明显降低儿童病死率，减轻并发症的严重程度[6]。补充维生素 A 可降低幼儿腹泻和疟疾的严重程度[6]。

10.1.2.4　维持生长发育

维生素 A 对视黄酸受体（RAR）的基因调节具有极其重要的作用[7-9]。同时也调控细胞增殖、分化，尤其是参与软骨内成骨过程。维生素 A 缺乏时，长骨形成和牙齿发育均受阻碍。在大鼠怀孕和哺乳期间给予维生素 A 可以增加新生幼鼠的股骨长度，给幼鼠直接补充维生素 A 也会增加其骺板肥大区的长度，改变骨形成和软骨细胞基因表达[10]。人群研究发现，维生素 A 缺乏的儿童存在较高的生长迟缓风险，这可能与夜间生长激素分泌相关，在补充维生素 A 后，这些儿童的夜间生长激素水平明显升高[11-12]。最近的一项 Meta 结果显示，母亲在妊娠期补充维生素 A 能够降低分娩低出生体重儿的风险，不过对新生儿体格增长的促进作用仅在配合其他干预措施的孕妇中显著，其对一般婴儿的促进作用还需进一步确证[13]。

10.1.2.5　其他功能

干预试验中发现维生素 A 可增加多种营养素缺乏性贫血人群的血红蛋白和红细胞计数。这种作用的机制可能是维生素 A 和维生素 A 原通过阻断植酸的干扰而改善铁吸收。一些观察性研究发现，维生素 A 营养状况对血液系统的影响，不仅仅是膳食维生素 A 促进铁吸收的直接作用，还存在对铁营养状况的某种调控作用，包括刺激造血母细胞、抗感染、动员铁进入红细胞系[5, 8-9]。维生素 A 还具有抗氧化能力，母乳中富含的维生素 A 可以通过清除单线态氧和过氧化物自由基来减少婴儿体内的氧化应激，而这些氧自由基可能与支气管肺发育不良、坏死性小肠结肠炎和早产儿视网膜病变的发病机制相关[14-15]。另外，类胡萝卜素可以通过抗氧化应激作用保护骨骼健康，包括通过激活 NF-κB（TNF-α 的介质）和破骨细胞生成来增加骨吸收[16]。

10.1.3　代谢

食物中维生素 A 几乎都是以视黄酰酯（尤其是视黄酰棕榈酸酯）的形式存在，经过口腔咀嚼、小肠内的乳化和形成混合微胶粒等过程，使视黄酰酯的混合微胶粒从食物基质中游离出来。这种微胶粒被运输到肠细胞外，然后视黄酰酯被转运进入肠黏膜细胞并被水解[5]。肠黏膜细胞可将膳食来源的视黄酰酯转变为视黄酰-β-葡萄糖苷酸酯，再由β葡萄糖醛酸苷酶水解为视黄酸。在肠细胞内，游离视黄醇或视黄酸再被酯化，并被包裹进入乳糜微粒。乳糜微粒通过肠系膜淋巴系统进入体循环[5]。肠细胞对维生素A的摄取是通过肠细胞刷状缘上的特异性视黄醇转运蛋白来促进的。肠道对类视黄醇的吸收效率很高。正常情况下，摄入生理剂量的视黄醇，其吸收率为70%～90%。随着视黄醇摄入量增加，其吸收效率仍维持较高水平，可达到60%～80%。类胡萝卜素的吸收依赖于胆盐的存在[6]。类胡萝卜素也是在小肠腔内首先被摄入到混合微胶粒，然后被肠黏膜细胞吸收。这个吸收过程早期认为是通过被动扩散方式完成，近年发现也可能是主动转运，可能由类胡萝卜素结合蛋白或转运因子帮助吸收。类胡萝卜素被吸收后掺入乳糜微粒，然后被释放进入淋巴，再进入体循环。部分维生素A原类胡萝卜素可在肠黏膜细胞内被裂解为维生素A。进入体循环的类胡萝卜素，部分可被外周组织摄取，其余随乳糜微粒残基被肝脏摄取。类胡萝卜素在肝内与极低密度脂蛋白组装并被重新释放入血。与维生素A的吸收相比，类胡萝卜素的吸收更容易出现饱和[3]。肠细胞吸收的维生素A原类胡萝卜素，一部分裂解转化为类视黄醇，一部分完整地进入淋巴循环，一部分代谢成为无活性的其他分子，还有一部分完好地保留在肠细胞内直到肠细胞脱落[3, 6]。类胡萝卜素的吸收和转化受到许多因素影响。食物基质以及类胡萝卜素的物理状态是影响其生物利用率的最主要因素。

膳食维生素A原类胡萝卜素在人体内转化为维生素A的效率，是维生素A代谢中具有最重要意义的话题之一。吸收的膳食β-胡萝卜素通常在肠黏膜细胞内被β-胡萝卜素-15-15′-双加氧酶裂解成脱氢视黄醛，进而转变为维生素A。该酶催化β-胡萝卜素的中心裂解，理论上可以产生2分子视黄醛。β-胡萝卜素也可被偏心裂解，生成β-脱辅基胡萝卜醛，后者再进一步降解为视黄醛或视黄酸。裂解生成的维生素A被酯化，这些新合成的视黄酰酯和未裂解的类胡萝卜素与外源性维生素A和其他脂质物质一起，通过乳糜微粒进入淋巴，再进入体循环，最后被转运到肝脏。人体淋巴液中的维生素A，无论是膳食视黄醇来源，还是维生素A原类胡萝卜素来源，其主要形式是视黄酰酯，多为棕榈酰酯和硬脂酸酯[5]。进入血循环的维生素A，随乳糜微粒进入肝脏。维生素A的主要储备器官是肝脏，体内维生素A总量的90%～95%以视黄酰酯的形式储存在肝脏，少量存在于脂肪组织，其余部分在外周组织中[5-6]。肝脏维生素A浓度因膳食摄入量水平不同而有很大差异。婴幼儿肝脏维生素A储备水平，报告的数据低至0μg/g，高至723μg/g[6]。肝细胞内的维生素A可以被局部转运和远距离转运。局部转运包括向附近肝星状细胞的置换。维生素A充足个体，肝脏维生素A约有一半储存在肝细胞，另一半储存于星状细胞。远距离转运主要是通过与视黄醇结合蛋白-甲状腺素运载蛋白

（RBP-TTR）复合物结合，将新吸收的维生素 A 从肝脏向外周利用维生素 A 的组织部位运输。

虽然肝脏中储存大量的维生素 A，而且消耗速度很慢（每日仅 0.5%），但体内维生素 A 代谢却是相当活跃的 [7]。非储存状态的视黄醇存在于细胞外液中，包括血液循环和组织间液，这些视黄醇具有较高的周转率以及与外周组织的交换率。维生素 A 及其代谢物的主要排泄途径是经胆汁，但是随胆汁进入肠道的维生素 A，大部分经肠肝循环又再回到体内。肾功能正常时其保留维生素 A 的效率很高，通常情况下，通过尿流失的维生素 A 极少。但在肾功能衰竭或严重感染伴有发热时，维生素 A 经肾脏的丢失量显著增加 [6]。急性腹泻的儿童可有大量维生素 A 从尿液丢失 [17]。类胡萝卜素不会经尿液排出，通过胆汁分泌的量也很少，但人体组织中的类胡萝卜素最终被氧化和降解 [5]。

一项以血浆 β-胡萝卜素浓度升高为指标的膳食干预研究发现，与油剂纯品 β-胡萝卜素相比，混合膳食 β-胡萝卜素的相对吸收率只有 14%，即约 7μg 膳食 β-胡萝卜素相当于 1μg 油剂纯品 β-胡萝卜素 [18]。采用类似方法的研究也得到大致相似的吸收率范围，如混合绿叶蔬菜（4%）、胡萝卜（18%～26%）、西蓝花（11%～12%）以及菠菜（5%）。据此估计，混合膳食来源的 β-胡萝卜素与油剂纯品 β-胡萝卜素的营养比值约为 1：6。这样，食物来源 β-胡萝卜素换算维生素 A 的比例为 1：12。

Parker 等 [19] 的研究结果显示，来自胡萝卜的 β-胡萝卜素中，只有 8% 被吸收并转化为乳糜微粒中的视黄酰酯，以此推算胡萝卜素：视黄醇当量比值为 12：1。近年来采用稳定同位素稀释技术测定的食物 β-胡萝卜素转化为维生素 A 效率的资料，也支持采用 12：1 [20-23]。依据是试验中观察到 β-胡萝卜素以外的其他膳食维生素 A 原类胡萝卜素（β-隐黄质和 α-胡萝卜素）的维生素 A 活性约为 β-胡萝卜素的一半 [6]，因此，β-胡萝卜素以外的其他膳食维生素 A 原类胡萝卜素的 RAE（视黄醇活性当量）比值设定为 24：1。

10.1.4　营养状况评价

维生素 A 的营养状况可以通过实验室生化和功能检查以及维生素 A 缺乏体征的临床检查来评价，常用的方法和指标有暗适应试验、血浆或血清视黄醇浓度、结膜印迹细胞学检查、相对剂量反应试验等。这些方法和指标可反映其维生素 A 缺乏症的风险，然而检测值异常的个体并不一定就是维生素 A 缺乏。穿刺采集肝脏样本是评估维生素 A 储备量的直接方法，但难以在活体实施。稳定同位素稀释试验评价肝脏维生素 A 储备量，无需穿刺采样，是判定个体维生素 A 营养状况的可行方法，但由于该方法费用昂贵、需要多次采集静脉血等原因仅限于研究，不适合用于婴幼儿群体。表 10-1 为婴幼儿（6 ~ 35 月龄）维生素 A 营养状况常用评价指标和判定界值。

表 10-1　婴幼儿（6 ~ 35 月龄）维生素 A 营养状况常用评价指标和判定界值 [6, 24-25]

指标	正常	边缘缺乏	缺乏
生理功能和体检	无维生素 A 缺乏体征，有直接或间接的依据表明生理功能完好	生理盲点扩大，暗适应时间延长，视网膜电图异常，可能有比奥斑及维生素 A 缺乏的其他体征	视觉功能降低，暗适应时间延长，有明显的维生素 A 缺乏临床体征
血浆 / 血清视黄醇浓度	≥ 300μg/L（≥ 1.05μmol/L）	200 ~ 299μg/L（0.70 ~ 1.05μmol/L）	< 200μg/L（< 0.70μmol/L）
脱氢视黄醇 / 视黄醇	< 0.03	> 0.03	
相对剂量反应（RDR）试验	<20%	≥ 20%	

膳食维生素 A 摄入量不能直接评估维生素 A 营养状况，也不能衡量婴幼儿维生素 A 缺乏的风险，只能作为人群和个体维生素 A 营养状况评价的参考。其中作为婴儿的食物来源，母乳视黄醇浓度可在一定程度反映婴儿的维生素 A 的营养状况。

10.1.4.1　暗适应试验

如前所述，视网膜对暗光的适应能力取决于维生素 A 的充盈状况，视网膜中如果缺乏维生素 A，则杆状细胞在暗光下的生理功能就会发生障碍，导致暗适应障碍。在出现明显夜盲症临床症状以前，可以通过暗适应试验检测杆状细胞功能异常 [5, 7-9]。当然，除了维生素 A 缺乏之外，锌缺乏和严重的蛋白质缺乏也可能会影响暗适应反应能力。暗适应功能的测定通常采用暗适应试验（dark adaptation test）和瞳孔反应试验（pupillary response test）[6]。

10.1.4.2　血清（浆）视黄醇浓度

由于维生素 A 营养充足时，血液视黄醇浓度处于内稳态调控中，血清维生素 A 不能反映出肝脏维生素 A 储备量在一定范围内的变化，而只能反映出机体的极端缺乏或过量状态，因此，该指标对判断机体维生素 A 营养状况存在局限。此外，急性炎症或慢性感染造成的血液视黄醇浓度降低，也会使实际维生素 A 状况的评价结果失真。通常需要同时测定血清中急性反应蛋白如 C 反应蛋白的浓度，以排除炎症或感染。尽管如此，血清维生素 A 浓度的分布情况对于判断人群维生素 A 缺乏风险，仍然是非常有帮助的。测定血清视黄醇浓度的方法有多种，最可靠的方法是液相色谱法。WHO 推荐，血清或血浆视黄醇浓度 < 0.70μmol/L（200μg/L）为亚临床维

生素 A 缺乏，0.70 ～ 1.05μmol/L（200 ～ 300μg/L）为边缘性维生素 A 缺乏，当血清视黄醇浓度低于 0.35μmol/L（100μg/L）一般就会表现出明显的眼部临床症状 [4]。

10.1.4.3 结膜印迹细胞学检查

维生素 A 缺乏可以导致眼结膜角质化形成和黏蛋白分泌性杯状细胞丢失。使用醋酸纤维素滤纸条轻拭结膜表面，将获得的上皮细胞用 PAS 苏木精染色，通过显微镜检查，可以检测结膜细胞的形态学变化 [6]。

10.1.4.4 相对剂量反应试验

在健康个体中，约 90% 的体内维生素 A 储存在肝脏，但对于严重缺乏者这一比例下降到 50% 或更低，健康婴儿的平均肝脏维生素 A 储存量较低，范围为 0 ～ 320μg/g（肝脏）[6]。相对剂量反应（relative dose response, RDR）是一种能够间接估计肝脏维生素 A 储备相对充足程度的方法。试验的方法是，口服维生素 A 前采血样（0 点），随后口服小剂量维生素 A，一段时间后（一般 5h）第二次采血，测定血浆视黄醇浓度。计算血浆视黄醇浓度的差值（应答值），并换算为第二次血样浓度的百分比 [6]，计算公式为：

$$维生素 A(\%)= \frac{A_5 - A_0}{A_5} \times 100\%$$

一般采用的判定界值为血浆维生素 A 应答值大于或等于 20%，表示肝脏维生素 A 不足 [5-6]。在有对照的情况下，RDR 试验被认为是确定维生素 A 缺乏的有效试验。但是，正如血浆视黄醇浓度不能灵敏反映"足量"肝脏维生素 A 储备量在一定范围内的差别，RDR 试验也不能区分"足量"维生素 A 储备时的实际储备水平差异 [6]。

改进的相对剂量反应（modified relative dose response, MRDR）试验是 RDR 试验的改进。MRDR 试验只需要采集一次血样，使用维生素 A2（脱氢视黄醇）作为口服维生素 A 剂 [6]。人类没有内源性维生素 A2（除非食用大量淡水鱼的人群）。MRDR 试验也受到与 RDR 试验一样的限制。

10.1.4.5 膳食摄入量与母乳维生素 A 水平

维生素 A 的膳食来源包括各种动物性食物中含有的类视黄醇和各种红、黄、绿色蔬菜、水果中含有的维生素 A 原类胡萝卜素。人体内不能合成维生素 A，需要通过膳食摄入这两类物质满足机体的维生素 A 需要。通过膳食调查获取的婴幼儿食物与膳食补充来源的维生素 A 摄入量，虽不能直接用于判断维生素 A 缺乏或过量，但可以间接反映其营养状态。母乳维生素含量测定常使用高效液相色谱法，再结合婴儿摄奶量进行计算。婴幼儿添加的辅食，按照食物成分表中对应食物的维生素 A 含量计算，同时还需要注意营养补充剂来源的维生素 A。

类视黄醇主要来源于各种动物肝脏，以及其他脏器类肉制品、蛋黄、鱼油、奶油和乳制品，其主要存在形式为视黄酰酯（如视黄酰棕榈酸酯等）和游离视黄醇，还有少量的视黄酸和视黄醛。近年来，膳食补充剂中的视黄醇有时也是重要的维生素 A 来源之一。

维生素 A 原类胡萝卜素是指在人体内能够转变为视黄醇，继而发挥维生素 A 生理功能的类胡萝卜素。在目前已知的 600 多种类胡萝卜素中，约 50 种具有不同效率的维生素 A 原活性。在所有维生素 A 原类胡萝卜素中，只有 β-胡萝卜素、α-胡萝卜素和 β-隐黄质广泛存在于人类膳食、血液和组织中，这三种类胡萝卜素具有维生素 A 营养意义。富含维生素 A 原类胡萝卜素的蔬菜有胡萝卜、红心甜薯、菠菜、水芹菜、羽衣甘蓝、绿芥菜、南瓜、莴苣叶、西蓝花等，水果中含量较高的有小叶橘、沙棘、蜜橘、芒果、木瓜、哈密瓜、杏、刺梨等。

10.1.5 参考摄入量制定方法

目前没有婴儿维生素 A 代谢的试验资料，也没有适当的其他功能指标确定婴儿维生素 A 需要量。根据对现有母乳维生素 A 含量的全面综述，包括中国在内的世界各地产后 15 天至 6 月的母乳维生素 A 均值约为 408μg/L（DRIs 2023 版）（95% CI 为 348 ～ 468μg/L）。其中，中国母乳样本均值为 402.4μg/L（95% CI 为 342.5 ～ 462.3μg/L）。因此，沿用 400μg/L 作为母乳维生素 A 浓度参考值，计算 0 ～ 6 月龄婴儿维生素 A 的 AI。按照婴儿母乳摄入量 750mL 计，则 AI=400μg/L× 0.75L/d=300μg/d。建议 0 ～ 6 月龄婴儿 AI 取值以 RAE 计，为 300μg/d。

10.1.5.1 母乳摄入量法

由于 7 ～ 12 月龄婴儿缺乏辅助食物的维生素 A 摄入量数据，则可通过两个途径确定 AI：采用代谢体重法，用 0 ～ 6 月婴儿的 AI 推算，则 7 ～ 12 月龄婴儿 AI 为 411μg/d；根据成人 RNI，按照代谢体重法估计为 230μg/d。将两者取均值为 320μg/d，建议 7 ～ 12 月龄婴儿 AI 取值为 350μg/d。

10.1.5.2 要因加算法

对于 12 ～ 35 月龄幼儿，维生素 A 的需要量使用要因加算法估计。采用 Olson 公式（IOM，2001），结合幼儿生长系数，估算膳食维生素 A 估计平均需要量。计算公式为：

$$膳食维生素 A 的 EAR = A \times B \times C \times D \times E \times (1/F)$$

欧盟食品安全委员会（European Food Safety Authority, EFSA）根据最新研究证据，于 2015 年对 Olson 公式的系数进行了必要调整[26]。各系数确定依据如下：

"A"：为摄取不含维生素 A 膳食时，每日维生素 A 损失占总储备量的百分比。由于缺乏幼儿数据，制定主要依据 Furr 和 Cifelli 等[27-28]基于成人的研究结果。Furr 以 4 位美国成年人为研究对象，基于等离子体平衡时标记剂量分数的消失动力学，估算了视黄醇的平均分解代谢率区间为 0.1 ～ 0.7%[27]。Cifelli 研究了来自中国的 14 名和美国的 12 名营养状况良好的成年人，检测其口服同位素标记醋酸视黄醇后的代谢情况，发现中国受试者的视黄醇平均分解代谢率为每日 2.3%，美国受试者的分解代谢率为 1.6%[28]。然而，Cifelli[28]的研究可能低估了视黄醇的实际吸收率，尤其在脂质中，视黄醇是几乎可以被完全吸收的。因此，使用 Furr 等基于四位成年美国人的视黄醇平均分解代谢率检测数值范围的最高值——0.7%。

"B"为目标肝脏浓度，该部分数据没有更新，仍按每 1g 肝脏鲜重 20μg 含量估计。

"C"为肝脏重量与体重的比值，肝脏与体重比随年龄的增长而下降，其中 12 ～ 35 月龄幼儿的肝脏重量与体重的比值为 4%。本次修订将根据年龄组别选用对应的肝脏与体重比。

"D"为特定年龄和性别人群的参考体重，按照中国居民体重代表值计算，12 ～ 35 月龄男、女童的体重分别为 13.5kg 和 13kg。

"E"为维生素 A 体内总储备与肝脏维生素 A 储备量的比值，由 1.1（10∶9）调整至 1.25（10∶8）。由于根据 Reinersdorff 等[29]对一名美国成年男性进行的视黄醇动力学研究，发现给予同位素标记的视黄醇 7 天后，受试者肝脏中含有 80% 标记的视黄醇吸收剂量。此外，有研究估计：在维生素 A 含量充足的健康人体内，70% ～ 90% 的视黄醇储存在肝脏中；而在严重缺乏维生素 A 的人体内，这一比例降至 50% 或更低[26]。因此，本次修订"E"取值 1.25。

"F"为摄入的维生素 A 的储存效率，利用同位素稀释技术获得的肝脏储存效率的数据为 42%[30]。基于肝脏储存占全身储存的 80% 这一前提，身体的存储效率实际应为 42% 与 80% 的比值，约为 52%[26]，本次取整选取 50%。

虽然有一些迹象表明儿童的视黄醇分解代谢率可能高于成人，但是数据仍十分有限。幼儿的 EAR 和 RNI 可利用成人 EAR 和 RNI 数据，并根据生长因子对公式进行修正，调整适用于 0 ～ 17 岁人群的公式如下：

平均需要量（以视黄醇当量 RE 计）（μg /d）= 目标肝脏浓度（视黄醇）（μg /g）× 维生素 A 体内总储备与肝脏维生素 A 储备量的比值 × 肝重与体重比值（%）× 每日维生素 A 损失占总储备量的百分比（%）×[1/ 摄入维生素 A 的储存效率（%）]× 特

定年龄和性别人群的参考体重（kg）×（1＋生长系数）× 10^3。

综上所述，12 ～ 35 月龄男女童的 EAR 估算值（以 RAE 计）分别为 246μg/d 和 237μg/d。

目前关于婴幼儿维生素 A 需要量的代谢研究样本量还不足以确定维生素 A 的 EAR 标准差，相关研究数据的变异系数约为 20%，即 RNI=1.4×EAR。计算取整后，建议 12 ～ 35 月龄男女童的 RNI（以 RAE 计）分别为 340μg/d 和 330μg/d。

10.1.5.3 可耐受最高摄入量

较早的干预研究结果显示，给 6 名婴儿一次性注射 22500IU 维生素 A 后未见到明显毒性作用，但病例报告发现当长期每日摄入 22500IU（约 6000μg）或更多时，就会出现明显的维生素 A 慢性毒副表现。婴幼儿期的维生素 A 中毒表现主要为囟门突起、高钙血症、贫血和神经系统症状，如发生抽搐等，长期慢性中毒表现还观察到慢性肾衰竭和神经系统异常。婴幼儿维生素 A 毒性剂量文献汇总见表 10-2。

表10-2　婴幼儿维生素 A 毒性剂量文献汇总

国家	年份 / 年	发病年龄	摄入量 /（IU/d）	服用时长	症状
瑞典	1965	4.5 月	22500	2 个月	前囟隆起
		4 月	22500	3 个月	前囟隆起
		2.5 月	60000	2 个月	厌食、颅骨软化
		5.5 月	22500	2.5 个月	颅骨软化
瑞典	1965	3 ～ 5 月	22500	1 次性给药	无
加拿大	1988	4 岁	30000	11 个月	高钙血症
中国	1996	1 月	90000	16 天	囟门隆出、神经系统症状
中国	1997	40 天	30000	20 天	前囟隆起、抽搐等
		55 天	20000	25 天	前囟隆起、呕吐等
中国	1999	10 月	105000	2.5 个月	囟门隆出、神经系统症状
意大利	2002	3 月	62000	80 天	贫血、血小板减少
法国	2007	3 岁	100000 ～ 150000	6 个月	高钙血症

目前还没有可靠的婴儿维生素 A 的未观察到有害作用剂量（No Observed Adverse Effect Level, NOAEL）资料，依据目前婴儿维生素 A 中毒的病例报告确定最小观察到有害作用剂量（lowest observed adverse effect level, LOAEL）为每日 6000μg（以 RAE 计）（服用 1 ～ 3 个月，毒副作用指标为囟门膨出）。选择最大不确定系数 UF=10.0，推算婴儿 UL 水平（以 RAE 计）为 600μg/d。

10.1.6 不同国家／国际组织建议的参考摄入量

部分国家及国际组织关于婴幼儿维生素 A 推荐摄入量汇总见表 10-3。

表 10-3 部分国家及国际组织婴幼儿维生素 A 推荐摄入量

年龄	WHO/FAO（以 RE 计）/（μg/d）		EFSA（以 RE 计）/（μg/d）		美国（以 RAE 计）/（μg/d）			
	MR	RSI	AR	RNI	EAR	RDA	AI	UL
0～6 月	180	375	190	250	—	—	400	600
7～11 月	190	400	205	250	—	—	500	600
1～3 岁	200	400	245	300	210	300	—	600

年龄	英国（以 RE 计）/（μg/d）	法国（以 RE 计）/（μg/d）		日本（以 RAE 计）/（μg/d）				
	RNI	AR	PRI	UL	EAR	RDA	AI	UL
0～6 月	350	—	350	—	—	—	300	600
7～11 月	350	190	250	—	—	—	400	600
1～3 岁	400	205	250	800	300	400	—	—

注：AR，平均需要量，average requirement；PRI，人群参考摄入量，population reference intake；EAR，平均需要量，estimated average requirement；RDA，推荐膳食供给量，recommended dietary allowance；AI，适宜摄入量，adequate intake；UL，可耐受最高摄入量，tolerable upper intake level；MR，平均需要量，mean requirement；RSI，推荐安全摄入量，recommended safe intake。

10.1.7 展望

维生素 A 具有广泛的生理功能，现有研究提示体内维生素 A 水平与婴幼儿的生长发育存在关联，但鲜有针对合理膳食摄入量的系统评估。婴幼儿的需要量和推荐量目前基于母乳成分及成人数据的推算，而婴幼儿生理代谢与成人存在差异，对毒副作用也更加敏感。此外，是否早期维生素 A 摄入具有长远健康影响，缺乏科学证据。维生素 A 的不同来源摄入影响在该人群较少涉及。未来研究应对婴幼儿维生素 A 摄入，尤其是膳食补充剂来源的近远期健康益处、可能风险进行谨慎评估，以期更全面地指导婴幼儿合理膳食。

（汪之顼，赵艾，谭越峰）

10.2 维生素 D

维生素 D 是机体所必需的一种脂溶性维生素，可来自膳食摄入和皮肤合成。

维生素 D 是钙磷代谢的重要调节因子之一。在 1919 ~ 1920 年，英国 Mellanby 爵士在无日照的室内饲养狗，确定了狗的佝偻病是由于膳食中缺少某一种微量成分而引起的，他还证实鱼肝油是一种非常有效的抗佝偻病物质。1922 年 McCollum 教授证实鱼肝油中存在一种非维生素 A 的营养素可以治疗佝偻病，并将其命名为维生素 D。1932 年经过 Askew 利用紫外线照射麦角固醇得到维生素 D_2，1935 年 Gottingen 大学的 Windaus 教授分离出了 7-脱氢胆钙化醇[31]。

10.2.1 结构和功能

10.2.1.1 结构

维生素 D 通常包括维生素 D_3（胆钙化醇，cholecalciferol）和维生素 D_2（麦角骨化醇，ergocalciferol）（图 10-3）。维生素 D 的前体为胆固醇。维生素 D_2 和维生素 D_3 由各自的维生素原麦角甾醇和 7-脱氢胆固醇（7-DHC）形成，在 B 波紫外线（UV-B）照射下 9,10 位的碳-碳键被打开转变成开环-B 维生素 D 类化合物。经热异构化作用转变为具有 $\Delta 6,7$，$\Delta 8,9$，$\Delta 10,19$ 的共轭三键系统维生素 D 的形式。维生素 D_3 和维生素 D_2 的结构区别在于侧链不同。维生素 D_2 的侧链包含 C_{22} 和 C_{23} 之间的双键和 C_{24} 的甲基。维生素 D 溶于脂肪和脂溶剂，对热和碱较稳定，光和酸可促进其异构化。

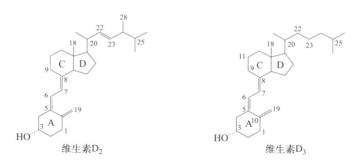

图 10-3　维生素 D 化学结构式

10.2.1.2 功能

维生素 D 在维持血钙和磷水平稳定中发挥重要作用。维生素 D 的生物活性代谢产物 1,25-$(OH)_2$D 与甲状旁腺激素（PTH）和成纤维细胞生长因子（FGF-23）一起来维持血循环中的钙和磷稳态[32-33]。如果血清离子钙浓度降至 1.1 ~ 1.4mmol/L 以下，机体为恢复并维持离子钙浓度在正常细胞和组织功能所需的范围内，促进肠道钙吸收和骨钙吸收。当血钙浓度下降时，甲状旁腺通过钙受体识别钙浓度降低分泌 PTH，刺激肾 25(OH)D-1α-羟化酶从 25(OH)D 储存池中转化更多的 1,25(OH)$_2$D。随着 PTH 水平的升高，1,25(OH)$_2$D 合成增加，导致肠、骨和肾中钙转运增多，使血钙恢复正常水平。PTH 分泌减少不仅受钙浓度的反馈调节，也可通过与 1,25(OH)$_2$D 有关的短反馈环路直接抑制甲状旁腺分泌 PTH。1,25(OH)$_2$D 的主要靶组织是肠道、肾脏和骨骼。在肠道中，1,25(OH)$_2$D 与维生素 D 受体（VDR）结合，通过主动转运促进钙和磷的吸收。在肾脏，PTH 促进近端肾小管中 25(OH)D 产生的 1,25(OH)$_2$D，刺激肾小管对钙的重吸收。骨中 PTH 和 1,25(OH)$_2$D 相互作用，激活破骨细胞释放盐酸和水解酶来溶解骨基质，从而将钙和磷释放到循环。此外，随着许多非骨靶组织中发现 1,25(OH)$_2$D 的受体，1,25(OH)$_2$D 具有促进骨髓（破骨细胞前体和淋巴细胞）、免疫细胞、皮肤、乳腺和前列腺上皮细胞、肌肉和肠上皮细胞等细胞分化和抗增殖作用 [34-35]。维生素 D 可能参与体内免疫调节。

一些观察性研究提示充足维生素 D 摄入可能会降低癌症、心血管疾病和高血压、2 型糖尿病和代谢综合征的发生风险。但是多数随机对照干预试验常并不支持维生素 D 摄入［或高水平血清 25(OH)D］可以降低这些疾病的发生。多数临床试验未发现补充小剂量维生素 D 可以降低心血管疾病的发生风险 [36]。一项小规模干预试验显示，对于血清 25(OH)D 水平低于 50nmol/L 黑人，补充维生素 D 可降低收缩压 [37]。超重肥胖人群中血清 25(OH)D 水平低，但补充维生素 D 对超重肥胖的影响不明确 [38]。

10.2.2　生理和代谢

10.2.2.1　皮肤合成

皮肤暴露于 B 波紫外线后由 7-DHC 合成维生素 D$_3$。通过打开 B 环，在皮肤上层形成维生素 D$_3$ 前体，随后其在皮肤下层热异构化为维生素 D$_3$[32, 39]。皮肤中维生素 D$_3$ 的合成与到达真皮的 UV-B 辐射量、7-DHC 的水平和体温直接相关。在夏季或暴露于人工 UV-B 辐射后，皮肤中维生素 D$_3$ 的合成可能是维生素 D 的主要来源。通常紫外线指数 < 3 时，皮肤合成维生素 D 量较少。在皮肤合成维生素 D 不足时，膳食维生素 D 摄入是必不可少的。

10.2.2.2　吸收

食物中的维生素 D 可在整个小肠被吸收，吸收部位主要集中在空肠和回肠。维生素 D 在回肠的吸收量最大。放射性标记研究表明，人体维生素 D 的吸收效率在 55% ～ 99%（平均 78%），维生素 D_2 和维生素 D_3 之间没有差别[40-43]。同其他脂溶性物质一样，膳食脂肪和胆汁可促进维生素 D 吸收。食物基质可能会影响维生素 D_2 的吸收。不同年龄可能对维生素 D 吸收没有影响。吸收的维生素 D 与乳糜微粒相结合，通过淋巴系统转运至血液循环。少部分维生素 D 吸收后可与维生素 D 结合蛋白结合后转运至肝脏。如果皮肤所形成的维生素 D_3 不进入血液循环，可以通过日光照射而代谢失活，故经皮肤产生的维生素 D_3 不易达到中毒剂量。

10.2.2.3　转运与储存

维生素 D 进入肝脏后，经肝脏羟化酶的作用生成 25-OH 维生素 D，然后进入血液。25-OH 维生素 D 是血液中维生素 D 的主要存在形式。在血液中，85% ～ 90% 的 25(OH)D 与维生素结合蛋白（VDBP）结合运输，10% ～ 15% 与白蛋白结合，< 1% 是游离形式的[44-47]。通过血液循环达到肾脏的 25(OH)D 被羟化为 1,25-$(OH)_2$D，然后 1,25-$(OH)_2$D 被转运至外周靶器官，包括骨、小肠、肾、胰腺、脑和皮肤。

维生素 D 的储存部位主要包括脂肪组织、肌肉、肝脏等，脂肪组织是维生素 D 的最主要储存器官[48]。

10.2.2.4　代谢

机体主要通过严格控制肾脏的 1α-羟化酶的活性，调控维生素 D 相关的内分泌系统。可以根据机体钙以及其他内分泌的需要调节 1,25-$(OH)_2$D 激素的合成。主要调节因子是 1,25-$(OH)_2$D 本身、甲状旁腺激素（parathyroid hormone, PTH）以及血清钙和磷的浓度。当血液中 1,25-$(OH)_2$D 浓度降低时，肾脏合成 1,25-$(OH)_2$D 的量增加，随血液中浓度的升高，肾脏合成 1,25-$(OH)_2$D 的量迅速降低。维生素 D 缺乏将导致 25(OH)D 和 1,25-$(OH)_2$D 的合成减少，钙内环境失衡，使 PTH 水平持续升高，表现为继发性甲状旁腺功能亢进，因此充足的 25(OH)D 是合成 1,25-$(OH)_2$D 的原料保证。1,25-$(OH)_2$D 是维生素 D 的活性代谢成分，参与执行绝大多数维生素 D 的功能。25-OH-维生素 D 和 1,25-$(OH)_2$D 经过肾脏羟化酶的进一步代谢成为 24,25-$(OH)_2$D 和 1,24,25-$(OH)_3$D，最后经肾脏排出体外。

维生素 D 的分解代谢主要在肝脏中进行。维生素 D 有两种主要的降解途径：C23 内酯途径和 C24 氧化途径[49]。体内的维生素 D 代谢产物通过 CYP24A1（24-羟化酶）氧化而降解。C24 氧化的最终产物之一，即骨化酸，主要经胆汁从粪便中排出。尽管比例较低，人 CYP24A1 也催化 25(OH)D 和 1,25-$(OH)_2$D 的 23-羟化，分别形成 25(OH)D-26,23-内酯和 1,25(OH)$_2$D-26,23-内酯。维生素 D 降解的大部分代谢产物（约 70%）通过胆汁排出。由于肾脏的主动再摄取，维生素 D 代谢产物经尿液排出量较低。

10.2.3 营养状况评价

10.2.3.1 膳食维生素 D 摄入量

通过膳食摄入量调查结合食物维生素 D 含量的数据，可以估计婴幼儿膳食维生素 D 摄入量。维生素 D_3 的主要食物来源包括动物性食物，如高脂肪鱼类、内脏（尤其是肝脏）、肉类和肉制品以及蛋黄。我国婴幼儿维生素 D 的主要食物来源为蛋黄。

10.2.3.2 血清 25(OH)D

25(OH)D 是血中维生素 D 的主要存在形式，25(OH)D 的血浆或血清浓度代表暴露于紫外线照射（皮肤合成）和膳食来源的总维生素 D，可作为低暴露于阳光 UV-B 照射人群维生素 D 摄入量的生物标志物[32]，而且血清或血浆中 25(OH)D 受机体调节的影响较小，在较长时间内维持相对稳定。总的血清 25(OH)D 的平均半衰期为 13 ～ 15 天[50-51]，是维生素 D 营养状况评价的理想标志物（维生素 D_2 和维生素 D_3）。血清 25(OH)D_2 来源于膳食维生素 D_2，25(OH)D_3 既可能来源于膳食维生素 D_3，又可能来源于皮肤合成的维生素 D_3。

血清中 25(OH)D 分析方法包括高效液相色谱法-紫外检测器（HPLC/UV）法、液相色谱-串联质谱法（LC-MS/MS），以及免疫学方法［放射免疫分析法 (RIA)、竞争性蛋白结合法、酶联免疫吸附法（ELISA）］等。色谱分析法被认为是金标准，可以区分 25(OH)D_2 和 25(OH)D_3[52-53]。不同的维生素 D 分析方法结果之间存在差异，这些差异将影响不同研究结果之间的比较。通过血清维生素 D 标准物质研制和分析程序的标准化，逐步推进 25(OH)D 分析结果的准确性和可比性。

10.2.3.3 其他生物标志物

血清中游离 25(OH)D［非 DBP 和白蛋白结合的血清 25(OH)D］占体内总 25(OH)D 的比例不足 1%。由于靶细胞很容易利用游离 25(OH)D，一些研究在探索游离 25(OH)D 是否可以作为维生素 D 营养状况评价指标，但目前结果尚不能形成最终结论。

1,25-(OH)$_2$D 的半衰期仅为数小时，与血钙、甲状旁腺激素和血磷浓度密切相关，受到严格的稳态调控，不适于作为维生素 D 营养状况的评价指标。

由于血清 PTH 也受到例如血清钙和磷酸盐浓度以及其他因素的影响，血清 PTH 浓度也不是维生素 D 营养状况评价的理想生物标志物。

虽然骨形成和转换的标志物（骨钙素、骨特异性碱性磷酸酶和尿液 *N*-末端肽交联）可能反映维生素 D 的长期营养状况[54]，尿钙排泄量低和骨特异性碱性磷酸酶活性增加可作为诊断维生素 D 缺乏的生物标志物，但这些标志物与维生素 D 营养状况之间的关系仍需要深入研究。

10.2.4 参考摄入量制定方法

婴儿处于快速生长发育期，维生素 D 需要量相对较高，是维生素 D 缺乏的高危人群。不像其他营养素可以通过母乳中含量来计算婴儿适宜摄入量。由于母乳维生素 D 含量较低，母乳维生素 D 摄入量不适用于估计婴儿的 AI[50]。

IOM（2011）报告指出，缺乏婴儿血清 25(OH)D 浓度与 BMC 测量值之间关联性的证据[50]。在 1 岁以上的儿童中，理想情况下血清 25(OH)D 浓度为 40～50nmol/L 对 BMC 和 BMD 有益。已有的研究结果显示，每日补充 10μg 维生素 D_3 可使脐带血 25(OH)D 平均浓度从 42～58nmol/L 上升到 78～94nmol/L[55]，或 25(OH)D 平均浓度从脐带血约 53nmol/L[56] 或 59nmol/L（≤ 1 个月）[57]，到 3 个月时的平均值分别为 88nmol/L 或 78nmol/L，BMD（BMC）无明显增加（3 岁时[56] 或 12 个月时[57]）。血清 25(OH)D 水平超过 40～60nmol/L，可能不会明显增加 BMD/BMC。

当钙摄入量充足，血清 25(OH)D 浓度在 30～50nmol/L 时，患佝偻病的风险最小，血清 25（OHD）浓度在 50nmol/L 或以上，几乎不存在发生维生素 D 缺乏性佝偻病的风险。稳定同位素示踪研究结果显示，当 25（OHD）浓度超过 30～50nmol/L 时，也没有明显增加钙吸收率。

婴儿维生素 D 参考摄入量是基于维生素 D 补充对血清 25（OHD）浓度的影响。母乳喂养婴儿中补充 10μg/d 的维生素 D_3 可以使（几乎）所有受试者血清 25(OH)D 达到至少 50nmol/L。20 世纪 90 年代 Specker 等在中国南北方进行了一项维生素 D 补充随机对照研究，从出生开始给足月婴儿分别补充维生素 D 2.5μg/d、5μg/d、10μg/d，持续 6 个月。北方地区补充 10 μg/d 组婴儿的血清 25(OH)D 水平显著高于其他两个剂量组，中位数达到 62.5nmol/L。因此补充维生素 D 10μg/d 可维持婴儿适宜的血清 25(OH)D 水平超过 50nmol/L，没有临床维生素 D 缺乏表现[58-59]。

幼儿维生素 D 参考摄入量是基于维生素 D 摄入量与血清 25（OHD）浓度之间的 Meta-回归分析获得。不同研究者和研究机构给出了膳食维生素 D 与血清 25（OHD）浓度之间关系的函数，多数研究未发现这一函数在儿童与成人之间存在明显差异。儿童达到与成年人相同的平均血清 25(OH)D 浓度 50nmol/L 所需要摄入维生素 D 的量，可作为幼儿的维生素 D 平均需要量。

10.2.5 不同国家 / 国际组织建议的参考摄入量

不同国家 / 国际组织提出的婴幼儿维生素 D 参考摄入量，如表 10-4 所示。

表 10-4　不同国家 / 国际组织提出的婴幼儿维生素 D 参考摄入量　　单位：µg/d

年龄	美国[50]	欧盟[60]	WHO[61]	中国[62]
0～5 月①	10	10	5(RNI)	10
6～11 月①	10	10	5(RNI)	10
1～3 岁②	15	15(AI)	5	10

① AI。② RAD/RNI。

10.2.6　展望

未来需要进一步研究婴幼儿膳食来源的维生素 D 摄入量，在我国不同日光暴露、纬度、季节条件下，膳食维生素 D 摄入与婴幼儿血清 25(OH)D 浓度之间的关系，探索适合我国婴幼儿钙摄入水平下，适宜的血清 / 血浆 25(OH)D 水平的界值；探索基于膳食策略来确保我国婴幼儿获得理想的维生素 D 状况的可行性改善措施。

（杨振宇）

10.3　维生素 E

维生素 E（vitamin E）是一种脂溶性维生素。1922 年由加利福尼亚大学的 Evans 和 Bishop 首次发现，因其对大鼠生殖的作用而命名为"因子 X"或"抗不育因子"[63]。1924 年在命名维生素 A、B 族维生素、维生素 C 和维生素 D 之后命名该化合物为维生素 E。在发现"因子 X"12 年后 Evans 等从小麦胚芽油中分离出维生素 E 并命名为"α-生育酚"[64]。1938 年逐步发现了 α-生育酚的化学结构和合成方法。1966 年，Whittle 等，第一次从橡树的乳胶中分离出三烯生育酚，具有异戊二烯侧链的不饱和维生素 E[65]。由于人体不能合成维生素 E，因此这一类营养素需要通过膳食摄取。迄今为止，研究发现维生素 E 具有很多功能，如参与免疫功能、抗炎作用、抗动脉粥样硬化、抗癌作用、预防心血管疾病等作用[66-74]。

10.3.1　结构和功能

10.3.1.1　结构

维生素 E 又名生育酚，是具有 6-羟基苯并二氢吡喃环的异戊二烯衍生物，相对分子质量 430.71，包括生育酚和三烯生育酚两类共 8 种化合物，即基于环状结构上的甲基数和位置不同分为α-生育酚、β-生育酚、γ-生育酚、δ-生育酚，以及根据侧支三个双键的不同表征分为α-三烯生育酚、β-三烯生育酚、γ-三烯生育酚、δ-三烯生育酚，具有不同程度的抗氧化性（图10-4）。天然来源的维生素E有三个R型手性碳，为右旋体，人工合成的为外消旋体，活性约为天然来源的维生素E的40%。自然界中广泛存在的为RRR-α-生育酚，人工合成的α-生育酚包括8种等比例存在的立体异构体（RRR-，RRS-，RSR-，RSS-和它们对映的异构体SSS-，

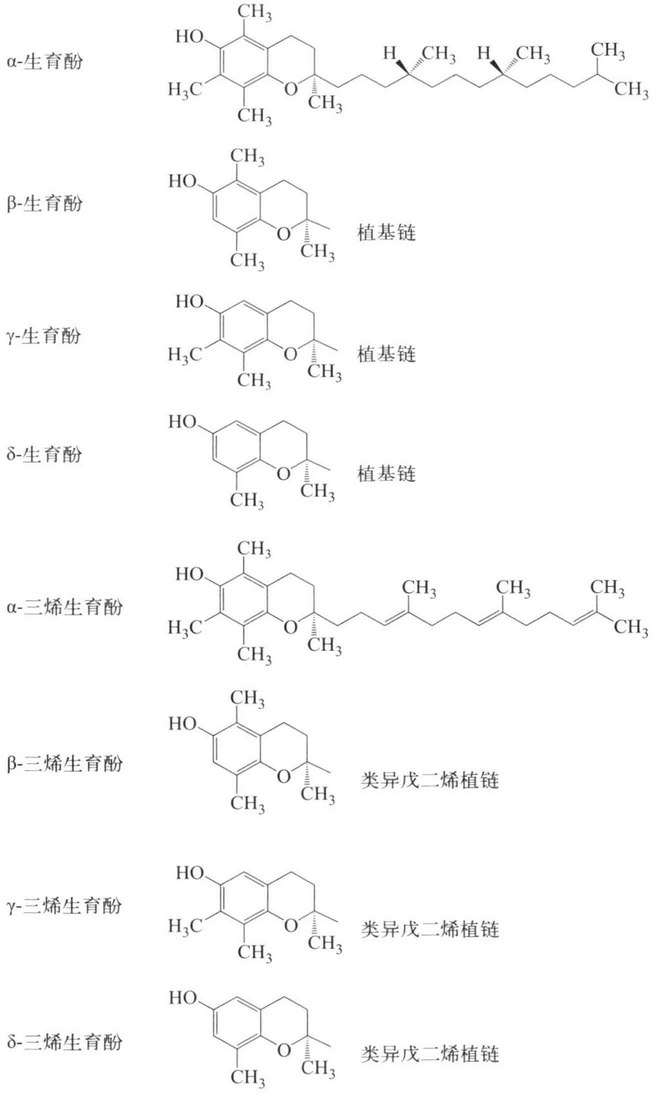

图10-4　生育酚和三烯生育酚的化学结构

SSR-，SRS-，SRR-），称为全-消旋-α-生育酚（dl-α-生育酚）及其酯化形式。血液循环中α-生育酚的水平主要是由与α-生育酚转运蛋白（α-TTP）结合的部分来维持[75]。在化学合成的α-生育酚形式中，只有2R-α-生育酚（如：RRR-，RRS-，RSR-，SRR-）能够满足人体对该种维生素的需求，2S-α-生育酚（如：SSS-，SSR-，SRS-，RSS-）对α-TTP的亲和力比较低，并在肝脏中很快被代谢。因此，目前认为只有RRR-α-生育酚具有生物学活性。

10.3.1.2　性质

维生素E室温下为橙黄色或淡黄色油状液体，溶于脂肪及脂溶剂。各种生育酚可以被氧化生成生育酚自由基、生育醌和生育氢醌。生育酚在酸性环境下比碱性环境下稳定，在无氧的条件下，对光、热和碱性环境相对稳定。不同结构的维生素E虽然结构十分相似，但生物学活性相差甚远。α-生育酚是自然界中分布最广泛、含量最丰富、活性最高的维生素E，β-生育酚、γ-生育酚和δ-生育酚的活性分别是α-生育酚的50%、10%和2%。α-三烯生育酚的活性约为α-生育酚的30%[76]。

维生素E是必须完全从食物中获取的具有抗氧化作用的脂溶性维生素。人工合成的维生素E按其旋光特性命名为全-消旋-α-生育酚，机体组织和食物中维生素E的含量以RRR-α-生育酚当量（tocopherol equivalents, α-TEs）表示。1个α-TEs相当于1mg RRR-α-生育酚（d-α-生育酚），为方便估计混合膳食中天然的维生素E的α-TE，β-生育酚的质量需要×0.5，γ-生育酚的质量需要×0.1，α-三烯生育酚的质量需要×0.3，合成的全-消旋-α-生育酚（dl-α-生育酚）需要×0.7。混合膳食中总α-TE当量的估计，可按照下列公式折算：

膳食中总α-TE当量（mg）=［1×α-生育酚（mg）+0.5×β-生育酚（mg）+0.1×γ-生育
酚（mg）+0.02×δ-生育酚（mg）+0.3×α-三烯生育酚］

10.3.1.3　功能

（1）抗氧化功能　α-生育酚是机体抗氧化防御系统的组成部分，这一系统主要包括内源性和膳食抗氧化剂、抗氧化酶和修复机制等，各组成部分之间相互配合协同作用。α-生育酚通过清除体内的自由基并阻断其引发的链式反应，保护生物膜（包括细胞膜和细胞器膜）、脂蛋白中多不饱和脂肪酸、细胞骨架及其他蛋白质的巯基免受自由基和氧化剂的攻击。维生素E作为过氧化物自由基清除剂，对细胞膜磷脂中的多不饱和脂肪酸和血中的磷脂蛋白具有特异性的保护作用[77-78]。α-生育酚对多不饱和脂肪酸的保护作用，可以维持细胞内和细胞膜的完整性和稳定性，对于稳定红细胞，维持中枢和外周神经传导性，避免溶血性贫血和神经系统症状（如共济失调、外周神经病、肌病、着色性视网膜病变）具有重要作用[79]。

α-生育酚主要通过氢原子的转移反应生成非自由基产物和 α-生育酚自由基实现对自由基的清除，也可以通过转移电子给维生素 E 的阳离子基团，发生快速去质子化反应，产生 α-生育酚自由基继而清除自由基。在清除脂质过氧化物自由基时产生脂质过氧化氢和 α-生育酚自由基[78, 80-81]。

α-生育酚自由基可以与其他自由基反应生成性质稳定的产物，与脂质、抗坏血酸或泛醇等还原剂反应可以实现该种维生素的再生。动物实验和人群试验都证实体内维生素 C 和硒可以维持 α-生育酚的抗氧化能力[82-83]。α-生育酚和维生素 C 的相互作用被定义为"维生素 E 循环"，α-生育酚的抗氧化作用可以借助水溶性抗氧化剂和细胞的代谢活动，而连续不断地通过其他抗氧化剂而重新恢复 α-生育酚的抗氧化功能。

（2）抗癌功能　研究表明，维生素 E 缺乏会增加罹患癌症的风险，在维生素 E 缺乏的情况下补充维生素 E 可降低癌症发生风险。这一结果在我国临县营养干预研究和一些动物实验中得到证实[84-86]，而且 α-生育酚对癌症的保护性作用优于其他形式的生育酚。动物实验发现 γ-生育酚、δ-生育酚和生育三烯酚能够抑制癌细胞的活性，在维生素 E 营养充足情况下补充 γ-生育酚、δ-生育酚和生育三烯酚，而非 α-生育酚可以降低罹患癌症风险，但这一结果尚不能外推至人群，并且关于维生素 E 的有效剂量也有待进一步研究。

动物模型和细胞研究表明，有多种信号分子和通路参与维生素 E 调节癌症细胞活性的过程，但对于这些信号分子在维生素 E 抑制癌症的过程中起到的作用尚不清楚，可能涉及的机制主要有以下几方面。①抗氧化活性：由于活性氧和活性氮与炎症反应和致癌作用密切相关，因此抑制这些自由基的活性可以起到抗炎和抗癌作用，不论何种形式的维生素 E 在营养水平均表现出对癌症的抑制作用，β-生育酚、γ-生育酚和 δ-生育酚在色原烷醇环 5 位上没有甲基，这样的结构特征具有捕捉 RNS 的优势，因此相比于 α-生育酚具有更高的抗癌活性。②直接与目标分子结合：尽管很多分子可作为不同形式维生素 E 的靶向分子，但目前尚缺乏维生素 E 直接与靶向分子结合的证据。理论上特异性的靶向分子可通过特殊的结构与维生素 E 结合，例如特异性与 α-生育酚和 α-生育酚转运蛋白（α-T transfer protein, α-TTP）结合。然而，在很多尝试直接识别并与不同形式维生素 E 对接或物理结合的研究中，对于维生素 E 预防癌症的作用还未能得出令人信服的结论。③影响膜结构、脂质筏和流动性：Wang 等[87]对前列腺癌细胞的相关研究提示，δ-生育酚可与细胞膜和酪氨酸受体激酶结合并影响其生物活性。维生素 E 可以影响膜流动性和脂质筏[88-89]，生育三烯酚具有更高的流动性，因此生育三烯酚比生育酚具有更高的抑制肿瘤细胞生长的活性。如果特定形式的维生素 E 可在肿瘤细胞癌变早期影响癌前细胞和癌症细胞的脂质筏，同样的机制是否可以影响正常细胞还有待研究。④维生素 E 降解代谢产物：相较于 α-生育酚，γ-生育酚和 δ-生育酚的生物利用度较低，并且侧链降解产物较多，但是后者具有更高的抗癌活性，侧链降解产物 13′-COOH 也表现出抗癌活性[90-91]。据推测，短链代谢产物 γ-和 δ-羧乙基羟基色满（γ-and δ-carboxymethyl hydroxychroman, CEHCs）和 γ-和 δ-羧甲基丁基羟基色满（γ-and δ-carboxymethyl butyl hydroxychroman, CHMBHCs）伴随色原烷醇环的摄入，仍然具有抗氧化及其他生物活性。γ-生育酚、δ-生育酚、γ-生育三烯酚、δ-生育三烯酚的这些性质对于预防癌症活性具有重要作用。

（3）参与免疫调节　在动物实验中观察到，饲料中补充维生素 E 后，可以增强机体细胞调节能力、体液免疫反应、淋巴细胞的增殖能力，提高免疫球蛋白的水平、抗体应答、自然杀伤细胞活性和白介素-2 的水平。维生素 E 在一些感染性疾病中具有抗感染作用，如在感染 1 型肺炎球菌时，增强巨噬细胞和抗感染性因子的活性[92]，在感染流感病毒时提高自然杀伤细胞（natural killer cells, NK）的活性和 T 辅助细胞 1（T helper 1，TH1）的反应[93]。

人群的干预试验也发现，当补充维生素 E 的剂量超过推荐量时，维生素 E 可以通过促进丝分裂刺激淋巴细胞增殖，增强迟发型超敏反应，增加白介素-2 的水平，同时减少白介素-6 的分泌，但也有研究没有观察到这些效应，补充维生素 E 的剂量、受试对象的年龄和实验方法都会影响研究结果以及不同研究结果的可比性[94-95]。

动物实验和人体试验都表明维生素 E 可以增强免疫功能，预防多种感染性疾病，可能的机制包括：①通过抑制环氧化减少一氧化氮产物，从而减少前列腺素 E_2 产物；②促进初始 T 细胞免疫突触的形成和 T 细胞激活信号的启动；③调节 TH_1/TH_2 的平衡。维生素 E 可增强自然杀伤细胞活性，改变树突细胞功能如降低 IL-12 的产生和迁移，但是潜在的机制还有待研究。

10.3.1.4　对心血管的保护功能

细胞和动物实验表明，维生素 E 可通过调节参与炎症反应相关基因的表达和相关酶活性，影响动脉粥样硬化的发展。维生素 E 抗炎作用可通过抑制转录因子（nuclear factor -kappa B, NF-κB），降低蛋白激酶 C 活性从而减少黏附分子（如血管细胞黏附分子-1，细胞间黏附分子-1 和 E-选择素）的合成[96]。α-生育酚可通过抑制 5-氧酯酶和 NF-κB 的活性，减少炎症反应过程中促炎分子前体，如白介素-1β、白介素-6、肿瘤坏死因子-α、干扰素-γ、白介素-8 等的分泌[97-98]。除动脉粥样硬化外，维生素 E 对于心血管系统的其他疾病，包括缺血性心脏病和心衰，也表现出保护性作用[99]。

多项临床干预队列研究也发现，膳食来源的维生素 E 或补充维生素 E 可降低心血管疾病的发病率，如苏格兰心脏病研究结果显示，补充维生素 E 可使男性患冠状动脉性心脏病的发病率降低约 5%[100]；健康专业人员追踪调查研究结果显示可降低 40% 男性的患病率 [101]；Stampfer 等 [102] 美国护士健康队列研究显示，可使女性心血管疾病患病率降低约 34%，但也有研究得到不同的结果，如 Hercberg 等 [103] 用维生素、矿物质元素的抗氧化作用的干预研究显示，维生素 E 和矿物质的联合干预，并不能降低缺血性心血管疾病的发生风险。

10.3.2　生理和代谢

10.3.2.1　吸收

人体摄入的食物维生素 E 经肠道吸收后，伴随其他亲脂性分子和脂类一同被摄取进入细胞，转运到肝脏进行代谢。因此肠道吸收是影响维生素 E 生物利用率的关键因素。消化道系统维生素 E 吸收率的个体差异较大（20% ～ 80%）[104-105]，低于其他的脂溶性维生素（如维生素 A）。膳食中存在的其他营养成分也会影响 α-生育酚和非 α-生育酚形式维生素 E 的吸收，例如，视黄酸、植物固醇、二十碳五烯酸、膳食纤维等均是天然存在的影响维生素 E 生物利用率的成分 [104-108]。

食物中的三酰甘油和一些脂溶性化合物的酯化物，在胃中被胃脂肪酶部分消化后进入肠道，被分泌进入肠腔的胰脂肪酶、羧酸酯酶和磷脂酶 A 继续消化 [109]。膳食中的维生素 E 大部分不是酯化形式，而消化系统对于维生素 E 酯的降解研究有限，目前对于稳定的维生素 E 形式，如 α-生育酚醋酸酯，在胃部的水解作用尚没有详细的研究结果 [110]。α-生育酚醋酸酯需要胰腺的胆汁依赖型脂肪酶或胰脂肪酶水解后才能够被吸收 [104]，在十二指肠由乳化脂肪球转化为亲水性的含有磷脂和胆汁酸的单个或多个囊泡或混合微粒。这一过程是消化和摄取脂类最基本的一步，也是维生素 E 吸收的关键阶段。由于与其他脂类相比维生素 E 被摄取进入肠上皮细胞的效率较低，因此维生素 E 的生物利用率也相对较低。混合微粒通过肠上皮细胞顶端膜被摄取，与肠道脂蛋白融合后弥散进入淋巴或门静脉。Desmarchelier 等 [111] 的研究表明，α-生育酚醋酸酯水解与混合微粒结合后更容易被肠道细胞摄取。肠道细胞摄取混合微粒进入肠上皮细胞主要通过两条途径：①被动扩散；②受体介导的转运，受体介导 α-生育酚通过肠上皮细胞膜，这一途径类似于肠道细胞摄取胆固醇。目前，对于 RRR-α-生育酚和其立体异构体，或其他维生素 E 的形式如 γ-生育酚的吸收过程尚不清楚 [112-113]。

10.3.2.2　转运

维生素 E 在血液循环中的转运，伴随脂蛋白代谢过程中胆固醇的转运一同进行[114]。维生素E因其为脂溶性维生素，不溶于水，不能以游离形式转运，需要脂蛋白作为载体，将亲脂性分子如胆固醇、三酰甘油和维生素E等转运至肝脏及其他组织和器官[115]。在正常的机体状态下，α-生育酚通过乳糜微粒和极低密度脂蛋白（very low-density lipoproteins, VLDL）和高密度脂蛋白（high-density lipoproteins, HDL）完成转运过程，在禁食状态下，由低密度脂蛋白（low-density lipoproteins, LDL）参与完成[104]。肠道上皮细胞将含有维生素E的乳糜微粒一同分泌进入淋巴系统，随后进入全身循环系统。

（1）由乳糜微粒携带维生素E在血液中的转运　维生素E与乳糜微粒进入淋巴系统后，由胸导管进入血液循环，经肌肉、脂肪等组织和器官时，乳糜微粒被组织内皮结合酶、脂蛋白脂酶分解为乳糜微粒残骸，维生素E继而被转运到这些组织器官中被利用。脂蛋白脂酶在这一转运过程中起到关键作用，Rigotti等[105]的研究表明脂蛋白脂酶能够促进多种组织对α-生育酚的摄取。脂蛋白脂酶可能在转运过程中起到连接血管内皮细胞与乳糜微粒中脂蛋白的作用，形成转运"桥梁"，促进α-生育酚的吸收。同时脂蛋白脂酶对乳糜微粒中胆固醇等脂类的水解也能够进一步促进α-生育酚向组织中转运[116]。乳糜微粒分解过程中所释放的多余脂蛋白、胆固醇、维生素E可以被血液中的HDL重新摄取进入肝脏[117]。

（2）由极低密度脂蛋白(VLDL)介导的维生素E的转运　VLDL的主要功能是将内源性的脂类、维生素E转运到血液循环中。VLDL从肝脏携带α-生育酚进入血液循环，到达心脏、肌肉和脂肪组织时，α-生育酚黏附在微血管内皮的表面，刺激组织释放脂蛋白脂酶将VLDL分解为小颗粒，转变为LDL。VLDL分解产生的脂蛋白、胆固醇和维生素E也同样可以由HDL携带回到肝脏。

（3）由低密度脂蛋白（LDL）介导的维生素E转运　LDL是VLDL的代谢产物，主要参与胆固醇的转运过程，也是血液中维生素E的重要转运载体。LDL在肝脏、肾上腺皮质、睾丸和卵巢等器官均有其受体表达。低密度脂蛋白受体可以与血液中的LDL结合形成复合物，通过内吞作用进入细胞，在细胞内被溶酶体水解后释放脂类物质和维生素E供组织利用。

（4）由高密度脂蛋白（HDL）介导的维生素E转运　VLDL对α-生育酚具有很高的亲和力，α-生育酚几乎完全是通过VLDL转运进入循环系统。HDL也是维生素E转运过程中的重要载体，虽然HDL微粒含有的维生素E量很低，但是HDL是中枢神经系统、肺脏等[115, 117]靶器官最有效的维生素E供体。机体组织对HDL携带的脂类具有选择性转运的机制，即使在不分解HDL的情况下也可将其携带的脂类成分转运到组织中[118]；而且肠上皮细胞中的维生素E也可以在肠上皮细胞基底层转运载体ABCA1（ATP-binding cassette transporter A1, ABCA1）的帮助下被肠上皮细胞合成的HDL携带直接进入血液循环。HDL还可以将血液中的乳糜微粒、VLDL、LDL 的分解产物再摄取回到肝脏储存或再利用。

（5）肝脏中 α-生育酚的转运　维生素 E 转运进入肝脏后，或与 α-TTP 结合，或与细胞内蛋白结合，或由肝脏被代谢。细胞中的维生素 E 与特异性的跨细胞转运蛋白 α-TTP 结合，α-TTP 广泛地表达于肝脏，在胎盘也有表达，并参与胎儿维生素 E 代谢[119-120]。此外，α-TTP 在其他器官中也有表达，如大鼠脑组织、脾脏、肺脏和肾脏，怀孕小鼠的子宫、视网膜和中枢神经系统，表明 α-TTP 在组织器官交换中发挥了重要作用[121-122]。α-TTP 的主要功能是维持血液和肝外器官中 α-生育酚的正常水平[123]，α-TTP 可将 α-生育酚不断地从肝脏中转运至血液循环，同时促进 α-生育酚从溶酶体转运至血细胞[123-125]。有假设认为，α-TTP 促进 α-生育酚优先富集于 VLDL 微粒，但是潜在的机制尚不清楚[124]。

除了 α-TTP，α-生育酚也可同细胞内的转运蛋白结合，即生育酚相关蛋白（tocopherol associated protein, TAP）。人体中有三种高度同源的 TAP，命名为 TAP1/SEC14L2、TAP2/SEC14L3 和 TAP3/SEC14L4 蛋白，TAP2 和 TAP3 在维生素 E 转运和代谢中的作用还不清楚[126-127]。TAP1 与 α-TTP 一样属于配体结合蛋白具有顺式视黄醛结合序列，称为 CRAL-TRIO 结合位点。所有这一类的结合蛋白均可以与 α-生育酚结合但是结合能力低于 α-TTP，其生物学作用也不是十分清楚。有研究表明 TAP1 参与了 α-生育酚的细胞内转运过程，并参与了胆固醇的合成和 α-生育酚氧化产物 RRR-α-生育醌复合物的合成过程[128]。

10.3.2.3　体内分布

Novotny 等[129] 报告的一项为期 70 天的动力学研究发现，体内 α-生育酚的吸收主要是通过乳糜微粒（约占摄入量的 81%），而后转运至肝细胞（约占摄入量的 78%），再由肝细胞转移至血浆脂蛋白（约占摄入量的 75%）。血液中的脂蛋白负责实现 α-生育酚在三部分之间的分配和交换。α-生育酚大部分分布在各个器官中（如肝脏、脾脏和大脑），由血液脂蛋白交换和净流向各个器官的 α-生育酚分别为 84mg/d、3mg/d。由红细胞交换和净流向血液脂蛋白的约 19mg/d、0.1mg/d，由脂肪组织交换和净流向血液脂蛋白的约为 45mg/d、0mg/d。脂肪组织中约储存机体 90% 的 α-生育酚，储存 α-生育酚的脂肪组织中 99% 为躯体脂肪，而且脂肪组织中 α-生育酚水平很稳定，即使服用补充剂也不会有明显改变[123, 130-131]。

10.3.2.4　肝脏代谢

肝脏在生育酚和三烯生育酚代谢、血液循环中各种生育酚和三烯生育酚的浓度和 α-生育酚在组织器官中的蓄积水平都发挥了关键作用。生育酚和三烯生育酚在肝脏中经过 ω-羟基化作用后，再进行 β-氧化，最后被吸收和排泄。α-生育酚可

被代谢为 α-CEHC。细胞色素酶 P（Cytochrome P, CYP）4F2 催化 α-生育酚发生 ω-羟基化的活性相比其他生育酚要强 [132]。β-氧化反应可在线粒体和过氧化物酶体中发生，但在大鼠肝脏细胞的线粒体是产生 α-CEHC 的唯一部位 [133]。在血液和尿液中都能够检测到 α-CEHC 的共轭化合物，比如 CEHC 的葡糖苷酸共轭化合物，CEHC 硫酸盐和 CEHC 糖，α-CEHC 氨基乙酸，α-CEHC 葡糖苷酸氨基乙酸和 α-CEHC 牛磺酸 [134]。

肝细胞中 α-TTP 优先结合 RRR-α-生育酚，并且由 VLDL 携带分布到外周组织。氧化应激反应会增加 α-TTP 基因表达，因此可以推测 α-生育酚的摄入量降低可以增加肝脏 α-TTP 的表达 [131]，其中 α-TTP 和 ω-羟化酶在 α-生育酚的代谢中发挥了重要作用。α-TTP 相比于其他类型的生育酚或三烯生育酚，优先结合 α-生育酚，并促进 α-生育酚与 VLDL 结合并分泌进入血液循环继而分布到全身器官。同时与 α-TTP 结合的 α-生育酚就不会在肝脏中与 ω-羟化酶反应而发生分解代谢。由于 α-TTP 与 ω-羟化酶对 α-生育酚和对其他类型的生育酚和三烯生育酚亲和力的差异，也促使 α-生育酚主要在机体组织器官中蓄积，其他类型的生育酚和三烯生育酚则主要在肝脏中代谢。

10.3.2.5 排泄

细胞色素酶 P4F2 催化 α-生育酚发生 ω-羟基化后，然后发生 β-氧化，形成 α-生育酚与硫酸盐或葡萄糖醛酸形成共轭物，经过尿液或胆汁排出。此外，皮肤和肠道也是维生素 E 排泄的重要途径，Novotny 等 [129] 的研究表明，通过尿液排出的维生素 E 约为 0.85mg/d，粪便排泄的维生素 E 约为 3.15mg/d。

哺乳期妇女可以通过乳汁分泌 α-生育酚，人乳中 α-生育酚的含量约为 3.5mg/L[135]。在这些研究中，母乳中 α-生育酚含量系采用高效液相色谱法测定，范围在 3 ～ 25mg/L（整泌乳期）[136]。浓度最高的为初乳（产后 3 天采集的母乳样本）。在没有摄入补充剂的情况下，乳母膳食维生素 E 摄入量为 6 ～ 11mg/d，对应的母乳中的 α-生育酚浓度为 3.5 ～ 5.7mg/L[137-138]。根据产后前 6 个月纯母乳喂养的乳母泌乳量约为 0.85L/d[139-141]，母乳中 α-生育酚的平均含量为 4.6mg/L，因此哺乳期从人乳乳汁排出的 α-生育酚约为 3.7mg/d。

10.3.3 营养状况评价

10.3.3.1 膳食摄入量

α-生育酚的主要膳食来源包括植物油、坚果、脂肪含量高的鱼、蛋黄和全谷物等。四类生育酚的比例随食物种类的不同而不同，含量最多的是 α-生育酚和 γ-生育酚。不同种类的植物油中生育酚含量不同：小麦胚芽、向日葵、橄榄油和菜籽油是 α-生育酚的良好来源；小麦胚芽油富含 β-生育酚；大豆油、玉米油富含 γ-生育酚；大豆油富含 δ-生育酚。

目前，d-α-生育酚、dl-α-生育酚、d-α-生育酚乙酸盐、dl-αα-生育酚乙酸盐和 d-α-生育酚琥珀酸盐可添加在食物中或膳食补充剂中，生育酚混合物和"生育三烯酚""生育酚"仅可用于膳食补充剂。

婴儿（1～11 月龄）男女孩 α-生育酚平均摄入量分别为 3.2～5.4mg/d 和 2.9～4.9mg/d。1～3 岁幼儿男女孩 α-生育酚平均摄入量分别为 4.5～5.7mg/d 和 4.0～5.0mg/d[141]。

婴儿（1～11 月龄）男女孩 α-TE 平均摄入量分别为 3.4～5.9mg/d 和 3.2～5.3mg/d。1～3 岁幼儿男女孩 α-生育酚平均摄入量分别为 4.7～7.3mg/d 和 4.4～6.8mg/d[141]。

10.3.3.2　维生素 E 缺乏

人群中很少出现维生素 E 缺乏症，目前还没有关于正常人由于膳食维生素 E 摄入量不足而出现临床症状的报道。Evans 和 Bishop[63] 发现添加油脂的饲料，可以预防怀孕大鼠胎儿吸收，从而发现了 α-生育酚的存在。通过动物实验和对人类原发性或继发性的 α-生育酚缺乏的研究，发现维生素 E 是一种人体必需的营养素。虽然没有对 α-生育酚影响人类生殖作用的相关报道，但是 Harada 等 [142] 报道一位患有反复习惯性流产的孕妇，补充 300mg/d 生育酚烟酸盐后成功分娩了一名健康婴儿。

原发性 α-生育酚缺乏，以家族单发性 α-生育酚缺乏为主，主要表现为神经系统症状，如共计失调。原发性 α-生育酚缺乏主要是由于 α-TTP 基因发生突变，变异的 α-TTP 基因患者，血清 α-生育酚的浓度可低于 2.3µmol/L[143]。β 脂蛋白血症、胆汁淤积性肝病、严重的营养不良、脂肪吸收障碍、囊泡性纤维症可导致继发性的 α-生育酚缺乏，这些病例血浆 / 血清中 α-生育酚水平可低于 2.5～12.0µmol/L[144-145]。

10.3.3.3　维生素 E 过量

目前没有关于天然膳食中维生素 E 对人体产生不良影响的报道，但维生素 E 作为补充剂、食品强化剂或作为药物时，可能会导致过量。儿童 UL 是由成人 UL 推导得出，基于快速生长期体重，权重为 0.75，推导出儿童的 UL 范围 100mg α-TE/d（1～3 岁）到 260mg α-TE/d（15～17 岁）。亚洲国家，日本也制定了维生素 E 的 UL，1～2 岁幼儿为 150mg α-TE/d，3～5 岁儿童为 200mg α-TE/d。

我国推荐成人（包括孕妇和乳母）维生素 E 无毒副反应水平（no observed

adverse effect level, NOAEL）为 2000IU（800mg α-TE）并以这一数值作为我国居民的 UL，儿童和青少年对各种不良反应会更为敏感，因此 UL 为 10mg α-TE/kg[76]。

10.3.3.4　婴幼儿血中维生素 E 平均水平

维生素 E 在植物油和谷物中广泛分布，一般情况下不会出现缺乏，但儿童期没有纠正的维生素 E 缺乏会导致进行性神经系统疾病。长期严重的维生素 E 缺乏可出现认知和行为异常。新生儿特别是早产儿，容易发生由于维生素 E 水平低而导致的新生儿溶血性贫血。婴幼儿血中维生素 E 水平呈现随年龄增长逐渐降低的趋势，低水平的维生素 E 多见于 3 岁以上儿童[146-148]。儿童生长发育较快对维生素 E 的需求量增加，而且学龄前儿童肥胖可能与维生素 E 偏低相关[149]。我国及周边国家婴幼儿血中维生素 E 水平，如表 10-5 所示。

表 10-5　我国及周边国家婴幼儿血中维生素 E 水平

文献	地点	例数 / 例	年龄	检测方法	血液维生素 E 平均水平 /（mg/L）
张慧芬等，2007[150]	浙江	749	＜ 5 岁	HPLC	7.89±3.84[①]
王丽敏等，2017[146]	黑龙江省，佳木斯	5169	6 岁以下	HPLC	8.68±2.49
唐红梅等，2018[151]	浙江，嘉兴	3414	3～6 岁	HPLC	7.8±2.0
李少维等，2020[147]	厦门	6025	6 月龄至 12 岁	MS/MS	10.07±2.58
孙蕾等，2022[148]	南京	2056	≤ 1 岁 1～3 岁 3～6 岁	HPLC	11.80±3.96 10.34±2.29 9.40±4.93
Wang 等，2009[152]	中国	143	产后 1 天	HPLC（脐带血）	10.60±1.62[①]
Sirivichayakul 等，2001[153]	泰国，曼谷	66	196～257 天	HPLC	25.40±7.01[①]
Giraud 等，2008[154]	韩国，光州	131	2～6 岁	HPLC	1.77±1.43[①]
Ulak 等，2016[155]	尼泊尔，巴克塔普尔	467	2～12 月龄	MS/MS	2.93±1.25[①]

① 原始数据单位为 μmol/L，换算成 mg/L。

10.3.4　不同国家 / 国际组织建议的参考摄入量

10.3.4.1　欧洲国家制定的维生素 E 膳食参考摄入量

目前，尚没有足够的关于人体维生素 E 需要量的研究来确定维生素 E 平均需要量（estimated average requirement, EAR）。对大多数人而言从食物中摄取的维生素 E 即可满足机体需要。因此，健康人群中很少出现维生素 E 缺乏症，多数国家依据维生素 E 的摄入情况，制定维生素 E 的膳食参考摄入量。

北欧部长理事会（Nordic Council of Ministers, 2014）根据母乳中维生素 E 的平均水平制定婴幼儿维生素 E 的推荐摄入量，PUFAs 的平均摄入量相当于能量摄入量的 5% 的情况下，每摄入 1g 亚油酸或多不饱和脂肪酸（PUFAs），α-TE 的摄入量至少为 0.6mg。

WHO（WHO/FAO 2004）基于人乳中 α-TE 平均水平为 3.2mg α-TE/L，母乳摄入量 0.85L/d，婴儿维生素 E 的 AI 为 2.7mg α-TE/d。

法国食品安全局（French Food Safety Agency, Afssa 2001）根据成人维生素 E 的需要量，调整能量需要量后，为儿童制定推荐摄入量。

美国医学研究所（US Institute of Medicine, IOM），2000 年制定的 7 ～ 12 月龄婴幼儿平均摄入量为 5mg α-TE/d，0.78L/d 母乳中平均 α-生育酚含量为 4.9mg/L。由于没有针对 1 ～ 18 岁儿童 EAR 的基础数据，因此只能通过成人的 EAR 推导获得（使用来自 NHANES Ⅲ 1988 ～ 1994 的代谢体重参数和生长因子）。RDA 由 EAR 计算得出，假设 CV 为 10%。

SCF（1993）指出对于 6 ～ 11 月龄婴儿，膳食中含有 0.4mg α-TE/g PUFAs 即可以满足对维生素 E 的需要，但是没有关于膳食摄入 PUFAs 非常低的人群维生素 E 基本需要量数据。

荷兰食品与营养委员会（1992）针对 6 月龄以上婴幼儿制定与成人相同参考摄入量，即 0.67mg α-TE/g PUFAs。

10.3.4.2　中国居民维生素 E 膳食参考摄入量

根据我国 0 ～ 6 月龄婴儿的母乳摄入量 750mL/d，以及相关文献报道的母乳 α-生育酚含量为 3.3 ～ 4.5mg α-TE/L[156]，计算出婴儿每日维生素 E 摄入量为 2.5 ～ 3.4mg α-TE/d。建议我国 0 ～ 6 月龄婴儿维生素 E 的 AI 为 3mg α-TE/d。7 ～ 12 月龄婴儿缺乏母乳及辅食摄入量方面的数据，因此以小婴儿和成人的 AI 数据为基础，采用代谢体重比推算，建议为 4mg α-TE/d，1 ～ 3 岁幼儿 AI 为 6mg α-TE/d。

10.3.5　展望

近一个世纪以来，在不同的学科，不同的领域对维生素 E 进行了多角度的研究，但仍有很多方面尚不明确，尤其是针对婴幼儿维生素 E 营养状况的相关研究还十分有限，对维生素 E 营养状态的评估，仍然缺乏简便而特异性强的检测手段。婴幼儿期维生素 E 的营养状况与远期健康结局之间的关系及其作用机制尚需要进行更加深入的探讨。

（姜珊）

10.4　维生素 K

维生素 K 家族（vitamin K family）化合物是在自然界发现的一组甲萘醌衍生物。1929 年 Henrik Dam 等首次报道，当用低脂饲料喂鸡的时候，出现明显的凝血功能障碍，并导致严重的出血。在分析饲料中脂质成分时发现一种新的分子，证明它的减少与出血有关。于是称其为脂溶性凝血因子"koagulation"，根据它的首字母为"K"，命名为维生素 K，并认为其是凝血关键因素，主要用来治疗新生儿出血。此后人们又在发酵食物中发现了甲萘醌衍生物，于是将早期发现的维生素 K 命名为 K_1，将发酵食物中含有的维生素 K 命名为 K_2，之后通过化学合成的方法制备出同样具有凝血效应的亚硫酸氢钠甲萘醌。

10.4.1　结构和功能

维生素 K 是黄色晶体，通常呈油状液体或固体。天然形式的维生素 K 包括 K_1 和 K_2，其特点是在第 3 位上被一个烷基侧链取代。天然维生素 K 为脂溶性，对热稳定，但是易被酸、碱、氧化剂和光（特别是紫外线）破坏。正常烹调过程中只损失很少部分。维生素 K 中最重要的是维生素 K_1 和维生素 K_2。维生素 K_2 在肠道内由细菌合成，能满足机体对维生素 K 的部分需要。

维生素 K 是 2-甲基-1,4 萘醌的一族同系物。维生素 K_1（phylloquinone, 叶绿醌）：2-甲基-3-叶绿基-1,4 萘醌，为 3 号位被一个植物烷基取代，在天然绿色植物中广泛存在的维生素 K 的同系物。维生素 K_2（甲萘醌）指的是一族 2-甲基-1,4-萘醌的同系物，其第 3 位由含有 4～13 个异戊二烯单元的异烯侧链（MK-n，n=4～13）所取代，后缀（-n）表示侧链上异戊二烯单元的数量。人工合成的维生素 K 为 2-甲基-1,4-萘醌，称为维生素 K_3，可在哺乳动物肝脏被烷基化，形成人体内具有生物活性的 MK-4。与营养学密切相关的维生素 K_2 亚型包括 MK-4 及 MK-7～MK-9。动物性食品中既含有叶绿醌，又含有甲萘醌。

维生素 K 作为 γ-谷氨基羧化酶（GGCX）的辅助因子，可催化谷氨酸（Glu）残基羧化为维生素 K 依赖蛋白（Gla 蛋白）中的 γ-羧基谷氨酸（Gla）残基，并将其转化为活性形式。这些 Gla 蛋白参与不同的生理过程，包括凝血或骨骼的矿化作用。在激活 γ-羧化作用中 MK-7 比维生素 K_1 具有更高的生物活性，但是目前可以获得的数据仍不能完全区分维生素 K_1 和维生素 K_2 在机体中的活性。

10.4.2 生理和代谢

10.4.2.1 维生素 K 肠道吸收

维生素 K 主要借助胰液和胆汁的作用，与乳糜微粒相结合分散进入肠腔，经十二指肠和空肠被吸收。膳食中的维生素 K 是维生素 K_1 和维生素 K_2 的混合物，吸收率为 40%～70%。健康成人对不同食物来源的维生素 K 吸收效率不同，与膳食脂肪一同摄入可以使维生素 K 的吸收效率提高三倍，而年龄和性别对维生素 K 的吸收没有影响。

（1）维生素 K_1 肠道吸收　维生素 K_1 主要在肠道与亲脂性化合物一起，借助胆汁盐和胰液的作用溶解分散后，被摄取进入肠上皮细胞生成乳糜微粒，然后经过淋巴转运至肝脏。维生素 K_1 吸收率多来自对健康成人的小样本研究，主要是基于检测血液中维生素 K_1 的水平，在研究设计上可能会略有差异。研究主要通过不同形式的维生素 K_1（不同食物中的游离或天然形式的维生素 K）、不同烹饪方式（烹调过的、新鲜的，与正餐一同摄入，单独摄入）、不同的实验方法［同位素标记或未标记维生素 K_1，动力学模型，曲线下面积（AUC）］等。

游离形式维生素 K_1 的吸收率波动范围很大，为 13%±9%（m±SD，范围 2%～26%），或摄取量的 80%。低值系源于 Jones 等[157]采用单次给予同位素标记维生素 K 胶囊（未进餐）的动力学研究。高值系 Shearer 等[158]基于回顾性研究描述的结果，以维生素 K 补充剂与含有脂肪的膳食共同摄入后，标记和未标记的维生素 K_1 经过消化后，通过计算粪便检出总维生素 K 中未改变结构的放射性维生素 K_1 而获得。

Gijsbers 等[159]、Booth 等[160]和 Garber 等[161]关于维生素 K_1 吸收率的研究，通过血液 AUC 的方法，评估天然食物来源的维生素 K_1（西蓝花、菠菜或莴苣；生食或烹饪后，有油脂或没有油脂存在条件下）的平均吸收率，食物中维生素 K_1 的吸收率从 4% 至 60%～64%。食物中的油脂（黄油）会使烹饪过的菠菜中维生素 K_1 的吸收率增加三倍，但是在与油脂一同食用的生莴苣中未观察到这种效应。不同性别和年龄的成人维生素 K_1 吸收率没有显著差异，目前尚没有关于婴儿和儿童维生素 K_1 的吸收数据[162]。

（2）维生素 K_2 肠道吸收　维生素 K_2 主要由肠道菌群合成，由于这类维生素 K 很难被远端肠道吸收，因此由肠道菌群合成的维生素 K_2 占机体中维生素 K 含量的比例还不是很清楚。在维生素 K_1 耗竭的试验对象中观察到，维生素 K 生物标记物的改变，提示肠道菌群产生的维生素 K_2 并没有被机体利用去补偿维生素 K_1 的损耗 [163-164]。

关于 MK-4、MK-7 和 MK-9 的吸收率，是参照健康成年人维生素 K_1（游离形式或在植物性食物中）吸收率的研究，通过检测血清中维生素 K_2 的浓度峰值或 AUC 的方法获得 [165]。由于植物性食物中维生素 K_1 与植物细胞的叶绿体紧密结合，所以相较于游离形式的维生素 K_1，植物性食物中的维生素 K_1 不易被机体吸收，因此关于维生素 K_2 的吸收率研究主要是参照游离形式的维生素 K_1，MK-4 和 MK-9 相比于游离形式的维生素 K_1 吸收率更低，而 MK-7 则相对于游离形式的维生素 K_1 则更容易吸收 [166]。

10.4.2.2　维生素 K 代谢

吸收进入机体的维生素 K_1 通过细胞烷基化作用转化为甲萘醌再生成 MK-4，与其他的 MK-n 不同，MK-4 不是由肠道细菌合成，通过无菌大鼠实验观察到这一细胞特异性的转化过程。采用人类细胞系的研究观察到，在含有 2.2 ～ 22μmol/L 维生素 K_1 的培养液中孵育人肾脏细胞，观察到肾脏细胞可将维生素 K_1 和维生素 K_2 转化为 MK-4，并且在其他细胞系的实验中也观察到同样现象。同样肠黏膜和其他器官吸收维生素 K_1 后，也可以将吸收的维生素 K_1 转化为甲萘醌再生成 MK-4。吸收进入体内的维生素 K_1 和维生素 K_2 其侧链在肝脏中发生 β-氧化作用或 ω-羟基化作用，使侧链发生降解并缩短生成含有 7-C 或 5-C 侧链的两种主要代谢产物。这两种代谢产物可与葡萄糖醛酸结合后通过胆汁和尿液排出体外。5-C 的代谢物包括：2-甲基-3-（3′-3′-羧甲基丙基）1,4-萘醌。7-C 代谢物包括：2-甲基-3-（5′-羧基-3′-甲基-2′-戊烯基）1,4-萘醌。除了 7-C 或 5-C 的代谢产物，给予研究对象华法林后，再通过消化道给予单次大剂量维生素 K（400mg），在其尿液中可分离出第三种（10-C 代谢物）苷元代谢物，即 2-甲基-3-（7′-羧基-3′,7′-二甲基-2′-庚烯基）-1,4-萘醌。在没有肠道菌群的参与下，被摄取进入机体的维生素 K_2 会很快转化为甲萘醌，再进一步生成 MK-4。维生素 K_1 和维生素 K_2 在肝脏被快速代谢，并生成相似的代谢产物，再通过尿液和胆汁排出。

同位素标记的维生素 K 在肠道吸收后首先进入淋巴循环，再通过与乳糜微粒结合被转运进入血液循环 [167]。血液中没有负责转运维生素 K_1 的特异性蛋白，进食后维生素 K 主要与富含三酰甘油的脂蛋白，主要是乳糜微粒和极低密度脂蛋白（VLDL）一同吸收（占 75% ～ 90%），剩余部分均匀分布在低密度脂蛋白和高密度脂蛋白中，中等密度脂蛋白携带的相对较少 [165, 168]。同位素标记和未标记的维生素 K_1 的研究表明，血液或血清中维生素 K 的峰值浓度出现在摄入 4 ～ 10h 后，维生素 K_1 的半衰期为 0.22 ～ 8.8h，当试验膳食中存在三酰甘油时，维生素 K_1 在脂蛋白中的峰值浓度要晚 3 个小时才出现 [168-170]。

当膳食中含有脂肪时，摄取相同剂量的维生素 K_1、MK-4 和 MK-9，血清 MK-4 的峰值约在餐后 2h 出现，同时膳食中的三酰甘油也出现峰值，之后一同转运至 LDL 和 HDL[165]。血清维生素 K_1、MK-9 的峰值分别出现在餐后 4h 和 5h，MK-9 只与 LDL 结合不与 HDL 结合，经过一夜的时间维生素 K_1 或 MK-4 在循环中消失，而餐后 24h，MK-9 血清浓度约为峰值的 25%，48h 后仍能够检测到 MK-9[165]。与油脂一同摄入含有 3.1μmol MK-7 的纳豆，含有 3.5μmol 维生素 K_1 的菠菜，血清中维生素 K_1 和 MK-7 在进食后 6h 出现峰值，维生素 K_1 在 24h 后从血液中消失，MK-7 的药代动力学过程更为复杂，在进食后 72h 仍然可以检出。与油脂一同摄入相同剂量的维生素 K_1 和 MK-7（1mg），进餐后 4h 维生素 K 浓度出现峰值，4h 后血清维生素 K_1 降低约 86%，MK-7 浓度表现为双相降低并且在进食后 96h 仍然能够在血清中检测到 [171]。

10.4.2.3　维生素 K 分布

正常膳食情况下维生素 K_1 主要通过 HDL 转运，分布在肝脏、骨小梁和骨皮质，而维生素 K_2 主要通过 LDL 转运，分布于肝外组织，如肾脏、胰腺、骨、生殖器及血管壁等。肝脏对乳糜微粒的摄取，由调节乳糜微粒内化作用的多种载脂蛋白和高密度脂蛋白受体参与完成。

骨基质中含有由成骨细胞合成的多种维生素 K 依赖蛋白，维生素 K（维生素 K_1 和维生素 K_2）需要转运至成骨细胞使这些蛋白发生 γ-谷氨基羧化作用。正如人类细胞系研究所示，成骨细胞和类成骨细胞可从各种脂蛋白组分中获取维生素 K。骨细胞与富含甘油三酯的脂蛋白（TRL）相关的摄取维生素 K_1 的机制依赖于乙酰肝素蛋白聚糖（HSPG）、载脂蛋白 E（ApoE）和人类成骨细胞表达的几种受体：如 LDL 受体，LDL 受体相关蛋白-1 和少量的 VLDL 受体 [172]，但是目前对于骨细胞摄取维生素 K_2 的机制尚不清楚。

妊娠期只有少量维生素 K_1 可通过胎盘转运给胎儿，足月新生儿血液维生素 K_1 的浓度约为乳母血液维生素 K_1 的一半，脐带血维生素 K_1 的浓度更低（＜0.1nmol/L）[173-176]。关于维生素 K_2 通过胎盘转运的具体剂量尚不清楚 [177]。

10.4.2.4　维生素 K 储存

目前尚没有人体维生素 K 储存量的数据，不同组织器官中储存的维生素 K_1 和维生素 K_2 的量也不同，但研究表明肝脏中的维生素 K 含量最高，并且维生素 K_1 和维生素 K_2 是以混合形式存在。新生儿肝脏中的维生素 K 含量很低，并且以维生素 K_1 为主。

Shearer 等[178]对 21 名怀孕 10～27 周孕妇和 10 名足月新生儿肝脏中维生素 K_1 含量的检测结果显示，胎儿肝脏维生素 K 的含量为 0.4～3.7ng/g，新生儿肝脏维生素 K_1 的含量为 0.1～8.8ng/g。胎儿和新生儿肝脏中维生素 K_1 含量没有显著差异（$P > 0.01$），但是显著低于成年人肝脏中维生素 K_1 含量（$P < 0.01$），胎儿和新生儿的肝脏中没有检测出维生素 K_2，表明新生儿和胎儿的肝脏中维生素 K_2 的浓度非常低，在产后第一年维生素 K_2 的水平呈逐渐升高趋势，这一趋势与婴儿辅食添加和肠道中与产生 MK 的菌群定植相关。

10.4.2.5 维生素 K 排泄

（1）粪便 Shearer 等[158]的回顾性研究结果显示，与正餐一同口服 1mg 同位素标记的维生素 K_1，3 天后能够在粪便中检测出口服剂量的 54%～60%，通过薄层色谱法确认其中 15%～23% 为形态没有改变、没有被吸收的维生素 K_1 及剩余的脂溶性放射混合物质组成的极性代谢产物。Shearer 等[158, 179]的两项针对维生素 K_1 通过粪便代谢的研究发现，当通过静脉注射给予 1mg 同位素标记的维生素 K_1 后，第 5 天分别能够在粪便中检测到给予剂量的 34% 和 38%。通过静脉给予相同剂量的维生素 K_1，收集受试者 3 天内全部胆汁，则在受试者的粪便中不能检测到同位素标记的维生素 K_1，提示胆汁是维生素 K 吸收进入肠道再通过粪便排出体外的主要途径。1974 年，Shearer 等[158]的研究报道静脉给予 45μg 同位素标记的维生素 K，约给药剂量的 51% 通过粪便排泄。

（2）尿液 静脉给予 1mg 氚标记的维生素 K_1 后，3 天内可以通过尿液排泄 19%～26%[173]。健康成年人伴随正餐注射给予 1mg 同位素标记的维生素 K_1 后，注射 3 天后通过尿液排泄的"极性代谢物"完全消失，通过尿液排泄量占注射剂量的 8%～26%[158]。静脉注射 45μg 同位素标记的维生素 K_1 后，约 18% 通过尿液排出体外[158]。

5C- 和 7C- 的代谢产物是维生素 K_1 和 K_2 最常见的代谢产物，在未补充维生素 K 或摄入不同剂量的维生素 K（MK-4 或 MK-7），或新生儿出生后预防性补充的维生素 K，尿液中最主要的维生素 K 代谢产物为 5C- 代谢产物[180]；补充维生素 K_2 后尿中 5C- 和 7C- 的代谢产物明显增加，也反映体内维生素 K_2 可以转化为 MK-4。

（3）母乳 母乳中含有的维生素 K（主要为维生素 K_1）非常少，0.6～10μg/L，并且母乳中的维生素 K 不能满足婴儿需要。通常建议母乳喂养的婴儿应补充维生素 K。来自 IOM（2001 年）的数据显示，母乳中维生素 K_1 平均浓度为 2.5μg/L，波动范围在 0.85～9.2μg/L。欧洲国家，未补充维生素 K 的足月分娩的母乳中维生素 K_1 平均浓度（中位数）分别为，德国 1.2μg/L[181]，澳大利亚 1.7μg/L[182]，英国 2.1μg/L[183]，新西兰 2.2μg/L[184]，法国 9.18μg/L[185]。口服维生素 K_1 补充剂可影响母乳中维生素 K 的水平，每天补充 0.1～5mg 或一次性服用 20mg 维生素 K_1，可使母乳维生素 K 平均水平升高至 130μg/L。

关于母乳中维生素 K_2 含量的研究非常有限，新西兰乳母产后 16～19 天乳汁中 MK-4 平均浓度为 0.8～1μg/L[184]，补充维生素 K 可相应升高母乳中的浓度（2～4mg/d）。日本的研究结果显示，母乳中 MK-4 含量为 1.2～1.9μg/L，MK-7 的浓度为 0.8～1.7μg/L[186-187]。

10.4.3 营养状况评价

10.4.3.1 缺乏

成年人维生素 K 缺乏的临床特征为由于凝血因子活性降低而导致出血倾向，这一特征可由维生素 K 反应性的凝血原酶时间（prothrombin time, PT）或部分凝血活酶时间（partial thromboplastin time, PTT）增加得以证实。PT 和 PTT 分别指示外周凝血和内源性凝血活性，用来评估纤维蛋白凝块的形成时间。Udall[188] 对 10 名健康受试者的研究表明，食用不含维生素 K 膳食 3 周后，受试对象每周平均 PT 延长。其他的耗竭试验结果显示，健康成年人食用含有 5～10μg/d 维生素 K_1 的膳食 2 周，凝血时间和 PT 或 PTT 没有出现明显改变[189-190]。

由于母乳中维生素 K 含量很低，纯母乳喂养婴儿比婴儿配方粉喂养婴儿更容易出现出血倾向[191]。婴儿脐带血未检测出维生素 K_1，除非分娩前通过静脉给孕妇补充过维生素 K_1，婴儿肝脏组织储备的维生素 K_1 和维生素 K_2 都非常低，但也足够维持婴儿正常的凝血功能。在欧洲国家，婴儿出现早期（出生后＜24h）维生素 K 缺乏性出血（VKDB）的概率在 6%～12%，出现典型的 VKDB（出生后一周内）的概率为 $5.4/10^5$ 至 1.7%，非洲和东南亚国家为 $25/10^5$ 至 1.9%。没有补充维生素 K 的婴儿出现迟发性 VKDB 的风险是补充维生素 K 婴儿的 81 倍。婴儿 12 周后发生 VKDB 的概率明显降低，超过 12 周后出现自发性出血十分罕见，一般仅限于脂质吸收不良综合征。对维生素 K 的预防性管理策略，通常是生后通过口服或静脉注射的方式补充维生素 K。日本成功地用口服的方式达到了预防维生素 K 缺乏的目的，口服剂量为生后口服 MK-42mg，1 周后再口服 4mg[192]。

10.4.3.2 过量

Booth[160] 和 Craciun[193] 的研究表明，每天补充 10mg 维生素 K_1，连续一个月，没有发现对健康的不良影响。新生儿通过静脉给药的方式给予超过生理剂量的维生素 K 进行预防性补充［剂量范围 0.2～1.0mg/kg（bw）］，给药一周后婴儿血中

维生素 K_1 平均水平可比正常成人血液水平增加 1000 倍 [194]。然而对足月儿和早产儿，肠外途径给予不同剂量的维生素 K 补充剂，维生素 K 代谢、维生素 K 再利用和维生素 K 分解代谢途径中维生素 K 的代谢产物水平增加，表明婴儿可以代谢掉大部分的维生素 K[180, 194]。但所有大剂量的研究都没有报道补充维生素 K 对人体健康有不良影响。

10.4.3.3　维生素 K 膳食来源

维生素 K_1 主要存在于所有光合作用的植物中 [195]，也是人类膳食中维生素 K_1 的主要形式。维生素 K_1 主要来源包括深色绿叶蔬菜（如菠菜、莴苣等）和芸薹属植物，分别含有 60 ～ 365μg/100g 和 80 ～ 585μg/100g。其他的膳食来源还包括植物油，含有 25 ～ 60μg/100g。

维生素 K_2 主要存在于动物性食物中，尤其是动物肝脏，主要为 MK-4，欧洲食物中含量在 0.3 ～ 369μg/100g，美国动物性食物中主要为 MK-9 到 MK-11（含量为 0.4 ～ 492μg/100g），日本的动物性食物中主要为 MK-6 ～ MK-14（含量为 0.03 ～ 44μg/100g）。肉类及肉制品中也含有维生素 K_2，主要为 MK-4，含量为 0.1 ～ 42μg/100g。禽肉也是维生素 K_2 的主要食物来源，主要为 MK-4，含量在 5.8 ～ 60μg/100g（欧洲），9 ～ 39μg/100g（美国和日本）。奶酪也含有维生素 K_2，欧洲奶酪中主要含有 MK-4 ～ MK-10（尤其是 MK-9），含量在 0.1 ～ 94μg/100g；美国和日本的奶酪中主要含有 MK-4，含量为 1 ～ 21μg/100g。此外，还有其他的动物性食物，如蛋类，蛋黄中含有丰富的 MK-4，含量为 10 ～ 30μg/100g（欧洲），9 ～ 64μg/100g（美国和日本）。

10.4.4　参考摄入量制定方法

维生素 K 作为辅酶参与合成与凝血和骨骼代谢相关的各种活性蛋白，由于缺乏评估维生素 K 平均需要量的数据，因此只能通过健康个体代表性膳食摄入量制定适宜摄入量。

10.4.4.1　国外婴幼儿膳食参考摄入量

D-A-CH（Deutsche Gesellschaft für Ernährung, Österreichische Gesellschaft für Ernährung, Schweizerische Gesellschaft fur Ernährung; 2015）制定了儿童维生素 K 的 AI 为每天 1μg/kg（bw），儿童的 AI 范围：4 ～ 12 月龄婴儿 10μg/d；15 ～ 19 岁男女儿童分别为 70μg/d 和 60μg/d。

北欧部长理事会（Nordic Council of Minister, NCM 2014）由于没有充足的证据，

因此没有制定儿童维生素 K 的 AR 或 PRI。北欧营养建议（2012）暂时沿用之前的推荐量为每天 1μg/kg（bw）。NNR 2012 同时也给出了新生儿维生素 K 的预防性管理原则。

针对 7～12 月龄婴儿和儿童，WHO/FAO（2004）基于成人每天 1μg/kg（bw）的推荐量，制定 7～12 月龄婴儿的 RNI 为 10μg/d，10～18 岁儿童为 35～55μg/d。WHO/FAO（2004）也制定了新生儿维生素 K 的预防性管理原则。

IOM（2001）基于 0～6 月龄婴儿母乳平均摄入量为 0.78L/d，母乳中维生素 K 平均浓度为 2.5μg/L，估算 7～12 月龄婴儿维生素 K 的推荐摄入量，并制定 AI 为 2.5μg/d[196-197]。由于缺乏婴儿辅食维生素 K 的摄入量数据，并且没有办法通过成人的数据推导估计较大龄婴儿维生素 K 的 AI，同时还缺乏年龄别维生素 K 摄入量数据，因此 1～18 岁儿童 AI 的制定主要依据报道的最高平均摄入量（NHANES Ⅲ，1988～1994）。

AFSSA（agence francaise de securite sanitaire des aliments, 2001）制定婴儿维生素 K 的推荐值为 5～10μg/d，对 1～3 岁儿童和 16～19 岁儿童的维生素 K 推荐值分别为 15μg/d 和 65μg/d，AFSSA 也制定了新生儿维生素 K 的预防性管理原则。

食品科学委员会（1993）没有特别指出儿童对维生素 K 的需要，没有制定 AR 或 PRI，但是认为每天 1μg/kg（bw）是能够满足儿童维生素 K 的需要量。

荷兰食品与营养委员会（1992）在制定全民营养素参考摄入量的时候并没有考虑维生素 K。

UK COMA（DH，1991）通过四舍五入后估计婴儿维生素 K 的安全摄入量为 10μg/d［约 2μg/kg（bw）］，该数据来源于对母乳中维生素 K 含量的相关研究[198]，以及每天母乳摄入量为 0.85L/d 计算得出的。研究提示新生儿出生时维生素 K 的肝脏储备量很低，肝脏中没有维生素 K$_2$ 储备，因此 UK COMA 支持对所有新生儿进行预防性的补充维生素 K，但没有针对较大婴儿制定维生素 K 的推荐量。

10.4.4.2 中国居民膳食维生素 K 参考摄入量

0～6 月龄婴儿以每天摄入 750mL 乳汁、母乳维生素 K$_1$ 平均浓度为 2.5μg/L 为基础计算，取整数后 AI 值为 2.0μg/d。7～12 月龄婴儿分别以小婴儿 AI 和成人 AI 为基础，采用代谢体重比推算，取其平均值后经取整数处理，修订为 10μg/d。目前没有充足的资料估算儿童的维生素 K 需要量，也没有理想的膳食摄入量资料。根据代谢体重法从成人数据外推得到不同年龄儿童的 AI。1～3 岁为 30μg/d；4～6 岁为 40μg/d[62]。

目前，尚未见天然食物或补充剂维生素 K 对机体产生不良影响的动物或人群研究资料。因此，现有的资料尚不足以制定维生素 K 的 UL 值[76]。

10.4.5　展望

关于维生素 K 营养状况研究还十分有限，尤其针对儿童的研究。尚缺乏儿童维生素 K_1 和维生素 K_2 的推荐摄入量，只能根据母乳中维生素 K 的含量和成人的适宜摄入量进行推算，对于维生素 K 的中毒剂量和最大耐受剂量也罕见报道。因此，未来还要大样本的前瞻性研究进一步探索膳食维生素 K 摄入对儿童的维生素 K 营养状况的影响，为维生素 K 需要量制定提供坚实基础。

（姜珊）

参考文献

[1] 金春华. 中国儿童维生素 A、E 缺乏与呼吸道感染. 北京：人民卫生出版社，2019.

[2] 方芳，李婷，司徒文佑，等. 母乳维生素及活性成分在 −80℃ 保存过程中的稳定性. 乳业科学与技术，2016, 39(4): 32-35.

[3] Bowman, Barbara A, Russell Robert M. Present knowledge in nutrition. 9th ed. Washington DC: International Life Science Institute Press, 2006: 184-197.

[4] WHO. Vitamin A deficiency. 2022.

[5] Solomons N W. Vitamin A in Bowmann B A, Russell R M. Present knowledge in nutrition. Washington DC: International Life Science Institute Press, 2006: 157-183.

[6] Institute of Medicine. Dietary Reference Intakes for vitamin A, vitamin K, arsenic, boron, chromium, copper, iodine, iron, manganese, molybdenum, nickel, silicon, vanadium, and zinc. Washington, DC: The National Academies Press, 2001, 82-161.

[7] 中国营养学会. 中国居民膳食营养素参考摄入量. 北京：中国轻工业出版社，2000: 261-304.

[8] 葛可佑. 中国营养科学全书. 北京：人民卫生出版社，2004: 181-185.

[9] Shils M E, Shike M, Ross A C. Modern nutrition in health and disease. Baltimore, MD: Lippincott Williams & Wilkins, 2006: 351-371.

[10] Zhang Y, Wray A E, Ross A C. Perinatal exposure to vitamin A differentially regulates chondrocyte growth and the expression of aggrecan and matrix metalloprotein genes in the femur of neonatal rats. J Nutr, 2012, 142(4): 649-654.

[11] Evain-Brion D, Porquet D, Thérond P, et al. Vitamin A deficiency and nocturnal growth hormone secretion in short children. Lancet, 1994, 343(8889): 87-88.

[12] Ssentongo P, Ba D M, Ssentongo A E, et al. Association of vitamin A deficiency with early childhood stunting in Uganda: A population-based cross-sectional study. PloS one, 2020, 15(5): e0233615.

[13] Ma G, Chen Y, Liu X, et al. Vitamin a supplementation during pregnancy in shaping child growth outcomes: A meta-analysis. Crit Rev Food Sci Nutr, 2023, 63(33): 12240-12255.

[14] Weber D, Stuetz W, Bernhard W, et al. Oxidative stress markers and micronutrients in maternal and cord blood in relation to neonatal outcome. Eur J Clin Nutr, 2014, 68(2): 215-222.

[15] Sullivan J L. Iron, plasma antioxidants, and the oxygen radical disease of prematurity. Am J Dis Child, 1988, 142(12): 1341-1344.

[16] Sen C K, Packer L. Antioxidant and redox regulation of gene transcription. Faseb J, 1996, 10(7): 709-720.

[17] Mitra A K, Wahed M A, Chowdhury A K, et al. Urinary retinol excretion in children with acute watery

diarrhoea. J Health Popul Nutr, 2002, 20(1): 12-17.

[18] van het Hof K H, Brouwer I A, West C E, et al. Bioavailability of lutein from vegetables is 5 times higher than that of beta-carotene. Am J Clin Nutr, 1999, 70(2): 261-268.

[19] Parker R S, Swanson J E, You C S, et al. Bioavailability of carotenoids in human subjects. The Proceedings of the Nutrition Society, 1999, 58(1): 155-162.

[20] Green M H, Ford J L, Oxley A, et al. Plasma retinol kinetics and β-carotene bioefficacy are quantified by model-based compartmental analysis in healthy young adults with low vitamin A stores. J Nutr, 2016, 146(10): 2129-2136.

[21] Tang G. Techniques for measuring vitamin A activity from β-carotene. Am J Clin Nutr, 2012, 96(5): 1185s-1188s.

[22] 汪之顼，谷贻光，张传东，等. 中青年人体内 β-胡萝卜素转化为维生素 A 的效率. 卫生研究，2006，35(1): 59-62.

[23] 汪之顼，焦华，曹敏光，等. 中老年人 β-胡萝卜素转化为维生素 A 的效率. 营养学报，2004, 26(1): 13-18.

[24] WHO. Indicators for assessing vitamin A deficiency and their application in monitoring and evaluating intervention programmes. 1996.

[25] Tanumihardjo S A, Russell R M, Stephensen C B, et al. Biomarkers of nutrition for development (BOND)-vitamin A review. J Nutr, 2016, 146(9): 1816s-1848s.

[26] EFSA Panel on Dietetic Products N.a.A. Scientific opinion on dietary reference values for vitamin A. EFSA J, 2015, 13(3): 4028.

[27] Furr H C, Green M H, Haskell M, et al. Stable isotope dilution techniques for assessing vitamin A status and bioefficacy of provitamin A carotenoids in humans. Public Health Nutr, 2005, 8(6): 596-607.

[28] Cifelli C J, Green J B, Wang Z, et al. Kinetic analysis shows that vitamin A disposal rate in humans is positively correlated with vitamin A stores. J Nutr, 2008, 138(5): 971-977.

[29] Reinersdorff D V, Bush E, Liberato D J. Plasma kinetics of vitamin A in humans after a single oral dose of [8,9,19-13C]retinyl palmitate. J Lipid Res, 1996, 37(9): 1875-1885.

[30] Haskell M J, Handelman G J, Peerson J M, et al. Assessment of vitamin A status by the deuterated-retinol-dilution technique and comparison with hepatic vitamin A concentration in Bangladeshi surgical patients. Am J Clin Nutr, 1997, 66(1): 67-74.

[31] Feldman D. Vitmain D: Biochemistry, physiology and diagnostics. London：Academic Press, 2018.

[32] EFSA NDA Panel (EFSA Panel on Dietetic Products N.a.A). Scientific opinion on the tolerable upper intake level of vitamin D. EFSA J, 2012, 10(7): 2813.

[33] Jones G. Extrarenal vitamin D activation and interactions between vitamin D_2, vitamin D_3, and vitamin D analogs. Annu Rev Nutr, 2013, 33: 23-44.

[34] Norman A W. From vitamin D to hormone D: fundamentals of the vitamin D endocrine system essential for good health. Am J Clin Nutr, 2008, 88(2): 491S-499S.

[35] Norman A W. The history of the discovery of vitamin D and its daughter steroid hormone. Ann Nutr Metab, 2012, 61(3): 199-206.

[36] Schnatz P F, Manson J E. Vitamin D and cardiovascular disease: an appraisal of the evidence. Clin Chem, 2014, 60(4): 600-609.

[37] Forman J P, Scott J B, Ng K, et al. Effect of vitamin D supplementation on blood pressure in blacks. Hypertension, 2013, 61(4): 779-785.

[38] Pourshahidi L K. Vitamin D and obesity: current perspectives and future directions. Proc Nutr Soc, 2015, 74(2): 115-124.

[39] Engelsen O, Brustad M, Aksnes L, et al. Daily duration of vitamin D synthesis in human skin with relation to latitude, total ozone, altitude, ground cover, aerosols and cloud thickness. Photochem Photobiol, 2005, 81(6): 1287-1290.

[40] Thompson G R, Lewis B, Booth C C. Absorption of vitamin D_3-^3H in control subjects and patients with intestinal malabsorption. J Clin Invest, 1966, 45(1): 94-102.

[41] Lo C W, Paris P W, Clemens T L, et al. Vitamin D absorption in healthy subjects and in patients with intestinal malabsorption syndromes. Am J Clin Nutr, 1985, 42(4): 644-649.

[42] Borel P, Caillaud D, Cano N J. Vitamin D bioavailability: state of the art. Crit Rev Food Sci Nutr, 2015, 55(9): 1193-1205.

[43] Reboul E. Intestinal absorption of vitamin D: from the meal to the enterocyte. Food Funct, 2015, 6(2): 356-362.

[44] Bikle D D, Siiteri P K, Ryzen E, et al. Serum protein binding of 1,25-dihydroxyvitamin D_3: a reevaluation by direct measurement of free metabolite levels. J Clin Endocrinol Metab, 1985, 61(5): 969-975.

[45] Powe C E, Evans M K, Wenger J, et al. Vitamin D-binding protein and vitamin D status of black Americans and white Americans. N Engl J Med, 2013, 369(21): 1991-2000.

[46] Yousefzadeh P, Shapses S A, Wang X. Vitamin D binding protein impact on 25-hydroxyvitamin D levels Under different physiologic and pathologic conditions. Int J Endocrinol, 2014(2014)：981581.

[47] Chun R F, Peercy B E, Orwoll E S, et al. Vitamin D and DBP: the free hormone hypothesis revisited. J Steroid Biochem Mol Biol, 2014(Pt A): 132-137.

[48] Heaney R P, Horst R L, Cullen D M, et al. Vitamin D_3 distribution and status in the body. J Am Coll Nutr, 2009, 28(3): 252-256.

[49] Holick M F. Vitamin D: physiology, molecular biology, and clinical applications. Totowa, NJ, USA: Humana Press, 1999.

[50] Institute of Medicine. Dietary reference intakes form calcium and vitamin D. Washington, DC: The National Academies Press, 2011.

[51] Jones K S, Assar S, Harnpanich D, et al. $25(OH)D_2$ half-life is shorter than $25(OH)D_3$ half-life and is influenced by DBP concentration and genotype. J Clin Endocrinol Metab, 2014, 99(9): 3373-3381.

[52] Wallace A M, Gibson S, de la Hunty A, et al. Measurement of 25-hydroxyvitamin D in the clinical laboratory: current procedures, performance characteristics and limitations. Steroids, 2010, 75(7): 477-488.

[53] Carter G.D. Accuracy of 25-hydroxyvitamin D assays: confronting the issues. Curr Drug Targets, 2011, 12(1): 19-28.

[54] Bonjour J P, Kohrt W, Levasseur R, et al. Biochemical markers for assessment of calcium economy and bone metabolism: application in clinical trials from pharmaceutical agents to nutritional products. Nutr Res Rev, 2014, 27(2): 252-267.

[55] Abrams S A, Hawthorne K M, Rogers S P, et al. Effects of ethnicity and vitamin D supplementation on vitamin D status and changes in bone mineral content in infants. BMC Pediatr, 2012, 12: 6.

[56] Holmlund-Suila E, Viljakainen H, Hytinantti T, et al. High-dose vitamin d intervention in infants--effects on vitamin d status, calcium homeostasis, and bone strength. J Clin Endocrinol Metab, 2012, 97(11): 4139-4147.

[57] Gallo S, Comeau K, Vanstone C, et al. Effect of different dosages of oral vitamin D supplementation on

vitamin D status in healthy, breastfed infants: a randomized trial. JAMA, 2013, 309(17): 1785-1792.

[58] Specker B L, Ho M L, Oestreich A, et al. Prospective study of vitamin D supplementation and rickets in China. J Pediatr, 1992, 120(5): 733-739.

[59] Hollis B W, Wagner C L. Vitamin D requirements during lactation: high-dose maternal supplementation as therapy to prevent hypovitaminosis D for both the mother and the nursing infant. Am J Clin Nutr, 2004, 80(6 Suppl): S1752-S1758.

[60] EFSA NDA Panel (EFSA Panel on Dietetic Products N.a.A). Dietary reference values for vitamin D. EFSA J, 2016, 14(10): e04547.

[61] WHO/FAO. Vitamin and mineral requirements in human nutrition. 2 ed. World Health Organization and Food and Agriculture Organization of the United Nations, 2004.

[62] 中国营养学会. 中国居民膳食营养素参考摄入量（2023 版）. 北京：人民卫生出版社，2023.

[63] Evans H M, Bishop K S. On the existence of a hitherto unrecognized dietary factor essential for reproduction. Science, 1922, 56(1458): 650-651.

[64] Emerson O H, Emerson G M. Evans H M. The isolation from wheat germ oil of an alcohol, alpha-tocopherol, having the properties of vitamin E. Nutr Rev, 1974, 32(3): 80-82.

[65] Whittle K J, Dunphy P J, Pennock J F. The isolation and properties of delta-tocotrienol from Hevea latex. Biochem J, 1966, 100(1): 138-145.

[66] Tsuduki T, Kuriyama K, Nakagawa K, et al. Tocotrienol (unsaturated vitamin E) suppresses degranulation of mast cells and reduces allergic dermatitis in mice. J Oleo Sci, 2013, 62(10): 825-834.

[67] Gugliandolo A, Bramanti P, Mazzon E. Role of vitamin e in the treatment of alzheimer's disease: evidence from animal models. Int J Mol Sci, 2017, 18(12): 2504.

[68] Shibata A, Kobayashi T, Asai A, et al. High purity tocotrienols attenuate atherosclerotic lesion formation in apoE-KO mice. J Nutr Biochem, 2017, 48: 44-50.

[69] Waniek S, di Giuseppe R, Plachta-Danielzik S, et al. Association of vitamin E levels with metabolic syndrome, and MRI-derived body fat volumes and liver fat content. Nutrients, 2017, 9(10): 1143.

[70] Wong W Y, Ward L C, Fong C W, et al. Anti-inflammatory γ- and δ-tocotrienols improve cardiovascular, liver and metabolic function in diet-induced obese rats. Eur J Nutr, 2017, 56(1): 133-150.

[71] Eitsuka T, Nakagawa K, Kato S, et al. Modulation of telomerase activity in cancer cells by dietary compounds: a review. Int J Mol Sci, 2018, 19(2): 478.

[72] Ramanathan N, Tan E, Loh L J, et al. Tocotrienol is a cardioprotective agent against ageing-associated cardiovascular disease and its associated morbidities. Nutr Metab (Lond), 2018 (15): 6.

[73] Abraham A, Kattoor A J, Saldeen T, et al. Vitamin E and its anticancer effects. Crit Rev Food Sci Nutr, 2019, 59(17): 2831-2838.

[74] Miyazawa T, Burdeos G C, Itaya M, et al. Vitamin e: regulatory redox interactions. IUBMB Life, 2019, 71(4): 430-441.

[75] Hosomi A, Arita M, Sato Y, et al. Affinity for alpha-tocopherol transfer protein as a determinant of the biological activities of vitamin E analogs. FEBS Lett, 1997, 409(1): 105-108.

[76] 杨月欣，葛可佑. 中国营养科学全书. 北京：人民卫生出版社，2019.

[77] Traber M G, Atkinson J. Vitamin E, antioxidant and nothing more. Free Radic Bio Med, 2007, 43(1): 4-15.

[78] Niki E. Role of vitamin E as a lipid-soluble peroxyl radical scavenger: in vitro and in vivo evidence. Free Radic Bio Med, 2014 (66): 3-12.

[79] Muller D P. Vitamin E—its role in neurological function. Postgrad Med J, 1986, 62(724): 107-112.

[80] Niki E, Noguchi N, Gotoh N. Dynamics of lipid peroxidation and its inhibition by antioxidants. Biochemical Society transactions, 1993, 21(2): 313-317.

[81] Yamauchi R. Addition products of alpha-tocopherol with lipid-derived free radicals. Vitam Horm, 2007 (76): 309-327.

[82] Hill K E, Motley A K, Li X, et al. Combined selenium and vitamin E deficiency causes fatal myopathy in guinea pigs. J Nutr, 2001, 131(6): 1798-1802.

[83] Bruno R S, Leonard S W, Atkinson J, et al. Faster plasma vitamin E disappearance in smokers is normalized by vitamin C supplementation. Free Radic Bio Med, 2006, 40(4): 689-697.

[84] Yang C S, Sun Y, Yang Q U, et al. Vitamin A and other deficiencies in Linxian, a high esophageal cancer incidence area in northern China. J Natl Cancer Inst, 1984, 73(6): 1449-1453.

[85] Taylor P R, Qiao Y L, Abnet C C, et al. Prospective study of serum vitamin E levels and esophageal and gastric cancers. J Natl Cancer Inst, 2003, 95(18): 1414-1416.

[86] Yang H, Fang J, Jia X, et al. Chemopreventive effects of early-stage and late-stage supplementation of vitamin E and selenium on esophageal carcinogenesis in rats maintained on a low vitamin E/selenium diet. Carcinogenesis, 2011, 32(3): 381-388.

[87] Wang H, Hong J, Yang C S. δ-Tocopherol inhibits receptor tyrosine kinase-induced AKT activation in prostate cancer cells. Mol Carcinog, 2016, 55(11): 1728-1738.

[88] Alawin O A, Ahmed R A, Ibrahim B A, et al. Antiproliferative effects of γ-tocotrienol are associated with lipid raft disruption in HER2-positive human breast cancer cells. J Nutr Biochem, 2016 (27): 266-277.

[89] Alawin O A, Ahmed R A, Dronamraju V, et al. γ-Tocotrienol-induced disruption of lipid rafts in human breast cancer cells is associated with a reduction in exosome heregulin content. J Nutr Biochem, 2017 (48): 83-93.

[90] Jang Y, Park N Y, Rostgaard-Hansen A L, et al.Vitamin E metabolite 13'-carboxychromanols inhibit pro-inflammatory enzymes, induce apoptosis and autophagy in human cancer cells by modulating sphingolipids and suppress colon tumor development in mice. Free Radic Bio Med, 2016 (95): 190-199.

[91] Jiang Q. Natural forms of vitamin E and metabolites-regulation of cancer cell death and underlying mechanisms. IUBMB Life, 2019, 71(4): 495-506.

[92] Heinzerling R H, Tengerdy R P, Wick L L, et al. Vitamin E protects mice against Diplococcus pneumoniae type I infection. Infect Immun, 1974, 10(6): 1292-1295.

[93] Han S N, Wu D, Ha W K, et al. Vitamin E supplementation increases T helper 1 cytokine production in old mice infected with influenza virus. Immunology, 2000, 100(4): 487-493.

[94] Hemilä H, Virtamo J, Albanes D, et al. Vitamin E and beta-carotene supplementation and hospital-treated pneumonia incidence in male smokers. Chest, 2004, 125(2): 557-565.

[95] Graat J M, Schouten E G, Kok F J. Effect of daily vitamin E and multivitamin-mineral supplementation on acute respiratory tract infections in elderly persons: a randomized controlled trial. JAMA, 2002, 288(6): 715-721.

[96] Rashidi B , Hoseini Z, Sahebkar A, et al. Anti-atherosclerotic effects of vitamins D and E in suppression of atherogenesis. J Cell Physiol, 2017, 232(11): 2968-2976.

[97] Cachia O, Benna J E, Pedruzzi E, et al. alpha-tocopherol inhibits the respiratory burst in human monocytes. Attenuation of p47(phox) membrane translocation and phosphorylation. J Biol Chem, 1998, 273(49): 32801-32805.

[98] Cook-Mills J M. Isoforms of vitamin E differentially regulate PKC α and inflammation: a review. J Clin

Cell Immunol, 2013, 4(137): 1000137.

[99] Mathur P, Ding Z, Saldeen T, et al. Tocopherols in the prevention and treatment of atherosclerosis and related cardiovascular disease. Clinical cardiology, 2015, 38(9): 570-576.

[100] Todd S, Woodward M, Tunstall-Pedoe H, et al. Dietary antioxidant vitamins and fiber in the etiology of cardiovascular disease and all-causes mortality: results from the Scottish Heart Health Study. Am J Epidemiol, 1999, 150(10): 1073-1080.

[101] Rimm E B, Stampfer M J, Ascherio A, et al. Vitamin E consumption and the risk of coronary heart disease in men. N Engl J Med, 1993, 328(20): 1450-1456.

[102] Stampfer M J, Hennekens C H, Manson J E, et al. Vitamin E consumption and the risk of coronary disease in women. N Engl J Med, 1993, 328(20): 1444-1449.

[103] Hercberg S. The SU.VI.MAX study, a randomized, placebo-controlled trial on the effects of antioxidant vitamins and minerals on health. Ann Pharm Fr, 2006, 64(6): 397-401.

[104] Bjørneboe A, Bjørneboe G E, Drevon C A. Absorption, transport and distribution of vitamin E. J Nutr, 1990, 120(3): 233-242.

[105] Rigotti A. Absorption, transport, and tissue delivery of vitamin E. Mol Aspects Med, 2007, 28(5-6): 423-436.

[106] Bieri J G, Wu A L, Tolliver T J. Reduced intestinal absorption of vitamin E by low dietary levels of retinoic acid in rats. J Nutr, 1981, 111(3): 458-467.

[107] Doi K, Matsuura M, Kawara A, et al. Influence of dietary fiber (konjac mannan) on absorption of vitamin B_{12} and vitamin E. Tohoku J Exp Med, 1983, 141(Suppl): 677-681.

[108] Richelle M, Enslen M, Hager C, et al. Both free and esterified plant sterols reduce cholesterol absorption and the bioavailability of beta-carotene and alpha-tocopherol in normocholesterolemic humans. Am J Clin Nutr, 2004, 80(1): 171-177.

[109] Burton G W, Ingold K U, Foster D O, et al. Comparison of free alpha-tocopherol and alpha-tocopheryl acetate as sources of vitamin E in rats and humans. Lipids, 1988, 23(9): 834-840.

[110] Borel P, Pasquier B, Armand M, et al. Processing of vitamin A and E in the human gastrointestinal tract. Am J Physiol Gastrointest Liver Physiol, 2001, 280(1): G95-g103.

[111] Desmarchelier C, Tourniaire F, Prévéraud D P, et al. The distribution and relative hydrolysis of tocopheryl acetate in the different matrices coexisting in the lumen of the small intestine during digestion could explain its low bioavailability. Mol Nutr Food Res, 2013, 57(7): 1237-1245.

[112] Traber M G, Kayden H J. Preferential incorporation of alpha-tocopherol vs gamma-tocopherol in human lipoproteins. Am J Clin Nutr, 1989, 49(3): 517-526.

[113] Kiyose C, Muramatsu R, Fujiyama-Fujiwara Y, et al. Biodiscrimination of alpha-tocopherol stereoisomers during intestinal absorption. Lipids, 1995, 30(11): 1015-1018.

[114] Kolleck I, Schlame M, Fechner H, et al. HDL is the major source of vitamin E for type Ⅱ pneumocytes. Free Radic Bio Med, 1999, 27(7-8): 882-890.

[115] Bjørneboe G E, Bjørneboe A, Hagen B F, et al. Reduced hepatic alpha-tocopherol content after long-term administration of ethanol to rats. Biochim Biophy Acta, 1987, 918(3): 236-241.

[116] Mardones P, Rigotti A. Cellular mechanisms of vitamin E uptake: relevance in alpha-tocopherol metabolism and potential implications for disease. J Nutr Biochem, 2004, 15(5): 252-260.

[117] Goti D, Hammer A, Galla H J, et al. Uptake of lipoprotein-associated alpha-tocopherol by primary porcine brain capillary endothelial cells. J Neurochem, 2000, 74(4): 1374-1383.

[118] Rigotti A, Miettinen H E, Krieger M. The role of the high-density lipoprotein receptor SR-BI in the lipid metabolism of endocrine and other tissues. Endocr Rev, 2003, 24(3): 357-387.

[119] Handelman G J, Epstein W L, Peerson J, et al. Human adipose alpha-tocopherol and gamma-tocopherol kinetics during and after 1 y of alpha-tocopherol supplementation. Am J Clin Nutr, 1994, 59(5): 1025-1032.

[120] Traber M G, Sies H. Vitamin E in humans: demand and delivery. Annu Rev Nutr, 1996, 16: 321-347.

[121] Brigelius-Flohé R. Vitamin E: the shrew waiting to be tamed. Free Radic Bio Med, 2009, 46(5): 543-554.

[122] Kono N, Arai H. Intracellular transport of fat-soluble vitamins A and E. Traffic (Copenhagen, Denmark), 2015, 16(1): 19-34.

[123] Traber M G, Ramakrishnan R, Kayden H J. Human plasma vitamin E kinetics demonstrate rapid recycling of plasma RRR-alpha-tocopherol. Proc Natl Acad Sci USA, 1994, 91(21): 10005-10008.

[124] Traber M G, Burton G W, Hamilton R L. Vitamin E trafficking. Ann NY Acad Sci, 2004, 1031: 1-12.

[125] Qian J, Morley S, Wilson K, et al. Intracellular trafficking of vitamin E in hepatocytes: the role of tocopherol transfer protein. J Lipid Res, 2005, 46(10): 2072-2082.

[126] Stocker A, Zimmer S, Spycher S E, et al. Identification of a novel cytosolic tocopherol-binding protein: structure, specificity, and tissue distribution. IUBMB Life, 1999, 48(1): 49-55.

[127] Kempna P, Ricciarelli R, Azzi A, et al. Alternative splicing and gene polymorphism of the human TAP3/SEC14L4 gene. Mol Biol Rep, 2010, 37(7): 3503-3508.

[128] Hacquebard M, Carpentier Y A. Vitamin E: absorption, plasma transport and cell uptake. Curr Opin Clin Nutr Metab Care, 2005, 8(2): 133-138.

[129] Novotny J A, Fadel J G, Holstege D M, et al. This kinetic, bioavailability, and metabolism study of RRR-α-tocopherol in healthy adults suggests lower intake requirements than previous estimates. J Nutr, 2012, 142(12): 2105-2111.

[130] Traber M G, Kayden H J. Tocopherol distribution and intracellular localization in human adipose tissue. Am J Clin Nutr, 1987, 46(3): 488-495.

[131] Ulatowski L, Dreussi C, Noy N, et al. Expression of the α-tocopherol transfer protein gene is regulated by oxidative stress and common single-nucleotide polymorphisms. Free Radic Bio Med, 2012, 53(12): 2318-2326.

[132] Schultz M, Leist M, Petrzika M, et al. Novel urinary metabolite of alpha-tocopherol, 2,5,7,8-tetramethyl-2(2'-carboxyethyl)-6-hydroxychroman, as an indicator of an adequate vitamin E supply?. Am J Clin Nutr, 1995, 62(6 Suppl): S1527-S1534.

[133] Mustacich D J, Leonard S W, Patel N K, et al. Alpha-tocopherol beta-oxidation localized to rat liver mitochondria. Free Radic Bio Med, 2010, 48(1): 73-81.

[134] Johnson C H, Slanař O, Krausz K W, et al. Novel metabolites and roles for α-tocopherol in humans and mice discovered by mass spectrometry-based metabolomics. Am J Clin Nutr, 2012, 96(4): 818-830.

[135] EFSA NDA Panel (EFSA Panel on dietetic products, nutrition and allergies). Scientific opinion on nutrient requirements and dietary intakes of infants and young children in the European Union. EFSA J, 2013, 11(10): 3408.

[136] Quiles J L, Ochoa J J, Ramirez-Tortosa M C, et al. Coenzyme Q concentration and total antioxidant capacity of human milk at different stages of lactation in mothers of preterm and full-term infants. Free Radic Res, 2006, 40(2): 199-206.

[137] Schweigert F J, Bathe K, Chen F, et al. Effect of the stage of lactation in humans on carotenoid levels in milk, blood plasma and plasma lipoprotein fractions. Eur J Nutr, 2004, 43(1): 39-44.

[138] Antonakou A, Chiou A, Andrikopoulos N K, et al. Breast milk tocopherol content during the first six months in exclusively breastfeeding Greek women. Eur J Nutr, 2011, 50(3): 195-202.

[139] Butte N F, López-Alarcón M. Nutrient adequacy of exclusive breastfeeding for the term infant during the first six months of life. World Health Organization, 2002.

[140] FAO/WHO/UNU. Human energy requirements. Rome: Food and Agriculture Organization of the United Nations/World Health Organization/United Nations University, 2004.

[141] None scientific opinion on the appropriate age for introduction of complementary feeding of infants. EFSA J, 2009, 7(12): 1423, 1438.

[142] Harada M, Kumemura H, Harada R, et al. Scleroderma and repeated spontaneous abortions treated with vitamin E--a case report. Kurume Med J, 2005, 52(3): 93-95.

[143] Mariotti C, Gellera C, Rimoldi M, et al. Ataxia with isolated vitamin E deficiency: neurological phenotype, clinical follow-up and novel mutations in TTPA gene in Italian families. Neurol Sci, 2004, 25(3): 130-137.

[144] Eggermont E. Recent advances in vitamin E metabolism and deficiency. Eur J Pediatr, 2006, 165(7): 429-434.

[145] Zamel R, Khan R, Pollex R L, et al. Abetalipoproteinemia: two case reports and literature review. Orphanet J Rare Dis, 2008 (3): 19.

[146] 王丽敏, 张雪玲, 王文娟, 等. 佳木斯地区 6 岁以下儿童血清维生素 A、25-羟基维生素 D、维生素 E 水平分析. 检验医学, 2017, 32(4): 276-279.

[147] 李少维, 林惠玲, 叶桂青, 等. 婴幼儿及儿童血清维生素 A、维生素 E 及维生素 D 水平分析. 中国妇幼健康研究, 2020, 31(9): 1161-1165.

[148] 孙蕾, 盛晓静, 殷勤. 南京地区健康儿童血清维生素 A、D、E 水平分析. 徐州医科大学学报, 2022, 42(3): 207-211.

[149] 张春梅, 张华, 施元美, 等. 学龄前肥胖儿童血清维生素 A、E 水平分析. 徐州医科大学学报, 2018, 38(9): 579-581.

[150] 张慧芬, 林艳, 盛炳义, 等. 浙江省 5 岁以下儿童血清中维生素 A、D_3、E 水平调查. 中国医院药学杂志, 2007, 27(3): 334-336.

[151] 唐红梅, 孙晓艳, 王芳, 等. 3～6 岁儿童血清维生素 A、D、E 水平分析. 预防医学, 2018, 30(11): 1116-1119.

[152] Wang Y Z, Ren W H, Liao W Q, et al. Concentrations of antioxidant vitamins in maternal and cord serum and their effect on birth outcomes. J Nutr Sci Vitaminol (Tokyo), 2009, 55(1): 1-8.

[153] Sirivichayakul C, Changbumrung S, Chanthavanich P, et al. Plasma retinol and alpha-tocopherol level and growth indices of 7 months old healthy Thai infants in Bangkok. The Southeast Asian J Trop Med Public Health, 2001, 32(2): 408-412.

[154] Giraud D W, Kim Y N, Cho Y O, et al. Vitamin E inadequacy observed in a group of 2- to 6-year-old children living in Kwangju, Republic of Korea. Int J Vitamin Nutr Res, 2008, 78(3): 148-155.

[155] Ulak M, Chandyo R K, Thorne-Lyman A L, et al. Vitamin status among breastfed infants in bhaktapur, nepal. Nutrients, 2016, 8(3): 149.

[156] 朱长林, 佟晓波, 张小华, 等. 不同阶段母乳中 α-生育酚浓度的研究. 中国实用儿科杂志, 2002, 17(10): 624-625.

[157] Jones K S, Bluck L J, Wang L Y, et al. A stable isotope method for the simultaneous measurement of vitamin K_1 (phylloquinone) kinetics and absorption. Eur J Clin Nutr, 2008, 62(11): 1273-1281.

[158] Shearer M J, McBurney A, Barkhan P. Studies on the absorption and metabolism of phylloquinone (vitamin K$_1$) in man. Vitam Horm, 1974 (32): 513-542.

[159] Gijsbers B L, Jie K S, Vermeer C. Effect of food composition on vitamin K absorption in human volunteers. Br J Nutr, 1996, 76(2): 223-229.

[160] Booth S L, Pennington J A, Sadowski J A. Dihydro-vitamin K$_1$: primary food sources and estimated dietary intakes in the American diet. Lipids, 1996, 31(7): 715-720.

[161] Garber A K, Binkley N C, Krueger D C, et al. Comparison of phylloquinone bioavailability from food sources or a supplement in human subjects. J Nutr, 1999, 129(6): 1201-1203.

[162] Jones K S, Bluck L J, Wang L Y, et al. The effect of different meals on the absorption of stable isotope-labelled phylloquinone. Br J Nutr, 2009, 102(8): 1195-1202.

[163] Booth S L, Lichtenstein A H, O'Brien-Morse M, et al. Effects of a hydrogenated form of vitamin K on bone formation and resorption. Am J Clin Nutr, 2001, 74(6): 783-790.

[164] Booth S L, Martini L, Peterson J W, et al. Dietary phylloquinone depletion and repletion in older women. J Nutr, 2003, 133(8): 2565-2569.

[165] Schurgers L J, Vermeer C. Determination of phylloquinone and menaquinones in food. Effect of food matrix on circulating vitamin K concentrations. Haemostasis, 2000, 30(6): 298-307.

[166] Sato T, Schurgers L J, Uenishi K. Comparison of menaquinone-4 and menaquinone-7 bioavailability in healthy women. Nutr J, 2012, 11: 93.

[167] Shearer M J, Mallinson C N, Webster G R, et al. Absorption of tritiated vitamin K$_1$ in patients with fat malabsorption. Gut, 1970, 11(12): 1063-1064.

[168] Erkkilä A T, Lichtenstein A H, Dolnikowski G G, et al. Plasma transport of vitamin K in men using deuterium-labeled collard greens. Metabolism, 2004, 53(2): 215-221.

[169] Fu X, Peterson J W, Hdeib M, et al. Measurement of deuterium-labeled phylloquinone in plasma by high-performance liquid chromatography/mass spectrometry. Anal Chem, 2009, 81(13): 5421-5425.

[170] Novotny J A, Kurilich A C, Britz S J, et al. Vitamin K absorption and kinetics in human subjects after consumption of ^{13}C-labelled phylloquinone from kale. Br J Nutr, 2010, 104(6): 858-862.

[171] Schurgers L J, Teunissen K J, Hamulyák K, et al. Vitamin K-containing dietary supplements: comparison of synthetic vitamin K$_1$ and natto-derived menaquinone-7. Blood, 2007, 109(8): 3279-3283.

[172] Niemeier A, Kassem M, Toedter K, et al. Expression of LRP1 by human osteoblasts: a mechanism for the delivery of lipoproteins and vitamin K$_1$ to bone. J Bone Miner Res, 2005, 20(2): 283-293.

[173] Shearer M J, Rahim S, Barkhan P, et al. Plasma vitamin K$_1$ in mothers and their newborn babies. Lancet, 1982, 2(8296): 460-463.

[174] Pietersma-de Bruyn A L, van Haard P M. Vitamin K$_1$ in the newborn. Clin Chim Acta, 1985, 150(2): 95-101.

[175] Greer F R, Mummah-Schendel L L, Marshall S, et al. Vitamin K$_1$ (phylloquinone) and vitamin K$_2$ (menaquinone) status in newborns during the first week of life. Pediatrics, 1988, 81(1): 137-140.

[176] Mandelbrot L, Guillaumont M, Leclercq M, et al. Placental transfer of vitamin K$_1$ and its implications in fetal hemostasis. Thromb Haemost, 1988, 60(1): 39-43.

[177] Iioka H, Moriyama I S, Morimoto K, et al. Pharmacokinetics of vitamin K in mothers and children in the perinatal period: transplacental transport of vitamin K$_2$ (MK-4). Asia Oceania J Obstet Gynaecol, 1991, 17(1): 97-100.

[178] Shearer M J, Crampton O E, et al. The assessment of human vitamin K status from tissue measurements..

In Suttie J W. Current advances in vitamin K research New York: Elsevier, 1988: 437-452.

[179] Shearer M J, Mallinson C N, Webster G R, et al. Clearance from plasma and excretion in urine, faeces and bile of an intravenous dose of tritiated vitamin K$_1$ in man. Br J Haematol, 1972, 22(5): 579-588.

[180] Harrington D J, Clarke P, Card D J, et al. Urinary excretion of vitamin K metabolites in term and preterm infants: relationship to vitamin K status and prophylaxis. Pediatr Res, 2010, 68(6): 508-512.

[181] von Kries R, Shearer M, McCarthy P T, et al. Vitamin K$_1$ content of maternal milk: influence of the stage of lactation, lipid composition, and vitamin K$_1$ supplements given to the mother. Pediatr Res, 1987, 22(5): 513-517.

[182] Pietschnig B, Haschke F, Vanura H, et al. Vitamin K in breast milk: no influence of maternal dietary intake.Eur J Clin Nutr, 1993, 47(3): 209-215.

[183] Haroon Y, Shearer M J, Rahim S, et al. The content of phylloquinone (vitamin K$_1$) in human milk, cows' milk and infant formula foods determined by high-performance liquid chromatography. J Nutr, 1982, 112(6): 1105-1117.

[184] Thijssen H H, Drittij M J, Vermeer C, et al. Menaquinone-4 in breast milk is derived from dietary phylloquinone. Br J Nutr, 2002, 87(3): 219-226.

[185] Fournier B, Sann L, Guillaumont M, et al. Variations of phylloquinone concentration in human milk at various stages of lactation and in cow's milk at various seasons. Am J Clin Nutr, 1987, 45(3): 551-558.

[186] Kamao M, Suhara Y, Tsugawa N, et al. Vitamin K content of foods and dietary vitamin K intake in Japanese young women. J Nutr Sci Vitaminol (Tokyo), 2007, 53(6): 464-470.

[187] Kojima T, Asoh M, Yamawaki N, et al. Vitamin K concentrations in the maternal milk of Japanese women. Acta Paediatr, 2004, 93(4): 457-463.

[188] Udall J A. Human sources and absorption of vitamin K in relation to anticoagulation stability. JAMA, 1965, 194(2): 127-129.

[189] Allison P M, Mummah-Schendel L L, Kindberg C G, et al. Effects of a vitamin K-deficient diet and antibiotics in normal human volunteers. J Lab Clin Med, 1987, 110(2): 180-188.

[190] Ferland G, Sadowski J A, O'Brien M E. Dietary induced subclinical vitamin K deficiency in normal human subjects. J Clin Invest, 1993, 91(4): 1761-1768.

[191] Shearer M J. Vitamin K deficiency bleeding (VKDB) in early infancy. Blood Rev, 2009, 23(2): 49-59.

[192] Matsuzaka T, Yoshinaga M, Tsuji Y. Prophylaxis of intracranial hemorrhage due to vitamin K deficiency in infants. Brain & development, 1987, 9(3): 305-308.

[193] Craciun A M, Wolf J, Knapen M H, et al. Improved bone metabolism in female elite athletes after vitamin K supplementation. Int J Sports Med, 1998, 19(7): 479-484.

[194] Clarke P. Vitamin K prophylaxis for preterm infants. Early Hum Dev, 2010, 86 (Suppl1): 17-20.

[195] Gross J, Cho W K, Lezhneva L, et al. A plant locus essential for phylloquinone (vitamin K$_1$) biosynthesis originated from a fusion of four eubacterial genes. J Biol Chem, 2006, 281(25): 17189-17196.

[196] Hogenbirk K, Peters M, Bouman P, et al. The effect of formula versus breast feeding and exogenous vitamin K$_1$ supplementation on circulating levels of vitamin K$_1$ and vitamin K-dependent clotting factors in newborns. Eur J Pediatr, 1993, 152(1): 72-74.

[197] Greer F R, Marshall S P, Foley A L, et al. Improving the vitamin K status of breastfeeding infants with maternal vitamin K supplements. Pediatrics, 1997, 99(1): 88-92.

[198] Canfield L M, Hopkinson J M. State of the art vitamin K in human milk. J Pediatr Gastroenterol Nutr, 1989, 8(4): 430-441.

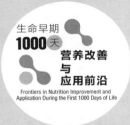

生命早期
1000天
营养改善
与
应用前沿

Frontiers in Nutrition Improvement and
Application During the First 1000 Days of Life

婴幼儿膳食营养素参考摄入量

Dietary Reference Intakes for Infants and Young Children

第 **11** 章

水溶性维生素

　　水溶性维生素代表了一组在人体代谢中发挥重要生理功能作用的多样化低分子量有机化合物，不仅因为它们在结构或功能方面的相似性，而且它们还具有水中可溶解的物理特性。本章中论述的水溶性维生素包括维生素 B_1、维生素 B_2、维生素 B_6、维生素 B_{12}、叶酸、烟酸、维生素 C。

11.1 维生素 B₁

维生素 B₁（vitamin B₁），又称硫胺素，在体内主要以硫胺素盐酸盐的形式存在（约占 60%），还有约 30% 的游离硫胺素和少量的硫胺三磷酸盐。维生素 B₁ 在人体能量代谢中发挥重要作用。维生素 B₁ 缺乏主要表现为神经-血管损伤，可引起婴儿脚气病，干性脚气病以多发性周围神经炎症状为主，湿性脚气病多以水肿和心脏症状为主，婴儿脚气病多发生于生后数月。发病初期食欲缺乏、呕吐、兴奋、腹泻、便秘、水肿、心率加快、呼吸急促，甚至呼吸困难。新生儿缺乏维生素 B₁，还可能影响数年后的神经系统功能与认知发育和行为能力等 [1-3]。

11.1.1 结构和功能

维生素 B₁ 由嘧啶环及噻唑环通过亚甲基桥连接而成，其化学结构见图 11-1。

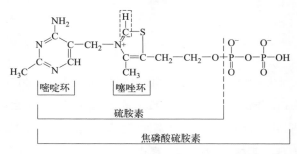

图 11-1　维生素 B₁ 的化学结构示意图

维生素 B₁ 的主要活性形式为焦磷酸硫胺素（TPP），亦称辅羧酶，在体内能量代谢中发挥重要作用。TPP 是转酮醇酶、丙酮酸脱氢酶、α-酮戊二酸脱氢酶和支链酮酸脱氢酶等多种羧化酶的辅酶，参与两种主要代谢反应：在线粒体内参与α-酮酸的脱羧反应和转酮醇作用 [4]。

除了其辅酶功能外，硫胺素还被认为以非辅酶方式直接参与神经刺激。游离硫胺素被细胞摄取后，最初被磷酸化，形成具有生物化学活性的焦磷酸硫胺盐（TPP）。

维生素 B₁ 对维持神经、肌肉功能特别是心肌的正常功能，以及维持正常食欲、胃肠蠕动和消化分泌有重要作用 [5]。维生素 B₁ 还参与葡萄糖代谢、神经膜功能的维持以及核酸前体、髓磷脂和几种神经递质（如乙酰胆碱、血清素和氨基酸）的

合成 [6]，有助于维持细胞能量代谢，并且作为碳水化合物转化过程中的重要辅助因子，有助于为神经细胞提供能量。神经组织的能量主要由糖的氧化来供应，维生素 B_1 缺乏时，乙酰辅酶 A 的生成减少，影响乙酰胆碱的合成。同时，由于对胆碱酯酶的抑制减弱，乙酰胆碱分解加强，影响神经传导 [7]。

维生素 B_1 与神经系统的功能有关，硫胺素缺乏症与某些致命疾病有关，如脚气病，一种通过多发性神经炎和 / 或心血管症状危害的神经系统综合征；维生素 B_1（硫胺素）缺乏会影响中枢神经系统和周围神经系统，并可能有多方面的临床表现。通常，硫胺素缺乏症的神经症状包括困惑、精神运动迟缓、缺乏洞察力、记忆力和认知功能受损、共济失调以及振动和位置感丧失 [6]。以脑病和精神病为特征的神经精神性 Wernicke-Korsakoff 综合征，被认为是硫胺素缺乏的最严重中枢神经系统表现。在 Wernicke 病中，硫胺素缺乏被认为会因 N-甲基-D-天冬氨酸（NMDA）毒性而引发细胞凋亡，从而诱发神经症状 [8]。在周围神经系统中，硫胺素不足的典型表现包括多发性神经炎和麻痹，如干性脚气病 [9]。在感觉神经系统中，它会影响触觉、引起疼痛、改变温度敏感性，并导致振动感丧失。在运动系统中，瘫痪通常从下肢末端开始，并逐渐扩散。这涉及肌肉无力加剧、肌腱反射受损和腿部肌肉萎缩 [6]。目前硫胺素缺乏几乎不会影响发达国家的普通人群，但某些弱势人群往往缺乏硫胺素，认为高达 80% 的酗酒者、23% ～ 98% 的糖尿病患者、约 1/3 精神状态改变的透析患者，由于维生素 B_1 在很大程度上参与了细胞还原底物代谢途径，缺乏维生素 B_1 会导致细胞暴露于氧化应激，可能导致细胞损伤和细胞死亡，并导致进一步的临床症状和合并症 [9]。总之，由于硫胺素对神经元兴奋性和代谢以及抗氧化作用的激活作用，硫胺素对于神经系统的功能非常重要。

11.1.2　生理和代谢

经膳食摄入的硫胺素很容易在小肠近端被吸收（上空肠），吸收取决于剂量，涉及两种机制：载体介导的主动转运和被动扩散。口服量小于 5mg 时以载体介导的主动转运为主，给予更高剂量时则以被动扩散为主。大多数膳食硫胺素以磷酸化形式存在，在维生素被吸收之前将其水解为游离硫胺素 [10]。

人体内维生素 B_1 的总含量约 30mg，其中以心、肝、肾脏和脑组织中含量较高，约一半存在于肌肉中。在肝、肾组织和红细胞中，焦磷酸硫胺素激酶催化硫胺素与三磷酸腺苷（ATP）形成焦磷酸硫胺素（TPP），而 TPP-ATP 磷酰转移酶催化 TPP 与 ATP 形成三磷酸硫胺素（TTP）。硫胺素焦磷酸酶催化 TPP 水解形成硫胺素单磷酸（TMP）。体内维生素 B_1 总量约有 80% 以 TPP 形式存在，TTP 形式占 10%，还有少量 TMP 和游离的硫胺素。母乳中维生素 B_1 有不同的存在形式，主要包括游离态硫胺素、硫胺素单磷酸盐和硫胺素焦磷酸盐 [11]。

硫胺素是一种水溶性维生素，半衰期约为 10 天，人体内不能大量储存。硫胺素主要经肾脏排出，其速率取决于肾小球滤过率和肾小管重吸收 / 分泌的能力。维生素 B$_1$ 及其代谢产物主要从尿中排出。口服或静脉注射大剂量维生素 B$_1$ 后，迅速在组织内转变成 TPP 和 TTP，超出需要和储存能力部分将以游离形式迅速从尿中排出。如果每日摄入维生素 B$_1$ 0.5 ～ 0.6mg，则随摄入量的增加，尿中排出维生素 B$_1$ 的量也随之升高 [5]。

11.1.3　营养状况评价

11.1.3.1　尿维生素 B$_1$ 排出量 / 每克肌酐

人体每日经尿中排出肌酐的量比较恒定，因此按尿中每克肌酐维生素 B$_1$ 含量的比值（μg/g）被认为能较好地反映机体维生素 B$_1$ 的营养状况。评价标准：＜ 27 为缺乏，27 ～ 66 为不足，66 ～ 129 为正常，≥ 130 为充足 [5, 11]。

11.1.3.2　24h 尿中维生素 B$_1$ 排出量

24h 尿硫胺素排出量的测定不是硫胺素体内储存量的可靠标志，不能单独作为个体硫胺素状态的生物标志。在试验研究中，根据维生素的不同摄入量评估 24h 尿中硫胺素的排出量，认为硫胺素排泄量的急剧增加表明硫胺素体内储存已饱和 [5, 11]。

评价标准：＜ 40μg 为缺乏，40 ～ 100μg 为不足，＞ 100μg 为正常。

11.1.3.3　尿负荷试验

清晨先让受试者排空尿后，给受试者口服 5mg 维生素 B$_1$，然后收集 4h 内排出的尿液，测定维生素 B$_1$ 含量。一般认为，4h 尿液中排出的维生素 B$_1$ ＜ 100μg 为缺乏，100 ～ 199μg 为不足，≥ 200μg 为正常，≥ 400μg 为充裕 [5, 11]。

11.1.3.4　红细胞转酮醇酶活性系数（ETK-AC）或红细胞转酮醇酶焦磷酸硫胺素效应（ETK-APP）

血液中维生素 B$_1$ 绝大多数以 TPP 形式存在于红细胞中，并作为转酮醇酶的辅酶发挥作用。该酶活力的大小与血液中维生素 B$_1$ 的浓度密切相关。因此可通过体外试验测定加入 TPP 前后红细胞中转酮醇酶活性变化来反映人体维生素 B$_1$ 的营养状态。通常用两者活性之差占基础活性的百分率来表示，值越高，说明维生素 B$_1$ 缺乏越严重。一般认为≤ 15% 为正常，16% ～ 24% 为不足，≥ 25% 为缺乏 [5, 11]。

11.1.3.5 全血、血清和红细胞中总硫胺素（游离硫胺素及其磷酸酯）的浓度

硫胺素缺乏通常与全血和红细胞中总硫胺素或焦磷酸硫胺素浓度"低"有关；红细胞中焦磷酸硫胺素浓度的测定与红细胞转酮酶激活试验具有类似的性能，以评估硫胺素的营养状态。但是，这些生物标志物缺乏既定的界值。在通常的摄入量范围内，全血和红细胞中的总硫胺素或焦磷酸硫胺素浓度不是硫胺素摄入量的有效标志[12]。

11.1.4 参考摄入量制定方法

11.1.4.1 母乳摄入量法

0～6月龄婴儿维生素 B_1 AI 值的制订，一般采用营养状况良好的健康母亲足月产的纯母乳喂养婴儿平均摄入量。国内有 4 篇文献研究了初乳的维生素 B_1，但都是游离态的硫胺素，含量平均为 0.017mg/L[13-16]；国外有 3 篇文献研究了初乳中总维生素 B_1 含量，整合后数值为 0.036mg/L[17-19]。有 2 篇文献研究了国内过渡乳的维生素 B_1，但都是游离态的维生素 B_1，含量平均为 0.012mg/L[15]，有 4 篇文献研究了国外过渡乳中总维生素 B_1 含量，整合后数值为 0.101mg/L[17-18, 20-21]。有 4 篇文献研究了中国成熟乳中总维生素 B_1 含量，整合后数值为 0.089mg/L[22-25]；有 14 篇国外研究，整合后数值为 0.171mg/L[17-19, 21, 26-35]。在母乳维生素 B_1 测定方法方面，有微生物法、荧光光度计法、高效液相色谱法（HPLC）、超高效液相色谱质谱联用（UPLC-MS/MS），也有的研究没有明确检测方法。结合国外推荐的方法和研究现况，选定荧光法和 HPLC，荧光法分析国内样本成熟乳中总维生素 B_1 含量为 0.117mg/L[22, 24]，HPLC 分析国内样本成熟乳中总维生素 B_1 含量为 0.050mg/L[23, 25]，用荧光法和 HPLC 分析国外样本成熟乳总维生素 B_1 含量为 0.170mg/L[18-19, 21, 26-34]。用荧光法和 HPLC 分析国外样本 180 天前成熟乳总维生素 B_1 含量为 0.179mg/L[18-19,21,26-34]。

Stuetz 等[27-29] 研究了 636 份母乳中各种形式的维生素 B_1 含量，发现硫胺素单磷酸盐占总维生素 B_1 的 63%～67%，游离态硫胺素占总维生素 B_1 的 36%～38%。Hampel 等[36] 研究了 HIV 感染妈妈母乳的维生素 B_1 存在形式，发现第 2 周和第 6 周母乳的游离态硫胺素占总维生素 B_1 比例分别为 7.0% 和 11.5%，第 24 周母乳的游离态硫胺素占总维生素 B_1 比例为 26.1%～27%；第 2 周和第 6 周母乳的硫胺素单磷酸（TMP）占总维生素 B_1 比例分别为 87.7% 和 85.7%，第 24 周母乳的 TMP 占总维生素 B_1 比例约为 71.5%；第 2 周和第 6 周母乳的硫胺素焦磷酸（TPP）占总维生素 B_1 比例分别为 4.5% 和 2.4%，第 24 周母乳的硫胺素焦磷酸占总维生素 B_1 比例约为 2.5%。

有些因素会影响母乳中维生素 B_1 含量：①泌乳阶段，初乳阶段母乳中 B 族维生素处于较低水平，硫胺素水平随哺乳期延长而升高；②昼夜节律变化，进行母乳成分分析时，需要考虑母乳中水溶性维生素组成与含量的昼夜节律变化，设计大规模纵向研究时，为了获得准确的测量结果，可能需要收集每次喂哺的乳样。实用的和理想的方法是获得能够代表 24h 期间给母乳喂养婴儿提供的营养素的单一样品，并且使对婴儿喂哺和受试者日常的干扰降到最低；③乳母营养状况与膳食摄入量，乳母硫胺素的营养状况和膳食摄入量影响分泌乳汁中硫胺素的含量；④早产儿和低出生体重儿对一些水溶性维生素的需要量可能高于健康足月儿，而且母乳中水溶性维生素含量可能受胎儿成熟程度的影响，因此早产可能影响母乳中多种水溶性维生素的含量。

11.1.4.2　外推法

7 ～ 12 月龄婴儿硫胺素需要量采用要因加算法，一种方法是按代谢体重法基于 0 ～ 6 月龄婴儿的 AI 推算，与儿童和成人维持生理功能所需的营养素按每千克体重直接计算是不同的，而按每千克代谢体重计算是相同的。代谢体重是直接体重的 0.75 次方，采用体重的 0.75 次方是为了调整儿童和成人每千克体重直接体重代谢上的差异，即体重比的 0.75 次方进行计算；另一种方法是按能量需要量计算折算，即硫胺素需要量与能量需要量呈相同的线性关系进行折算，80kcal/kg×8.75kg×0.46mg/1000kcal[5]。

1 ～ 3 岁幼儿硫胺素需要量主要是用成人能量值向下推算，按 0.46mg/1000kcal 计算，变异系数为 10%。

11.1.5　不同国家 / 国际组织建议的参考摄入量

0 ～ 6 月龄婴儿维生素 B_1 推荐量制定采用母乳中维生素 B_1 的数据，不同国家使用母乳的数据不同，美国 / 加拿大为 0.21mg/L，WHO/FAO 为 0.21mg/L，英国为 0.16mg/L，EFSA 为 0.18mg/L。

成熟母乳中的平均硫胺素含量范围为 0.14 ～ 0.22mg/L（中位数 0.18mg/L）[17, 21]。考虑到哺乳期前 6 个月的平均母乳摄入量为 0.8L/d。综合文献数值，纯母乳喂养妇女成熟母乳中的硫胺素浓度为 0.18mg/L，母乳中硫胺素的每日分泌量估计为 0.15mg。

D-A-CH 考虑了成人的充足摄入量为 0.11mg/MJ，变异系数为 10%；考虑婴儿的能量需求，4 ～ 12 个月婴儿维生素 B_1 的推荐摄入量为 0.4mg/d。

北欧国家婴儿参考建议值为 0.10mg/MJ，因此 6 ～ 11 个月婴儿的推荐摄入量为 0.4mg/d。儿童的平均需要量和推荐摄入量与成人相同，分别为 0.10mg/MJ 和

0.12mg/MJ。儿童的推荐摄入量介于 0.5mg/d（1～2 岁）和 1.4mg/d 之间（14～17 岁男孩）。WHO/FAO 认为母乳中平均硫胺素含量为 0.21mg/L，婴儿的平均母乳摄入量为 0.75L/d，对于母乳喂养婴儿的硫胺素摄入量为 0.16mg/d。WHO/FAO 对维生素 B_1 的每日推荐摄入量，0～6 月龄婴儿为 0.2mg，7～12 月龄婴儿 0.3mg，1～3 岁幼儿 0.5mg[37]。

对于婴儿，AFSSA 提到母乳中硫胺素的平均浓度为 0.15～0.24mg/L，并将推荐摄入量设定为 0.2mg/d；对于 1～3 岁的儿童，推荐摄入量为 0.4mg/d。

对于 6 个月至 18 岁的儿童，荷兰卫生委员会注意到了有限的证据，并决定通过 0～5 个月婴儿的 AI 和 AR 之间的线性值来估计儿童适宜摄入量（AI），AI 范围从 6～11 个月婴儿维生素 B_1 推荐量的 0.2mg/d 到 14～18 岁儿童的 1.1mg/d[38]。

对于 7～12 个月的婴儿，IOM 比较了参考值，这些参考值来自 0～6 个月婴儿 AI 的向上外推，来自成人 EAR 的向下外推（使用代谢体重法，使用体重比的 0.75 次方和生长因子），或来自 0.6L 母乳所含硫胺素的量，平均母乳摄入量和通过固体食物摄入的硫胺素。最后一种方法被认为提供了过高的值，IOM 通过成人 EAR 的向下外推将维生素 B_1 AI 设置为 0.3mg/d[39]。

EFSA 专家小组的结论是，没有新的科学数据需要改变 1993 年 SCF 设定的硫胺素人群参考摄入量（PRI），专家组将所有人群的硫胺素 PRI 设定为 0.1mg/MJ（0.4mg/1000kcal）[12]。

日本维生素 B_1 每日推荐摄入量，0～5 月龄婴儿的 AI 是 0.1mg，6～11 月龄婴儿的 AI 是 0.2mg，1～2 岁幼儿的 EAR 是 0.4mg、RDA 是 0.5mg，3～5 岁儿童的 EAR 是 0.6mg、RDA 是 0.7mg[40]。

美国维生素 B_1 每日推荐摄入量，0～6 月龄婴儿的 AI 是 0.2mg，7～12 月龄婴儿的 AI 是 0.3mg，1～3 岁幼儿的 EAR 是 0.4mg、RDA 是 0.5mg[41]。

我国维生素 B_1 每日推荐摄入量，0～6 月龄婴儿的 AI 是 0.1mg，7～12 月龄婴儿的 AI 是 0.3mg，1～3 岁幼儿的 EAR 是 0.5mg、RNI 是 0.6mg[5]。

11.1.6　展望

维生素 B_1 作为水溶性维生素之一，在人体内能量代谢中发挥重要作用，缺乏维生素 B_1 对神经系统会有比较大的影响。

结合新技术建立维生素 B_1 的新评价指标是未来的研究方向之一，此外婴幼儿添加辅食后营养素摄入量数据还不完善，建立婴幼儿维生素 B_1 摄入量数据库对婴幼儿营养素推荐摄入量的制定有重要意义。

（任向楠）

11.2 维生素 B$_2$

维生素 B$_2$（vitamin B$_2$），又称核黄素，主要存在形式是黄素腺嘌呤二核苷酸（flavin adenine dinucleotide, FAD）（60%）、游离核黄素（30%）以及其他黄素衍生物。作为 FAD 辅酶的一部分，维生素 B$_2$ 参与体内生物氧化和能量产生、脂肪酸和氨基酸的合成、DNA 修复、色氨酸转变成烟酸的过程、谷胱甘肽的产生、游离基清除以及作为甲基四氢叶酸还原酶的辅酶参与同型半胱氨酸的代谢等 [5]。母乳中维生素 B$_2$ 存在形式主要包括游离态核黄素、FAD 和黄素腺嘌呤单核苷酸（flavin adenine mononucleotide, FMN）。

11.2.1 结构和功能

维生素 B$_2$ 由异咯嗪加核糖醇侧链组成，维生素 B$_2$ 核糖醇侧链 5-羟甲基端磷酸化就形成 FMN，FMN 再结合一个磷酸形成 FAD（图 11-2）。

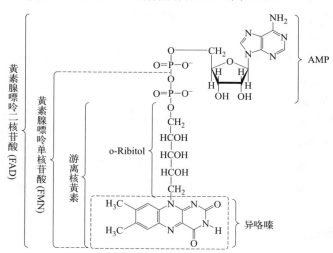

图 11-2　黄素腺嘌呤二核苷酸（FAD）的化学结构示意图

维生素 B$_2$ 在体内以核黄素和 FAD 的形式存在，维生素 B$_2$ 缺乏会影响生长发育和生殖功能等 [2, 42]。维生素 B$_2$ 的生理功能主要包括：①参与体内生物氧化与能量生成，维生素 B$_2$ 以 FAD 或 FMN 形式与相关酶蛋白结合，形成黄素蛋白，黄素蛋白是许多酶系统中重要辅基的组成成分，通过呼吸链参与体内能量生成与氧化还原反应，重要的含黄素蛋白的酶有氨基酸氧化酶、细胞色素 c 还原酶、丙酮酸脱氢酶、脂肪酰辅酶 A 脱氢酶、谷胱甘肽还原酶、黄嘌呤氧化酶等，这些酶在氨基酸的氧化脱氨基作用及嘌呤核苷酸的代谢中发挥重要作用，从而维持蛋白质、脂肪和碳水化合物的正常代谢，促进正常的生长发育，维护皮肤和黏膜的完整性，若体内维生素 B_2 不足，将使物质和能量代谢发生紊乱，出现生长发育障碍和物质代谢障碍。② FDA 作为辅酶参与色氨酸转化为烟酸的过程，进而影响烟酸的代谢；参与维生素 B_6 转变为磷酸吡哆醛的过程，维生素 B_2 缺乏可能会降低吡哆醇和吡哆胺转变成活性辅酶 5'-磷酸吡哆醛的速率。③作为谷胱甘肽还原酶的辅酶，维持谷胱甘肽的浓度，改善抗氧化防御功能。④作为甲基四氢叶酸还原酶的辅酶，参与同型半胱氨酸代谢，有助于降低 MTHFR 基因型为 TT 型人群血中同型半胱氨酸水平和血压。⑤有助于维持肠黏膜的结构与功能，影响铁的吸收和转运过程。⑥视网膜有维生素 B_2 依赖性的光感受体存在，推测维生素 B_2 也参与暗适应过程 [4-5, 11, 43]。

11.2.2 生理和代谢

食物中大部分维生素 B_2 是以 FMN 和 FAD 辅酶形式与蛋白质结合存在。进入胃中在胃酸作用下，FMN 和 FAD 与蛋白质分离，并通过磷酸化与脱磷酸化的主动过程，大部分维生素 B_2 在上消化道快速吸收。进入血液后，一部分与白蛋白结合，大部分与其他蛋白质如免疫球蛋白结合转运。维生素 B_2 在生理浓度下，通过特殊载体蛋白进入体内的组织器官细胞，高浓度情况下可通过扩散方式进入体内的组织器官细胞。在体内大多数组织器官细胞内，一部分维生素 B_2 由黄素激酶催化，与 ATP 相作用转化为 FMN，大部分维生素 B_2 通过黄素腺嘌呤二核苷酸合成酶催化，与 ATP 相作用转化为 FAD，然后与黄素蛋白结合。FAD 占维生素 B_2 总量的 60% ～ 95%，FAD 与黄素蛋白结合占维生素 B_2 总量的 5% ～ 22%，其中 37% 分布在肾脏。游离维生素 B_2 仅占 2% 以下。肝、肾和心脏中结合型维生素 B_2 的浓度最高，视网膜中有较多的游离形式维生素 B_2，脑组织中维生素 B_2 含量不高，但转运效率较高，且浓度稳定。成年人体内存在的维生素 B_2 可维持机体 2 ～ 6 周的代谢需要。核黄素在血浆中转运（与白蛋白和免疫球蛋白结合），或主要在红细胞中转运，并且核黄素可从孕妇正向转运给胎儿 [5, 11, 44]。

食物中维生素 B_2 与蛋白质形成的复合物进入消化道后，先在胃酸、蛋白酶作用下水解释放出黄素蛋白，然后在小肠上端磷酸酶和焦磷酸化酶的作用下水解成游离维生素 B_2。吸收后的维生素 B_2 绝大部分又很快在肠黏膜细胞内被黄素激酶磷酸化为 FMN，这一过程需要 ATP 供能。维生素 B_2 吸收率与摄入量成正比，当摄入量在 25 ～ 30mg 时，维生素 B_2 的吸收率呈线性增加，膳食维生素 B_2 的吸收效率为 95%。影响维生素 B_2 吸收的因素如下：胃酸可影响维生素 B_2 的吸收，因为食物中的维生素 B_2 需要从其与蛋白质复合体中游离出来才能被吸收；胆汁酸，食物与胆盐的存在有助于维生素 B_2 的吸收；氢氧化铁、氢氧化镁、酒精等可干扰维生素 B_2 在肠道的吸收；咖啡因、糖精、铜、锌、铁离子等也影响维生素 B_2 吸收；此外，大肠也能吸收少量维生素 B_2 [5, 11]。

正常成年人从膳食中摄入的维生素 B_2，60% ～ 70% 经尿液排出；即使摄入过量的维生素 B_2 时，也很少储存在体内，主要经尿液排出，也可从其他分泌物如汗液中排出，从汗液排出维生素 B_2 的量约为摄入量的 3%。

11.2.3 营养状况评价

11.2.3.1 尿中黄素类物质排出量

通过测定空腹尿、随机尿、24h 尿、尿负荷试验中黄素类物质的含量，可评价机体维生素 B_2 的营养状况，采用高效液相色谱法可以精确地测定尿中维生素 B_2 的实际排出量。24h 尿或空腹尿中核黄素排出量也被认为是评价维生素 B_2 短期摄入量和核黄素营养状况的合适生物标志物 [5, 11, 44]。

① 24h 尿中维生素 B_2 排出量 > 0.32μmol（120μg）为正常。

② 测定任意一次尿中维生素 B_2 与肌酐比值，< 27 为缺乏，27 ～ 79 为不足，80 ～ 269 为正常，≥ 270 为充足。

③ 4h 尿负荷试验，清晨排空尿后口服 5mg 维生素 B_2，收集 4h 尿并测定维生素 B_2 含量，排出量在 400μg 以下为缺乏，400 ～ 790μg 为不足，800 ～ 1300μg 为正常，超过 1300μg 为充足。

11.2.3.2 红细胞谷胱甘肽还原酶活性系数

测定红细胞谷胱甘肽还原酶活性是评价维生素 B_2 营养状况的一个较灵敏指标，可用作尿液排泄的支持性生物标志物。红细胞谷胱甘肽还原酶活性系数（EGR-AC）为加入黄素腺嘌呤二核苷酸（FAD）前后谷胱甘肽还原酶活性的比值，是维生素 B_2 状态的有用生物标志物，在出现核黄素缺乏症临床症状的情况下这个比值升高，并且随维生素 B_2 摄入量的增加而降低。然而，目前 EGR-AC 测量方法缺乏标准化，通常认为 < 1.2 为正常，1.2 ～ 1.4 为不足，> 1.4 为缺乏。这一临界值可用于年轻成年人、儿童、婴儿、孕妇、哺乳期妇女，不适用于患有葡萄糖-6-磷酸脱氢酶遗传缺陷个体的维生素 B_2 营养状况评价，因在该种疾病的病理状况下，红细胞对 FAD 的需要量显著增加 [5, 11, 44]。

11.2.3.3 红细胞维生素 B₂ 含量

红细胞中维生素 B₂ 辅酶约占黄素类物质总量的 90% 以上，因此通过水解后可采用荧光比色或微生物生长试验测定红细胞维生素 B₂ 含量，可以反映体内维生素 B₂ 的储存状况。红细胞 FMN 和 FAD 与 EGR-AC 相关，已经提出了多种红细胞核黄素浓度（或核黄素 +FAD）的临界值，以评估核黄素缺乏或充足性。红细胞中 FAD 和 FMN 浓度可以作为维生素 B₂ 的标志物，红细胞中 FAD 和 FMN 浓度随核黄素缺乏而降低。目前认为，红细胞维生素 B₂ 含量＞ 400nmol/L 或 ≥ 150μg/L 为正常，＜ 270nmol/L 或 100μg/L 为缺乏 [5, 11, 44]。

11.2.3.4 血清游离维生素 B₂ 浓度

血清 / 血浆中 FAD、FMN 和游离维生素 B₂ 浓度能反映机体维生素 B₂ 营养状况的变化，血浆游离或总维生素 B₂ 反映了最近的摄入量，这也是其局限性，不能反映维生素 B₂ 的长期营养状况。血浆游离核黄素和 FMN 随补充维生素 B₂ 而增加，而血浆 FAD 不是维生素 B₂ 摄入量的敏感生物标志物，血浆核黄素、FMN 或 FAD 与 EGR-AC 无关，目前尚未给出这些标志物评估维生素 B₂ 缺乏或充足的标准。根据有关研究结果，我国男性成年人正常血清游离维生素 B₂ 浓度为 10 ～ 30nmol/L，＜ 10nmol/L 则提示有维生素 B₂ 营养不良情况发生 [5, 11, 44]。

11.2.3.5 磷酸吡哆胺氧化酶活性和活化系数

磷酸吡哆胺氧化酶（pyridoxamine phosphate oxidase, PPO）活性表示每小时形成的磷酸吡哆醛（nmol）和血红蛋白（g），磷酸吡哆胺氧化酶活化系数（pyridoxamine phosphate oxidase activation coefficient, PPOAC）表示体外使用和不使用辅助因子 FMN 测量的酶活性比率。PPO 活性和 PPOAC 是有希望的生物标志物，因为它们对食物或补充剂中摄入的核黄素有剂量反应，可用于葡萄糖-6-磷酸脱氢酶缺乏症高发人群。然而，目前尚未为这些生物标志物制定评估维生素 B₂ 充足性的标准 [44]。

11.2.4 参考摄入量制定方法

11.2.4.1 母乳摄入量法

0 ～ 6 月龄婴儿 AI 一般采用营养状况良好的健康母亲足月产的纯母乳喂养婴儿的平均摄入量。有 1 篇文献研究了国内初乳样本总维生素 B₂ 含量 [15]，有 3 篇文献研究了国外初乳样本总维生素 B₂ 含量 [17-19]，整合后数值分别为 0.585mg/L 和 0.304mg/L。有 3 篇文献研究了国内初乳样本游离态核黄素含量，整合后数值为

0.185mg/L[13-14, 16]。有 1 篇文献研究了国内过渡乳样本总维生素 B_2 含量[15]，有 2 篇文献研究了国外过渡乳样本总维生素 B_2 含量[17, 45]，整合后数值分别为 0.764mg/L 和 0.325mg/L。有 6 篇文献研究了国内样本成熟乳的总维生素 B_2 含量，整合后数值为 0.659mg/L[22-25, 46-47]；有 15 篇文献研究了国外成熟乳的总维生素 B_2 含量，整合后数值为 0.279mg/L[17-19, 26, 30-32, 34-35, 45-46, 48-51]。使用的测定方法包括微生物法、荧光光度计法、高效液相色谱法（HPLC）、超高效液相色谱质谱联用（UPLC-MS/MS），也有的研究未明确检测方法。结合国外推荐的方法和研究现况，选定荧光法、HPLC 和 UPLC-MS/MS，国内样本成熟乳中维生素 B_2 含量为 0.643mg/L[22-25, 46-47]，国外样本成熟乳的含量为 0.226mg/L[19, 26, 30-32, 34-35, 45-46, 48-51]。所有成熟乳和 180 天前成熟乳数值有差异，有 4 篇文献研究了国内样本 180 天前成熟乳的总维生素 B_2 含量，整合后数值为 0.614mg/L[22, 24-25, 47]；有 7 篇文献研究了国外 180 天前成熟乳的总维生素 B_2 含量，整合后数值为 0.136mg/L[19, 26, 30-31, 34, 45, 49]。

Hampel 等[36] 研究了 HIV 感染妈妈的母乳维生素 B_2 存在形式，发现第 2 周和第 6 周母乳的游离态核黄素占总维生素 B_2 的比例约为 5.7%，第 24 周母乳的游离态核黄素占总维生素 B_2 的比例为 7.0% ～ 7.8%；第 2 周和第 6 周母乳的黄素腺嘌呤二核苷酸（FAD）占总维生素 B_2 的比例约为 94.2%，第 24 周母乳的 FAD 占总维生素 B_2 的比例为 92.2% ～ 93.0%。任向楠[15] 研究发现游离态核黄素占总维生素 B_2 的比例分别为 7.16% ～ 7.91%。

有些因素会影响母乳中维生素 B_2 含量，如泌乳阶段，母乳中核黄素、FAD 水平均随哺乳期延长呈现先升高后降低的变化趋势；昼夜节律变化，母乳成分分析时需要考虑水溶性维生素组成与含量的昼夜节律变化，设计大规模纵向研究时，为了获得准确测量结果，需要收集每次喂哺的乳样，实用和理想的方法是获得能够代表 24h 期间给母乳喂养婴儿提供的营养素的单一样品，并且样品收集对婴儿喂哺和受试者日常的干扰尽可能降到最低；乳母营养状况与膳食摄入量，乳母硫胺素的营养状况和膳食摄入量影响分泌乳汁中核黄素的含量；早产儿和低出生体重儿对一些水溶性维生素的需要量可能高于健康足月儿，而且母乳中水溶性维生素含量可能受胎儿成熟程度的影响，因此早产可能影响母乳中多种水溶性维生素的含量。

11.2.4.2　外推法

7 ～ 12 月龄婴儿维生素 B_2 需要量采用要因加算法，一种方法是按代谢体重法从 0 ～ 6 月龄婴儿的 AI 推算，儿童和成人维持生理功能所需的营养素按每千克直接体重计算是不同的，而按每千克代谢体重计算是相同的。代谢体重是实测体重的 0.75 次方，采用体重的 0.75 次方是为了调整儿童和成人每千克实测体重代谢上的差异，即体重比的 0.75 次方进行计算；另一种方法是按能量需要量计算折算，

即维生素 B_2 需要量与能量需要量呈相同的线性关系进行折算。7 月龄以上婴儿的辅食添加量逐渐增加，从食物中获得的维生素 B_2 量也逐渐增加，但该人群可利用的具体摄入量数据非常有限，因此以小婴儿和成人需要量为基础，分别推算后取平均值，取整为 0.5mg[5]。

1 ～ 3 岁幼儿维生素 B_2 推荐量的制定，根据能量需要量，按维生素 B_2 EAR 0.45mg/1000kcal 外推计算。

11.2.5 不同国家 / 国际组织建议的参考摄入量

0 ～ 6 月龄婴儿维生素 B_2 推荐量制定采用母乳中维生素 B_2 的数据，不同国家使用母乳的数据不同，美国 / 加拿大 0.35mg/L，WHO/FAO 为 0.35mg/L，英国为 0.31mg/L，EFSA 为 0.35mg/L。

考虑到纯母乳喂养妇女在哺乳前 6 个月的平均母乳分泌量约为 0.8L/d，成熟母乳中的核黄素浓度为 364μg/L，哺乳期母乳中核黄素的分泌量估计为 291μg/d，即约 290μg/d[44]。

D-A-CH 2015 年将 4 ～ 12 个月婴儿的推荐摄入量设定为 0.4 ～ 1.6mg/d。

WHO/FAO 根据母乳中每日平均核黄素含量（0.35mg/L，平均母乳消耗量为 0.75L/d），将 6 个月以下婴儿的核黄素推荐营养摄入量（RNI）设定为 0.3mg/d。对于年龄较大的儿童，RNI 随年龄的增长而逐渐增加[52]。

AFSSA（2001 年）根据每个年龄段的能量需求，从成人的推荐摄入量中设置了儿童的维生素 B_2 推荐摄入量。

荷兰卫生委员会根据每天 0.8 L 的母乳摄入量和 0.53mg/L 的母乳中核黄素浓度，得出了 5 个月以下婴儿维生素 B_2 的适宜摄入量为 0.4mg/d[38]。

考虑到母乳中的核黄素浓度为 0.35mg/L，母乳摄入量为 0.78 L/d，经过四舍五入，IOM（1998 年）将 6 个月龄以下婴儿的适宜摄入量设定为 0.3mg/d；将 7 ～ 12 个月龄婴儿的适宜摄入量设定为 0.4mg/d，这是基于从较低婴儿的值向上外推和四舍五入得出的结果，这一点通过从成人平均需要量向下推算得到证实。根据母乳摄入和辅食中核黄素含量的方法被认为是过高地估计摄入量，对于 7 ～ 12 个月龄婴儿不用此方法。对于 1 ～ 18 岁的儿童，由于作为 EAR 基础的数据有限，IOM（1998 年）决定使用具有生长因子的 0.75 次方和四舍五入来推断成人至儿童的维生素 B_2 平均需要量。10% 的 CV 也用于设定推荐摄入量[53]。

英国 COMA 通过成人和婴儿值之间的差值，为儿童设定了参考营养素摄入量，并设定了相应的 LRNIs 和 EAR。根据英国母乳中核黄素平均浓度（0.31mg/L），婴儿维生素 B_2 的参考摄入量设定为 0.4mg/d[54-55]。

EFSA 小组考虑，没有证据表明健康母亲的纯母乳喂养婴儿生后前 6 个月存在核黄素摄入量不足的问题，母乳中提供的核黄素量被认为是足够的。对于 7 ～ 11 月龄的婴儿，专家小组的结论是，基于现有研究没有足够数据可用于设定平均需要量，利用 0 ～ 6 个月纯母乳喂养婴儿通过母乳获得核黄素的量结合代谢体重来设定适宜摄入量。考虑到纯母乳喂养婴儿的妇女在哺乳期前 6 个月的平均乳汁转移量约为 0.8L/d，未摄入膳食补充剂的足月儿母亲的成熟母乳中核黄素浓度为 364μg/L，该小组计算出哺乳期乳汁中核黄素的分泌量为 0.291mg/d。在计算中专家组使用了 3 个月（6.1kg）和 9 个月（8.6kg）的男女婴儿体重的中位数再计算平均值；中位体重年龄数据来自世界卫生组织多中心生长参考研究小组（2006 年）。通过代谢体重法计算出 7 ～ 11 月龄婴儿维生素 B_2 推荐摄入量为 0.4mg/d[44]。

日本维生素 B_2 每日推荐摄入量，0 ～ 5 月龄婴儿的 AI 是 0.3mg，6 ～ 11 月龄婴儿的 AI 是 0.4mg，1 ～ 2 岁幼儿的 EAR 是 0.5mg、男童 RDA 是 0.6mg、女童 RDA 是 0.5mg，3 ～ 5 岁男童的 EAR 是 0.7mg、女童的 EAR 是 0.6mg、3 ～ 5 岁儿童 RDA 是 0.8mg[40]。

美国维生素 B_2 每日推荐摄入量，0 ～ 6 月龄婴儿的 AI 是 0.3mg，7 ～ 12 月龄婴儿的 AI 是 0.4mg，1 ～ 3 岁幼儿的 EAR 是 0.4mg、RDA 是 0.5mg[41]。

我国维生素 B_2 每日推荐摄入量，0 ～ 6 月龄婴儿的 AI 是 0.4mg，7 ～ 12 月龄婴儿的 AI 是 0.6mg，1 ～ 3 岁幼儿的 EAR 是（男）0.6mg、（女）0.5mg，RNI 是 0.6mg[5]。

11.2.6　展望

维生素 B_2 作为水溶性维生素之一，在人体内能量代谢中发挥重要作用，缺乏维生素 B_2 的典型症状是口腔生殖系统综合征，维生素 B_2 的缺乏往往伴随其他 B 族维生素缺乏。

某些维生素 B_2 生物标志物的标准界值尚未确立，这是未来研究方向之一；婴幼儿添加辅食后营养素摄入量数据还不完善，建立婴幼儿维生素 B_2 摄入量数据库对婴幼儿营养素推荐摄入量的制定有重要意义。

（任向楠）

11.3　维生素 B_6

维生素 B_6（vitamin B_6）是由杂环化合物组成的三聚体，其游离形式包括三种分子形式，分别为吡哆醇（pyridoxine, PN）、吡哆醛（pyridoxal, PL）和吡哆胺（pyridoxamine, PM）[56]。有文献较详细地描述了早期关于维生素 B$_6$ 的各项研究，这些研究表明维生素 B$_6$ 的三种形式间功能具有一致性。在 20 世纪 30 年代对维生素 B$_6$ 与其他水溶性 B 族维生素进行鉴别研究的学者中，Gyorgy 是最为积极的一个人，他帮助验证了维生素 B$_6$ 在治疗大鼠肢痛症方面的作用[57]。后来，有几组研究人员成功地从植物中获得了晶体维生素 B$_6$，Harris 和 Folkers 于 1939 年在 Merck 公司阐明了吡哆醇的结构，并人工合成了吡哆醇。当 Snell 及其助手认识到，至少还有另外一种形式的维生素 B$_6$ 与某些细菌的生长活动有关以后，Merck 公司按照建议的结构式成功地进行了人工合成，从而证实了吡哆醛和吡哆胺是游离维生素 B$_6$ 的另外两种天然存在形式。在 20 世纪 50 年代，因为婴儿配方食品中游离维生素 B$_6$ 太少，导致一些婴儿出现癫痫发作和皮炎损伤，从而引起了人们对人类维生素 B$_6$ 缺乏的关注。在 Snell 的综述中提到，最早由 Gunsalus 及其同事进行的研究确证了 5′-磷酸吡哆醛（pyridoxal 5′-phosphate, PLP）是一种功能性辅酶，而后不断出现有关维生素 B$_6$ 和 PLP 依赖酶的新发现[58]。

11.3.1 结构和功能

11.3.1.1 结构及理化性质

维生素 B$_6$ 有三种分子形式，吡哆醇、吡哆醛和吡哆胺，在体内这三种形式可相互转化，其结构和相互转化如图 11-3 所示。

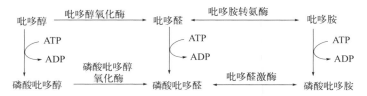

图 11-3 吡哆醇、吡哆醛、吡哆胺及其磷酸化合物的相互转变

吡哆醇的相对分子质量为 205.6，为白色片状结构，易溶于水和乙醇，在酸性溶液中稳定，在碱性溶液中易被光破坏，吡哆醇耐热，而吡哆醛和吡哆胺不耐热[59]。

11.3.1.2 生理功能 [60]

（1）参与氨基酸代谢　维生素 B_6 的代谢活性形式是磷酸吡哆醛，它作为很多酶的辅酶，涉及很广泛的代谢过程，现在已经知道机体有 60 多种与代谢有关的酶需要磷酸吡哆醛作为辅酶，这些酶大部分涉及氨基酸代谢，主要包括以下几个方面：①转氨反应；②脱羧反应；③侧链分解反应；④转硫反应。

（2）参与糖代谢　维生素 B_6 作为糖原磷酸化酶的辅酶，是糖原利用、释放出葡萄糖所必需的。维生素 B_6 通过磷酸吡哆醛形式与酶肽链中的赖氨酸残基形成西夫碱连接，与其他磷酸吡哆醛酶不同的是，还不清楚维生素 B_6 的作用是作为催化中心，还是作为结构上的要求（作为酶的变构剂）。但这个酶的活化基本过程是清楚的，酶从无活性形式转变为活性形式，涉及酶结合磷酸吡哆醛数量的增加（1mol 酶结合 2 ～ 4mol 辅酶）。由于机体含有丰富的肌肉和大量糖原磷酸化酶，维生素 B_6 用于这种作用的量占其体内含量的一半以上。

（3）参与一碳单位代谢　丝氨酸转羟甲基酶通过将丝氨酸侧链转移到受体叶酸盐参与一碳单位代谢，磷酸吡哆醛是丝氨酸转羟甲基酶的辅酶，说明维生素 B_6 与一碳单位代谢有密切关系。PLP 是四种一碳单位代谢和转硫基作用酶的辅酶，丝氨酸-羟甲基转移酶和甘氨酸脱羧酶催化色氨酸和甘氨酸转移一碳单位到四氢叶酸，这些酶催化反应所提供的大多数一碳单位主要用于嘌呤和胸腺嘧啶合成，进而合成 DNA 和 RNA ；同时这些酶也为同型半胱氨酸的去甲基化形成蛋氨酸提供催化作用。在蛋氨酸代谢过程中，通过 S-腺苷蛋氨酸的去甲基转移反应，形成的甲基可参与 DNA、RNA、脂类、蛋白质、肌酸和其他分子的代谢。蛋白质代谢过程中的转硫基作用途径由 PLP-依赖酶：胱硫醚-β-合成酶和胱硫醚-γ-裂解酶（裂合酶）组成，催化同型半胱氨酸通过缩合作用从丝氨酸形成胱硫醚。随后分子分裂为半胱氨酸和 α-丁酮酸；维生素 B_6 不足可影响这些酶的活性，引起血中同型半胱氨酸含量升高 [61-62]，而血中同型半胱氨酸含量高被认为是心血管疾病的危险因素 [63]。大鼠缺乏维生素 B_6 的实验结果显示，维生素 B_6 缺乏将影响一碳单位产生和转硫基作用，影响正常代谢过程，从而产生一系列损害。

（4）参与免疫功能　20 世纪 50 年代就已知道充足的维生素 B_6 营养状况对动物的免疫功能十分重要，特别是对细胞介导的免疫功能和体液免疫功能 [64]。从维生素 B_6 缺乏个体分离的淋巴细胞进行的实验结果显示，其细胞增殖功能降低，白细胞介素-2（IL-2）对促细胞分裂剂的效应降低。淋巴细胞增殖能力降低可能是由于 DNA 合成受损、丝氨酸-羟甲基转移酶活性降低，从而导致一碳单位的产生受到影响、嘌呤和胸腺嘧啶合成不足，进而造成 DNA 合成不足，免疫细胞增殖和分泌受损 [65]。在青年和老年受试者进行的维生素 B_6 耗竭-补充试验研究的结果显示，

维生素 B_6 的摄入量达到正常成人推荐摄入量（RNI）时，老年人的免疫功能要低于人体所能达到的理想免疫功能，说明正常成人维生素 B_6 的 RNI 对老年人而言可能是不足的，老年人应补充超过正常成人 RNI 量的维生素 B_6，以保持正常的免疫功能[66-67]。有研究表明，摄入更多的维生素 B_6，能使老年人维生素 B_6 的生化指标、免疫指标和功能指标恢复到年轻人的正常水平，提示补充吡哆醇可改善机体的免疫功能。

（5）参与神经系统功能[68-71]　氨基酸的脱羧作用产生的某些化合物对于哺乳动物是很重要的，有些是重要的神经递质，例如 5-羟色胺（色氨酸脱羧酶催化产生）、肾上腺素、去甲肾上腺素和多巴胺（酪氨酸羧化酶催化产生）等；还有些是脑组织的主要能量物质，如 γ-氨基丁酸（GABA）（谷氨酸脱羧酶催化产生）；有些则是血管扩张剂和胃分泌物，如组胺（组氨酸脱羧酶催化产生）。这些化合物都是通过氨基酸的脱羧作用形成或者氨基酸的脱羧作用形成的化合物，在它们的生物合成中起着重要作用。这些氨基酸的脱羧作用均需要维生素 B_6 作为辅酶。

（6）与某些慢性病相关[72]

① 与心血管疾病关系：维生素 B_6 营养状况低下与心血管疾病（包括冠状动脉疾病和外周血管疾病）存在高度相关性。维生素 B_6 缺乏可影响同型半胱氨酸代谢的多条途径，并引起血浆同型半胱氨酸水平明显升高。

② 与糖尿病的关系：维生素 B_6 营养状况与糖尿病相关，不论是 1 型、还是 2 型糖尿病患者，血浆维生素 B_6 浓度均明显降低。维生素 B_6 在糖异生和糖原分解过程中发挥重要作用。

③ 与肾功能的关系：肾功能损害（包括肾病晚期、慢性肾功能不全）与维生素 B_6 营养状况不良相关，如肾功能受损者血浆红细胞中 PLP 和 PL 降低、4-吡哆酸（4-PA）升高、蛋氨酸负荷后血浆同型半胱氨酸升高。而对于肾移植者和血液透析引起的外周神经综合征患者，补充吡哆醛（250mg/d）能够改善其蛋氨酸负荷后同型半胱氨酸浓度升高的情况。

④ 与癌症的关系：流行病学研究资料提示，维生素 B_6 与癌症有关，维生素 B_6 营养状况不良者患某些癌症的风险增大，如血浆 PLP 浓度的明显降低和维生素 B_6 摄入量明显不足者，患乳腺癌的风险增加。体外癌细胞实验观察到维生素 B_6 暴露和细胞增殖之间呈负相关，提示维生素 B_6 对机体可能有抗癌作用[73-74]。

（7）其他

① 激素和基因表达的调节剂作用：PLP 似乎也具有甾醇激素受体调节剂的作用，具有抑制糖皮质激素诱导的肝酪氨酸氨基转移酶的作用。

② 与血红蛋白的作用：血红蛋白的生物合成依赖于 δ-氨基-γ-酮戊酸合成酶（ALAS）的活性，这个酶是 PLP 依赖酶，其催化琥珀酰辅酶 A 和甘氨酸形成 δ-氨

基-γ-酮戊酸，它是卟啉环的前体；维生素 B_6 缺乏，酶活性受损，δ-氨基-γ-酮戊酸形成障碍，卟啉环形成不足，因此长期缺乏维生素 B_6 将造成巨幼红细胞贫血、低铬性贫血，同样伴随红细胞中血红蛋白浓度的下降。

③ 与脂类代谢相关：维生素 B_6 与磷脂酰乙醇胺和磷脂酰胆碱的生物合成密切相关，与鞘脂类的代谢也有某种关联。

归纳起来，维生素 B_6 参与的代谢包括如下几个方面。①作为转氨酶的辅酶参与氨基酸的分解和合成代谢。②参与氨基酸的代谢，形成氨基酸的衍生物，如合成牛磺酸。③参与一碳单位代谢、参与核苷酸（DNA 和 RNA）的生物合成，对于维持免疫功能起重要作用。④参与鸟氨酸循环，对鸟氨酸循环过程中的多种氨基酸（精氨酸和瓜氨酸）形成发挥重要作用。⑤参与糖代谢，作为糖原磷酸化酶的辅酶在糖代谢中发挥作用。⑥参与烟酰胺合成，在色氨酸合成烟酰胺的过程中，作为犬尿氨酸酶的辅酶。⑦参与神经递质代谢，作为神经递质代谢相关的酶促反应的辅酶，参与 5-羟色胺、多巴胺、去甲肾上腺素、组胺和 γ-氨基丁酸等的合成。⑧参与血红蛋白的生物合成，是血红蛋白的前体物质 δ-氨基-γ-酮戊酸合成所必需的 δ-氨基-γ-酮戊酸合成酶的辅酶。⑨参与磷脂酰乙醇胺和磷脂酰胆碱的生物合成。⑩参与鞘脂类的生物合成与分解代谢。⑪ 参与基因表达的调节，对某些蛋白质、酶和受体的基因表达起重要的调节作用。

从维生素 B_6 参与的上述十一个方面的代谢可见，维生素 B_6 不仅参与氨基酸的代谢，在氨基酸转氨反应中起重要作用，而且将氨基酸代谢、糖酵解和三羧酸循环联系起来。同时，维生素 B_6 还参与细胞中各种脂类的代谢，对某些蛋白质和酶的活性有调节作用，还是某些蛋白质、酶和激素受体的基因表达调节剂，说明维生素 B_6 的重要性可能早已超出它的那些传统意义的辅酶功能 [75]。

11.3.2 生理和代谢

11.3.2.1 吸收

食物中的维生素 B_6 主要以吡哆醇、磷酸吡哆醛和磷酸吡哆胺形式存在，维生素 B_6 的肠道吸收形式是吡哆醇、吡哆醛和吡哆胺 [76]，因此，食物中的磷酸吡哆醛和磷酸吡哆胺（PMP）在小肠腔内必须由非特异性酶分解为吡哆醛和吡哆胺才能吸收。在维生素 B_6 吸收过程中，PLP 和 PMP 的去磷酸化由膜结合的碱性磷酸酶催化。维生素 B_6 的吸收部位主要在空肠和回肠，可通过主动扩散方式吸收，吸收能力很强，吸收速度较快，已发现动物能够吸收超过其生理需要量 2 ～ 3 个数量级的维生素 B_6；体外实验结果表明，维生素 B_6 的吸收是 pH 依赖的，有饱和与不饱和形式，是一种由载体介导的、涉及质子交换的途径；维生素 B_6 吸收的驱动力似乎是发生于肠黏膜和血液磷酸化以及与蛋白质的结合。食物中由碱性磷酸酶催化释放的维生素 B_6 和可直接吸收的非磷酸化维生素 B_6 在空肠黏膜磷酸化而被吸收，维生素 B_6 在空肠黏膜的磷酸化是由吡哆醛激酶催化的，磷酸化的吡哆醇和吡哆胺吸收后，再氧化为其通常的活性形式磷酸吡哆醛 [43, 77-79]。

食物中的维生素 B_6 除主要以吡哆醇、磷酸吡哆醛和磷酸吡哆胺形式存在，并能被机体吸收利用外，还存在维生素 B_6 葡萄糖苷形式也可被机体吸收利用 [76]，其葡萄糖苷形式的吡哆醛-5′-β-D-葡萄糖苷（PNG）是人类膳食中维生素 B_6 的主要葡萄糖苷形式，其大约提供人体每天总维生素 B_6 摄入量的 15%，这个百分率可以由于摄入食物的不同而有所不同。用同位素标记的 PNG 在人与大鼠的研究发现，PNG 能够有效地被吸收，并且在小肠不能完全被水解为吡哆醛和葡萄糖 [80-81]。肠道水解 PNG 是由两个 β-葡萄糖酶催化水解，这两种酶，一种被称作 PNG 水解酶的新的胞内酶，另一种是刷状缘膜酶：乳糖酶-根皮苷水解酶 [82]。

在摄入混合膳食情况下，人体维生素 B_6 的生物利用率约为 75%，动物性食物中维生素 B_6 的消化率比植物性食物约高 10% [83]。在人体观察中，给予饥饿者 $0.5 \sim 4.0mg$ 吡哆醇，$0.5 \sim 3h$ 后血浆吡哆醇的水平达到高峰，$3 \sim 5h$ 后恢复到原有水平。服用吡哆醇 3h 后，尿中吡哆醇和吡哆醛的排出量达到高峰；服用吡哆醛后，血浆维生素 B_6 水平及尿中吡哆醛的含量很快升高，但吡哆胺的吸收、代谢较吡哆醇和吡哆醛慢。摄入大剂量的 PLP（如 10mg）时，血浆维生素 B_6 和 PLP 在 24h 内持续上升，并维持在高水平。

11.3.2.2 转运

以吡哆醇、吡哆醛和吡哆胺形式吸收的维生素 B_6 进入血液后迅速被输送到机体的各个组织。吡哆醇可在小肠黏膜吸收入血，血液中的吡哆醇可扩散到肌肉，并磷酸化为磷酸吡哆醇（占吸收量的 $10.4\% \sim 15.7\%$）。血浆中维生素 B_6 的主要存在形式是磷酸吡哆醛（占血浆维生素 B_6 的 60%），它与血浆中的白蛋白和红细胞的血红蛋白通过形成 Schiff 碱紧密结合，因此，不易为其他组织和细胞所利用。机体组织和细胞从血液中摄取维生素 B_6 的过程中，首先要去磷酸化，通过酶解除去 5′-磷酸基，这个过程由细胞膜的非特异性磷酸酶催化，维生素 B_6 通过细胞膜的过程是由载体介质转运系统完成的；维生素 B_6 进入细胞内再通过磷酸化，保持其在细胞内的稳定，并且在线粒体和胞浆中被浓缩 [84]。

血浆中的游离吡哆醇也可与白蛋白结合，但结合不牢固，能被组织摄取与利用，并可氧化成吡哆醛。吡哆醇和吡哆醛通过扩散进入红细胞，由吡哆醛激酶催化磷酸化，人红细胞可将磷酸吡哆醇氧化为磷酸吡哆醛。吡哆醛比磷酸吡哆醛更易于通过细胞膜，说明吡哆醛可能是组织吸收的形式，并且磷酸化酶在维生素 B_6 的摄取中发挥重要作用。维生素 B_6 吸收进入细胞后，被吡哆醛激酶催化磷酸化，产生磷酸吡哆醛。机体可贮存少量的维生素 B_6，主要是以磷酸吡哆醛的形式，也可以磷酸吡哆胺的形式贮存[85]。肝脏、脑、脾和肌肉中维生素 B_6 贮存量最多，并且是与不同的蛋白质结合；血液中的维生素 B_6 主要是来自肝脏的磷酸吡哆醛，通过肝脏的肝黄素酶代谢后进入血液[86]。

在体外培养的条件下，吡哆醇的浓度超过红细胞吡哆醛激酶的饱和浓度时，吡哆醇可在 $3 \sim 5min$ 内进入红细胞，使细胞内的浓度与培养基的浓度平衡；而吡哆醛的浓度超过红细胞吡哆醛激酶的饱和浓度时，其进入红细胞的量增加，可使其浓度超过培养基的浓度。这是由于吡哆醛与血红蛋白 α-链末端的缬氨酸结合，使其在红细胞中积累，从而使得吡哆醛在红细胞中的浓度可为血浆的 $4 \sim 5$ 倍。因此，红细胞中的吡哆醛可能也是吡哆醛的一种运输形式。

11.3.2.3　相互转化 [87]

维生素 B_6 可通过代谢相互转化，给予人体吡哆醇后，血浆吡哆醛浓度可以增加 12 倍，这些维生素间的代谢变化包括磷酸化与去磷酸化、氧化与还原以及氨基化与脱氨基化。由于非磷酸化形式的维生素 B_6 比磷酸化形式的维生素 B_6 更易于通过细胞膜，所以磷酸化似乎是保持维生素 B_6 在细胞内的重要方式。肝脏的吡哆醛激酶催化吡哆醛、吡哆醇和吡哆胺磷酸化产生相应的磷酸化产物，这些产物在很多组织由碱性磷酸酶催化去磷酸（如肝脏、脑和肠道组织中）。维生素 B_6 的还原形式（吡哆醇和磷酸吡哆醇）能由吡哆醛脱氢酶催化氧化产生吡哆醛和磷酸吡哆醛，也能由转氨酶催化氨基化。几种维生素 B_6 的转化反应见图 11-3。

肝脏是维生素 B_6 代谢的主要器官，含有所有维生素 B_6 代谢所需的酶。肝脏中维生素 B_6 的主要形式是磷酸吡哆醛和磷酸吡哆胺，它们在内源体池中保持正常的平衡浓度，不易于形成新的吡哆醇和吡哆胺，而磷酸吡哆醛和磷酸吡哆胺易于代谢为磷酸吡哆醇、吡哆醛和吡哆胺，释放到血液中[88]。

11.3.2.4　降解 [43, 78-79]

磷酸吡哆醛与白蛋白结合可防止这种辅酶在循环中降解。磷酸吡哆醛在肝脏中脱磷酸，并可能被黄素腺嘌呤二核苷酸（FAD）和黄素单核苷酸（FMN）依赖性吡哆醛氧化酶所氧化，磷酸吡哆醛氧化酶似乎是维生素 B_6 代谢的限制酶。因此，维生素 B_6 缺乏将影响到吡哆醇和吡哆胺转变为活性辅酶形式磷酸吡哆醛。磷酸吡哆醛也可由 NAD 依赖性醛脱氢酶氧化产生 4-吡哆酸。吡哆酸无生物活性，是维生素 B_6 代谢的最后产物，大剂量补充维生素 B_6（负荷实验）时，吡哆酸可经尿排出。

维生素 B$_6$ 尿中排泄的代谢产物最主要的一种是 4-吡哆酸。另外，大剂量补充维生素 B$_6$ 时，尿中也排出少量的吡哆醇、吡哆醛、吡哆胺和它们的磷酸化物，以及吡哆酸内酯和尿基吡哆醇复合物（维生素 B$_6$ 的尿素复合物）。维生素 B$_6$ 缺乏者的尿中检测不到 4-吡哆酸，因此，这个指标可用于维生素 B$_6$ 营养状况的临床评价。

11.3.3 营养状况评价

11.3.3.1 红细胞内需要磷酸吡哆醛的酶活性[89]

谷草转氨酶（EGOT）、天冬氨酸氨基转移酶（EAST）、丙氨酸氨基转移酶（EALT）或谷丙转氨酶（EGPT）等均需要 PLP 作为铺酶，当缺乏维生素 B$_6$ 时，体内的 PLP 水平也明显降低，这几种酶的活性将明显下降。此时补充一定量的 PLP 可激活酶的活力，可用补充 PLP 与不补充 PLP 的酶活力比值（AC 值）作为指数评价维生素 B$_6$ 的营养状况。

$$AC \text{ 值} = E\text{+PLP}/E\text{-PLP}$$

（E= EGOT、EAST、EALT 或 EGPT）。

如果被测者体内维生素 B$_6$ 比较充足，在测定过程中不论是否补充 PLP，酶的活性变化均不明显，其 AC 值明显低于维生素 B$_6$ 缺乏者。一般认为，健康人 EAST 的 AC 值 <1.8，EGPT 的 AC 值 <1.5、EAST 和 EGPT 的 AC 值 <1.25，当 AC 值大于此值则认为是维生素 B$_6$ 缺乏。

11.3.3.2 血浆中 PLP 水平[90]

血浆中 PLP 的浓度比较稳定，其浓度可代表维生素 B$_6$ 的储存情况。

11.3.3.3 色氨酸负荷试验

维生素 B$_6$ 是色氨酸转变为烟酸的关键酶犬尿氨酸酶的辅酶，当维生素 B$_6$ 缺乏时，烟酸生成受阻，尿黄酸的生成有所增加。正常人摄入 2 ～ 5g 色氨酸，尿中尿黄酸不增加，维生素 B$_6$ 缺乏者尿中尿黄酸排出量增加。负荷试验为口服 2g 色氨酸，收集 24h 尿，正常人尿中尿黄酸浓度 <65μmol/d，如果被测者的尿中尿黄酸排出量 >65μmol/d，则认为是维生素 B$_6$ 不足。

11.3.3.4 蛋氨酸负荷试验

摄入 3g 蛋氨酸，正常人尿中胱硫醚的排出正常，而维生素 B$_6$ 缺乏者的尿胱硫醚排出量明显增加，尿中胱硫醚的排出量 >350μmol/d，表明维生素 B$_6$ 缺乏。

11.3.3.5 尿中 4-吡哆酸排出量 [80]

测定尿中 4-吡哆酸（4-PA）是评价维生素 B_6 营养状况的简单方法，这种方法能迅速地反映个体摄入维生素 B_6 的水平，很好地了解被测者的膳食摄入情况，但不能代表机体的储存情况，在膳食摄入维生素 B_6 比较充足时，4-PA 排出量男性 >3.5μmol/d，女性 >3.2μmol/d，一般认为健康成人尿中 4-PA 的正常排出量应在 3.0μmol/d 以上。

11.3.4 缺乏与过量的危害

11.3.4.1 缺乏

（1）代谢变化 维生素 B_6 缺乏初期将产生代谢变化，而且这种变化会随磷酸吡哆醛辅酶活性不足而使损伤加剧。维生素 B_6 缺乏初期最常见的代谢损伤是色氨酸（Trp）向烟酸转变过程的受损，这个过程涉及磷酸吡哆醛依赖性酶——犬尿氨酸酶。在色氨酸代谢过程中，缺乏维生素 B_6 会引起 Trp→烟酸途径的中间体 3-羟基犬尿氨酸积累，导致黄尿酸产生增加，因此维生素 B_6 缺乏将阻碍 Trp→烟酸的代谢转变，而转变为黄尿酸出现于尿中。这种现象可用于维生素 B_6 的营养状况评价，即在 Trp 负荷之后，由尿排出黄尿酸的量可反映维生素 B_6 缺乏程度。

维生素 B_6 缺乏也导致蛋氨酸（Met）转变为半胱氨酸（Cys）的转硫基作用障碍，由于这个途径涉及两个磷酸吡哆醛酶（胱硫醚合成酶和胱硫醚酶），维生素 B_6 缺乏时，这些酶的活性下降，相应的影响表现为高胱氨酸尿（归因于胱硫醚转变损害）和胱硫醚尿（归因于胱硫醚裂解转变为 Cys 和 α-酮丁酸损害），口服 Met 负荷可以诊断上述代谢变化。

（2）临床表现 维生素 B_6 严重缺乏会对婴幼儿产生较大影响，包括生长发育、皮肤改变、营养性贫血和神经系统改变 [91]。

婴儿缺乏维生素 B_6 会造成生长发育迟缓甚至停止，氨基酸、蛋白质代谢异常，可能会出现骨骼畸形等改变。皮肤方面则表现为皮肤和黏膜炎症，如脂溢性及脱屑性皮炎、口腔炎、舌炎、眼炎；眼、口腔和鼻周围皮肤脂溢性皮炎，并可向面部、前额、耳后等扩展；也可导致舌炎、口炎、口唇干裂等症状。在造血功能方面，维生素 B_6 缺乏会使催化血红素合成的限速酶活性降低，影响血红蛋白的合成；且因维生素 B_6 参与一碳基团和维生素 B_{12} 与叶酸的代谢，缺乏时可引起巨幼红细胞贫血。神经精神系统方面，6 个月以内的婴儿出生后如喂养食物中缺乏维生素 B_6，可显示神经过敏、兴奋增多及频繁的全身性抽搐，导致抑郁、嗜睡、智力迟钝、振动觉及位置觉消失。在婴儿期，吡哆醇缺乏症的主要症状为全身抽搐，其他表现为末梢神经炎。惊厥发作前，有易激惹、尖声哭叫等。6 个月内的婴儿可因频繁抽搐而导致智力发育障碍。当用异烟肼治疗结核病时，可发生末梢神经炎（较多见于成人）。此外，维生素 B_6 的缺乏还常伴有一些胃肠道症状，如恶心、呕吐、腹泻等；对免疫系统也造成影响，容易发生感染。维生素 B_6 单独缺乏的情况并不常见，通常是多种维生素缺乏的综合结果。

某些罕见的家族性维生素 B_6 代谢紊乱已被确定，主要是磷酸吡哆醛依赖性酶缺乏，很多人（但不是全部）对大剂量维生素 B_6 供给有反应，并且他们通常并不明显地表现出维生素 B_6 缺乏的征兆，而表现为智力发育迟缓[92]。先天性维生素 B_6 依赖性代谢紊乱如表 11-1 所示。例如，高胱硫醚尿症，这是一种常染色体隐性遗传病，发生率为 1/344000，其主要是由 PLP-依赖酶：胱硫醚-β-合成酶缺陷引起的，结果是同型半胱氨酸代谢紊乱，显示为高同型半胱氨酸尿、高蛋氨酸尿和低胱氨酸血症。治疗可用低蛋氨酸膳食，以减少膳食引起的同型半胱氨酸积累。

表 11-1　先天性维生素 B_6 依赖性代谢紊乱

代谢紊乱	缺陷酶	临床表现	文献来源
高胱硫醚尿症	胱硫醚-β-合成酶缺陷	晶状体浑浊、血栓形成、骨骼和结缔组织畸形、智力发育迟缓、骨质疏松，严重的可致死	Levy 等，1975[93]
胱硫醚尿症	胱氨酸-γ-裂合酶缺乏	智力发育迟缓	Levy 等，1975[93]
γ-氨基丁酸缺乏症	谷氨酸脱羧酶缺乏	神经系统疾病	Perry 等，1979[94]
铁粒幼红细胞贫血	δ-氨基γ-酮戊酸合成酶缺乏	贫血、胱硫醚尿和黄尿酸尿	韩潇等，2022[95]

吡哆醇依赖的癫痫病是很少见（大约 1/500000）的遗传病，其基因的遗传位点尚不清楚，特征是新生儿癫痫，有时伴随有异常行为和呕吐；这些婴儿的血浆和红细胞中 PLP 浓度正常，通过静脉给予吡哆醇（100 ～ 500mg）可终止癫痫症状，并且通过每天补充吡哆醇（0. 2 ～ 3.0mg/kg 体重）可完全控制这种病症[75]。有人认为谷氨酸脱羧酶活性降低是引起癫痫的原因，但尚未得到证实。

除此之外维生素 B_6 缺乏将损害细胞介导的免疫反应，对淋巴细胞增殖产生不利影响；维生素 B_6 缺乏也可使妇女出现经前期综合征和腕关节综合征的亚临床表现[96]。

11.3.4.2　过量

维生素 B_6 的毒性相当低，当摄入过量的维生素 B_6 时，多余的维生素 B_6 经尿排出，故发生毒性作用的风险很低[97]。动物实验的结果表明，给予大剂量维生素 B_6 是有毒性的，可造成动物的神经系统异常。有报道显示，用大剂量维生素 B_6（>2g/d）可造成神经性疾患[98]，口服 2 ～ 6g/d 维生素 B_6 持续 4 个月以上可发生共济失调、远侧肢体定位与摆动感觉异常，触觉、温觉异常，腱反射消失等感觉神经性疾患。维生素 B_6 中毒的很多征兆与维生素 B_6 缺乏的征兆相似，有人提出这种病症的代谢基础涉及组织水平的磷酸吡哆醛耗竭。维生素 B_6 中毒患者在停止摄入维生素 B_6 后，大部分可恢复正常。目前还没有关于人体摄入大剂量维生素 B_6 对中枢神经系统影响的报道。

11.3.5　参考摄入量制定方法

11.3.5.1　0～6月龄婴儿

0～6月龄婴儿的 AI 一般是采用营养状况良好的健康母亲足月产、纯母乳喂养的健康婴儿的平均摄入量推算，即通过母乳提供的维生素 B_6 的量计算[99]。由于伦理上禁止对婴儿进行营养素摄入不足的试验，目前尚不清楚由母乳获得的营养素究竟达到什么范围就超过婴儿的实际需要量[97, 100]。WHO、加拿大儿科学会、美国儿科学科学院、美国医学研究所及世界上许多专家组都多次强调纯母乳喂养是正常足月产婴儿 6 月之内最完美的喂养方法。根据纯母乳喂养确定 0～6月龄婴儿维生素 B_6 的 AI 方法符合上述建议[22]。中国居民膳食营养素参考摄入量 DRIs 按照母乳摄入量 750mL/d（780g/d）计算 0～6月龄婴儿的 AI：

$$AI= 母乳营养素浓度 \times 0.75L/d$$

11.3.5.2　7～12月龄婴儿

7～12月龄的婴儿开始添加辅食，由纯母乳喂养逐渐向固体食物喂养为主过渡。这一时期的营养素 AI 由两部分组成：① 0.6L 母乳中所含的营养素，因为此年龄阶段的婴儿平均每日摄入 0.6L 母乳；②辅食中所提供的营养素。在没有辅食资料的情况下，其 AI 按代谢体重法分别从小婴儿推算和成人数据推算，再取 2 个结果的平均值，推算方法如下。

（1）由 0～6月龄婴儿的 AI 推算到 7～12月龄婴儿 AI 的方法。

因为都是处在生长发育快速时期的婴儿，所以计算时不再考虑生长系数。

$$AI_{7～12月} = AI_{0～6月} \times (体重_{7～12月} / 体重_{0～6月})^{0.75}$$

（2）由成年人的 AI 推算到 7～12月婴儿的 AI 的方法。

$$AI_{7～12月} = AI_{0～6月} \times (体重_{7～12月} / 体重_{0～6月})^{0.75} \times (1+ 生长系数)$$

注：0.5～4 岁儿童生长系数为 0.30。

（3）将从小婴儿推算和成人推算的 2 个结果求得平均值，即为 7～12月婴儿的 AI。

11.3.5.3　12～36月龄儿童

由成人的 AI 推算儿童的 AI，推算公式如下。

（1）成人 AI 资料以每日需要量（mg/d）表达时，推算公式如下。

$$AI_{儿童}=AI_{成人}×（体重_{儿童}/体重_{成人}）^{0.75}×（1+生长系数）$$

注：0.5～4 岁儿童生长系数为 0.30。

（2）成人 AI 资料以平均每千克体重需要量［mg/（kg·d）］表达时，先根据成人体重换算为每日需要量（mg/d），再按照上述公式推算。

（3）成人 AI 资料以平均每千卡能量的需要量（mg/kcal）（1kcal=4.184kJ）表达时，推算公式如下。

$$AI_{儿童}＝AI_{成人}×（能量_{儿童}/能量_{成人}）$$

11.3.6　不同国家/国际组织建议的参考摄入量

不同国家/国际组织建议基于可利用的不同基础数据，制定了婴幼儿维生素 B_6 的适宜摄入量，结果汇总于表 11-2。

表 11-2　不同国家/国际组织建议婴幼儿维生素 B_6 适宜摄入量（AI）　　　单位：mg/d

地区/国家	0～6 月龄	7～12 月龄	12～36 月龄
中国[101]	0.1	0.3	0.6
美国[102]	0.1	0.3	0.5
欧盟（欧洲食品安全局）[100]	—	0.3	0.6
欧盟（WHO）①[103]	—	0.4	0.7
英国（WHO）②[103]	0.2	0.3（7～9 月龄） 0.4（10～12 月龄）	0.7
英国（公共卫生部）[104]	—	—	0.7
荷兰	—	—	1.0
加拿大[39, 105]	0.1	0.3	0.5

① WHO 关于欧洲地区婴幼儿维生素 B_6 的推荐摄入量。

② WHO 关于英国婴幼儿维生素 B_6 的推荐摄入量。

11.3.7　展望

母乳是婴儿出生后最初 6 个月内维生素 B_6 的唯一来源，在 7～36 月龄的婴幼儿维生素 B_6 来源中也占了一定比例。母乳中维生素 B_6 的主要存在形式是吡哆醛，也含有少量的 5′-磷酸吡哆醛、吡哆胺和吡哆醇，基于母乳对婴幼儿的重要性，接下来应将重点放在建立我国母乳成分数据库，并据此科学估计婴幼儿维生素 B_6 需要量、适宜摄入量、制定我国婴幼儿配方食品标准、指导适合我国婴幼儿生长发育特点的配方食品和特殊医学用途配方食品研发，促进婴幼儿健康成长。

（刘丹）

11.4　维生素 B_{12}

维生素 B_{12}（vitamin B_{12}）是一种水溶性维生素，化学全名为 Coα-［α-(5,6-二甲基苯并咪唑基)］-Coβ 氰钴酰胺，氰钴胺为其简称。由于维生素 B_{12} 含有矿物质钴，具有维生素 B_{12} 活性的化合物统称为"钴胺素"，其家族成员主要包括氰钴胺、甲钴胺、腺苷钴胺和羟钴胺。1963 年英国科学家 Hodgkin 发现了维生素 B_{12} 的结构，并因此获得了诺贝尔奖[106]。

甲基钴胺素和 5-脱氧腺苷钴胺素是维生素 B_{12} 的代谢活性形式，参与维持神经和血液系统的正常功能。维生素 B_{12} 是唯一含有金属元素（钴）的水溶性维生素，自然界中的维生素 B_{12} 由微生物合成，高等动植物不能合成维生素 B_{12}。维生素 B_{12} 也是唯一需要肠道因子帮助才能被吸收的维生素。

维生素 B_{12} 与人体健康息息相关。维生素 B_{12} 是蛋氨酸合成酶和 L-甲基丙二酰基-CoA 变位酶两种酶的辅助因子[107]，参与蛋白质、脂肪和碳水化合物等生物大分子在体内的转化和利用，在造血系统中促进红细胞的发育和成熟，使机体造血功能处于正常状态，而且参与脱氧核糖核酸合成；对于中枢神经系统和外周神经系统健康，以及对于消除烦躁不安和增强记忆维生素 B_{12} 都是不可缺少的[108]。

11.4.1　结构和功能

咕啉 (corrin) 的结构类似卟啉，但没有连接成完全共轭结构，金属离子钴位于咕啉环中，有四个配位键由咕啉环提供，第五个由二甲基苯并咪唑基团提供。第六个配位位点是其反应中心，可以与不同的基团结合，产生钴胺素的四种形式：与氰结合的氰钴胺素（氰钴胺）、与羟基结合的羟基钴胺素（羟钴胺）、与甲基结合的甲基钴胺素（甲钴胺），以及与 5-脱氧腺苷结合的辅酶 B_{12}（腺苷钴胺）。维生素 B_{12} 是钴胺素与氰基集合构成的（图 11-4），其分子式中的氰基可由其他基团替代，形成其他功能形式。包括腺苷钴胺（腺苷基）和甲基钴胺（甲基）等，甲钴胺和腺苷钴胺是体内两种重要辅酶，参与维持神经和血液系统的正常功能。

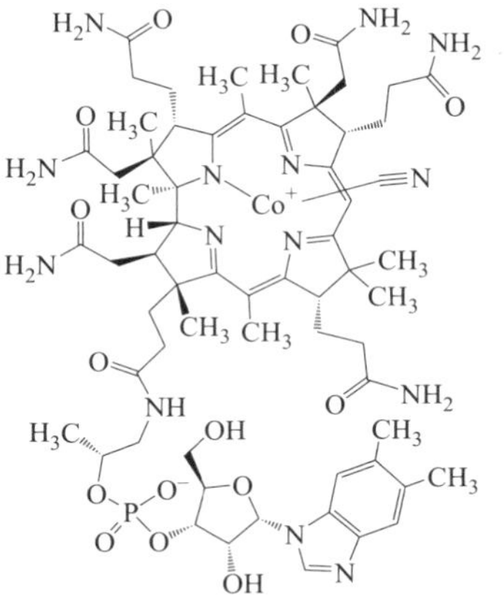

图 11-4 维生素 B$_{12}$ 结构图

    维生素 B$_{12}$ 为红色针状晶体，无臭无味，可溶于水和乙醇，不溶于三氯甲烷和乙醚，结构性质相对稳定，遇到强光或紫外线易被破坏。

11.4.2　生理和代谢

11.4.2.1　生理功能

    （1）作为甲基转移酶的辅助因子，参与蛋氨酸循环　蛋氨酸在蛋氨酸腺苷转移酶的催化下，与 ATP 作用，生成 S 腺苷蛋氨酸（SAM）。SAM 在甲基转移酶的催化下，可将甲基转移给另一物质，SAM 即变为 S 腺苷同型半胱氨酸。后者脱去腺苷，生成同型半胱氨酸。同型半胱氨酸由 5-甲基四氢叶酸供给甲基，生成蛋氨酸，形成蛋氨酸循环。甲基钴胺素是蛋氨酸合成酶的辅酶，缺乏钴胺素会导致蛋氨酸循环中断，甲基四氢叶酸和同型半胱氨酸累积，维生素 B$_{12}$ 在维持细胞和循环水平同型半胱氨酸平衡中起着重要作用。

    （2）甲基丙二酰辅酶 A 异构酶的辅酶　维生素 B$_{12}$ 作为甲基丙二酰辅酶 A 异构酶的辅酶参与甲基丙二酸-琥珀酸的异构化反应。当维生素 B$_{12}$ 缺乏时，甲基丙二酰辅酶 A 异构酶功能受损，甲基丙二酸辅酶 A 通过非维生素 B$_{12}$ 依赖性丙二酰辅酶 A 水解酶的作用，转变为甲基丙二酸，血清中甲基丙二酰辅酶 A 及其水解产物甲基丙二酸与 α-甲基柠檬酸含量均升高，尿中甲基丙二酸排出量增多。

    （3）保护叶酸在细胞内的转移和贮存　维生素 B$_{12}$ 与叶酸一起合成蛋氨酸和胆碱，产生嘌呤和嘧啶的过程中合成氰钴胺甲基前体物质，如甲基钴胺和辅酶 B$_{12}$，参与许多重要化合物的甲基化过程。当维生素 B$_{12}$ 缺乏时，会影响蛋氨酸循环，导致甲基在细胞内聚集，降低叶酸利用效率。

（4）保护神经功能　乙酰胆碱、儿茶酚胺等神经递质的合成均需要蛋氨酸参与，当维生素 B_{12} 缺乏时，蛋氨酸循环受阻，神经递质生成障碍；另一方面丙酸代谢也需要维生素 B_{12} 参与，当维生素 B_{12} 缺乏时，会引起甲基丙二酸（MMA）升高，抑制脂肪酸合成，髓鞘质变得脆弱，容易发生脱髓鞘，最终导致脊髓的亚急性联合变性。

11.4.2.2　消化吸收

维生素 B_{12} 进入消化道后，与胃黏膜分泌的糖蛋白内因子（IF）结合，形成 VB_{12}-IF 复合物，该复合物对胃蛋白酶较稳定，进入肠道后附着在回肠内壁黏膜细胞的受体上，在肠道酶的作用下，内因子释放出维生素 B_{12}，由肠黏膜细胞吸收。若肠胃功能异常，缺乏内因子，则维生素 B_{12} 易被肠内细菌及寄生虫获取，导致摄入的维生素 B_{12} 不能被人体吸收利用，这种情况下即使膳食中来源充足也容易出现维生素 B_{12} 缺乏症状。植物性食物基本不含维生素 B_{12}，所以素食者中维生素 B_{12} 缺乏较为常见[109]。

维生素 B_{12} 被肠道吸收后即进入血液循环，与转运蛋白结合后，转运到细胞表面具有相应特异性受体组织。如肝、肾、骨髓、红细胞、胎盘等。吸收率受年龄、妊娠以及甲状腺功能的影响，一些药物及维生素 B_6、铁等营养状况也会影响到维生素 B_{12} 的吸收。

11.4.2.3　维生素 B_{12} 缺乏

婴儿期是人类出生后第一个生长发育高峰，维生素 B_{12} 的需要量较高，婴儿维生素 B_{12} 缺乏的诊断具有一定难度，因为婴儿的症状可能是非特异性的，很难及时发现，部分原因是这个年龄组正常情况下的发育差异很大。婴幼儿钴胺素缺乏症的症状和长期预后因发生的年龄而异，并取决于缺乏的严重程度和持续时间。对于严重的母体钴胺素缺乏，出生时婴儿的症状可能很明显；然而，在大多数患者中，尤其是母亲维生素 B_{12} 缺乏可能临床表现轻微（边缘性缺乏），可导致婴儿维生素 B_{12} 缺乏未被及时发现，症状一般在 4～8 月龄时显现，有些缺乏症状甚至需要几年才能出现。

（1）神经症状　边缘性钴胺素缺乏的婴儿可能有神经症状，但没有任何血液学的异常。婴儿维生素 B_{12} 缺乏出现的神经症状包括张力减退、头部控制不足，转身、坐、爬、走路等大运动发育延迟，以及眼神交流和微笑减少，表现冷漠或易怒等情绪症状。患有严重钴胺素缺乏症的婴幼儿还可能出现震颤、抽搐、肌肉痉挛等症状。颅脑磁共振成像（MRI）显示，婴儿钴胺素缺乏症会导致髓鞘形成延迟、额顶皮质萎缩等。另有研究显示，维生素 B_{12} 缺乏的儿童手指、脚趾、大腿内侧、手臂和腋下出现棕黑色色素沉着过度等 [110]。

（2）高同型半胱氨酸血症　维生素 B_{12} 参与同型半胱氨酸的甲基化代谢过程，维生素 B_{12} 和叶酸均与血液中同型半胱氨酸浓度呈负相关，维生素 B_{12} 缺乏时抑制蛋氨酸合成酶的作用，使蛋氨酸合成受阻。同型半胱氨酸堆积在体内形成高同型半胱氨酸血症 [11]。糖尿病视网膜病变人群中，维生素 B_{12} 缺乏与高同型半胱氨酸相关，且维生素 B_{12} 可能是糖尿病视网膜病变的一个独立危险因素 [111]。

（3）贫血　有研究结果显示，当血浆维生素 B_{12} 浓度大于 300pmol/L 且血浆同型半胱氨酸低于 7.5μmol/L 时，微核形成最小化 [112]。维生素 B_{12} 缺乏导致的贫血可能从轻度到重度不等，伴有运动疲劳、呼吸困难、心悸和面色苍白症状。所有细胞系都会受到影响，包括巨细胞贫血、白细胞计数低或中性粒细胞减少症以及血小板减少症。

（4）缺乏原因　维生素 B_{12} 缺乏的原因包括维生素 B_{12} 吸收不良、胃肠道手术、长期使用某些药物，以及长期素食等。2013 年中国居民营养与健康状况监测报道我国 2 岁以下儿童母亲维生素 B_{12} 缺乏率为 2.7% [113]。维生素 B_{12} 缺乏母亲乳汁中维生素 B_{12} 含量不足，妊娠期维生素 B_{12} 缺乏可能会导致新生儿维生素 B_{12} 储存不足。某些先天性疾病，如遗传性内因子缺陷和先天性维生素 B_{12} 吸收不良［维生素 B_{12} 选择性吸收障碍综合征（Imerslund-Gräsbeck 病）］，也会导致严重的维生素 B_{12} 缺乏。

11.4.3　营养状况评价

虽然还没有一个理想的指标来衡量维生素 B_{12} 缺乏，目前常用的评价方法包括血清钴胺素、血浆甲基丙二酸、血清全反钴胺、血浆同型半胱氨酸水平等。

11.4.3.1　血清钴胺素

血清中维生素 B_{12} 的测定是评估维生素 B_{12} 营养状况最常用的指标，维生素 B_{12} 实际上是测量血清钴胺素的水平。但血清钴胺素的正常水平尚不完全清楚。血清维生素 B_{12} ＜ 148pmol/L 足以诊断 97% 的维生素 B_{12} 缺乏症患者，因此大多数研究将低于正常的血清或血浆值定义为低于 148pmol/L [114]。

11.4.3.2　饱和转钴胺素蛋白

血清饱和转钴胺素 Ⅱ（holo TC Ⅱ）是维生素 B_{12} 的转运形式，可采用免疫测定法测定该指标。低水平的饱和转钴胺素蛋白是维生素 B_{12} 状态受损的更可靠标志物。该指标可能是维生素 B_{12} 耗竭的最早标志物 [115]。与甲基丙二酸联合检测特异性更高 [116]。

11.4.3.3　甲基丙二酸（methylmalonic Acid, MMA）

维生素 B_{12} 是 MMA 转化为琥珀酰辅酶 A 的辅助因子，如果维生素 B_{12} 缺乏，则 MMA 会发生蓄积。因此，MMA 水平升高是组织中维生素 B_{12} 缺乏的一个指标。高水平血浆 MMA 通常表明钴胺素缺乏，因此有研究建议，如果患者血清维生素 B_{12} 水平低于 148pmol/L，则应检查患者的血清 MMA 水平，以确认维生素 B_{12} 缺乏的诊断[117]。

11.4.3.4　总同型半胱氨酸

在维生素 B_{12} 缺乏的早期，可出现血浆总同型半胱氨酸水平升高，因此被认为是一种敏感但非特异性的维生素 B_{12} 缺乏标志物，在叶酸缺乏、维生素 B_6 缺乏、肾衰竭和甲状腺功能减退症中也会出现血浆总同型半胱氨酸水平的升高。维生素 B_{12} 缺乏的最初特征是血清全反式钴胺增加，随后是甲基丙酸和总同型半胱氨酸含量的增加，因此，也有人认为，在生命早期的 2 年内，同型半胱氨酸水平是评价维生素 B_{12} 营养状况的可靠标志[118]。

11.4.4　来源

维生素 B_{12} 营养状况良好的产妇，其分娩的新生儿肝脏中储存有 25 ～ 35μg 的维生素 B_{12}，如果妊娠期维生素 B_{12} 营养状况较差或缺乏，则新生儿体内维生素 B_{12} 的储存量会显著降低。纯母乳喂养婴儿主要从母乳中获取所需维生素 B_{12}。初步研究结果显示，乳腺上皮细胞表面对转钴胺 Ⅱ-B_{12} 复合物具有高亲和力，乳腺可能通过受体介导的内吞作用从母体循环中获取维生素 B_{12}，但维生素 B_{12} 是如何从乳腺腺泡分泌到乳汁中尚不明确[119-120]。维生素 B_{12} 结合蛋白在母乳中的含量约为乳母血清中含量的 100 倍，且主要是不饱和维生素 B_{12} 结合蛋白[121]。此外，母乳中微生物含有一些已知的可产生维生素 B_{12} 的细菌[122]。成熟乳中含有钴元素，这些与母乳中维生素 B_{12} 含量是否相关目前尚不清楚[123]。母亲维生素 B_{12} 状况是胎儿在宫内和生后维生素 B_{12} 状况的一个重要决定因素：母乳喂养婴儿的维生素 B_{12} 状况明显低于非母乳喂养的婴儿[124]。

对于母乳喂养的婴幼儿来说，断乳后动物食物摄入量低是维生素 B_{12} 缺乏的主要危险因素。维生素 B_{12} 天然存在于动物来源的食物中，包括鱼、肉、家禽、蛋和乳制品[5]。食物中维生素 B_{12} 的估计生物利用率因给予维生素 B_{12} 剂量的不同而不同，因为当超过内因子的载荷时（1 ～ 2μg 的维生素 B_{12}），吸收量会急剧下降[125]。生物利用率也因食物来源的类型而异。例如，乳制品中维生素 B_{12} 的生物利用率约是肉、鱼和家禽中维生素 B_{12} 生物利用率的 3 倍，而膳食补充剂中的维生素 B_{12} 生物利用率约比食物中的高 50%，此外，强化早餐谷物和强化营养酵母也是维生素 B_{12} 的良好来源，具有较高的生物利用率。

11.4.5　参考摄入量制定方法

WHO 建议 0 ～ 6 月龄婴幼儿应纯母乳喂养，目前，在维生素 B_{12} 摄入量充足的母亲纯母乳喂养婴儿中没有维生素 B_{12} 缺乏的相关临床报道。因此在制定 0 ～ 6 月龄婴儿维生素 B_{12} 等多种微量营养素适宜摄入量（AI）时，均根据母乳中平均含量和婴儿母乳平均摄入量进行推算。但各国采用的母乳中维生素 B_{12} 平均含量数值有所不同。例如，我国根据母乳中维生素 B_{12} 含量为 0.42μg/L，婴儿平均每日母乳摄入量以 0.75L 计算，0 ～ 6 月龄婴儿维生素 B_{12} 的 AI 值为 0.42μg/L×0.75L=0.315μg/d。建议用 0.3μg/d 作为 0 ～ 6 月龄婴儿维生素 B_{12} 的 AI。WHO/FAO 采用的是 0.75 L/d 的母乳摄入量和 0.4μg/L 的平均母乳维生素 B_{12} 含量；美国采用的是前 6 个月 0.78L/d 的平均母乳摄入量和 0.42μg/L 的平均母乳维生素 B_{12} 含量，0 ～ 6 月龄母乳喂养婴儿的维生素 B_{12} AI 为 0.33μg/d，建议为 0.4μg/d。荷兰卫生委员会（2003 年）基于 0.8L/d 的母乳摄入量和 0.45μg/L 的母乳维生素 B_{12} 平均浓度，提出 6 月龄以下婴儿 AI 为 0.4μg/d。7 ～ 12 月龄婴儿维生素 B_{12} 适宜摄入量均根据 0 ～ 6 月龄婴儿和成人代谢体重法外推，取均值得到；1 ～ 3 岁年龄组维生素 B_{12} 平均需要量均是利用成人代谢体重法外推计算得出。

11.4.6　不同国家 / 国际组织建议的参考摄入量

通过日常膳食提供 5 ～ 30μg/d 的维生素 B_{12}，其中 1 ～ 5μg 被吸收。英国政府建议成人每天应摄入 1.5μg 维生素 B_{12}，欧盟建议 1μg，美国建议 2.4μg[126]。人体维生素 B_{12} 的储存量相对较高，为 1 ～ 5mg（是一天通常消耗量的 1000 ～ 2000 倍）。因此，在储存量耗尽后的几年内，由于摄入量或吸收量减少而导致的维生素 B_{12} 缺乏可能不会很快地表现出来。一般 6 月龄以内的婴儿所需的大部分营养素都是通过母乳中该营养素的含量来估计，然而，由于个体之间泌乳量和成分存在差异，以及哺乳期间、白天甚至喂养期间的母乳成分变化，还有研究发现哺乳前的母乳中维生素 B_{12} 含量略低于哺乳完成后，哺乳的过程会刺激母亲分泌钴胺素[127]，确定母乳喂养婴儿的实际摄入量相当复杂。此外，母乳和婴儿配方奶粉中维生素 B_{12} 的生物利用度及其代谢也不同，母乳喂养婴儿的维生素 B_{12} 摄入量可能并不完全适用于非纯母乳喂养婴儿[125]，非纯母乳喂养婴儿维生素 B_{12} 的需要量需要更进一步探究。据估计，婴儿每天需要大于 0.1μg 维生素 B_{12} 来支持组织合成和神经系统发育 [39]。综合母乳中维生素 B_{12} 含量，不同国家、地区和国际组织建议的维生素 B_{12} 适宜摄入量见表 11-3。

表 11-3　不同国家、地区制定和国际组织维生素 B_{12} 适宜摄入量　　单位：μg/d

月龄	WHO/FAO[37]	美国/加拿大[39]	澳大利亚/新西兰[128]	英国[55]	欧盟[129]	印度[130]
0～5 月龄	0.4	0.4	0.4	0.3	—	—
6～11 月龄	0.5	0.5	0.5	0.4	1.5	0.2
1～3 岁	0.9	0.9	0.9	0.5	1.5	0.2～1.0

注："—"，未制定相应标准。

11.4.7　展望

目前，已有证据表明维生素 B_{12} 会影响婴幼儿大脑和神经的发育，但缺乏较为理想的评估维生素 B_{12} 在健康足月儿神经系统发育过程中发挥作用的生物学指标，维生素 B_{12} 边缘性缺乏对婴幼儿大脑和神经发育产生的不良结果以及不同维生素 B_{12} 水平对成年期造成的长期影响，都是衡量婴幼儿维生素 B_{12} 需要量的关键指标。此外，维生素 B_{12} 在体内的生物利用度与肠道内菌群相关，肠道菌群失调会引起维生素 B_{12} 缺乏 [131]。婴幼儿分娩方式、月龄、不同的喂养方式等都会影响其肠道菌群定植，需要更多的 RCT 研究来确定哪些菌群可以影响婴儿体内维生素 B_{12} 的生物利用度以及作用机制，找到更加便捷的方法测定婴幼儿胃肠道维生素 B_{12} 吸收率，从而更加精确判定其需求量和制定推荐摄入量。

（毕烨）

11.5　叶酸

早在 1931 年，印度孟买产科医院的医生 Lucy Wills 博士发现，酵母或肝脏抽提物可以改善妊娠妇女的巨幼红细胞贫血，因此认为这些抽提物中含有某种抗贫血因子；1935 年，有人在酵母和肝脏浓缩物中发现了抗猴子贫血的因子，取名为维生素 M；1939 年，又有人在肝中发现了抗鸡贫血的因子，称为维生素 Be。1941 年，美国学者 Mitchell 等在菠菜中发现了乳酸链球菌的一个生长因子，因主要来源于植物叶，故命名为叶酸。1945 年，Angier 等在合成蝶酰谷氨酸时发现上述物质均为叶酸，而且他们还完成了叶酸结构的测定 [132]。

叶酸属于水溶性 B 族维生素，也被称为维生素 B₉，其化学名称为蝶酰谷氨酸，由蝶啶、对氨基苯甲酸和谷氨酸结合而成。天然存在的叶酸大多是还原形式，叶酸重要的生理功能是作为一碳单位的载体参与代谢，是体内嘌呤合成的必需物质，而嘌呤是 RNA 和 DNA 的重要结构成分，参与到细胞的增殖与分化；同时，叶酸还是甲基的主要来源，参与表观遗传甲基化反应，影响婴幼儿认知和情绪发育[133]；参与同型半胱氨酸转化，减少同型半胱氨酸在体内的蓄积；叶酸是晶状体发育所必需的代谢物，与婴幼儿视力发育息息相关。因此，在生命早期快速生长发育阶段叶酸的作用尤为重要。美国自 1998 年开始实施叶酸强化谷物食品政策，2009 年我国出台《增补叶酸预防神经管缺陷项目管理方案》，提出要为城乡育龄女性免费发放叶酸补充剂。

11.5.1 结构和功能

叶酸是一组与蝶酰谷氨酸功能和化学结构相似的一类化合物的统称，由一个 2-氨基-4 羟基蝶啶通过一个亚甲基桥与对氨基苯甲酸相邻结成为蝶酸（蝶呤酰），再与一个或多个谷氨酸分子结合而成。化学名称为蝶酰谷氨酸（pteroylglutamic acid），分子式为 $C_{19}H_{19}N_7O_6$，相对分子质量 441.4。叶酸的结构式见图 11-5。

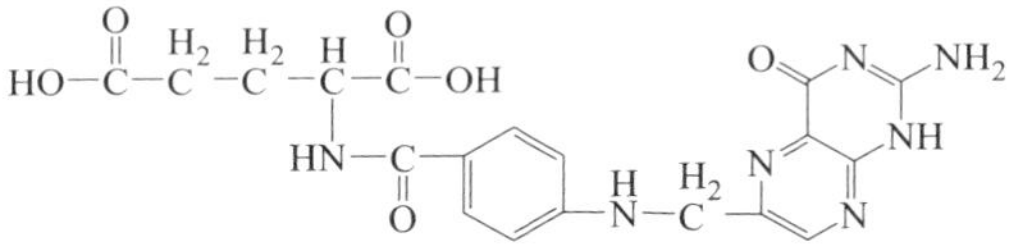

图 11-5 叶酸结构式示意图

叶酸为黄色或橙黄色结晶状粉末，无臭无味，不溶于冷水，稍溶于热水，其钠盐溶于水，微溶于甲醇，不溶于酒精、乙醚及其他有机溶剂。叶酸在碱性和中性溶液中对热稳定，在酸性溶液中不稳定，在 pH < 4，温度超过 100℃的溶液中即可分解。因此，叶酸需要密封、避光、低温保存。食物中的叶酸经烹饪后损失率为 50% ～ 90%，但食物中抗坏血酸含量较高时，叶酸的损失可相应减少。

11.5.2 生理和代谢

11.5.2.1 吸收和代谢

叶酸的吸收过程是由载体介导的主动转运过程，受 pH 值、存在形式等因素影响，最适合吸收的 pH 值为 5.0 ～ 6.0。母乳中叶酸结合酶活性低于血浆中的含量，而且乳腺上皮细胞可以转换叶酸并合成多谷氨酸盐，因此母乳中叶酸主要是以多谷氨酸盐的形式存在，包括还原型叶酸的多聚谷氨酸盐，以及 5-亚甲基四氢叶酸 [134]。膳食中的叶酸主要以聚谷氨酸 5-甲基四氢叶酸的形式存在，在肠道内被小肠黏膜上皮细胞分泌的蝶酰-L-谷氨酸羟基肽酶水解转化为蝶酰单谷氨酸形式。

进入体内的叶酸主要在肝脏进行代谢转化，叶酸以单谷氨酸形式转运到细胞中，在细胞内，叶酸单谷氨酸盐通过链接不同长度的聚谷氨酸肽形成多种辅助因子 [135]，参与一种或多种生物合成途径，其中 5-甲基四氢叶酸是体内叶酸的主要形式，通过门静脉循环进入肝脏，在肝脏中通过合成酶作用重新转变成多谷氨酸衍生物后贮存 [136]。维生素 C 和葡萄糖可以促进叶酸吸收，n-3 多不饱和脂肪酸可通过调控叶酸通路关键酶的表达从而促进叶酸代谢 [137]。

叶酸分解代谢首先是氧化裂解，对氨基苯甲酸在肝内部分乙酰化，然后以乙酰氨基苯甲酰谷氨酸的形式经尿中排出。从胆汁中排出的叶酸可以在小肠被重吸收，排出的量较少。

11.5.2.2　生理功能

叶酸主要生理功能是作为一碳单位的载体参与代谢。一碳单位是指只含一个碳原子的有机基团，这些基团通常由其载体携带参加代谢反应。这些含一个碳原子的基团称为一碳单位（C1 unit 或 one carbon unit）。有关一碳单位生成和转移的代谢称为一碳单位代谢。一碳单位不能游离存在，通常与四氢叶酸（tetrahydrofolic acid, FH$_4$）的 N 位结合而转运或参加生物代谢，经二次还原叶酸可转变为活性辅酶形式——FH$_4$。两次还原均由二氢叶酸还原酶（dihyclrofolate reductase）所催化。叶酸携带的一碳单位功能与许多重要的生化过程密切相关。

（1）对神经系统的作用　在胎儿早期大脑就开始发育，并一直延续到出生以后，尤其是从妊娠到出生后两年，是大脑皮质和皮质下灰质快速生长和发育的关键时期。叶酸作为一碳单位代谢的重要辅助因子，参与 DNA 与 RNA 合成以及 DNA 甲基化过程。DNA 甲基化也被认为对发育中神经元回路的稳定性和可塑性发挥作用，而神经元回路是儿童期大脑发育的关键部分，叶酸摄入不足可引起 DNA 甲基化的改变，从而导致胎儿大脑发育受损 [138]。同时，叶酸缺乏会导致同型半胱氨酸的蓄积，降低神经细胞数量，影响与记忆相关神经的发育 [139]。视网膜中同型半胱氨酸含量增加可导致视网膜神经元死亡，并改变视网膜内外层的结构，影响婴幼儿视觉功能发育，导致婴幼儿发生营养不良性弱视 [140]。

（2）对消化系统的作用　叶酸参与核酸和蛋白质合成，若叶酸缺乏，则一碳单位的传递受阻，核酸合成及氨基酸代谢均受到影响，因此叶酸对于细胞分裂和组织生长具有极其重要的作用，叶酸缺乏时会导致口腔黏膜溃疡、消化道黏膜萎缩性改变等一系列由于细胞分裂组织生长受限而导致的消化系统黏膜性疾病。

（3）对免疫系统的作用　人类有四种叶酸受体亚型（α、β、γ 和 δ），它们具有组织特异性。FRδ，也称为叶酸受体 4（Folr4），最新研究表明，它在调节性 T 细胞（Treg 细胞）上具有高的组成性表达[141]，并可能控制免疫应答反应[142]。

（4）对血液系统的作用　红细胞的形成需经过有核幼细胞、无核网织红细胞到成熟红细胞的成熟过程，是体内更新较快的细胞。叶酸作为一碳单位参与 DNA 的合成，促进骨髓中幼红细胞分类增殖。若叶酸不足，会引起红细胞核发育落后于细胞质，但因其细胞质的血红蛋白合成不受影响，则红细胞体积变大，形成巨幼红细胞。

11.5.2.3　婴幼儿叶酸缺乏原因

（1）摄入量不足　目前主要见于 0 ～ 6 月龄非母乳喂养婴儿和未能及时添加辅食的婴儿，尚未见纯母乳喂养足月儿的叶酸缺乏报告。婴儿叶酸体内储备不足或叶酸摄入量不足，则会在生后几周内出现缺乏症状。我国早年有研究显示，发生叶酸缺乏及伴有贫血的高峰年龄为 6 ～ 18 月龄[143]，此期恰为断乳期前后，易因辅食添加和质量不足导致婴幼儿叶酸摄入量不足。

（2）需要量增加　多见于 6 ～ 18 月龄的婴幼儿。这个时期的婴儿生长发育迅速，对营养物质需求量增加，如果不能在这个时期及时添加辅食，或者辅食添加的种类不当（数量少和质量差）、烹饪方式不当等都会导致婴儿叶酸缺乏。

（3）吸收障碍　婴幼儿腹泻、坏死性小肠结肠炎等胃肠道疾病都会影响叶酸的吸收，导致体内叶酸缺乏，引起婴幼儿出现叶酸缺乏症状。

（4）维生素 C 缺乏　维生素 C 和葡萄糖可促进叶酸吸收。当维生素 C 缺乏时，一方面会导致叶酸转化为活性四氢叶酸过程受阻，另一方面维生素 C 和叶酸都参与酪氨酸代谢，当维生素 C 缺乏时，会导致机体对叶酸需要量增加，加重叶酸不足。

（5）锌缺乏　动物实验研究表明，锌缺乏可降低叶酸结合酶的活性，并可能降低结合酶的含量，从而导致叶酸吸收率降低。

（6）药物影响　一些抗惊厥药物（如苯妥英钠）可少量进入乳汁，在用药 3.5h 后，母乳中苯妥英钠含量达到峰值，若哺乳期婴儿长期暴露于该环境中可能会影响其叶酸在体内代谢，导致神经发育受到影响。

（7）遗传因素　亚甲基四氢叶酸还原酶（MTHFR）基因某些点位变异会导致酶活性不同程度的降低，影响体内叶酸的代谢转化。

（8）早产　缺铁性贫血是最常见和最普遍的疾病，叶酸水平随早产儿日龄的增加而逐渐下降[144]。早产儿各器官发育不成熟，使其消化吸收能力弱但生长发育速度快，生长需要的加快易发生叶酸缺乏。

11.5.3 营养状况评价

11.5.3.1 叶酸摄入量

摄入量是评价叶酸营养状况的基础，包括天然食物、强化食物以及补充剂等各种来源的叶酸摄入情况。采用膳食回顾法、称重记录法等常用膳食摄入量调查方法结合食物成分数据库可以获得叶酸摄入量。根据婴幼儿食物摄入的特点，采用称重记录法可能会获得更为准确的膳食摄入量，从而估计叶酸摄入情况。

11.5.3.2 生化指标

1968 年，WHO 首次提出将血清叶酸浓度和红细胞叶酸浓度用于评估各年龄组叶酸营养状况的阈值。2005 年对阈值进行了修订，以反映基于代谢指标的叶酸缺乏状况。

（1）血清叶酸含量 一般认为血清叶酸水平是衡量近期叶酸摄入量的指标，但仅凭单次测定并不足以鉴别膳食叶酸短暂性摄入不足与慢性叶酸缺乏。如果同一受试者一个月内重复测得血清叶酸含量偏低，则提示存在低叶酸血症或叶酸贮存量耗尽。血清叶酸含量＜ 10nmol/L（4ng/mL）；或红细胞叶酸储备＜ 340nmol/L（151ng/mL）时，表示叶酸缺乏。

（2）红细胞叶酸含量 由于红细胞寿命长达 120 天，仅在红细胞生成过程中才会蓄积叶酸，红细胞叶酸含量受近期叶酸摄入量的影响较少。因此，测定红细胞叶酸浓度主要用于了解个体长时间的叶酸水平。当红细胞叶酸含量＜ 340nmol/L（151ng/mL）时，表明缺乏。《中国临床合理补充叶酸多学科专家共识》认为，血清叶酸是反映近期叶酸营养状况的指标，单独检测血清叶酸水平并不能区分一过性膳食叶酸摄入量不足和慢性叶酸缺乏状态；而红细胞叶酸水平可反映慢性或长期（4 个月内）叶酸营养状况，更适合于评价叶酸干预效果 [145]。

（3）血浆同型半胱氨酸含量 研究评估了同型半胱氨酸和血浆 / 红细胞叶酸浓度之间的关系，并确定了叶酸缺乏的阈值为"叶酸浓度低于这一数值时，同型半胱氨酸浓度开始上升" [146]，是因为叶酸一旦缺乏，就不能提供足够的甲基，将同型半胱氨酸转换成蛋氨酸，因此将高同型半胱氨酸血症视作叶酸缺乏的功能性指标。但血清同型半胱氨酸水平的升高还受到代谢酶基因变异、肾功能不全以及多种 B 族维生素营养状态的影响，因此一般不将其作为评价叶酸状况的特异性指标。

（4）组氨酸负荷试验 口服组氨酸负荷剂量 18h 或 24h 后尿中亚胺甲基谷氨酸排出量增加。亚胺甲基谷氨酸（formiminoglutamic aicd, FLGLU）是组氨酸转化为谷氨酸代谢过程中的中间产物。当叶酸缺乏时，FLGLU 由于缺乏一碳单位的传递体而不能转化为谷氨酸，致使尿中排出量增加。但此指标特异性差，目前的应用不普遍。

11.5.4　参考摄入量制定方法

WHO 建议 0 ～ 6 月龄婴儿应纯母乳喂养，目前，在叶酸摄入量充足的母亲纯母乳喂养的婴儿中没有叶酸缺乏的相关临床报道。因此在制定 0 ～ 6 月龄婴儿叶酸适宜摄入量（AI）时，根据母乳中叶酸平均含量和婴儿母乳平均摄入量进行推算。7 ～ 12 月龄婴儿叶酸适宜摄入量根据 0 ～ 6 月龄婴儿和成人代谢体重法外推，取均值得到；1 ～ 3 岁年龄组儿童叶酸平均需要量均是利用成人代谢体重法外推计算得出。

11.5.5　不同国家 / 国际组织建议的参考摄入量

由于血液学和生长速率变化指标缺乏特异性，因此不建议用这两个指标推导叶酸需要量。目前没有任何纯母乳喂养婴儿叶酸缺乏的临床报告，因此建议根据母乳喂养婴儿母乳摄入量估算婴儿叶酸需要量。

我国 0 ～ 6 月龄婴儿叶酸 AI 是根据其从母乳中获得的叶酸量计算所得（以膳食叶酸当量 DFE 计），为 65μg/d ；7 ～ 12 月龄婴儿叶酸 AI 根据 0 ～ 6 月龄婴儿叶酸 AI 和成人 RNI 为基础通过代谢体重法计算后求均值修正，为 100μg/d。也有一些国家建议，大于 4 月龄婴儿参考体重比法推算叶酸适宜摄入量。母乳中叶酸的平均浓度为 85μg/L，平均母乳摄入量为 0.78L/d，叶酸摄入量为 66μg/d，该研究报道 1 ～ 3 岁儿童叶酸膳食供给量（RDA）为 150μg/d。北美和欧洲国家 0 ～ 11 月龄婴儿膳食叶酸适宜摄入量见表 11-4。

表 11-4　不同国家、地区和国际组织建议的膳食叶酸适宜摄入量

国家	0 ～ 5 月龄	6 ～ 11 月龄
德国 / 奥地利 / 瑞士 [147]	60μg/d（以 DFE[①] 计）	80μg/d（以 DFE[②] 计）
荷兰 [148]	50μg/d（以 DFE 计）	60μg/d（以 DFE 计）
英国 [55]	50μg/d（以膳食叶酸计）	50μg/d（以膳食叶酸计）
爱尔兰 [149]	50μg/d（以膳食叶酸计）	50μg/d（以膳食叶酸计）
北欧 [150]	50μg/d（以膳食叶酸计）	50μg/d（以膳食叶酸计）
美国和加拿大 [39]	65μg/d（以 DFE 计）	80μg/d（以 DFE 计）
澳大利亚 / 新西兰 [128]	65μg/d（以 DFE 计）	80μg/d（以 DFE 计）
日本 [40]	65μg/d（以 DFE 计）	65μg/d（以 DFE 计）
FAO/WHO [37]	80μg/d（以 DFE 计）	80μg/d（以 DFE 计）

① 0 ～ 4 月龄；② 4 ～ 11 月龄。

根据 CSF Ⅱ 和 NHANES-Ⅲ（第三次美国健康与营养调查），1 ～ 2 岁儿童平均叶酸摄入量分别为 177μg 和 189μg，3 ～ 5 岁儿童的叶酸摄入量分别为 215μg 和 228μg[138]。印度国家营养性贫血控制计划（The National Nutritional Anemia Control Programme）建议无论贫血状况如何，应常规给 6 ～ 60 月龄儿童补充叶酸 100μg[151]。

11.5.6 食物来源

0 ～ 6 月龄纯母乳喂养的婴儿不需要额外添加叶酸补充剂，母乳叶酸含量高峰在产后两个月，含量为（365±207）nmol/L，产后 6 个月降到（201±86）nmol/L。有研究显示 5 月龄时母乳喂养婴儿血清叶酸水平和母乳中叶酸含量无相关[138]，随着哺乳期进入成熟乳期，游离叶酸和总叶酸含量均增加。游离形式的叶酸百分比随哺乳期的延长而降低。母乳中叶酸均为活性叶酸（folate）吸收率高，对于非母乳喂养婴儿应考虑叶酸的形式[26, 152]。绿叶蔬菜、豆制品、动物肝脏、瘦肉、蛋类等是叶酸的良好食物来源，开始给婴儿添加辅食时，应注意添加煮熟的蔬菜泥和肉泥等。虽然天然食物中叶酸相对安全，但由于其结构不稳定，加工食物过程中容易遭到破坏，对于特殊人群可采用叶酸补充剂或强化叶酸的食物等措施。

11.5.7 展望

目前，对于婴儿叶酸最高摄入量的相关研究较少，但有研究证实叶酸的保护作用取决于剂量，过量的叶酸可能会对某些类型的肿瘤产生滋养作用，并且，由于叶酸参与一碳化合物的代谢，并与维生素 B_{12} 一起促进蛋氨酸和 S-腺苷甲硫氨酸（SAM）的合成，当叶酸升高且维生素 B_{12} 缺乏时，一种被称为"叶酸陷阱"的机制会起作用，高水平叶酸需要快速代谢引起维生素 B_{12} 氧化，可能会导致维生素 B_{12} 的细胞内耗竭。有研究称较高水平叶酸可能会导致维生素 B_{12} 缺乏，加剧由于维生素 B_{12} 缺乏对血液系统和神经系统的影响。目前仍缺乏高水平叶酸对婴幼儿生长发育影响的相关数据。

（毕烨）

11.6 烟酸

烟酸（niacin）是尼克酸（nicotinic acid）及其衍生物烟酰胺［nicotinamide，如尼克酸酰胺（nicotinic acid amide）及烟酰胺（niacinamide）］的统称[153]。尼克酸

的化学名称为吡啶-3-羧酸（pyridine-3-carboxylic acid），有时俗称维生素 B_3。尼克酸的衍生物具有与尼克酸相似的生物学活性。1914 年，Goldberger 在研究美国密西西比州的 Jackson 孤儿院流行的糙皮病时，注意到这种病是一种膳食性疾病，在给予孤儿院儿童肉和牛奶后，不久他们的糙皮病便消失，随后的一段时间没有新的症状出现。但是，如恢复原来的膳食结构，则糙皮病又会出现。随后的 20 年，Goldberger 进行糙皮病膳食基础的研究工作，在他的努力下，证明了糙皮病不是传染病，他本人及其夫人和 14 名志愿者收集并且注射了糙皮病患者的尿、粪便和生物体液，这些实验均产生了阴性结果。同时，他们还发现口服补充氨基酸（色氨酸和半胱氨酸）可有效地控制糙皮病的发生。于是，他们确立了糙皮病的膳食起源论。1922 年，Goldberger 建立了适用于研究糙皮病的动物模型，他们给犬喂以与人糙皮病产生相关的食物，致使犬产生舌头坏死、退化（即黑舌病）。不久，他们发现酵母、小麦胚芽和动物肝能预防犬的黑舌病，使糙皮病患者看到了恢复健康的希望。到 1930 年，他们确定了人糙皮病和犬黑舌病的治疗因子是热稳定的、不能被漂白土过滤吸附，而与其他 B 族维生素复合物分离的组分，被称为"滤过因子"（滤液因子，即存在于滤过的溶液中）。1937 年，Elvehjem 从肝提取物中分离出烟酰胺，它有强力抗犬黑舌病的活性，并且实验结果显示烟酸和烟酰胺均可治疗犬的黑舌病。同年，几个研究小组相继证实烟酸抗人糙皮病的作用。在 20 世纪 20 年代，德国化学家 Huber 就已经用硝酸氧化尼古丁（烟碱）制备出了烟酸。Funk 在他的抗维生素 B_1 缺乏病的研究中，也从酵母和谷壳中分离出烟酸。但由于它不能有效地治疗维生素 B_1 缺乏病，也就放置了 20 年。在 20 世纪 30 年代中期，由于 Warburg 和 Christian 从氢转移酶的辅酶——烟酰胺腺嘌呤二核苷酸（NAD）、或称为辅酶 Ⅰ（Co Ⅰ）和烟酰胺腺嘌呤二核苷酸磷酸（NADP）或称为辅酶 Ⅱ（Co Ⅱ）中分离出烟酰胺后，人们对烟酸和烟酰胺的认识得到转变，从而确定了它们的营养学重要性。由于烟酸和烟酰胺具有基本相同的营养作用，并且烟酸主要是通过转变为烟酰胺，进而形成 NAD 和 NADP 发挥营养作用，因此也有人用维生素 PP 代表烟酸和烟酰胺[153-156]。

11.6.1　结构和功能

11.6.1.1　结构

烟酸由于从香烟的烟碱（尼古丁）氧化产生而得名，亦称尼克酸，烟酸酰化为烟酰胺，烟酰胺与腺嘌呤核苷酸结合形成 NAD 和 NADP（也称 Co Ⅰ 和 Co Ⅱ）发挥生物活性[157-158]，烟酸和烟酰胺以及 NAD 和 NADP 的分子结构如图 11-6 和

图 11-7 所示。

图 11-6　烟酸、烟酰胺结构式

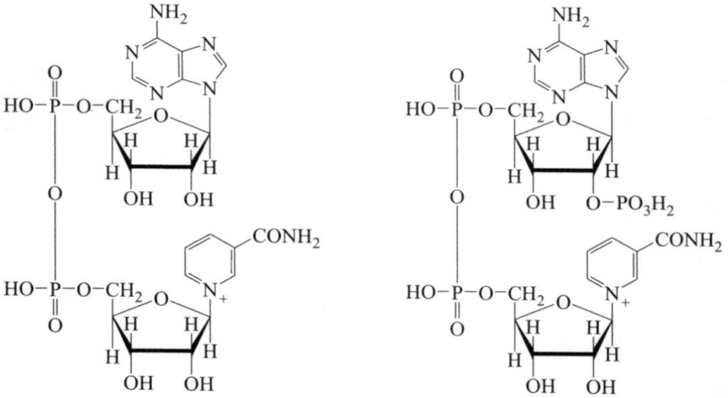

图 11-7　烟酰胺腺嘌呤二核苷酸及烟酰胺腺嘌呤二核苷酸磷酸的结构

　　烟酸和烟酰胺均为白色结晶，其相对分子质量分别为 123 与 122。其熔点分别为 235.5 ～ 236℃与 129 ～ 131℃，是维生素中较稳定的一类，不被光、空气和热破坏，对碱也很稳定。烟酸和烟酰胺均能溶于水和乙醇，25℃时烟酸在水中的溶解度为 1.67，在乙醇中的溶解度为 1.25，烟酸在体内很易于转变为烟酰胺，烟酰胺在水中的溶解度大于烟酸，在水中的溶解度为 100，在乙醇中的溶解度为 66.67[159-161]。

11.6.1.2　功能

　　烟酸具有预防心血管疾病的作用，它能抑制脂肪内的甘油三酯酶的活性，具有降低游离脂肪酸的作用。烟酸参与体内物质和能量代谢[162]；烟酸在体内以烟酰胺的形式构成辅酶Ⅰ（NAD）和辅酶Ⅱ（NADP），这两种辅酶结构中的烟酰胺部分具有可逆的加氢和脱氢特性，在细胞生物氧化过程中起着传递氢的作用。并且烟酸与核酸的合成有关；葡萄糖通过磷酸戊糖代谢途径可产生 5-磷酸核糖，这是体内产生核糖的主要途径，核糖是合成核酸的重要原料。烟酸构成的辅酶Ⅰ和辅酶Ⅱ是葡萄糖磷酸戊糖代谢途径第一步生化反应中氢的传递者，而且烟酸还具有降低血胆固醇水平的作用；每天摄入 1 ～ 2g 烟酸，可降低血胆固醇水平[163]。其原理可能是其干扰胆固醇或脂蛋白的合成，或者是其能促进脂蛋白酶的合成。最后烟酸是葡萄糖耐量因子的组成成分；葡萄糖耐量因子（glucose tolerance factor,

GTF）是由三价铬、烟酸、谷胱甘肽组成的一种复合体，可能是胰岛素的辅助因子，有增加葡萄糖的利用及促进葡萄糖转化为脂肪的作用。

11.6.2 生理和代谢

11.6.2.1 生理

（1）以 NAD 和 NADP 的形式参与细胞代谢过程　烟酸的代谢功能是作为辅酶的基本组成成分参与细胞的代谢过程，在体内烟酰胺与 ATP 反应形成烟酰胺腺嘌呤二核苷酸（NAD）或烟酰胺腺嘌呤二核苷酸磷酸（NADP），它们作为氧化脱氢酶的辅酶，在氧化还原反应中起电子受体或氢供体的作用。它们是大多数细胞的主要电子转运载体和大多数的氢转移的活性中间体，NAD 和 NADP 涉及 200 多个代谢反应，包括糖代谢、脂代谢和氨基酸代谢。由吡啶核苷酸（NAD 和 NADP）参与的氢转运是二电子的转运，其中的氢作为两个电子的载体。这种转运是立体特异性的，涉及吡啶环的 C4 位[164]。吡啶核苷酸依赖的脱氢酶催化的反应过程是通过抽取部分来自于醇羟基的供体底物转运氢到烟酰胺的 C4 上，在很多情况下，反应还要进行下去，如进行磷酸化反应和脱羧反应。NAD 和 NADP 的结构和代谢作用机制有很大的相似性，但它们的代谢作用却有很大的不同，并且大部分脱氢酶特异性地选用 NAD 或 NADP 作为其辅酶。在涉及 NAD（H）的反应中，氧化形式的 NAD^+ 通常作为氢受体形成 NADH，NADH 则作为氢供体通过呼吸链形成 ATP，这些反应涉及细胞间的呼吸作用。NADP 也可作为脱氢酶的辅酶，在涉及 NADP(H) 的反应中，还原形式的 NADPH 通常用作合成反应的还原剂，这些还原性生物合成反应很多，也包括黄素蛋白，如脂肪酸和甾醇类化合物的合成，另外，NADP 也作为脱氢酶的辅酶，用于 6-磷酸葡萄糖的氧化——磷酸戊糖途径[165-166]。

　　NAD 的功能主要是作为电子载体以辅酶参与供能分子的氧化反应，即参与从底物到氧的电子传递的中间环节，如了 3-磷酸甘油醛、乳酸、乙醇、3-羟基丁酸、丙酮酸和 α-酮戊二酸的脱氢反应。同时，NAD 还在磷酸戊糖途径的 6-磷酸葡萄糖氧化为 5-磷酸核糖的反应中作为辅酶，因此，还与 DNA 和 RNA 的生物合成有密切关系。NADP 的功能主要是作为供氢体参与生物合成反应，即主要将分解代谢中间体上的电子转移到生物合成反应中需要电子的中间体上，主要的反应有脂肪酸和胆固醇的生物合成[167]。体内需要烟酰胺腺嘌呤二核苷酸或烟酰胺腺嘌呤二核苷酸磷酸的酶有上百种。因此，烟酸在机体的代谢中占有重要地位[168]。

　　（2）参与基因表达与细胞凋亡过程　烟酸除以 NAD 和 NADP 的形式参与细胞代谢过程之外，其形成的 NAD 与糖代谢过程中的核糖代谢有密切关系，从而与 DNA 和 RNA 的合成密不可分，最近的研究表明，烟酸及其衍生物还与细胞的基因功能调节，如基因的表达与沉默、基因组完整性的保持和遗传免疫性等密切相关。腺嘌呤核苷-2-磷酸（ADP）核糖环化酶催化 NAD 代谢产生的 ADP-核糖环化，形成环化的 ADP-核糖，是一个内源性的与钙离子释放相关的调节剂。ADP-核糖环化酶也催化环化的 ADP 核糖的水解、NAD$^+$ 的水解和 NADP$^+$ 与烟酸之间的碱基交换反应，产生的烟酸 ADP-核糖 (NAADP) 是细胞内钙贮存的调节剂。哺乳动物 ADP-核糖环化酶家族，由特征相同的胞外酶 CD38 和 CD157 组成，并且最新描述的分子内环化酶的活性受 G 蛋白偶联受体调控 [168-169]。CD38 敲除小鼠存在 T-细胞依赖抗体产生不足和对细菌病原体的先天性免疫功能损害；同时，人类 CD157 基因失活可干扰 T 细胞自主免疫功能和黏膜免疫功能的调节；类风湿性心脏病患者的 CD157 表达上调，可能与这种自身免疫性疾病的发生相关；CD38 已被推测是一种糖诱导胰岛 B 细胞分泌胰岛素的介质，并且可能与自身免疫性糖尿病的病理有关。

11.6.2.2 代谢

过多的烟酸在肝脏中被甲基化为 β-烟酰胺单核苷酸（NMN），与 NMN 的 2- 和 4-吡啶酮（pyridone）氧化产物一起经尿排出体外（图 11-8）。排出物主要为 NMN 和 2-吡啶酮，也有少量烟酸或烟酸氧化物和羟基形式产物，排出的烟酸产物模式在一定程度上取决于摄入烟酸的量 [170-171]、形式以及个体的烟酸营养状况。

11.6.3 营养状况评价

11.6.3.1 评价指标

（1）尼克酸尿代谢产物测定　主要是测定尿中两种主要的甲基化代谢产物（NMN 和 2-吡啶酮）的排出量。美国营养协调委员会公布了成人和孕妇尿中 NMN 排出量的指标，该指标指出，如果成人 24h 尿中烟酸甲基化代谢产物排出量 <5.8μmol/d（0.8mg/d），表示机体处于烟酸缺乏状态 [172-173]。由于尿中此代谢产物的排出量在一天内是不断变化的，所以用随机尿样评价烟酸的营养状况比较困难 [174]。肌酐校正法可以用任意次空腹尿样代替 24h 收集的尿样，但是，由于肌酐排出量随年龄而变化，肌酐校正法可能会使结果的分析更为困难。

（2）尿中 2-吡啶酮与 NMN 的比值　该指标曾用于评价烟酸缺乏，因为它不受年龄和肌酐排出量的影响。一项以暴发糙皮病的莫桑比克妇女为试验对象的研究还发现，6-吡啶酮与 NMN 的比值与糙皮病的临床症状，尤其是皮炎有很强的

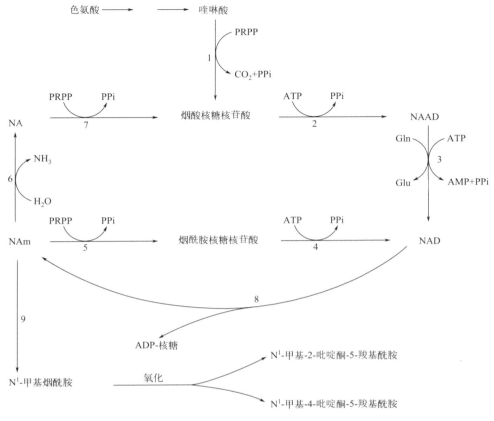

图 11-8　烟酸代谢途径

相关性[163,175]。但是，Shibata 和 Matsuo 却发现，在大鼠和人类的尿中，吡啶酮与 NMN 的比值与蛋白质的摄入量有很强的相关性，因此，他们认为该比值更适用于蛋白质充裕程度的测定，而不适用于烟酸营养状况的评价。一项研究成年男子烟酸缺乏状况的试验发现，当烟酸摄入量为临界水平（10mg/d，以 NE 计），该比值的灵敏性很低，当烟酸的摄入量为 6mg/d 时，用该比值所进行的评价则完全不可靠。

（3）血浆中烟酸及其代谢物　正常情况下血浆中烟酸及其代谢物的浓度很低，因此，该浓度尚不能用于烟酸营养状况评价。但一项试验结果表明，血浆中 2-吡啶酮（而不是 NMN）的水平可能是评价烟酸缺乏状况的一个可靠指标，因为当烟酸摄入量不足时，血浆中 2-吡啶酮的浓度即降低到可检测水平以下；而当口服了负荷剂量的烟酸（烟酰胺 20mg/70kg 体重）时，2-吡啶酮代谢物的变化比 NMN 代谢物的变化更能反映烟酸的营养状况。这些变化在血浆和尿中均会出现。随年龄增长，2-吡啶酮的血浆浓度逐渐升高，而其尿中浓度则逐渐降低[176]。

（4）红细胞中 NAD/NADP 的比值　Vivian 等[177] 的试验研究指出，当受试者摄入烟酸缺乏的试验膳食时，其血液中吡啶核苷酸的水平几乎下降 40%；在上面引用的烟酸缺乏是试验研究中，当成年男子摄入低烟酸膳食（6mg/d 或 10mg/d，以 NE 计）时，其红细胞 NAD 水平下降约 70%，而 NADP 水平则基本维持不变。这些结果提示，红细胞中 NAD 浓度可能是烟酸耗竭的敏感指标，红细胞 NAD/NADP 比值 <1.0 可确定受试者处于烟酸缺乏的危险状态。这与早期发现的成纤维细胞在低烟酸培养基上生长时，其 NAD 和 NADP 比值下降的结论是一致的[178]。使用全血或红细胞中的 NAD 和 NADP 比值（NAD/NADP）[称为烟酸值（niacin number）]作为烟酸营养状况评价指标的原理已有人做过概述[163]，美国健康成人的平均烟酸值（[NAD/NADP]×100）估计为 175，其 95% CI 为 127 ～ 223。但是，烟酸的营养状况在不同人群中变化很大，并受烟酸补充剂的影响。

（5）烟酸耗竭与补充试验　对健康成人进行的烟酸耗竭与补充试验结果显示，当尿中 NMN 代谢物排出量为 7.3μmol/d（1.0mg/d）时，就表明在该烟酸摄入水平，不会导致烟酸缺乏临床症状（糙皮病）的出现。

用于评价烟酸营养状况的其他功能性指标与烟酸摄入量没有定量关系，所以烟酸膳食推荐摄入量是依据 NMN 代谢产物每日排出量而估计的，即相当于 1.0mg/d[179]。因此，14 岁以上男性和女性的烟酸膳食推荐摄入量分别被确定为（以 NE 计）16mg/d 和 14mg/d（1mg/d 等于 1mg 烟酸或 60mg 膳食色氨酸）。该值已考虑了男女性之间能量消耗和形体大小的差异、不同膳食中烟酸生物利用率的差异以及能转变为烟酸的色氨酸摄入量的变化（目前认为平均 60mg 色氨酸相当于 1mg 烟酸）。儿童烟酸膳食推荐摄入量是基于其体重、代谢和生长需要的特点，由成人烟酸膳食推荐摄入量推算出来。13 岁以下儿童（部分性别）膳食烟酸推荐摄入量：6 ～ 11 月龄婴儿，4mg NE/d；1 ～ 13 岁儿童，6 ～ 12mg NE/d。婴儿适宜摄入量制定的依据是以母乳喂养为主的健康婴儿的摄入量：0 ～ 5 月龄的婴儿为 2mg/d（0.3mg/kg）原形烟酸（preformed niacin），6 ～ 11 月龄婴儿为 NE 4mg/d（0.4mg/kg）。由于目前也缺少资料来直接计算孕妇和乳母的烟酸需要量，所以孕妇的 RDA 是基于其能量消耗增加和婴儿生长发育的需要特点而确定的，为 NE 18mg/d。乳母烟酸膳食推荐摄入量是基于母乳中的烟酸含量和泌乳的能量消耗而确定，为 NE 17mg/d。

11.6.3.2　缺乏与过量的危害

（1）缺乏　糙皮病是典型的膳食烟酸缺乏病，最早于 18 世纪中叶发现于西班牙，数年后意大利北部的一些内科医生对该病作了更为充分的描述，并第一次使用了糙皮病（pellagra）（粗糙的皮肤）这个术语。该病主要发生于较贫穷的社会阶层，其膳食主要含有玉米和高粱等谷类食物[180]。1920 年 Goldberger 在糙皮病流行的美国东南部地区进行了若干研究，发现了糙皮病与主食玉米之间的联系。其研究结果显示，糙皮病的病因是玉米（贫穷地区的主食）缺乏某一种膳食因子。1937年，通过证明烟酸（尼克酸）治愈糙皮病的疗效，尼克酸就被确定为导致该病的膳食因子[166,181]。对人类进行的试验研究显示，持续食用玉米膳食50～60天后就可出现糙皮病的临床症状。主要表现为"三d征"，即皮炎（dermatitis）、腹泻（diarrhea）及痴呆（dementia）。烟酸缺乏的最常见症状是皮肤、口腔黏膜、舌、胃肠道以及神经系统的病变，其中皮肤损害为最具特征的表现；接触阳光的部位会出现对称性的与晒斑相似的色素皮疹，慢性患者可发展为色素沉着。消化道的症状为呕吐、便秘或腹泻以及鲜红舌。神经症状有抑郁、冷漠、头痛、疲劳和记忆丧失。在20世纪早期，糙皮病在美国和欧洲部分国家较为常见，但实际上，谷类制品的强化以及经济的改善已使糙皮病在发达国家消失，除了某些酗酒者尚有发生[182]。印度、中国和非洲部分地区也有糙皮病发生的报道。

对过去开展的人类糙皮病研究资料中记载的膳食进行分析，可发现许多糙皮病患者摄入的烟酸量已超过膳食推荐摄入量，但核黄素的摄入量普遍较低。该结果说明，20世纪早期在美国流行的糙皮病的病因并未完全阐明。色氨酸到烟酸转化途径中需要的其他微量营养素（如核黄素、维生素 B_6、铁），如缺乏，可能也会诱发糙皮病。

也有文献报道，在肯定不存在烟酸缺乏的膳食条件下，也会出现糙皮病样综合征表现。在很多情况下，糙皮病发生的原因是色氨酸作为烟酸的前体出现了问题。这种情况下色氨酸更易于水解为5-羟色氨酸和5-羟色胺，而且糙皮病有时与良性肿瘤伴发。长期服用药物异烟肼也可导致烟酸缺乏，因为该药会与磷酸吡哆醛产生竞争，后者是色氨酸转变为烟酸途径中的辅助因子。Hartnup病（一种常染色体隐性遗传病）患者，由于其肠道和肾脏对色氨酸及其他单羧基氨基酸的吸收障碍，所以患者出现糙皮病概率会增加，口服烟酰胺或尼克酸（40～250mg/d）治疗后，皮肤和神经异常均有明显改善。有证据表明，免疫缺陷病毒（HIV）感染者及类似获得性免疫缺陷综合征（AIDS）患者，其血浆中色氨酸和淋巴细胞中NAD出现耗竭，而且出现糙皮病的症状，这些表现支持以下假设，即HIV感染可导致全身色氨酸-烟酸耗竭，给予烟酸治疗可产生有益的效果[180]。

已经成功地用狗、猪、猴、鸡、鳟鱼和大鼠诱导出烟酸缺乏症。猪对烟酸缺乏特别敏感，表现出鳞屑样皮炎。缺乏烟酸的动物普遍出现生长发育不良、食欲缺乏，以及口、舌黏膜炎（狗可发生黑舌病）[172]。皮肤损伤不一定发生（如大鼠和幼猴）。用合成的烟酸拮抗剂可使动物产生烟酸缺乏，如乙酰吡啶（acetylpyridine）、6-氨基烟酰胺（6-aminonicotinamide）和2-氨基-1,3,4-噻唑（2-amino-1,3,4 thiazole）。

中国营养学会与美国营养学会提出的居民膳食烟酸推荐摄入量见表11-5。用异烟肼治疗肺结核可导致烟酸缺乏，应增加烟酸的供给量，其他疾病患者的需要量随代谢率的增加而增加。肠道营养患者每4184kJ（1000kcal）需要烟酸9～27.5mg。

（2）过量　通常烟酸的毒性不大，非反刍动物能耐受超过其正常需要量至少10～20倍[183-185]。摄入过量的烟酸从尿中排出，大剂量烟酸的毒性作用主要是肝脏毒性和皮肤血管扩张，往往使脸涨红、手足"潮红"，产生很痒的荨麻疹，并伴有烧灼感或刺痛，也可出现血尿酸过多以及一系列胃肠不适（心慌、恶心、呕吐和腹泻）。摄入大剂量烟酸可影响肝功能，在未见肝功能损伤的情况下，就会出现血浆中肝脏酶活性短期升高的现象；同时，大剂量烟酸摄入者易患急性痛风；如果降低烟酸的摄取剂量或者停止服用，上述毒性作用的影响可消失。烟酸的毒性可能来自于其引起的代谢性甲基耗竭[169, 185-188]。大鼠口服烟酰胺的LD_{50}是3.5g/kg，烟酸的LD_{50}为4.5～5.2g/kg。饲料中烟酰胺的浓度为1%～2%时能抑制大鼠生长，表明烟酰胺的潜在毒性比烟酸要大[189-191]。由于缺乏烟酸毒性的研究结果，中国营养学会没有提出中国人的烟酸最大可耐受量（UL），而是借用美国FNB提出的UL，美国FNB（1998）提出烟酸的UL见表11-5。

表11-5　我国居民烟酸的 RNI 与美国 FNB 提出的 UL

单位：mg/d（以 NE 计）

年龄	RNI	UL
<6 个月	1	—
6～12 月龄	2	—
1～3 岁	（男）6，（女）5	10
4 岁～	7	15
7 岁～	9	20
11 岁～	12	30
14 岁～	（男）15，（女）12	30
18 岁～	（男）14，（女）13	35
50 岁～	13	35
孕妇	15	
乳母	18	

烟酸的最大可耐受摄入量适用于一般人群，但对有基础疾病的个体，如肝功能障碍、心律不齐、痛风等患者，他们可能对过量烟酸更为敏感[181, 192-194]。对大多数患者的烟酸最大可耐受摄入量研究显示，连续使用和预先用阿司匹林药物处理

能有效应对脸红的发生，通过与食物一起摄入这种药物或通过逐步增加剂量，也能减轻脸红的症状。应用定时释放或延时释放形式烟酸的患者已被证实有较低的脸红发生率的效果[187, 195-197]。由于烟酸的潜在肝毒性，在应用烟酸治疗前、治疗开始6周后或剂量调整变化时，均应当监测肝脏酶（氨基转移酶或碱性磷酸酶等），此后每年监测两次或三次。如果肝脏酶水平超过正常的3倍以上，则应停止使用烟酸进行治疗。为了避免肝脏毒性，推荐的开始剂量不应当超过250～300mg/d，每月增加的剂量不能高于250～300mg/d，直到最大剂量达到3g/d。

此外，烟酸可引起胰岛素抵抗，有胰岛B细胞功能障碍者应用烟酸可能触发高血糖，因此有糖尿病的患者用烟酸治疗期间需要特殊监测[198-200]。有报告，药理剂量的烟酰胺用于治疗1型糖尿病的试验期间未发现副作用；但也有观察报告摄入过量的烟酰胺可以形成烟酰胺甲基化产物，影响蛋白质合成途径，导致儿童生长迟缓[201-202]。

11.6.4　参考摄入量制定方法

同上文维生素 B_6 的评价方法。

11.6.5　不同国家／国际组织建议的参考摄入量

各国／地区／国际组织制定的婴幼儿烟酸适宜摄入量（AI）（mg/d），如表11-6所示。

表11-6　各国／地区／国际组织制定的婴幼儿烟酸适宜摄入量（AI）　单位：mg/d

地区／国家	0～6月龄	7～12月龄	12～36月龄
中国	1	2	6（男），5（女）
美国	—	4	6
英国（WHO）①	3	5	8
英国（公共卫生部）	—	—	9
欧盟（WHO）②	—	5	9
欧盟（欧洲食品安全局）	—	1.6	1.6
荷兰	—	—	9
加拿大	2	4	6

① WHO 关于欧洲地区婴幼儿烟酸的推荐摄入量。

② WHO 关于英国婴幼儿烟酸的推荐摄入量。

11.6.6　展望

儿童期营养不良仍然是发展中国家的一个重要公共卫生问题。婴幼儿在生长发育的过程中对烟酸的需要量大，日常的膳食摄入难以满足要求，容易引起营养不良的情况。但是烟酸／烟酰胺具有较低的毒性，长时间大剂量摄入会导致婴幼儿的神经功能发生病变以及出现运动失调。婴幼儿配方乳粉是婴幼儿补充营养、促进健康生长的日常必需品，在婴幼儿配方食品中添加烟酸和烟酰胺，对婴幼儿的皮肤、消化和神经系统的生长和正常发育是非常重要的。接下来应将重点放在于探讨最适宜婴幼儿烟酸的日常摄入量，指导并研发更适合我国婴幼儿生长发育特点的婴幼儿配方食品。

（刘丹）

11.7　维生素 C

维生素 C（vitamin C）又称抗坏血酸，具有极强的还原性，可用作强抗氧化剂[203]。在自然界中，它是陆生植物的一个重要成分，发挥清除叶绿体中过氧化物的作用，使叶绿体能有效地进行光合作用[204]。植物可以自行合成维生素 C，豚鼠和进化高级的哺乳动物（如飞行类哺乳动物、猴、猿和人类），在进化过程中由于缺乏 L-古洛糖酸内酯氧化酶（L-gulonolactone oxidase, L-GLO），从而失去了合成维生素 C 的能力，因此不能自行合成维生素 C，必须通过进食新鲜蔬菜、水果等途径补充[205-207]。

维生素 C 缺乏可引起维生素 C 缺乏病。早在古代的希腊、埃及和罗马就有人描述过该病，但当时并不知道是维生素 C 缺乏的后果，因那时还未发现维生素 C。

维生素 C 缺乏曾是严重威胁人类健康的一种疾病。过去几百年间，曾在海员、探险家及军队中广为流行，特别是在远航人员中尤为严重。据称，在原始社会人类的遗体上也曾发现维生素 C 缺乏病的遗迹。早在 17 ～ 18 世纪就已经发现可以将新鲜蔬菜、柑橘及柠檬等给予海员用以防治维生素 C 缺乏。1753 年，Lind 关于维生素 C 缺乏病的名著问世。1907 年，Holst 及 Frohlich 用豚鼠研究实验性维生素 C 缺乏病取得成功。1928 ～ 1931 年，Szent Gyorgyi 从柑橘、卷心菜、红辣椒、肾上腺中提取出抗维生素 C 缺乏物质——己糖醛酸（hexuronic acid）[208]。其后 Waugh 和 King 从柑橘和柠檬中也提取出同种物质，称维生素 C。此后不久，Reichstein 及其同事阐明了维生素 C 的化学结构；1933 年，他们成功地合成了维生素 C。从而，人类终于征服了维生素 C 缺乏病，但有关维生素 C 的理论和应用的研究则远未结束。

11.7.1　结构和功能

11.7.1.1　结构

维生素 C 是一种含有 α-酮基内酯的 6 个碳原子的酸性多羟基化合物。在自然界中，植物能利用葡萄糖和果糖合成维生素 C；多数动物也可利用葡萄糖的碳链，经葡萄糖醛酸（glucuronic acid）、葡萄糖酸（gluconic acid）、葡萄糖酸内酯（gluconolactone），再经葡萄糖酸内酯酶（gluconolactonase）的作用生成维生素 C，见图 11-9。

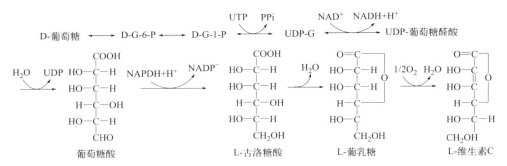

图 11-9　维生素 C 的生物合成

11.7.1.2　功能

（1）抗氧化作用　维生素 C 是体内一种强有力的水溶性抗氧化剂[207]。它可有效地清除各种自由基与活性氧，如羟自由基、过氧自由基、超氧自由基及过氧化物、单线氧、次氯酸等[209]。维生素 C 为防止血浆脂类与低密度脂蛋白的过氧化，先在脂质过氧化启动前清除过氧自由基，继而将膜上的维生素 E 自由基形式还原为活性形式，减少了膜结合维生素 E 的消耗，故亦称为维生素 E 的再循环。维生素 C 清除自由基后又从还原型烟酰胺腺嘌呤二核苷磷酸及谷胱甘肽获得电子而恢复其还原性[210]。

作为细胞内抗氧化剂[211]，维生素 C 对于与突变和癌变有关的 DNA 氧化损伤具有重要的保护作用[74]。给正常人维生素 C 缺乏膳食（5mg/d），由于精子 DNA 的氧化损伤，8-羟基脱氧鸟苷增多，给予维生素 C 60mg/d 或 250mg/d 后恢复正常。补充维生素 C 可减少胃炎患者的胃黏膜 DNA 损伤及博来霉素引起的体外淋巴细胞染色体损伤[212]。

维生素 C 通过供给电子使其他生物抗氧化剂恢复其还原形式，除上述的维生素 E 外，还有谷胱甘肽、类黄酮等[213]。如维生素 C 使氧化型谷胱甘肽的双硫键（—S—S—）还原为巯基（—SH），以清除自由基。反过来还原型谷胱甘肽又可使维生素 C 恢复还原型，它们之间存在着这种相互还原的作用。在细胞培养中，维生素 C 与类黄酮对癌细胞的抗增殖作用也正是由于维生素 C 可保护类黄酮不受氧化。

（2）促进结缔组织的形成　维生素 C 可促进结缔组织中胶原蛋白及基质中酸性黏多糖的合成。维生素 C 缺乏时，由于胶原蛋白合成障碍，从而导致创口、溃疡不易愈合，骨骼、牙齿等易于折断、脱落，毛细血管脆性增加，而引起皮肤、黏膜、肌肉出血等维生素 C 缺乏症状[214]。

维生素 C 在胶原蛋白合成过程中的作用，主要是在前胶原蛋白合成阶段的前 α 肽链形成过程中，部分脯氨酸及赖氨酸需经内质网中脯氨酰羟化酶（prolyl hydroxylase）及赖氨酰羟化酶（lysyl hydroxylase）催化，形成羟脯酰胺及羟赖酰胺残基[215-216]。这类酶需 α-酮戊二酸、氧、Fe^{2+} 等因素的参加，维生素 C 虽不直接参与反应，但它能使酶 Fe^{2+} 复合物中的铁保持 2 价状态而发挥作用。因此，维生素 C 缺乏将使胶原蛋白合成发生障碍，导致结缔组织形成不良，血管脆性增加乃至出血，即出现维生素 C 缺乏病的一系列症状和体征。

（3）解毒与防癌作用　一些脂溶性药物在肝微粒体酶系统作用下，进行羟基化及去甲基化，成为极性化合物后，易从胆汁和尿中排出解毒。但此酶系统对维生素 C 营养状况反应比较敏感。维生素 C 缺乏的程度尚未使体重下降时，微粒体中羟基化酶系统的活力已下降，其中以细胞色素还原酶的减少最多，约减少 85%。补充维生素 C 后，组织中维生素 C 量在较短时间内恢复正常，但酶活力恢复较慢。

维生素 C 影响组胺的分解代谢，因此有去组胺的作用[217-218]。当喂养豚鼠无维生素 C 饲料时，组织中维生素 C 水平降低，而组胺水平上升，缺乏维生素 C 10～20 天时，组胺水平达到高峰，并维持此量，但若给予一次维生素 C 5mg/100g 体重的剂量，可使组胺下降到正常水平。在一些应激情况下，如给予某种药物、毒素、冷（6℃±1℃）环境、热（39℃±1℃）环境、怀孕及烧伤等，若不给维生素 C，血中组胺上升为 110～160ng/mL，但给予维生素 C 5mg/100g 体重时，组胺水平可维持在 70 ng/mL。组胺有一定的血管扩张作用，因而可增加血管的渗透性。

众所周知，亚硝胺对动物有致癌作用[219]。加工腊肠添加亚硝酸盐以使其色红，食物中的硝酸盐经过微生物作用可产生亚硝酸盐。亚硝酸盐可以与仲胺或叔胺作用，在胃中形成亚硝胺，这类物质有致癌作用。食品添加剂及杀虫剂中常含有这些胺类。维生素 C 可与胺竞争，与亚硝酸盐作用，因而阻止亚硝胺的产生[220]。但它必须与亚硝酸盐同时存在于胃中，其浓度以相对分子质量计算，应为亚硝酸盐的 2 倍。另外，维生素 C 对重金属中毒也有解毒作用，当发生铅、汞、砷等重金属中毒时，人体对维生素 C 的需要量增加。

（4）促进神经递质的合成　酪氨酸为非必需氨基酸，可以由苯丙氨酸羟化转变而来。这个羟化过程中需要四氢蝶啶参加，但因其逐渐氧化而失去作用。维生素 C 及 NADPH 可使其还原，恢复其作用。酪氨酸在分解代谢过程中，先经氨基转换酶作用变成对羟基丙酮酸，再变为尿黑酸，此期间有羟基化步骤，需要 β-羟基丙酮酸氧化酶及其他因素，如氧、α-酮戊二酸、Fe^{2+}，维生素 C 作为还原剂维持 Fe^{2+} 处于还原状态[221]。体内一些具有生理作用的儿茶酚胺由酪氨酸转变而来，酪氨酸羟基化变为多巴，然后去羧基变成多巴胺，再羟化成为去甲基肾上腺素，再甲基化变为肾上腺素[222]。维生素 C 营养状况与这些羟基化作用有关。维生素 C 摄取量正常时，其肾上腺、肝、脑中酪氨酸羟化酶的活力约为维生素 C 缺乏组的 2 ～ 4 倍。但在体外试验中，维生素 C 不能促进酪氨酸羟化酶的活力。维生素 C 促进酪氨酸及色氨酸的羟基化作用与促进苯丙氨酸羟基化的作用机制是一样的，都是把在羟基化过程中被氧化的蝶啶还原成四氢蝶啶。多巴胺转变成去甲肾上腺素需要的多巴 β-羟化酶，需要氧、维生素 C、延胡索酸辅助因素。多巴 β-羟化酶是一个含铜蛋白，铜必须为 Cu^+，而在羟基化过程中 $Cu^+ \rightarrow Cu^{2+}$，维生素 C 将 Cu^{2+} 还原成 Cu^+。

（5）促进肉碱的生物合成　肉碱是长链脂肪酸穿过线粒体膜的载体。线粒体膜上的 β 氧化反应为细胞尤其是心肌和骨骼肌提供能量。人体既可以从膳食中摄取肉碱（主要来自动物性食品），也能够自身合成。生物合成过程中，赖氨酸甲基化所需要的甲基由蛋氨酸提供，并需要维生素 C、铁、维生素 B_6 和烟酸作为反应中各种酶的辅助因素。维生素 C 和铁参与线粒体和胞质羟化酶的两步反应，这些反应与胶原形成中的脯氨酸和赖氨酸的羟化作用类似。豚鼠缺乏维生素 C 时，肌肉中肉碱水平明显降低，但脑和血清中不减少[223]。人体缺乏维生素 C 时，由于肉碱生物合成受限[224-225]，使脂肪酸产能减少，因而出现疲乏和肌无力的表现，但这种联系尚需进一步探讨。

（6）促进铁吸收　铁在食物中主要以 Fe^{3+} 形式存在，非血红蛋白铁在吸收前，必须转化为 Fe^{2+} 后方可被吸收。维生素 C 可促进小肠对非血红蛋白铁的吸收。一般来说，铁吸收程度与膳食中维生素 C 量呈正比。实验表明，儿童饮用添加了维生素 C 的燕麦饮料后，平均铁吸收率显著高于不含维生素 C 的饮料，维生素 C 的添加使铁的吸收率提高了 1.5%[226]。其机制是阻止铁离子沉淀以及保持铁的 2 价状态，也可能是与铁螯合形成小分子可溶性复合物，从而利于小肠黏膜上皮细胞吸收。食物中某些成分（如肌醇六磷酸盐和鞣酸）通过与铁形成不溶性复合物而抑制铁吸收，维生素 C 可有效地拮抗这种抑制作用。人们用各种手段已证明维生素

C 能促进铁吸收 [227]，但在某些人体试验中，未证实增加膳食维生素 C 可升高血清铁的水平 [228]。这一结果可能与膳食类型、维生素 C 水平、铁离子含量、铁离子状态以及作用时间等试验条件有关。

（7）提高免疫功能　单核吞噬细胞及 T 淋巴细胞、B 淋巴细胞的维生素 C 含量高出血清含量 10 倍以上 [229]。豚鼠维生素 C 缺乏后，中性粒细胞及单核吞噬细胞的移动能力明显降低，杀菌能力也显著减弱，但吞噬能力未受显著影响。维生素 C 缺乏对豚鼠补体系统也有一定影响，而对 T 淋巴细胞转化反应与抗体应答反应影响不明显。由于单核吞噬细胞功能受损，动物皮肤试验反应也有异常表现。国外有研究表明，延迟型过敏反应（delayed-type hypersensitivity, DTH）在低水平维生素 C 摄入量时（<20mg/d）被明显抑制。维生素 C 摄入量 ≥ 20mg/d 持续两个月时，DTH 反应减少至 <1，再增加至 250mg/d 一个月后，DTH 反应才恢复。正常人缺乏维生素 C 后，皮肤试验反应异常也出现于维生素 C 缺乏发生之前。

维生素 C 增强免疫功能可能和它的抗氧化作用有关，如吸烟对吞噬细胞有较强的刺激作用，引起肺部慢性炎症和血液中白细胞数增加，出现了血中维生素 C 含量降低 [230]。维生素 C 对细胞内环磷酸腺苷、前列腺素、细胞因子等合成也有影响，这些与免疫调节作用有关。

11.7.2　生理和代谢

11.7.2.1　吸收

膳食中维生素 C 主要在小肠远端被主动吸收，如转变为脱氢型（DHAA）则通过细胞膜更快，进入肠上皮细胞或组织细胞后，DHAA 即还原为维生素 C。人体摄入维生素 C 30mg/d 以下时，维生素 C 几乎完全被吸收；摄入普通剂量 30 ～ 180mg/d 时，70% ～ 90% 被吸收；摄入 1 ～ 1.5g/d 时，只有 50% 被吸收；摄入 12 g/d 时，吸收率只有 16%。大剂量摄入时，维生素 C 吸收后分解，未吸收的维生素 C 可引起腹泻和其他肠胃不适。合成的维生素 C 与食物中的天然维生素 C 在生物利用率上是相同的。

11.7.2.2　转运

维生素 C 在小肠被吸收后进入血液，然后转运到中枢神经系统和其他组织。脑垂体（227 ～ 284μmol/100g 湿重）、肾上腺（170 ～ 227μmol/100g 湿重）、白细胞（40 ～ 800μmol/100g 湿重）、眼晶状体（142 ～ 176μmol/100g 湿重）含量最高，脑、肝、脾、胰、肾、心肌、精液属中等，血浆（1.7 ～ 8.5μmol/100g）与唾液

（0.01～0.5 μmol/100g）最低。细胞内维生素C较高是由于能量依赖型的细胞转运。DHAA是跨越肠上皮细胞、红细胞和白细胞的主要形式[231]。在细胞内，DHAA在谷胱甘肽、DHAA还原酶的参与下可还原成维生素C。有人报道，糖尿病患者血清中DHAA含量升高，实验研究观察到DHAA可抑制小白鼠胰岛分泌胰岛素。

11.7.2.3 贮存

维生素C在体内的保留率与剂量有关，剂量越小，在体内保留率越高，可完全不从尿中排出。摄取量为100mg时，还可以完全保留在体内，摄取量为180mg时保留76%，摄取量为1.5g时保留50%。给维生素C已饱和者注射1g维生素C后，24h内由尿排出，其中84%为维生素C，其他为维生素C硫酸酯及草酸。以放射性核素 ^{14}C 标记维生素C研究体内储存，在正常剂量下，维生素C体内总量为1500mg或20mg/kg，血浆浓度为57μmol/L（1.0mg/dl）。当体内总量小于300mg时，即可出现维生素C缺乏病症状。维生素C在体内不与蛋白质结合。

11.7.2.4 分解与排泄

维生素C的分解、代谢是先氧化成DHAA，再水解成二酮古洛糖酸，然后分解为草酸、苏糖酸（threonic acid）、L-木糖和维生素C硫酸酯[232]。维生素C分解代谢率与体内储存量有关，当维生素C体内总量为1500mg，其分解代谢率为45mg/d，当机体贮存量降至300mg，此时分解代谢率相应下降，仅9mg/d。因此摄入8～10mg/d即足以补偿必需的分解代谢，防止缺乏症状发生。维生素C的平均半衰期为16～20天。

维生素C的排出途径主要是经尿排出，小部分分解后生成的 CO_2 从呼气中排出，粪中排出的量极微。维生素C代谢后可生成草酸，草酸仅占维生素C代谢产物中的小部分（5%～10%），经尿排出。若每天摄入所有的维生素C总量超过4000mg，没有足够的水中和，会使得草酸跟钙质相结合生成草酸钙，增加患结石的概率。不过维生素C摄入量增加时，转变为草酸的量会受到限制。在豚鼠中维生素C不但经尿中排出，也可从肠道与呼吸道排出，说明豚鼠可以将维生素C完全氧化分解。

人体血浆维生素C的肾阈值约为68μmol/L（1.2mg/dl），当血浆浓度在57～227μmol/L（1.0～4.0mg/dl）时，维生素C的肾脏廓清与血浆浓度呈直线关系，而大剂量时为曲线。因此，维生素C摄入量低时，通过肾小管再吸收来保存体内维生素C，维生素C摄入量大时，机体贮存达到饱和，血浆浓度超出肾阈，则通过尿排出以限制血浆水平。研究表明，维生素C摄入量小于100mg时，尿中无维生素C排出；摄入量大于100mg时，摄入量的1/4被排出，细胞达到饱和水平，机体贮存可大于 1500mg，血浆维生素 C 达到 1.2mg/dL 的平台值；摄入量为 200mg 时，摄入量的 1/2 被排出；如摄入量达 500mg 以上，则几乎所有被吸收的维生素 C 都被排出，并不能在体内贮存。

11.7.3　营养状况评价

维生素 C 缺乏病的诊断主要依据膳食史、典型症状、体征以及生理、生化检验，还可进行治疗性试验。

11.7.3.1　血中维生素 C 含量

人体内的维生素 C 主要是还原型，一般认为血浆中约有 80% 为还原型，20% 为氧化型。血浆维生素 C 可以反映膳食维生素 C 摄取情况。据研究，血浆维生素 C 含量（y, mg/dl）与维生素 C 摄取量（x, mg/d）呈直线相关，$y=0.007x-0.045$。但有的报道指出，血浆维生素 C 降至 0.1 ～ 0.3mg/dL 时，也不会出现临床症状，故认为血浆维生素 C 只能反映维生素 C 摄入情况，但不能反映体内维生素 C 的储存情况。

白细胞中的维生素 C 含量能够反映组织中的维生素 C 储存情况，而且不受维生素 C 近期摄取量的影响。若成人每日口服 70 ～ 100mg 维生素 C，其白细胞中的维生素 C 含量可达 20 ～ 30mg/100g，表示组织中已达饱和。也可以 10 亿（10^9）个白细胞含维生素 C 20μg 以上作为维生素 C 充足的指征。平时维生素 C 营养状况良好的个体，如摄入完全不含维生素 C 的膳食，3 ～ 5 个月后白细胞中维生素 C 含量可降至零，此时维生素 C 缺乏症状将相继出现。

据我国研究，空腹血浆维生素 C 含量评价标准（2,4-二硝基苯肼比色法）可分为四级：<0.4mg/dL 为不足，0.4 ～ 0.8mg/dL 为足够，>0.8mg/dL 为充裕，1.4mg/dL 以上为饱和。

11.7.3.2　尿中维生素 C 含量

尿中维生素 C 含量随膳食摄取量及体内储存情况而定，亦可作为维生素 C 营养状况评价指标。常用方法如下。

（1）24h 尿维生素 C 含量　有人提出以 2,4-二硝基苯肼比色法测定尿中维生素 C 含量，<7mg/dL 为不足，7 ～ 12mg/dL 为正常，>12mg/dL 为充裕。但据王成发等研究，24h 尿排出量在摄取 50mg 以下维生素 C 时，与摄入量无关，摄入 70mg 以上则相关性良好。故认为 24h 尿维生素 C 含量只能评价维生素 C 营养状况良好或不良，更精细的分级意义不大。

（2）4h 尿负荷试验　一次口服大剂量维生素 C，按体重 10mg/kg 或一次口服 500mg 后，收集 4h 尿，用 2,4-二硝基苯肼比色法测定总维生素 C，4h 尿维生素 C 排出量 <5mg 为不足；5 ～ 13mg 为正常；>13mg 为充裕。如用 2,6-二氯酚靛酚滴定法测定还原型维生素 C，则 4h 尿排出量 <3mg 为不足，3 ～ 10mg 为正常，>10mg 为充裕。

11.7.3.3　毛细血管脆性试验

（1）压迫法　这是一种最简单的方法。用两手拇指与食指在受试者的皮肤上用力夹紧 1min，然后仔细观察受试者的皮下有无出血点，并计算出血点的数目。

（2）正压法（量血压法）　按一般测血压的方式，使水银柱升高至 6.7kPa（50mmHg）时或收缩压与舒张压的中值，维持此压力约 15min，然后以直径 60 mm 的橡皮圈印在受试者的肘窝部，计算圈内出血点数。据 Gothlin 报道，圈内出血点数 <5 个为正常，>8 个为不正常。

（3）负压法　有人用直径 1cm 漏斗状玻璃小杯，杯底口与橡皮管相连，以抽气筒造成负压，然后观察皮下出现出血点所需压力。正常人在 4kPa（30mmHg）压力下维持 1min 不出现出血点。

血管脆性增加除见于维生素 C 缺乏外，其他如恶性贫血、出血性紫癜、粒性白细胞缺乏症等亦可出现血管脆性增加。

11.7.3.4　皮内注射试验

皮肤内的维生素 C 可还原 2,6-二氯酚靛酚染料，使之褪色。据此原理，可用 1∶400 的 2,6-二氯酚靛酚染料 0.1mL，注入前臂屈侧皮内。正常人注射后 5 ～ 10min 颜色消退，5min 以内消退表示体内维生素 C 已达饱和，10min 以上消退则表示维生素 C 缺乏。

11.7.3.5　滴舌试验

将 0.06% 的 2,6-二氯酚靛酚染料 1 滴（约 0.045mg）滴在舌上，观察褪色时间。正常人 1 ～ 3min 内褪色，相当于血浆维生素 C 22.8 ～ 45.6μmol/L；颜色消退超过 3min 者为维生素 C 不足，相当于血浆维生素 C 在 22.8μmol/L 以下。

11.7.3.6　X 线检查

维生素 C 缺乏可见长骨骨骺端钙化带变密与增厚，以及出现普遍性的骨质稀疏，并可引起骨折及骨骺分离、移位。当增厚的骨骺盘向两旁凸出于骨骺端边缘之外，形成骨刺时，有特殊诊断意义。骨骺中的骨化中心与腕、踝部的小骨形成如显微镜下所见的红细胞，周围呈细环，中间呈毛玻璃状，骨小梁结构消失，为典型表现。此外，长骨骨骺区骨膜下出血可使松弛的骨皮质与骨膜分离。

11.7.4 缺乏和过量

11.7.4.1 缺乏

维生素 C 缺乏的症状、体征的出现与其他营养缺乏症一样，也同样需要经过一定的阶段和过程。当膳食中维生素 C 的摄入量减少时，尽管维生素 C 在体内的贮存量降低，但血浆尚能维持正常水平，可不出现任何临床症状和体征[233]。当血浆维生素 C 的水平降到 11.4μmol/L（0.2mg/dl）以下时，可出现维生素 C 缺乏的早期症状。血浆维生素 C 接近零时，便出现明显的维生素 C 缺乏的临床表现，如果得不到维生素 C 补充，可发展成为维生素 C 缺乏病，甚至导致死亡[234]。

（1）前驱症状 患者发病之先兆，多有体重减轻、四肢无力、衰弱、肌肉及关节疼痛等症状[235]。成人及婴儿维生素 C 缺乏病的临床表现有些不同。成人患者除上述症状外，早期即有牙龈肿大，或有感染发炎。婴儿则有不安、四肢动痛、肋软骨接头处扩大、四肢长骨端肿胀以及出血倾向等。婴儿多在 6 个月至 1 周岁发病，其他时间也可发生。

（2）出血 维生素 C 缺乏病患者可有全身点状出血，起初局限于毛囊周围及牙龈等处，进一步发展可有皮下组织、肌肉、关节、腱鞘等处出血，甚至血肿或瘀斑[236]。小儿瘀斑多见于下肢，以膝部最多。内脏、黏膜也有出血，如鼻出血、血尿、便血及月经过多等，严重时偶有心包、胸腔、腹腔、腹膜后及颅内出血。小儿常见下肢肿胀、疼痛，患肢常保持一定位置，即两腿外展、小腿内弯，呈假性瘫痪状，主要因骨膜下出血所致。骨膜下出血成人少见，但在婴儿维生素 C 缺乏病中常见。由于骨膜黏附疏松，导致毛细血管出血，出血又可使大片骨膜游离。此种骨膜下出血最常见于股骨下端、肱骨上端、胫骨两端、中间肋骨及肋软骨交界处[237]。

毛囊周围出血是维生素 C 缺乏病最特殊和最早的体征之一。通常出现在高度角化的毛囊，特别是臀部和腿部的伸侧及腹部。常见毛发变脆、卷曲和陷入毛囊内，之后可有毛囊肿胀与肥厚，即毛囊周围炎。

维生素 C 缺乏的毛囊周围炎需同早期毛囊角化相区别，即使形成角化症以后，也需同维生素 A 缺乏时的皮肤变化相鉴别。但维生素 A 缺乏的毛囊角化症常伴发维生素 C 缺乏的毛囊周围出血。

瘀点是重症维生素 C 缺乏病的特征性临床表现。维生素 C 缺乏病的瘀点较大，较血小板减少性紫癜等其他紫癜更带紫色，类似束止血带时所产生的瘀点。常见于前臂伸侧毛发生长区域。随着维生素 C 缺乏病的发展，在受压或外伤区域可出现瘀斑，此后在皮下、肌肉、关节内可有大量出血。

维生素 C 缺乏病患者可能有巨幼红细胞贫血。贫血主要是由于皮肤、深部组织出血，也可能是由于膳食中叶酸摄入不足所致[238]。许多食物既含有丰富的维生素 C，又含有丰富的叶酸，两种营养物质缺乏可同时存在。

（3）牙龈炎　牙龈可见出血、松肿，尤以牙龈尖端最为显著，稍加按压即可出血，并有溃疡及继发感染。重者溃疡发展甚速，短期内牙齿即因牙龈及牙槽坏死而脱落。慢性者牙龈萎缩、牙龈浮露，最后可使牙齿松动、脱落。牙龈出血是维生素 C 缺乏病的主要症状。在婴儿，常于牙龈上形成小血袋，此血袋稍加压力，即可破裂，有时可引起大量流血，但无生命危险。成人维生素 C 缺乏病常伴有慢性牙龈损害，即牙龈炎。牙龈炎与细菌感染有关，但只有当维生素 C 缺乏，牙龈组织抵抗力降低时才会发生。

牙龈炎的原因很多，但维生素 C 缺乏是主要原因。其他如牙石刺激、妊娠及月经期亦可见牙龈出血，尿毒症、糖尿病等全身性疾患亦可有牙龈炎及牙龈出血，维生素 B_1 缺乏病、癞皮病等也可发生类似维生素 C 缺乏病的牙龈炎及牙龈出血。此外，无机盐及药物中毒也可有牙龈出血，如汞中毒的口腔炎，牙龈多肿胀、易出血；铅、铋、磷中毒亦可引起牙龈松动、出血。由此可见，局部的、全身的、营养性的、非营养性的多种因素均可引起牙龈炎、牙龈出血，诊断时应加以鉴别。

（4）骨质疏松　维生素 C 缺乏，胶原蛋白合成障碍，以致骨有机质形成不良而导致骨质疏松。在儿童常表现出一种突出的特征，即长骨端呈杆状畸形，关节活动时疼痛，患儿常使膝关节保持屈曲位。肋骨及肋软骨交界处明显突出呈串珠状，其角度比佝偻病串珠稍尖，在突起的内侧可扪及凹陷，佝偻病串珠则两侧对称，无内侧凹陷区。

11.7.4.2　过量

健康个体对大剂量维生素 C（高达 2g/d）具有很强的耐受力，流行病学数据显示，定期补充膳食维生素 C 的个体，其患各种肿瘤、晶状体浑浊、胆囊和肾结石及心血管疾病的危险性均较低[239-242]。服用大剂量维生素 C 可能会导致反弹性坏血病（rebound scurvy）、红细胞溶血和维生素 B_{12} 缺乏的观点经不住科学深入论证。

由于膳食维生素 C 可以增强铁吸收，有些人推测服用大剂量维生素 C 可能会加重与铁吸收、储存过多有关的疾病，特别是血色素沉着病。美国人群血色素沉着病 HFE 基因变异，大约 0.5% 是纯合子变异，10% 是杂合子变异。与对照野生型相比，抗坏血酸强化食品确实增加纯合子患者非血红素铁的吸收，但在杂合子患者中未观察到铁吸收的增加 [243]。

地中海贫血是铁过量疾病，以球蛋白链的合成受损、不能有效地生成红细胞以及贫血为特征。补充维生素 C 对该病有不利的影响。该病通常在出生后的第一年就被确诊，为了存活，必须经常给予输血。如果不采用螯合剂治疗，随着铁在实质性组织的积累，可造成心、肝和内分泌腺的进行性功能损伤。维生素 C 缺乏在患者中很普遍，可能会加重疾病症状。但是，给患者补充维生素 C 可能会影响铁的储备，有导致血浆铁过量和氧化应激升高的危险。因此，在给这些患者补充维生素 C 时，应同时采用螯合剂治疗。

尽管体外研究结果显示，在培养液中，由 Fe^{3+} 催化的维生素 C 的氧化反应促进了自由基的形成。但是，用血清进行的实验表明，即使在铁过量的情况下也未观察到这种影响。在实验中，补充抗坏血酸不会引起膳食铁诱导的氧化应激增加 [244]。服用大剂量维生素 C 可增加尿中草酸和尿酸的排出（肾结石的主要成分），因此，理论上说可能会促进肾结石的形成 [245]。最近，美国一项卫生从业人员随访研究（the health professional follow-up study）结果显示，仅仅在控制钾的摄入量后，补充维生素 C 与肾结石发生率之间有微弱的关系。因此，补充维生素 C 时应谨防草酸钙结石的形成。

服用大剂量维生素 C（≥ 3g/d）后，有少数人（10% ～ 30%）会出现恶心、腹泻、腹部绞痛等。严格依照一些胃肠道反应报告，成人维生素 C 的可耐受最高摄入量（tolerable upper intake level, UL）被设定为 2000mg/d。

11.7.5　参考摄入量制定方法

制定方法同维生素 B_6。

11.7.6　不同国家 / 国际组织建议的参考摄入量 [246-247]

不同国家 / 国际组织制定的维生素 C 需要量，如表 11-7 所示。

11.7.7　展望

现代医学研究表明，维生素 C 是人体血浆中最有效的水溶性抗氧化剂，在预防和治疗病毒性传染病方面具有重要作用 [248]。母乳是婴儿最佳的营养来源，由于家庭、经济、社会等原因，目前婴儿配方奶粉成为婴儿获得维生素 C 的另一重要来源 [249]。作为一种必需微量营养素，婴幼儿必须从饮食获得足够的维生素 C，以

表 11-7 不同国家/地区/国际组织制定的婴幼儿维生素 C 适宜摄入量（AI）

单位：mg/d

国家/机构	0～6 月龄	7～12 月龄	12～36 月龄
中国	40	40	40
美国	—	50（6～11 月龄）	15（12～23 月龄） 15（24～36 月龄）
欧盟（WHO）①		20	25
欧盟（欧洲食品安全局）	—	20（7～11 月龄）	20（12～24 月龄）
英国（WHO）②	25	25	30
英国（公共卫生部）	—	30	30
荷兰	—		38
加拿大	40	50	15

① WHO 对于欧盟婴幼儿的维生素 C 适宜摄入量。

② WHO 对于英国婴幼儿的维生素 C 适宜摄入量。

防止缺乏[250]。而不良的喂养习惯可使婴幼儿摄入维生素 C 不足从而增加缺乏的风险。营养和健康是实现儿童生存、发展和千年发展目标的基础，包括维生素 C 摄入不足在内的婴幼儿时期营养问题可能会导致儿童不可逆转的生长和智力发育迟缓[251-252]。因此，未来应密切关注维生素 C 营养状况不良对婴幼儿生长发育影响的研究，及维生素 C 药理剂量潜在作用的研究。

（刘丹）

参考文献

[1] Ornoy A, Tekuzener E, Braun T, et al. Lack of severe long-term outcomes of acute, subclinical B₁ deficiency in 216 children in Israel exposed in early infancy. Pediatr Res, 2013, 73(1): 111-119.

[2] 孙长颢. 营养与食品卫生学. 北京：人民卫生出版社，2003.

[3] Oguz S S, Ergenekon E, Tumer L, et al. A rare case of severe lactic acidosis in a preterm infant: lack of thiamine during total parenteral nutrition. J Pediatr Endocrinol Metab, 2011, 24(9-10): 843-845.

[4] Hrubša M, Siatka T, Nejmanová I, et al. Biological properties of vitamins of the B-complex, Part 1: vitamins B₁, B₂, B₃, and B₅. Nutrients, 2022, 14(3): 484.

[5] 中国营养学会. 中国居民膳食营养素参考摄入量. 北京：人民卫生出版社，2023.

[6] Calderón-Ospina C A, Nava-Mesa M O. B Vitamins in the nervous system: Current knowledge of the biochemical modes of action and synergies of thiamine, pyridoxine, and cobalamin. CNS neuroscience therapeutics, 2020, 26(1): 5-13.

[7] 顾景范, 杜寿玢, 郭长江. 现代临床营养学. 2 版. 北京：人民卫生出版社，2009.

[8] Hazell A S, Todd K G, Butterworth R F. Mechanisms of neuronal cell death in Wernicke's encephalopathy. Metabolic brain disease, 1998, 13(2): 97-122.

[9] Isenberg-Grzeda E, Kutner H E, Nicolson S E. Wernicke-Korsakoff-syndrome: under-recognized and under-

treated. Psychosomatics, 2012, 53(6): 507-516.

[10] Smithline H A, Donnino M, Greenblatt D J. Pharmacokinetics of high-dose oral thiamine hydrochloride in healthy subjects. BMC Clinical Pharmacology, 2012, 12: 4.

[11] 杨月欣，葛可佑. 中国营养科学全书. 北京：人民卫生出版社，2019.

[12] EFSA Panel on Dietetic Products, Nutrition and Allergies (NDA). Dietary reference values for thiamin. Efsa Journal, 2016, 14(12): 4653.

[13] Shi Y D, Sun G Q, Zhang Z G, et al. The chemical composition of human milk from Inner Mongolia of China. Food Chem, 2011, 127(3): 1193-1198.

[14] 方芳，李婷，刘彪，等. 呼和浩特地区母乳中水溶性维生素 B_1 等质量浓度的研究. 中国乳品工业，2014, 42(10): 21-23.

[15] 任向楠. 人乳中 B 族维生素水平及其影响因素. 北京：中国疾病预防控制中心，2015.

[16] 刘静. 呼和浩特市母乳中维生素含量的研究. 食品研究与开发，2016, 37(16): 21-23.

[17] Ford J E, Zechalko A, Murphy J, et al. Comparison of the B vitamin composition of milk from mothers of preterm and term babies. Arch Dis Child, 1983, 58(5): 367-372.

[18] Macy I G. Composition of human colostrum and milk. Am J Dis Child, 1949, 78(4): 589-603.

[19] Nail P A, Thomas M R, Eakin R. The effect of thiamin and riboflavin supplementation on the level of those vitamins in human breast milk and urine. Am J Clin Nutr, 1980, 33(2): 198-204.

[20] Chow A Y, Simpson I A. The thiamine content of human milk in Malaya. Ⅱ. The effect of the administration of supplementary thiamine on the thiamine level of human milk. J Trop Pediatr (Lond), 1956, 2(2): 69-76.

[21] Ortega R M, Martinez R M, Andres P, et al. Thiamin status during the third trimester of pregnancy and its influence on thiamin concentrations in transition and mature breast milk. Br J Nutr, 2004, 92(1): 129-135.

[22] 殷泰安，刘冬生，李丽祥，等. 北京市城乡乳母的营养状况、乳成分、乳量及婴儿生长发育关系的研究 V. 母乳中维生素及无机元素的含量. 营养学报，1989, 11(3): 233-239.

[23] 刘会会，韩秀霞，刘烈刚，等. 城乡乳母乳汁 4 种 B 族维生素含量及母婴营养状况对比分析. 卫生研究，2014, 43(3): 409-414.

[24] 王德恺，汪振林，刘广青，等. 上海市区母乳中几种无机盐和维生素含量测定. 营养学报，1986, 8(1): 81-84.

[25] 张志国，孙亚范，田玉新，等. 唐山地区母乳中营养成分分析. 食品研究与开发，2018, 39(10): 175-179.

[26] Hampel D, Shahab-Ferdows S, Islam M M, et al. Vitamin concentrations in human milk vary with time within feed, circadian rhythm, and single-dose supplementation. J Nutr, 2017, 147(4): 603-611.

[27] Stuetz W, Carrara V I, McGready R, et al. Thiamine diphosphate in whole blood, thiamine and thiamine monophosphate in breast-milk in a refugee population. PloS one, 2012, 7(6): e36280.

[28] Donohue J A, Solomons N W, Hampel D, et al. Micronutrient supplementation of lactating Guatemalan women acutely increases infants' intake of riboflavin, thiamin, pyridoxal, and cobalamin, but not niacin, in a randomized crossover trial. Am J Clin Nutr, 2020, 112(3): 669-682.

[29] Stuetz W, Carrara V I, McGready R, et al. Micronutrient status in lactating mothers before and after introduction of fortified flour: cross-sectional surveys in Maela refugee camp. Eur J Nutr, 2012, 51(4): 425-434.

[30] Daniels L, Gibson R S, Diana A, et al. Micronutrient intakes of lactating mothers and their association with breast milk concentrations and micronutrient adequacy of exclusively breastfed Indonesian infants. Am J Clin Nutr, 2019, 110(2): 391-400.

[31] Whitfield K C, Shahab-Ferdows S, Kroeun H, et al. Macro- and Micronutrients in Milk from Healthy Cambodian Mothers: Status and Interrelations. J Nutr, 2020, 150(6): 1461-1469.

[32] Sakurai T, Furukawa M, Asoh M, et al. Fat-soluble and water-soluble vitamin contents of breast milk from Japanese women. J Nutr Sci Vitaminol (Tokyo), 2005, 51(4): 239-247.

[33] Kodentsova V M, Vrzhesinskaya O A. Evaluation of the vitamin status in nursing women by vitamin content in breast milk. Bull Exp Bio Med, 2006, 141(3): 323-327.

[34] Thomas M R, Sneed R S, Wei C, et al. The effects of vitamin C, vitamin B_6, vitamin B_{12}, folic acid, riboflavin, and thiamin on the breast milk and maternal status of well-nourished women at 6 months postpartum. Am J Clin Nutr, 1980, 33(10): 2151-2156.

[35] Lima H K, Vogel K, Hampel D, et al. The associations between light exposure during pumping and holder pasteurization and the macronutrient and vitamin concentrations in human milk. J Hum Lact, 2020, 36(2): 254-263.

[36] Hampel D, Shahab-Ferdows S, Adair L S, et al. Thiamin and riboflavin in human milk: Effects of lipid-based nutrient supplementation and stage of lactation on vitamer secretion and contributions to total vitamin content. PloS one, 2016, 11(2): e0149479.

[37] WHO/FAO. Vitamin and mineral requirements in human nutrition. 2004,

[38] Health Council of the Netherlands. Dietary reference intakes: calcium, vitamin D, thiamin, riboflavin, niacin, pantothenic acid, and biotin. 2000.

[39] Institute of Medicine. Dietary reference intakes for thiamin, riboflavin, niacin, vitamin B_6, folate, vitamin B_{12}, pantothenic acid, biotin, and choline. Washington, DC: The National Academies Press (US), 1998.

[40] Minister of Health, Labour and Welfare. Overview of Dietary Reference Intakes for Japanese. 2015.

[41] Food and Nutrition Board, Institute of Medicine. Dietary Reference Intakes (DRIs). Washington, D.C., 2000.

[42] Powers H J. Riboflavin (vitamin B_2) and health. Am J Clin Nutr, 2003, 77(6): 1352-1360.

[43] 何志谦. 人类营养学. 3 版. 北京：人民卫生出版社，2008.

[44] EFSA Panel on Dietetic Products, Nutrition and Allergies (NDA). Dietary Reference Values for riboflavin. EFSA J, 2017, 15(8): 4919.

[45] Ortega R M, Quintas M E, Martínez R M, et al. Riboflavin levels in maternal milk: the influence of vitamin B_2 status during the third trimester of pregnancy. J Am Coll Nutr, 1999, 18(4): 324-329.

[46] Hampel D, York E R, Allen L H. Ultra-performance liquid chromatography tandem mass-spectrometry (UPLC-MS/MS) for the rapid, simultaneous analysis of thiamin, riboflavin, flavin adenine dinucleotide, nicotinamide and pyridoxal in human milk. J Chromatogr B Analyt Technol Biomed Life Sci, 2012 (903): 7-13.

[47] Ren X, Yang Z, Shao B, et al. B-Vitamin levels in human milk among different lactation stages and areas in China. PloS one, 2015, 10(7): e0133285.

[48] Bates C J, Prentice A M, Watkinson M, et al. Riboflavin requirements of lactating Gambian women: a controlled supplementation trial. Am J Clin Nutr, 1982, 35(4): 701-709.

[49] Donohue J A, Solomons N W, Hampel D , et al. Micronutrient supplementation of lactating Guatemalan women acutely increases infants' intake of riboflavin, thiamin, pyridoxal, and cobalamin, but not niacin, in a randomized crossover trial. Am J Clin Nutr, 2020, 112(3): 669-682.

[50] Van Zoeren-Grobben D, Schrijver J, Van den Berg H, et al. Human milk vitamin content after pasteurisation, storage, or tube feeding. Arch Dis Child, 1987, 62(2): 161-165.

[51] Roughead Z K, McCormick D B. Flavin composition of human milk. Am J Clin Nutr, 1990, 52(5): 854-857.

[52] FAO/WHO/UNU. Human energy requirements. Report of a Joint FAO/WHO/UNU Expert Consultation. Rome, Italy: FAO, 2004.

[53] Institute of Medicine. Dietary Reference Intakes for thiamin, riboflavin, niacin, vitamin B_6, folate, vitamin B_{12}, pantothenic acid, biotin, and choline. Washington, DC, 1998.

[54] Department of Health and Social Security. The Composition of Mature Human Milk. 1977.

[55] Department of health. Dietary reference values for food energy and nutrients for the United Kingdom. London, United Kingdom, 1991.

[56] Bender D A. Vitamin B_6 (pyridoxal phosphate): Chemical, biochemical and medical aspects. FEBS Letters, 1987(226)：199-199.

[57] György P, Goldblatt H, Miller F R, et al. Panmyelophthisis with hemorrhagic manifestations in rats on a nutritional basis. J Exp Med, 1937, 66(5): 579-602.

[58] Muhlradt P F, Morino Y, Snell E E. Vitamin B_2 analogs. Synthesis and biological activity of homologs of pyridoxal 5'-phosphate. J Med Chem, 1967, 10(3): 341-344.

[59] Mackey A, Mary G. Handbook of vitamins: nutritional, biochemical, and clinical aspects. Canadian Institute of Food Science & Technology Journal, 1986, 19(4): 207-223.

[60] Gupta K. The vitamins: fundamental aspects in nutrition and health. J Nutr Educ Behav, 2022, 54(12)：1132-1133.

[61] Chiang E P, Bagley P J, Selhub J, et al. Abnormal vitamin B_6 status is associated with severity of symptoms in patients with rheumatoid arthritis. Am J Med, 2003, 114(4): 283-287.

[62] Hao L, Ma J, Zhu J, et al. High prevalence of hyperhomocysteinemia in Chinese adults is associated with low folate, vitamin B_{12}, and vitamin B_6 status. J Nutr, 2007, 137(2): 407-413.

[63] Vallance P. Homocysteine in health and disease. J R Soc Med, 2002(95)：159-159.

[64] Ueland P M, McCann A, Midttun Ø, et al. Inflammation, vitamin B_6 and related pathways. Mol Aspects Med, 2017(53)：10-27.

[65] Kwak H K, Hansen C M, Leklem J E, et al. Improved vitamin B_6 status is positively related to lymphocyte proliferation in young women consuming a controlled diet. J Nutr, 2002, 132(11): 3308-3313.

[66] 王成发. 我国正常成年人营养需要量的探讨. 营养学报，1981, 4: 193-200.

[67] 葛可佑，翟风英，闻怀成，等. 九十年代中国人群的膳食与营养状况. 营养学报，1995, 17(2): 123-134.

[68] McCormick D B, Snell E E. Pyridoxal kinase of human brain and its inhibition by hydrazine derivatives. Proc Natl Acad Sci USA, 1959, 45(9): 1371-1379.

[69] McCormick D B, Snell E E. Pyridoxal phosphokinases. Ⅱ. Effects of inhibitors. J Biol Chem, 1961 (236): 2085-2088.

[70] Czeizel A E, Dudás I. Prevention of the first occurrence of neural-tube defects by periconceptional vitamin supplementation. N Engl J Med, 1992, 327(26): 1832-1835.

[71] Santanelli P, Gobbi G, Albani F, et al. Appearance of EEG abnormalities in two patients during long-term treatment with B vitamins. Neurophysiol Clin, 1988, 18(6): 549-553.

[72] Stach K, Stach W, Augoff K. Vitamin B_6 in health and disease. Nutrients, 2021, 13(9): 3229.

[73] Komatsu S, Yanaka N, Matsubara K, et al. Antitumor effect of vitamin B_6 and its mechanisms. Biochim Biophys Acta, 2003, 1647(1-2): 127-130.

[74] Ames B N, Wakimoto P. Are vitamin and mineral deficiencies a major cancer risk. Nat Rev Cancer, 2002, 2(9): 694-704.

[75] Oka T. Modulation of gene expression by vitamin B$_6$. Nutr Res Rev, 2001, 14(2): 257-266.

[76] Roth-Maier D A, Kettler S I, Kirchgessner M. Availability of vitamin B$_6$ from different food sources. Int J Food Sci Nutr, 2002, 53(2): 171-179.

[77] Ekhard E. Ziegler, Filer L J. 现代营养学 . 7 版 . 北京：人民卫生出版社，1998.

[78] 王金亭 . 生物化学 . 北京：北京理工大学出版社，2017.

[79] 卢晓红，程晓莉 . 临床营养学 . 北京：中国医药科技出版社，2019.

[80] Wozenski J R, Leklem J E, Miller L T. The metabolism of small doses of vitamin B$_6$ in men. J Nutr, 1980, 110(2): 275-285.

[81] Mackey A D, Lieu S O, Carman C, et al. Hydrolytic activity toward pyridoxine-5′-beta-D-glucoside in rat intestinal mucosa is not increased by vitamin B$_6$ deficiency: effect of basal diet composition and pyridoxine intake. J Nutr, 2003, 133(5): 1362-1367.

[82] Mackey A D, Henderson G N, Gregory J F. Enzymatic hydrolysis of pyridoxine-5′-beta-D-glucoside is catalyzed by intestinal lactase-phlorizin hydrolase. J Biol Chem, 2002, 277(30): 26858-26864.

[83] Armada L J, Mackey A D, Gregory J F, 3rd. Intestinal brush border membrane catalyzes hydrolysis of pyridoxine-5′-beta-D-glucoside and exhibits parallel developmental changes of hydrolytic activities toward pyridoxine-5′-beta-D-glucoside and lactose in rats. J Nutr, 2002, 132(9): 2695-2699.

[84] Mahuren J D, Pauly T, Coburn S P. Identification of 5-pyridoxic acid and 5-pyridoxic acid lactone as metabolites of vitamin B$_6$ in humans. J Nutr Biochem, 1991 (2): 449-453.

[85] Lui A, Lumeng L, Aronoff G R, et al. Relationship between body store of vitamin B$_6$ and plasma pyridoxal-P clearance: metabolic balance studies in humans. J Lab Clin Med, 1985, 106(5): 491-497.

[86] Walter P. The scientific basis for vitamin intake in human nutrition. Karger, 1995, (50): 173-177.

[87] Michael J Gibney Lan A.Macdonald, Helen M Roche. Nutrition and metabolism. Nutrition and Metabolism, 2003.

[88] Joseph T, Tsuge H, Suzuki Y, et al. Pyridoxine 4′-alpha- and 5′-alpha-D-glucosides are taken up and metabolized by isolated rat liver cells. J Nutr, 1996, 126(11): 2899-2903.

[89] 武兴权，张永贵，胡增祥，等 . 红细胞门冬氨酸转氨酶活性系数评价实验性维生素 B$_6$ 缺乏 . 营养学报，1997, 4: 57-61.

[90] Chiang E P, Bagley P J, Roubenoff R, et al. Plasma pyridoxal 5′-phosphate concentration is correlated with functional vitamin B$_6$ indices in patients with rheumatoid arthritis and marginal vitamin B$_6$ status. J Nutr, 2003, 133(4): 1056-1059.

[91] Feldman E B. Modern Nutrition in Health and Disease. Am J Clin Nutr, 1999 (70): 948-948.

[92] Gospe S M, Jr. Pyridoxine-dependent seizures: new genetic and biochemical clues to help with diagnosis and treatment. Curr Opin Neurol, 2006, 19(2): 148-153.

[93] Levy H L, Mudd S H, Uhlendorf B W, et al. Cystathioninuria and homocystinuria. Clin Chim Acta, 1975, 58(1): 51-59.

[94] Perry T L, Kish S J, Buchanan J, et al. Gamma-aminobutyric-acid deficiency in brain of schizophrenic patients. Lancet, 1979, 1(8110): 237-239.

[95] 韩潇，张诚，张曦，等 . 先天性铁粒幼细胞贫血相关基因及诊治研究进展 . 重庆医学，2022, 51(23): 4100-4106.

[96] Soni M G, Thurmond T S, Miller E R, et al. Safety of vitamins and minerals: controversies and perspective. Toxicological sciences, 2010, 118(2): 348-355.

[97] Bowman B A, Russell R M. Present knowledge in nutrition. Washington DC: Intl life Sciences Inst, 2001.

[98] Schaumburg H, Kaplan J, Windebank A, et al. Sensory neuropathy from pyridoxine abuse. A new megavitamin syndrome. N Engl J Med, 1983, 309(8): 445-448.

[99] Otten J J, Hellwig J P, Meyers L D DRI, Dietary reference intakes : the essential guide to nutrient requirements. Washing, DC: The National Academies Press, 2006.

[100] EFSA (European Food Safety Authority). Dietary reference values for nutrients summary report. EFSA Supporting Publications, 2017, 14(e15121): 98.

[101] 中国营养学会. 中国居民膳食指南（2022）. 北京：人民卫生出版社，2022.

[102] Snetselaar L G, de Jesus J, DeSilva D M, et al. Dietary Guidelines for Americans, 2020-2025. Nutrition Today, 2021 (56): 287-295.

[103] Wdowik M. Feeding and nutrition of infants and young children: guidelines for the who European region, with emphasis on the former Soviet countries. Soc Sci Med, 2003, 55(7): 1279.

[104] England P H. Government dietary recommendations: government recommendations for energy and nutrients for males and females aged $1-18$ years and 19^+ years. 2016.

[105] Medeiros, Denis M. Dietary reference intakes: the essential guide to nutrient requirements. N Engl J Med, 2007, 85(3): 924.

[106] White A M, Cox E V. Methylmalonic acid excretion and vitamin B_{12} deficiency in the human. Annals N Y Acad Sci, 1964 (112): 915-921.

[107] Bunn H F. Vitamin B_{12} and pernicious anemia--the dawn of molecular medicine. N Engl J Med, 2014, 370(8): 773-776.

[108] Allen L H, Miller J W, de Groot L, et al. Biomarkers of Nutrition for Development (BOND): Vitamin B_{12} Review. J Nutr, 2018, 148(suppl_4): 1995S-2027S.

[109] Rush E C, Katre P, Yajnik C S. Vitamin B_{12}: one carbon metabolism, fetal growth and programming for chronic disease. Eur J Clin Nutr, 2014, 68(1): 2-7.

[110] Antony A C. VitaminB_{12} (Cobalamin) and Folate Deficiency. England: Blackwell Publishing Ltd, 2011.

[111] 孙洪岩，罗小玲，孟婷，等. 同型半胱氨酸和维生素 B_{12} 及叶酸在糖尿病视网膜病变中的含量变化及临床意义. 国际眼科杂志，2023, 23(2): 256-260.

[112] Fenech M. Folate (vitamin B_9) and vitamin B_{12} and their function in the maintenance of nuclear and mitochondrial genome integrity. Mutat Res, 2012, 733(1-2): 21-33.

[113] 毕烨，王杰，段一凡，等. 2013 年中国 2 岁以下儿童母亲维生素 B_{12} 营养状况及其影响因素. 卫生研究，2021, 50(1): 51-56.

[114] Bailey R L, Carmel R, Green R, et al. Monitoring of vitamin B_{12} nutritional status in the United States by using plasma methylmalonic acid and serum vitamin B_{12}. Am J Clin Nutr, 2011, 94(2): 552-561.

[115] Nexo E, Hoffmann-Lucke E. Holotranscobalamin, a marker of vitamin B_{12} status: analytical aspects and clinical utility. Am J Clin Nutr, 2011, 94(1): 359S-365S.

[116] Herzlich B, Herbert V. Depletion of serum holotranscobalamin II. An early sign of negative vitamin B_{12} balance. Lab Invest, 1988, 58(3): 332-337.

[117] Langan R C, Goodbred A J. Vitamin B_{12} deficiency: recognition and management. Am Fam Physician, 2017, 96(6): 384-389.

[118] Monsen A L, Refsum H, Markestad T, et al. Cobalamin status and its biochemical markers methylmalonic acid and homocysteine in different age groups from 4 days to 19 years. Clin Chem, 2003, 49(12): 2067-2075.

[119] Nielsen M J, Rasmussen M R, Andersen C B, et al. Vitamin B_{12} transport from food to the body's cells--a

sophisticated, multistep pathway. Nat Rev Gastroenterol Hepatol, 2012, 9(6): 345-354.

[120] Adkins Y, Lonnerdal B. Binding of transcobalamin II by human mammary epithelial cells. Adv Exp Med Biol, 2001 (501): 469-477.

[121] Sandberg D P, Begley J A, Hall C A. The content, binding, and forms of vitamin B$_{12}$ in milk. The Am J Clin Nutr, 1981, 34(9): 1717-1724.

[122] Urbaniak C, Burton J P, Reid G. Breast, milk and microbes: a complex relationship that does not end with lactation. Womens Health, 2012, 8(4): 385-398.

[123] Guo M. Functional foods : principles and technology. Functional foods principles & technology, England: CRC Press, Woodhead Publishing Limited. 2014,

[124] Smith A D. Maternal and infant vitamin B$_{12}$ status and development. Pediatr Res, 2018, 84(5): 591-592.

[125] Hermoso M, Tabacchi G, Iglesia-Altaba I, et al. The nutritional requirements of infants. Towards EU alignment of reference values: the EURRECA network. Matern Child Nutr, 2010, 6(Suppl 2): 55-83.

[126] Farrell J J. Digestion and Absorption of Nutrients and Vitamins. W.B. Saunders, 2010.

[127] Greibe E, Lildballe D L, Streym S, et al. Cobalamin and haptocorrin in human milk and cobalamin-related variables in mother and child: a 9-mo longitudinal study. Am J Clin Nutr, 2013, 98(2): 389-395.

[128] National Health and Medical Research Council, Australian Government Department of Health and Ageing, New Zealand Ministry of Health. Nutrient reference values for Australia and New Zealand. Canberra: National Health and Medical Research Council, 2006.

[129] EFSA panel on dietetic products, nutrition and allergies. Scientific Opinion on Dietary Reference Values for cobalamin (vitamin B$_{12}$). EFSA J, 2015, 13(7): 4150-4214.

[130] Indian council of medical research, national institute of nutrition. Nutrient requirements and recommended dietary allowances for Indians. Hyderabad, India, 2010.

[131] Mejia R, Damania A, Jeun R, et al. Impact of intestinal parasites on microbiota and cobalamin gene sequences: a pilot study. Parasit Vectors, 2020, 13(1): 200.

[132] 张兰威，周晓红，肖玲，等. 人乳营养成分及其变化. 营养学报，1997, 19(3): 111-114.

[133] Reynolds E H. Benefits and risks of folic acid to the nervous system. J Neurol Neurosurg Psychiatry, 2002, 72(5): 567-571.

[134] O'Connor D L, Tamura T, Picciano M F. Pteroylpolyglutamates in human milk. Am J Clin Nutr, 1991, 53(4): 930-934.

[135] Mentch S J, Locasale J.W. One-carbon metabolism and epigenetics: understanding the specificity. Ann NY Acad Sci, 2016, 1363(1): 91-98.

[136] Shulpekova Y, Nechaev V, Kardasheva S, et al. The Concept of Folic Acid in Health and Disease. Molecules, 2021, 26(12): 3731.

[137] Qiu A, Jansen M, Sakaris A, et al. Identification of an intestinal folate transporter and the molecular basis for hereditary folate malabsorption. Cell, 2006, 127(5): 917-928.

[138] Bailey R L, McDowell M A, Dodd K W, et al. Total folate and folic acid intakes from foods and dietary supplements of US children aged 1-13 y. Am J Clin Nutr, 2010, 92(2): 353-358.

[139] Kruman I I, Mouton P R, Emokpae R J, et al. Folate deficiency inhibits proliferation of adult hippocampal progenitors. Neuroreport, 2005, 16(10): 1055-1059.

[140] Chancy C D, Kekuda R, Huang W, et al. Expression and differential polarization of the reduced-folate transporter-1 and the folate receptor alpha in mammalian retinal pigment epithelium. J Biol Chem, 2000, 275(27): 20676-20684.

[141] Tian Y, Wu G, Xing J C, et al. A novel splice variant of folate receptor 4 predominantly expressed in regulatory T cells. BMC Immunol, 2012 (13): 30.

[142] Kinoshita M, Kayama H, Kusu T, et al. Dietary folic acid promotes survival of Foxp3+ regulatory T cells in the colon. J Immunol, 2012, 189(6): 2869-2878.

[143] Pfeiffer C M, Sternberg M R, Schleicher R L, et al. The CDC's second national report on biochemical indicators of diet and nutrition in the U.S. Population is a valuable tool for researchers and policy makers. J Nutr, 2013, 143(6): 938S-947S.

[144] 杨慧敏，陈觉凝. 血清叶酸、维生素 B_{12} 测定在婴幼儿中的临床意义. 临床儿科杂志，1993(5): 338-339.

[145] 中国医药教育协会临床合理用药专业委员会，中国医疗保健国际交流促进会高血压分会，中国妇幼保健协会围产营养与代谢专业委员会，等. 中国临床合理补充叶酸多学科专家共识. 医药导报，2021, 40(1): 1-19.

[146] Selhub J, Jacques P F, Dallal G, et al. The use of blood concentrations of vitamins and their respective functional indicators to define folate and vitamin B_{12} status. Food Nutr Bull, 2008, 29(2 Suppl): S67-S73.

[147] Wolfram G. New reference values for nutrient intake in Germany, Austria and Switzerland (DACH-Reference Values). Forum Nutr, 2003 (56): 95-97.

[148] Weggemans R M, Schaafsma G, Kromhout D. Toward an optimal use of folic acid: an advisory report of the Health Council of the Netherlands.Eur J Clin Nutr, 2009, 63(8): 1034-1036.

[149] Food Safety Authority of Ireland (FSAI). Recommended dietary allowances for Ireland. Food Safety Authority of Ireland, 1999.

[150] Becker W, Lyhne N, Pedersen A N, et al. Nordic nutrition recommendations 2004- integrating nutrition and physical activity. Scandinavian Journal of Nutrition, 2004, 48(4): 178-187.

[151] Pasricha S, Shet A, Sachdev H P, et al. Risks of routine iron and folic acid supplementation for young children. Indian Pediatr, 2009, 46(10): 857-866.

[152] Han Y H, Yon M, Han H S, et al. Folate contents in human milk and casein-based and soya-based formulas, and folate status in Korean infants. Br J Nutr, 2009, 101(12): 1769-1774.

[153] Henderson L M. Niacin. Annu Rev Nutr, 1983, 3: 289-307.

[154] Horwitt M K, Harper A E, Henderson L M. Niacin-tryptophan relationships for evaluating niacin equivalents. Am J Clin Nutr, 1981, 34(3): 423-427.

[155] Kirkland J B. Niacin and carcinogenesis. Nutr Cancer, 2003, 46(2): 110-118.

[156] Stocchi V, Cucchiarini L, Canestrari F, et al. A very fast ion-pair reversed-phase HPLC method for the separation of the most significant nucleotides and their degradation products in human red blood cells. Anal Biochem, 1987, 167(1): 181-190.

[157] Wagner T C, Scott M D. Single extraction method for the spectrophotometric quantification of oxidized and reduced pyridine nucleotides in erythrocytes. Anal Biochem, 1994, 222(2): 417-426.

[158] Virág L. Structure and function of poly(ADP-ribose) polymerase-1: role in oxidative stress-related pathologies. Curr Vasc Pharmacol, 2005, 3(3): 209-214.

[159] Patterson J I, Brown R R, Linkswiler H, et al. Excretion of tryptophan-niacin metabolites by young men: effects of tryptophan, leucine, and vitamin B_6 intakes. Am J Clin Nutr, 1980, 33(10): 2157-2167.

[160] Pellagragenic effect of excess leucine. Nutr Rev, 1986, 44(1): 26-27.

[161] Bender D A. Effects of a dietary excess of leucine and of the addition of leucine and 2-oxo-isocaproate on the metabolism of tryptophan and niacin in isolated rat liver cells. Br J Nutr, 1989, 61(3): 629-640.

[162] Cook N E, Carpenter K J. Leucine excess and niacin status in rats. J Nutr, 1987, 117(3): 519-526.

[163] Jacobson E L, Jacobson M K. Tissue NAD as a biochemical measure of niacin status in humans. Methods Enzymol, 1997, 280: 221-230.

[164] Guse A H. Cyclic ADP-ribose (cADPR) and nicotinic acid adenine dinucleotide phosphate (NAADP): novel regulators of Ca^{2+}-signaling and cell function. Curr Mol Med, 2002, 2(3): 273-282.

[165] Szabó C. Nicotinamide: a jack of all trades (but master of none?). Intensive Care Med, 2003, 29(6): 863-866.

[166] Denu J M. Vitamin B$_3$ and sirtuin function. Trends Biochem Sci, 2005, 30(9): 479-483.

[167] Araki T, Sasaki Y, Milbrandt J. Increased nuclear NAD biosynthesis and SIRT1 activation prevent axonal degeneration. Science, 2004, 305(5686): 1010-1013.

[168] Mertz W. Effects and metabolism of glucose tolerance factor. Nutr Rev, 1975, 33(5): 129-135.

[169] Agte V V, Paknikar K M, Chiplonkar S A. Effect of nicotinic acid on zinc and iron metabolism. Biometals, 1997, 10(4): 271-276.

[170] Mrochek J E, Jolley R L, Young D S, et al. Metabolic response of humans to ingestion of nicotinic acid and nicotinamide. Clin Chem, 1976, 22(11): 1821-1827.

[171] Nabokina S M, Kashyap M L, Said H M. Mechanism and regulation of human intestinal niacin uptake. Am J Physiol Cell Physiol, 2005, 289(1): C97-C103.

[172] Sauberlich H E, Dowdy R P, Skala J H. Laboratory tests for the assessment of nutritional status. CRC Crit Rev Clin Lab Sci, 1973, 4(3): 215-340.

[173] Okamoto H, Ishikawa A, Yoshitake Y, et al. Diurnal variations in human urinary excretion of nicotinamide catabolites: effects of stress on the metabolism of nicotinamide. Am J Clin Nutr, 2003, 77(2): 406-410.

[174] van den Berg H. Bioavailability of niacin. Eur J Clin Nutr, 1997, 51 (Suppl 1): 64-65.

[175] Dillon J C, Malfait P, Demaux G, et al. The urinary metabolites of niacin during the course of pellagra[J]. Ann Nutr Metab, 1992, 36(4): 181-185.

[176] Slominska E M, Rutkowski P, Smolenski R T, et al. The age-related increase in N-methyl-2-pyridone-5-carboxamide (NAD catabolite) in human plasma. Mol Cell Biochem, 2004, 267(1-2): 25-30.

[177] Vivian V M, Chaloupka M M, Reynolds M S. Some aspects of tryptophan metabolism in human subjects. I. Nitrogen balances, blood pyridine nucleotides and urinary excretion of N^1-methylnicotinamide and N^1-methyl-2-pyridone-5-carboxamide on a low-niacin diet. J Nutr, 1958, 66(4): 587-598.

[178] Jacobson E L, Lange R A, Jacobson M K. Pyridine nucleotide synthesis in 3T3 cells. J Cell Physiol, 1979, 99(3): 417-425.

[179] Canner P L, Furberg C D, Terrin M L, et al. Benefits of niacin by glycemic status in patients with healed myocardial infarction (from the Coronary Drug Project). Am J Cardiol, 2005, 95(2): 254-257.

[180] Murray M F. Tryptophan depletion and HIV infection: a metabolic link to pathogenesis. Lancet Infect Dis, 2003, 3(10): 644-652.

[181] Davidson M H. Niacin: a powerful adjunct to other lipid-lowering drugs in reducing plaque progression and acute coronary events. Curr Atheroscler Rep, 2003, 5(5): 418-422.

[182] Rosenson R S. Antiatherothrombotic effects of nicotinic acid. Atherosclerosis, 2003, 171(1): 87-96.

[183] Li F, Chong Z Z, Maiese K. Navigating novel mechanisms of cellular plasticity with the NAD$^+$ precursor and nutrient nicotinamide. Front Biosci, 2004 (9): 2500-2520.

[184] Magni G, Amici A, Emanuelli M, et al. Enzymology of NAD$^+$ homeostasis in man. Cell Mol Life Sci,

2004, 61(1): 19-34.

[185] Rainer M, Kraxberger E, Haushofer M, et al. No evidence for cognitive improvement from oral nicotinamide adenine dinucleotide (NADH) in dementia. J Neural Transm (Vienna), 2000, 107(12): 1475-1481.

[186] Goldberg A C. A meta-analysis of randomized controlled studies on the effects of extended-release niacin in women. Am J Cardiol, 2004, 94(1): 121-124.

[187] Pike N B, Wise A. Identification of a nicotinic acid receptor: is this the molecular target for the oldest lipid-lowering drug? Curr Opin Investig Drugs, 2004, 5(3): 271-275.

[188] Adams G G, Imran S, Wang S, et al. The hypoglycemic effect of pumpkin seeds, Trigonelline (TRG), Nicotinic acid (NA), and D-Chiro-inositol (DCI) in controlling glycemic levels in diabetes mellitus. Crit Rev Food Sci Nutr, 2014, 54(10): 1322-1329.

[189] Bechgaard H, Jespersen S. GI absorption of niacin in humans. J Pharm Sci, 1977, 66(6): 871-872.

[190] Behl R, Deodhar A D. Hepatic pyridine nucleotides content in rat--a better indicator for determining available niacin values of food. Indian J Exp Biol, 1999, 37(1): 32-36.

[191] Darvay A, Basarab T, McGregor J M, et al. Isoniazid induced pellagra despite pyridoxine supplementation. Clin Exp Dermatol, 1999, 24(3): 167-169.

[192] Greenbaum C J, Kahn S E, Palmer J P. Nicotinamide's effects on glucose metabolism in subjects at risk for IDDM. Diabetes, 1996, 45(11): 1631-1634.

[193] Nomura K, Shin M, Sano K, et al. Effect of nicotinamide administration to rats on the liver microsomal drug metabolizing enzymes. Int J Vitamin Nutr Res, 1983, 53(1): 36-43.

[194] Nordstrøm M, Retterstøl K, Hope S, et al. Nutritional challenges in children and adolescents with Down syndrome. Lancet Child Adolesc Health, 2020, 4(6): 455-464.

[195] Oakley A, Wallace J. Hartnup disease presenting in an adult. Clin Exp Dermatol, 1994, 19(5): 407-408.

[196] Palawaththa S, Islam R M, Illic D, et al. Effect of maternal dietary niacin intake on congenital anomalies: a systematic review and meta-analysis. Eur J Nutr, 2022, 61(3): 1133-1142.

[197] Pfuhl P, Kärcher U, Häring N, et al. Simultaneous determination of niacin, niacinamide and nicotinuric acid in human plasma. J Pharm Biomed Anal, 2005, 36(5): 1045-1052.

[198] Rachmilewitz M, Glueck H I. Treatment of pellagra with nicotinic acid. Br Med J, 1938, 2(4049): 346-348.

[199] Rose D P, Braidman I P. Excretion of tryptophan metabolites as affected by pregnancy, contraceptive steroids, and steroid hormones. Am J Clin Nutr, 1971, 24(6): 673-683.

[200] Stratford M R, Rojas A, Hall D W, et al. Pharmacokinetics of nicotinamide and its effect on blood pressure, pulse and body temperature in normal human volunteers. Radiother Oncol, 1992, 25(1): 37-42.

[201] Uppal A, Ghosh N, Datta A, et al. Fluorimetric estimation of the concentration of NADH from human blood samples. Biotechnol Appl Biochem, 2005, 41(Pt 1): 43-47.

[202] Xydakis A M, Jones P H. Toxicity of antilipidemic agents: facts and fictions. Curr Atheroscler Rep, 2003, 5(5): 403-410.

[203] Nualart F J, Rivas C I, Montecinos V P, et al. Recycling of vitamin C by a bystander effect. J Biol Chem, 2003, 278(12): 10128-10133.

[204] Pastori G M, Kiddle G, Antoniw J, et al. Leaf vitamin C contents modulate plant defense transcripts and regulate genes that control development through hormone signaling. Plant Cell, 2003, 15(4): 939-951.

[205] Nandi A, Mukhopadhyay C K, Ghosh M K, et al. Evolutionary significance of vitamin C biosynthesis in terrestrial vertebrates. Free Radic Biol Med, 1997, 22(6): 1047-1054.

[206] Dash J A, Jenness R, Hume I D. Ascorbic acid turnover and excretion in two arboreal marsupials and in laboratory rabbits. Comp Biochem Physiol B, 1984, 77(2): 391-397.

[207] Takanaga H, Mackenzie B, Hediger M A. Sodium-dependent ascorbic acid transporter family SLC23. Pflugers Arch, 2004, 447(5): 677-682.

[208] Carpenter K J. The discovery of vitamin C. Ann Nutr Metab, 2012, 61(3): 259-264.

[209] Margolis S A, Vangel M, Duewer D L. Certification of standard reference material 970, ascorbic acid in serum, and analysis of associated interlaboratory bias in the measurement process. Clin Chem, 2003, 49(3): 463-469.

[210] Lenton K J, Sané A T, Therriault H, et al. Vitamin C augments lymphocyte glutathione in subjects with ascorbate deficiency. Am J Clin Nutr, 2003, 77(1): 189-195.

[211] Rayment S J, Shaw J, Woollard K J, et al. Vitamin C supplementation in normal subjects reduces constitutive ICAM-1 expression. Biochem Biophys Res Commun, 2003, 308(2): 339-345.

[212] You W C. Zhang L, Gail M H, et al. Gastric dysplasia and gastric cancer: Helicobacter pylori, serum vitamin C, and other risk factors. J Natl Cancer Inst, 2000, 92(19): 1607-1612.

[213] Kinlay S , Behrendt D, Fang J C, et al. Long-term effect of combined vitamins E and C on coronary and peripheral endothelial function. J Am Coll Cardiol, 2004, 43(4): 629-634.

[214] Peterkofsky B. Ascorbate requirement for hydroxylation and secretion of procollagen: relationship to inhibition of collagen synthesis in scurvy. Am J Clin Nutr, 1991, 54(6 Suppl): S1135-S1140.

[215] Mock D M, Henrich-Shell C L, Carnell N, et al. 3-Hydroxypropionic acid and methylcitric acid are not reliable indicators of marginal biotin deficiency in humans. J Nutr, 2004, 134(2): 317-320.

[216] Pasquali M, Still M J, Vales T, et al. Abnormal formation of collagen cross-links in skin fibroblasts cultured from patients with Ehlers-Danlos syndrome type VI. Proc Assoc Am Physicians, 1997, 109(1): 33-41.

[217] Johnston C S, Retrum K R, Srilakshmi J C. Antihistamine effects and complications of supplemental vitamin C. J Am Diet Assoc, 1992, 92(8): 988-989.

[218] Bucca C, Rolla G, Oliva A, et al. Effect of vitamin C on histamine bronchial responsiveness of patients with allergic rhinitis. Ann Allergy, 1990, 65(4): 311-314.

[219] Jakszyn P, Gonzalez C A. Nitrosamine and related food intake and gastric and oesophageal cancer risk: a systematic review of the epidemiological evidence. World J Gastroenterol, 2006, 12(27): 4296-4303.

[220] Blot W J, Li J Y, Taylor P R, et al. Nutrition intervention trials in Linxian, China: supplementation with specific vitamin/mineral combinations, cancer incidence, and disease-specific mortality in the general population. J Natl Cancer Inst, 1993, 85(18): 1483-1492.

[221] May J M, Qu Z C, Mendiratta S. Protection and recycling of alpha-tocopherol in human erythrocytes by intracellular ascorbic acid. Arch Biochem Biophys, 1998, 349(2): 281-289.

[222] Bornstein S R, Yoshida-Hiroi M, Sotiriou S, et al. Impaired adrenal catecholamine system function in mice with deficiency of the ascorbic acid transporter (SVCT2). Faseb J, 2003, 17(13): 1928-1930.

[223] Rebouche C J. Ascorbic acid and carnitine biosynthesis. Am J Clin Nutr, 1991, 54(6 Suppl): S1147-S1152.

[224] Johnston C S, Solomon R E, Corte C. Vitamin C depletion is associated with alterations in blood histamine and plasma free carnitine in adults. J Am Coll Nutr, 1996, 15(6): 586-591.

[225] Johnston C S, Swan P D, Corte C. Substrate utilization and work efficiency during submaximal exercise in vitamin C depleted-repleted adults. Int J Vitamin Nutr Res. 1999, 69(1): 41-44.

[226] Trinidad T P, Kurilich A C, Mallillin A C, et al. Iron absorption from NaFeEDTA-fortified oat beverages

with or without added vitamin C. Int J Food Sci Nutr, 2014, 65(1): 124-128.

[227] Premkumar K, Bowlus C L. Ascorbic acid reduces the frequency of iron induced micronuclei in bone marrow cells of mice. Mutat Res, 2003, 542(1-2): 99-103.

[228] Garcia O P, Diaz M, Rosado J L, et al. Ascorbic acid from lime juice does not improve the iron status of iron-deficient women in rural Mexico. Am J Clin Nutr, 2003, 78(2): 267-273.

[229] Härtel C, Strunk T, Bucsky P, et al. Effects of vitamin C on intracytoplasmic cytokine production in human whole blood monocytes and lymphocytes. Cytokine, 2004, 27(4-5): 101-106.

[230] Kallner A B, Hartmann D, Hornig D H. On the requirements of ascorbic acid in man: steady-state turnover and body pool in smokers. Am J Clin Nutr, 1981, 34(7): 1347-1355.

[231] Bailey A L, Finglas P M, Wright A J, et al. Thiamin intake, erythrocyte transketolase (EC 2.2.1.1) activity and total erythrocyte thiamin in adolescents. Br J Nutr, 1994, 72(1): 111-125.

[232] Mackey A D, Henderson G N, Gregory J F, 3rd. Enzymatic hydrolysis of pyridoxine-5'-beta-D-glucoside is catalyzed by intestinal lactase-phlorizin hydrolase. J Biol Chem, 2002, 277(30): 26858-26864.

[233] Levine M, Dhariwal K R, Welch R W, et al. Determination of optimal vitamin C requirements in humans. Am J Clin Nutr, 1995, 62(6 Suppl): 1347s-1356s.

[234] Hodges R E, Hood J, Canham J E, et al. Clinical manifestations of ascorbic acid deficiency in man. Am J Clin Nutr, 1971, 24(4): 432-443.

[235] Jacob R A, Kelley D S, Pianalto F S, et al. Immunocompetence and oxidant defense during ascorbate depletion of healthy men. Am J Clin Nutr, 1991, 54(6 Suppl): S1302-S1309.

[236] Gandhi M, Elfeky O, Ertugrul H, et al. Scurvy: Rediscovering a Forgotten Disease. Diseases, 2023, 11(2): 78.

[237] Morton D J, Barrett-Connor E L, Schneider D L. Vitamin C supplement use and bone mineral density in postmenopausal women. J Bone Miner Res, 2001, 16(1): 135-140.

[238] Butterworth C E, Jr, Tamura T. Folic acid safety and toxicity: a brief review. Am J Clin Nutr, 1989, 50(2): 353-358.

[239] Gustafsson U, Wang F H, Axelson M, et al. The effect of vitamin C in high doses on plasma and biliary lipid composition in patients with cholesterol gallstones: prolongation of the nucleation time. Eur J Clin Invest, 1997, 27(5): 387-391.

[240] Nyyssönen K, Parviainen M T, Salonen R, et al. Vitamin C deficiency and risk of myocardial infarction: prospective population study of men from eastern Finland. BMJ, 1997, 314(7081): 634-638.

[241] Siow R C, Richards J P, Pedley K C, et al. Vitamin C protects human vascular smooth muscle cells against apoptosis induced by moderately oxidized LDL containing high levels of lipid hydroperoxides. Arterioscler Thromb Vasc Biol, 1999, 19(10): 2387-2394.

[242] Vita J A, Keaney J F, Jr, Raby K E, et al. Low plasma ascorbic acid independently predicts the presence of an unstable coronary syndrome. J Am Coll Cardiol, 1998, 31(5): 980-986.

[243] Hunt J R, Zeng H. Iron absorption by heterozygous carriers of the HFE C282Y mutation associated with hemochromatosis. Am J Clin Nutr, 2004, 80(4): 924-931.

[244] Heller R, Unbehaun A, Schellenberg B, et al. L-ascorbic acid potentiates endothelial nitric oxide synthesis via a chemical stabilization of tetrahydrobiopterin. J Biol Chem, 2001, 276(1): 40-47.

[245] Taylor E N, Stampfer M J, Curhan G C. Dietary factors and the risk of incident kidney stones in men: new insights after 14 years of follow-up. J Am Soc Nephrol, 2004, 15(12): 3225-3232.

[246] Institute of Medicine. Dietary reference intakes for vitamin C, vitamin E, selenium, and carotenoids. Washington, DC: The National Academies Press (US), 2000.

[247] World Health Organization. Feeding and nutrition of infants and young children: Guidelines for the WHO European Region, with emphasis on the former Soviet countries. 2003,.

[248] 曾翔云. 维生素 C 的生理功能与膳食保障. 中国食物与营养，2005, 11(4): 52-54.

[249] 刘奕博. 婴幼儿配方奶粉中维生素 C 稳定性研究，长沙：中南林业科技大学，2013.

[250] 武中平，顾爱国，王伟，等. 前处理对液相色谱法测定婴幼儿配方奶粉中维生素 C 含量的影响. 食品安全质量检测学报，2018, 9(4): 808-813.

[251] 张慧. 哺乳期的营养膳食. 中国医药指南，2013, 11(7): 372-373.

[252] 张芳，王彤，田渤. 右旋糖酐铁联合乳铁蛋白、维生素 C/E 治疗早产儿贫血的疗效观察. 中南医学科学杂志，2018, 46(2): 136-138, 141.

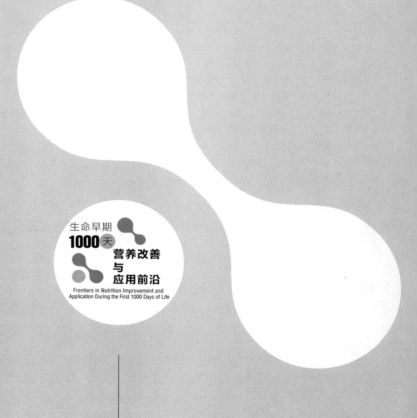

生命早期
1000天
营养改善
与
应用前沿

Frontiers in Nutrition Improvement and
Application During the First 1000 Days of Life

婴幼儿膳食营养素参考摄入量

Dietary Reference Intakes for Infants and Young Children

第 **12** 章

其他生物活性成分

母乳喂养对增进新生儿和婴儿的营养与健康状况、感染性疾病的预防以及降低过敏性疾病的风险十分重要，因为人乳中含有多种可溶性免疫活性成分保护新生儿和婴儿防止感染，在新生儿和婴儿的肠道发育、营养与免疫功能以及抗致病微生物中发挥各自作用，这些成分也是婴幼儿配方食品品质提升的重点研究方向之一。

12.1　活性蛋白质

已知人乳中含有 2000 多种成分，其中 1000 多种是蛋白质、多肽和游离氨基酸，现已证明，人乳中的乳铁蛋白、骨桥蛋白、免疫球蛋白、多种酶类、激素，α-乳清蛋白具有明确的生理功能（即生物活性蛋白）。

12.1.1　乳铁蛋白

乳铁蛋白是一种非血红素球状铁结合糖蛋白 [1]，最早是在 1938 年分离牛乳清蛋白时被发现的 [2]。后来发现其广泛存在于哺乳动物的多种组织液（血液、尿液等）以及分泌液（乳汁、泪液、唾液、胃肠液等）中，主要是由嗜中性粒细胞和乳腺上皮细胞分泌与表达 [3]。乳铁蛋白是一种铁结合糖蛋白，由 708/711 个氨基酸组成，相对分子质量约为 80000。存在于多种动物中，如人、牛、猪、鼠等，甚至鱼类。人乳中含量最高。人乳中含有丰富的乳铁蛋白，是浓度仅次于乳白蛋白的一种乳清蛋白（占人乳总蛋白的 15% ～ 20%）。

12.1.1.1　结构和功能

乳铁蛋白多肽链的末端折叠成两个球状叶，一端是氨基末端（amino）叶，另一端是乙酰基末端（acetyl）叶，每一叶状结构都含有一个 Fe^{3+} 和一个碳酸氢根离子或碳酸根离子（HCO_3^- 或 CO_3^{2-}）结构部位，每一叶都能高亲和地可逆性与铁结合，但是也能结合其他离子如 Cu^{2+}、Zn^{2+}、Mn^{2+} 等（图 12-1）。乳铁蛋白包括未结合铁形式（apo-Lf，图 12-2）和铁饱和形式（holo-Lf，图 12-3）。由于 apo-Lf 和 holo-Lf

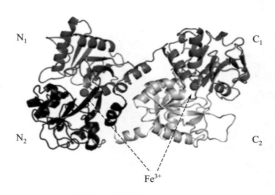

图 12-1　乳铁蛋白结构

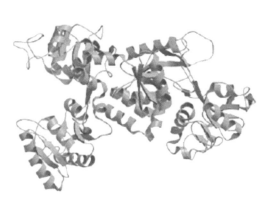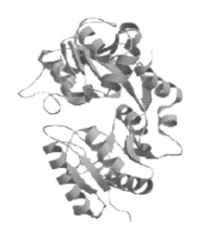

图 12-2　非铁饱和乳铁蛋白结构　　　图 12-3　铁结合（饱和）乳铁蛋白结构

空间构象不同，其功能也不同[4]。乳铁蛋白的抗菌功能随铁饱和度而改变。

乳铁蛋白的生理功能包括促进铁吸收、抗感染（抗菌、抗病毒）、免疫调节功能、抗肿瘤、促进神经发育。乳铁蛋白的作用机制可通过乳铁蛋白与靶细胞表面的受体结合激活各种信号通路，发挥生物学功能。乳铁蛋白进入细胞核后可作为转录因子调节基因转录，促进细胞增殖和分化。乳铁蛋白结合高铁离子，抑制其产生氧化应激，保护细胞防止损伤[5]。

（1）促进铁吸收　母乳中的大部分铁与乳铁蛋白结合，因此乳铁蛋白可能促进铁吸收。牛乳铁蛋白强化的婴儿配方奶已证明可改善婴儿的铁营养状况。乳铁蛋白还可以改善成年人（孕妇、长跑运动员）贫血和铁营养状况[6]。

（2）抗感染　一项包含 12 项随机对照试验的荟萃分析表明，补充乳铁蛋白可减少疑似或确诊的迟发性败血症 RR:0.80（0.72,0.89）[7]。乳铁蛋白对链球菌、大肠杆菌、阪崎肠杆菌等病原体具有抑菌活性。乳铁蛋白具有直接杀菌活性，能有效杀灭霍乱弧菌、志贺氏菌、葡萄球菌和肠杆菌属等多种病原体。抑菌活性可能与铁饱和度相关，未结合铁的乳铁蛋白具有抑菌活性，但铁饱和的乳铁蛋白则丧失了这样的作用。乳铁蛋白完整蛋白具有杀菌活性，乳铁蛋白的小肽段如lactoferricin、lactoferrampin 可能具有更强的杀菌活性[6]。乳铁蛋白通过蛋白聚糖、TLR4 和可溶性 CD_{14} 受体抑制促炎信号和细胞因子的产生。乳铁蛋白能进入细胞核与宿主免疫细胞 DNA 结合，抑制 NF-κB 依赖的 TNF-α 的产生。乳铁蛋白抑制先天免疫细胞产生过氧化氢。乳铁蛋白修饰由 DNA 组成的中性粒细胞胞外陷阱，并抑制细菌生长和生物膜形成。乳铁蛋白还与链球菌细胞表面结合，以促进补体结合和发挥调理作用[8]。

此外，乳铁蛋白对巨细胞病毒、丙型肝炎病毒、单纯疱疹病毒、轮状病毒、腺病毒、HIV 和冠状病毒等具有抗病毒活性。乳铁蛋白可以与细胞表面的硫酸乙酰肝素蛋白聚糖结合防止病毒与受体结合进入细胞。乳铁蛋白可以直接与病毒颗粒结合，如 HCV，使其离开靶细胞。乳铁蛋白还可以抑制病毒（如 HIV）进入细胞后的复制能力，起到间接抗病毒作用 [9]。

（3）免疫调节　在炎症期间，感染部位的多形核中性粒细胞释放活性氧（ROS）以帮助清除细菌病原体。乳铁蛋白螯合非结合铁减轻炎症部位的氧化应激。乳铁蛋白能够与免疫细胞的受体结合，以减轻促炎反应。乳铁蛋白可下调免疫细胞（巨噬细胞、单核细胞）产生促炎细胞因子，改变 Th1 和 Th2 应答的平衡。乳铁蛋白与某些细胞表面分子结合改变免疫细胞活化、募集和功能 [8]。

乳铁蛋白上调 T 辅助细胞 1（Th1）的免疫应答，可以增强 T 细胞依赖性的自然杀伤（NK）细胞活性。乳铁蛋白刺激局部肠道免疫反应，包括上调、活化 NK 细胞或同时激活 CD_4^+ 和 CD_8^+ T 淋巴细胞。乳铁蛋白显著上调肠上皮中 IL-18 的表达，使黏膜免疫和全身免疫应答协同上调 [6]。

（4）抗肿瘤　大鼠模型显示乳铁蛋白具有抗结肠癌的活性 [10]；细胞试验也提示乳铁蛋白对于不同的癌细胞株具有抑制作用。乳铁蛋白的抗肿瘤功能可能与刺激细胞凋亡、抑制转移和抑制细胞增殖有关。部分水解的乳铁蛋白和一些肽段同完整的乳铁蛋白相似，同样具有抗肿瘤活性。

（5）促进神经发育　外源性乳铁蛋白可以改善哺乳动物的神经保护、神经发育和学习行为 [11]。乳铁蛋白可以通过受体介导穿过血脑屏障，减轻心理压力。乳铁蛋白可改善小猪的神经发育、认知和记忆，还可改善宫内生长迟缓和缺氧缺血性脑损伤大鼠的生长发育、神经发育和神经保护。乳铁蛋白的铁和唾液酸分子可能是支持婴儿神经发育和认知功能的关键分子之一。乳铁蛋白干预组脑源性神经营养因子的信使 RNA 和蛋白质水平均显著升高。

12.1.1.2　乳铁蛋白水平

乳铁蛋白水平随泌乳阶段的变化而变化，初乳水平最高，产后 1 个月左右降至相对稳定水平 [12]。不同研究之间乳铁蛋白的浓度差异较大，一项系统综述显示成熟乳的乳铁蛋白水平介于 0.5 ～ 4.5g/L[13]。不同研究之间的差异可能与研究设计、泌乳时间、乳样采集、乳铁蛋白分析方法等有关。

研究显示，婴儿期从出生到 12 月龄粪便中可以检出人源性乳铁蛋白，其来源可能为母乳或其他膳食摄入的乳铁蛋白。提示乳铁蛋白可能不能完全被婴儿消化吸收。

12.1.1.3　乳铁蛋白参考摄入量制定方法

0 ～ 6 月龄婴儿的 AI 一般是采用营养状况良好的健康母亲足月产、纯母乳喂养的健康婴儿的平均摄入量，即母乳提供的营养素量。对于乳铁蛋白，由于婴儿不能完全消化吸收乳铁蛋白，我们不能使用从母乳中摄入的乳铁蛋白量来确定其实际需要量。未来需要探究乳铁蛋白是不是婴儿必需的蛋白质以及乳铁蛋白可能的健康终点和适宜量，没有被消化吸收的乳铁蛋白在肠道中可能存在的作用。

关于 7 ～ 12 月龄婴儿和 1 ～ 3 岁幼儿乳铁蛋白需要量的研究更少，目前还难以确定其是否必需和可能的需要量，未来应加强该领域研究。

12.1.2　骨桥蛋白

骨桥蛋白（osteopontin, OPN）是一种多功能生物活性蛋白，体内分布广泛。OPN 是一种高度磷酸化的酸性糖蛋白，最早发现于骨细胞中，作为细胞外骨基质矿化的一种连接蛋白和关键因子而得名[14]。由于其在炎症环境下具有许多细胞调节特性，又被称为早期 T 细胞活化因子-1（Eta-1）或分泌性磷蛋白 1（SSP1）。OPN 广泛存在于机体大多数组织（骨骼、肾脏、表皮黏膜组织等）和体液（血、尿、乳汁等）中，以母乳中含量最高。

12.1.2.1　结构和功能

人乳 OPN 由 298 个氨基酸组成，包含 34 个磷酸化丝氨酸、2 个磷酸化苏氨酸和 5 个 O-糖基化苏氨酸（图 12-4）。牛乳 OPN 由 262 个氨基酸组成，与人乳 OPN 序列同源性约是 61%。人乳 OPN 磷酸化程度略高于牛乳（36/298 vs 25/262），约 25 个磷酸化位点和 3 个 O-糖基化位点相同，两者有相同 RGD 序列以及水解位点等（图 12-5）[15]。

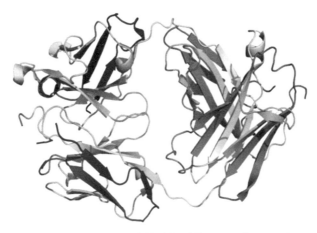

图 12-4　人乳 OPN 结构（相对分子质量约 41000）

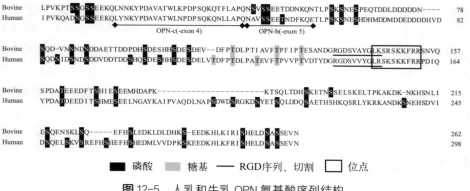

图 12-5　人乳和牛乳 OPN 氨基酸序列结构

基于蛋白质肽链的长度不同，骨桥蛋白可分为全长异构体（OPNa）、缺少第5外显子的异构体（OPNb）、缺少第4外显子的异构体（OPNc）三种亚型。母乳和牛乳中只检测到全长异构体 OPNa。基于存在部分不同，骨桥蛋白可分为存在于免疫细胞的细胞内 OPN（iOPN）和存在于体液（如乳汁、尿液、血液、唾液和胆汁）中的分泌型 OPN（sOPN）[16-17]。免疫组化染色显示，乳中 OPN 的主要来源是乳腺上皮细胞和乳汁巨噬细胞/单核细胞。cDNA 基因芯片分析发现，在母乳 240 个细胞因子相关基因中，OPN 基因的表达位居首位[18]。

母乳 OPN 很容易发生接近 RGD 序列和 SVVYGLR 序列的蛋白质水解，因此部分乳液 OPN 呈裂解后的多肽形式存在[19]。母乳 OPN 肽序列丰度最高：f（169-246）接近 RGD 序列和 SVVYGLR 序列。主要裂解位点：Arg152、Lys154、Lys159、Lys187、Lys225。母乳蛋白质在乳腺内被酶解所形成的肽称母乳内源性肽，OPN 肽约占母乳内源肽总数的 22%。乳中 OPN 特征肽平均数量约（115±48）条[20]。

（1）抗消化特性　母乳 OPN 可部分抵抗婴儿胃蛋白酶水解。临床试验结果显示，婴儿摄入母乳 OPN 后 2h，仍能在婴儿胃内容物中检出，并被胃肠蛋白酶进一步消化分解[21]。体外消化实验显示，肠消化期（120min、180min）阶段仍有母乳 OPN 片段存在[22]。未完全消化的母乳 OPN 可抵抗婴幼儿肠道消化发挥生物活性作用。完整的 OPN、部分消化的 OPN 和 OPN 多肽可以与肠上皮细胞的 OPN 受体（多种整合素和 CD_{44} 受体）结合，进入循环系统到达靶细胞后和受体结合激活信号转导通路，进而发挥多种生物活性功能[23]。OPN 可能与婴儿早期发育相关[24]。高浓度的母乳 OPN 在婴幼儿免疫系统建立、肠道发育以及认知发育过程中可能发挥重要作用。

（2）促进婴儿免疫系统成熟　体外实验显示，OPN 是诱导辅助性 Th1 细胞免疫的关键分子，通过诱导 Th1 分泌细胞因子白介素 12（IL-12）促进 Th1 反应发挥免疫功能[25]。动物实验发现，OPN 敲除小鼠 Th1 反应有缺陷，相比于野生型小鼠更容易受到单纯疱疹病毒、单核细胞增生李斯特菌和轮状病毒等感染[16]。在婴儿配方奶粉中添加牛乳 OPN 可以改变婴儿的血清细胞因子谱，使其与母乳喂养的婴儿更相似。临床试验发现，添加 OPN 组的婴儿血清 TNF-α 浓度与母乳喂养婴儿相似，均明显低于对照组婴儿。与对照组相比，母乳及 OPN 配方奶粉喂养婴儿血清中存在较高浓度的 IL-12 和 IL-15。TNF-α 为促炎因子，也是内源性致热原，推测 OPN 可能通过下调 TNF-α 水平从而减少炎症信号。IL-12 和 IL-15 由天然免疫细胞产生，是宿主防御细菌和病毒感染的关键介质。OPN 通过调节细胞因子发挥免疫作用减少疾病发生。添加 OPN 组婴儿发热天数低于对照组，但无统计学差异[26]。添加 OPN 组与母乳喂养组婴儿生长发育、铁营养状况相似。

基于 MetaCore 功能分析，母乳喂养或添加 65mg/L OPN 配方粉喂养婴儿的结果显示通过上调细胞增殖及细胞黏附途径，促进免疫细胞的产生和成熟。母乳喂养和添加 130mg/L OPN 配方奶粉喂养婴儿，可使外周血单核细胞表达更多与免疫球蛋白合成及受体相关的基因，其中包括与儿童过敏风险相关基因。因此添加 OPN 婴儿配方奶粉改变了婴儿的 PBMC 基因表达，使其接近母乳喂养的婴儿，从而改善婴儿免疫发育[27]。

（3）促进婴儿肠道发育　仔猪模型显示，饲喂富含 OPN 配方奶粉具有减少腹泻和刺激肠上皮细胞增殖的作用。早产仔猪模型的坏死性小肠结肠炎严重程度较低[28]。恒河猴模型发现，添加 125mg/L OPN 配方奶粉喂养新生恒河猴 3 个月，其与母乳喂养组恒河猴空肠转录组基因表达更接近，仅有 217 个基因差异显著，而未添加 OPN 对照配方奶粉组和母乳喂养组之间有 1017 个基因差异表达[29]。

体外人小肠上皮细胞基因芯片分析结果显示，母乳 OPN 显著提高与增殖和免疫功能紧密相关的基因 mRNA 水平如有丝分裂原激活的蛋白激酶 13（MAPK13）和细胞周期蛋白 E1（CCNE1）基因，另外重组人乳 OPN 或牛乳 OPN 也显示出类似于母乳 OPN 对增殖和免疫功能的促进效应[30]。

乳铁蛋白（LF）为碱性糖蛋白，OPN 为酸性磷酸化糖蛋白，两者带电荷相反，因此具有较高亲和力，形成 OPN-LF 静电复合物后能够协同发挥生物效应。乳铁蛋白-骨桥蛋白复合物抵抗胃肠消化，通过激活 PI3K/Akt 信号通路，促进肠上皮细胞增殖和分化；抑制致病性大肠杆菌生长；促进肠上皮细胞分泌 IL-18，发挥肠道免疫作用[31]。

（4）促进婴儿认知发展　OPN 可能通过上调骨桥蛋白在体内的表达促进大脑发育。30 天时野生型母鼠喂养（OPN+/OPN+ 组）幼鼠表现出更强的学习能力和认知能力。OPN 表达上调可促进髓鞘形成，从而促进大脑发育，并在行为发展中发挥重要作用[32]。对照组幼鼠大脑髓鞘相关蛋白包括 MBP、MAG 的表达增加，NG-2 胶质细胞增殖和分化为少突胶质细胞，并伴随细胞外信号调节激酶 1/2（ERK-1/2）和磷脂酰肌醇激酶 / 丝氨酸 / 苏氨酸蛋白激酶（PI3K/Akt）信号转导的增加。

12.1.2.2　骨桥蛋白水平

母乳 OPN 含量在不同地区可能有差异，但随哺乳期的变化规律尚不明确。产后 6 ～ 58d 的丹麦乳母（n=29）乳汁中 OPN 浓度范围为 18 ～ 322mg/L，平均浓度为 138mg/L，约占总蛋白的 2.1%，远高于牛乳 OPN 浓度 18mg/L[24]。母乳（中国、韩国、日本、丹麦）OPN 含量中位数 157.0mg/L（95.4 ～ 229.5mg/L），校正婴儿月龄和产妇年龄后发现，中国地区母乳 OPN 含量最高[33]。来自北京、甘肃、广东、黑龙江、山东、上海、云南以及浙江地区产后 0 ～ 330 天哺乳期妇女（n=459）乳汁中 OPN 含量为 43.98（30.10 ～ 71.96）mg/L，最小值 2.60mg/L、最大值 398.31mg/L。不同的报道显示的乳母 OPN 的浓度差异有可能是用不同方法检测导致，比如用 ELISA 和液相色谱质谱联用的检测结果会有不同。初乳、过渡乳及成熟乳中 OPN 含量两两间均无统计学差异[34]。美国的一项研究显示 OPN 含量在初乳中最高，其次是过渡乳，成熟乳中含量相对稳定[35]。

12.1.2.3　参考摄入量制定方法

对于婴幼儿骨桥蛋白需要量的确定，与 12.1.1.3 乳铁蛋白面临同样的问题，目前尚无明确的健康结局终点，婴儿可能不能完全消化吸收骨桥蛋白，不能使用从母乳中摄入骨桥蛋白量和来自食物（辅食）量来确定其实际需要量，而且这方面的研究还刚刚开始，目前难以确定其是否必需和可能的需要量，未来应加强这方面的研究。

（杨振宇，江如蓝，周杨）

12.2　胆固醇和磷脂

人乳中的脂类是以乳脂肪球形式存在，主要有三酰甘油、胆固醇、磷脂等，长链多不饱和脂肪酸和中链脂肪酸与婴儿营养以及生长发育的关系是人们关注的热点。近年来，母乳中胆固醇和磷脂含量对喂养儿生命初期神经系统发育影响受到广泛关注。

12.2.1　胆固醇

胆固醇是细胞膜结构和功能的必需成分，对于组织和器官的生成具有很重要的作用，尤其是大脑。大脑是胆固醇含量最丰富的器官，成人大脑约含 35g 胆固醇，占大脑脂类物质总重量的 20% ～ 30%[36]。胆固醇是髓鞘的重要结构成分，是神经元突触建立、树突形成和轴突导向所必需成分[37]和髓鞘发育的限速分子[38]。胆固醇在小鼠出生后3周内在大脑中迅速积累，在中枢神经系统累积速度可达到0.24mg/d，这说明胆固醇对于生命初期神经系统的发育极其重要[39]。母乳中胆固醇含量较高。

12.2.1.1　结构和功能

胆固醇是环戊烷多氢菲化合物的衍生物（图12-6），胆固醇不仅是细胞膜的组成部分，还参与胆汁酸、维生素D和类固醇激素的合成。成年人可利用乙酰辅酶A从头合成胆固醇，膳食对胆固醇水平的影响相对较小，胆固醇并非成人的必需营养素，通常不设定胆固醇的推荐摄入量。然而，婴儿期处于快速生长时期，机体合成的胆固醇是否能满足婴儿快速生长发育的需要依然不明确。

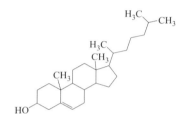

图12-6　胆固醇的化学结构

12.2.1.2　母乳胆固醇水平

母乳中胆固醇水平随泌乳阶段的延长而逐渐降低。中国一项涵盖11省（自治区/直辖市）的横断面调查显示初乳、过渡乳和成熟乳胆固醇平均水平分别为200mg/L、171mg/L和126mg/L。

12.2.1.3　营养素需要量和/或参考摄入量的制定

对于胆固醇目前尚不能确定其是否是婴儿必需的营养素，也无法确定其可能的健康益处，因此目前我们无法确定婴幼儿的胆固醇推荐摄入量或适宜摄入量，需要进一步研究其可能的生理功能，母乳胆固醇含量（0～6月龄）、母乳＋辅食中胆固醇（7～12月龄婴儿和1～3岁幼儿）对喂养儿的近期影响和远期健康效应。

12.2.2　磷脂

磷脂是一类具有亲脂酰基链和亲水极性基团的两性脂质，常见磷脂包括磷脂酰乙醇胺（phosphatidyl ethanolamine, PE）、磷脂酰胆碱（phosphatidyl choline, PC）、鞘磷脂（sphingomyelin, SM）、磷脂酰肌醇（phosphatidyl inositol, PI）和磷脂酰丝氨酸（phoshpatidyl serine, PS）。磷脂是构成细胞膜的主要成分，具有促进脂肪乳化、消化吸收和转运、维持细胞膜流动性和稳定性、参与机体免疫调节和神经信号转导等功能。

12.2.2.1　结构和功能

磷脂可分为甘油磷脂和鞘磷脂。甘油磷脂，又称为磷酸甘油酯，是以甘油为骨架，其 *sn*-1 和 *sn*-2 位羟基与脂肪酸的羧基发生酯化反应，形成脂肪酸酯，*sn*-3 位羟基与磷酸反应形成磷脂酸（图 12-7）。磷脂酸的磷酸羟基被胆碱、乙醇胺、丝氨酸或肌醇取代分别形成磷脂酰胆碱、磷脂酰乙醇胺、磷脂酰丝氨酸或磷脂酰肌醇。鞘磷脂是以鞘氨醇为骨架，其中氨基与脂肪酸羧基反应形成酰胺，即神经酰胺是鞘磷脂的母体结构。神经酰胺的羟基与磷酸胆碱酯化形成神经鞘磷脂（图 12-8）。

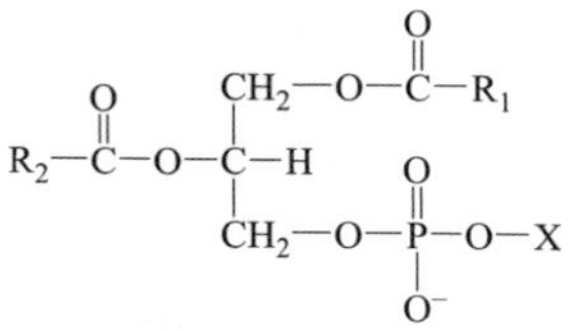

图 12-7　甘油磷脂的结构通式

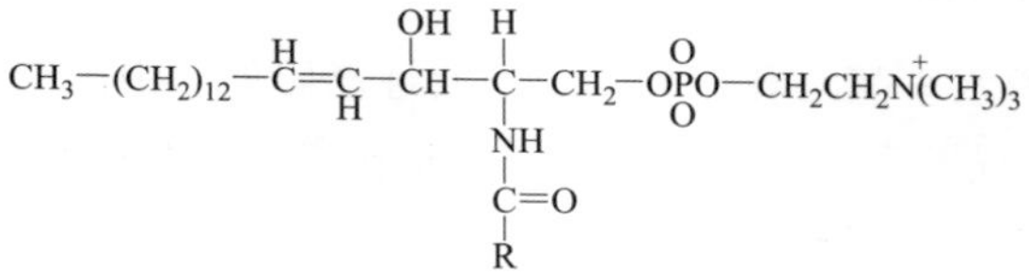

图 12-8　神经鞘磷脂的化学结构

磷脂具有亲水端和疏水端，在水溶液中形成脂质双分子层，是生物膜的结构基础和重要组成部分。磷脂酰肌醇作为第二信使的前体，可以分解为甘油二酯和三磷酸肌醇，参与细胞内信号的传递。

12.2.2.2　营养素需要量制定

人体全身组织细胞均可以合成甘油磷脂，甘油磷脂合成的原料包括甘油、磷酸、脂肪酸、胆碱、丝氨酸、乙醇胺和肌醇等。磷脂酸可以通过葡萄糖和脂酰辅酶 A 合成，胆碱可以通过丝氨酸、蛋氨酸在体内合成，也可由膳食提供。乙醇胺可由丝氨酸脱羧形成。全身各细胞均可合成鞘磷脂，其原料为软脂酰 CoA、丝氨酸、脂酰 CoA、胆碱。对于一般成人磷脂可能并非必需营养素，然而，对于婴儿磷脂合成是否条件性受限目前尚不明确。目前尚缺乏证据制定婴儿磷脂的推荐摄入量或适宜摄入量。

（杨振宇）

12.3 人乳低聚糖

人乳低聚糖（human milk oligosaccharides, HMOs）是由 D-葡萄糖、D-半乳糖、N-乙酰葡萄糖胺、L-岩藻糖和 N-乙酰神经氨酸（唾液酸）等单糖按照不同组合方式形成的低聚糖。HMOs 可分为酸性低聚糖（含有唾液酸基和硫酸盐结构）和中性低聚糖（含有岩藻糖基）。低聚糖几乎不能被人体消化吸收，其功能可能与调节肠道菌群、有利于益生菌生长与定植、防御呼吸系统和泌尿系统感染、刺激产生抗体、提高机体免疫力以及促进婴儿大脑发育等功能有关[40-41]。

12.3.1 结构和功能

HMOs 是由葡萄糖（Glc）、半乳糖（Gal）、N-乙酰葡糖胺（GlcNAc）、岩藻糖（Fuc）或唾液酸（N-乙酰神经氨酸）等糖基单体组成，通常在还原末端连接一分子乳糖（图 12-9）[42]。

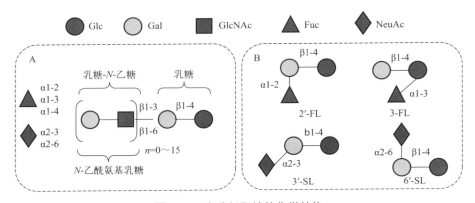

图 12-9　人乳低聚糖的化学结构

HMOs 可以抵抗胃肠消化，绝大多数 HMOs 在小肠内不被人体吸收，以完整的形式进入大肠，促进特定肠道微生物的生长（如 *Bifidobacterium longum* subsp. Infantis），但对其他微生物甚至包括其他株的双歧杆菌没有促进生长的作用。

HMOs 具有抑制微生物黏附的作用，还具有免疫调节功能，可降低坏死性小肠结肠炎的发生和促进脑发育[43]。动物实验发现 HMOs 与学习和记忆功能相关，但这方面的人群试验较少。一项小规模队列研究（n=50）发现 1 月龄时母乳 2′-岩藻糖基乳糖（2′-FL）水平可能介导 24 月龄幼儿的神经发育，与母乳喂养频率有关。未来需要更多的研究来证实 HMOs 的可能的生物学功能[44]。

12.3.2　参考摄入量制定方法

目前尚不能确定 HMOs 是不是人体必需营养素。动物乳包括牛乳、羊乳等和婴儿配方粉中 HMOs 的种类和含量明显低于人乳，分泌型和非分泌型乳母其 HMOs 的含量和组成也存在明显差异。HMOs，特别是单个 HMO 对于不同人群的必需性需要更多的功能研究。通过研究其功能，来明确 HMO 是否必需，对哪些人群必需和在什么时候必需以及需要多少。虽然一些国家或地区已经批准了特定 HMO 的使用，如美国 FDA 批准 2′-FL 的使用，我国和欧盟也允许其使用，但这些批准主要是针对其安全性，远未就其营养必需性给出明确结论，因此当前还无法按照营养素需要量制定原理和方法，给出推荐摄入量或适宜摄入量。

（杨振宇）

参考文献

[1] Lonnerdal B, Iyer S. Lactoferrin: molecular structure and biological function. Annu Rev Nutr, 1995, 15(1): 93-110.

[2] Srensen M, Srensen S. The proteins in whey. C R Trav Lab, 1939, 23: 55-99.

[3] Wang B, Timilsena Y P, Blanch E, et al. Lactoferrin: Structure, function, denaturation and digestion. Crit Rev Food Sci Nutr, 2019, 59(4): 580-596.

[4] Superti F. Lactoferrin from bovine milk: a protective companion for life. Nutrients, 2020, 12(9): 2562.

[5] Liao Y, Jiang R, Lönnerdal B. Biochemical and molecular impacts of lactoferrin on small intestinal growth and development during early life. Biochem Cell Biol, 2012, 90(3): 476-484.

[6] Lonnerdal B. Nutritional roles of lactoferrin. Curr Opin Clin Nutr Metab Care, 2009, 12(3): 293-297.

[7] Pammi M. Suresh G. Enteral lactoferrin supplementation for prevention of sepsis and necrotizing enterocolitis in preterm infants. Cochrane Database Syst Rev, 2020, 3(3): CD007137.

[8] Lu J, Francis J, Doster R S, et al. Lactoferrin: a critical mediator of both host immune response and antimicrobial activity in response to streptococcal infections. ACS Infect Dis, 2020, 6(7): 1615-1623.

[9] Habib H M, Ibrahim S, Zaim A, et al. The role of iron in the pathogenesis of COVID-19 and possible treatment with lactoferrin and other iron chelators. Biomed Pharmacother, 2021, 136: 111228.

[10] Rascon-Cruz Q, Espinoza-Sanchez E A, Siqueiros-Cendon T S, et al. Lactoferrin: a glycoprotein involved in immunomodulation, anticancer, and antimicrobial processes. Molecules, 2021, 26(1): 205.

[11] Wang B. Molecular determinants of milk lactoferrin as a bioactive compound in early neurodevelopment and

Cognition. J Pediatr, 2016, 173(Suppl): S29-S36.

[12] Yang Z, Jiang R, Chen Q, et al. Concentration of lactoferrin in human milk and its variation during lactation in different chinese populations. Nutrients, 2018, 10(9): 1235.

[13] Rai D, Adelman A S, Zhuang W, et al. Longitudinal changes in lactoferrin concentrations in human milk: a global systematic review. Crit Rev Food Sci Nutr, 2014, 54(12): 1539-1547.

[14] Sodek J, Ganss B, McKee M D. Osteopontin. Crit Rev Oral Biol Med, 2000, 11(3): 279-303.

[15] Christensen B, Sørensen E S. Structure, function and nutritional potential of milk osteopontin. Int Dairy J, 2016 (57): 1-6.

[16] Inoue M, Shinohara M L. Intracellular osteopontin (iOPN) and immunity. Immunol Res, 2011, 49(1-3): 160-172.

[17] Gimba E R, Tilli T M. Human osteopontin splicing isoforms: known roles, potential clinical applications and activated signaling pathways. Cancer Lett, 2013, 331(1): 11-17.

[18] Nagatomo T, Ohga S, Takada H, et al. Microarray analysis of human milk cells: persistent high expression of osteopontin during the lactation period. Clin Exp Immunol, 2004, 138(1): 47-53.

[19] Nielsen S D, Beverly R L, Dallas D C. Milk proteins are predigested within the human mammary gland. J Mammary Gland Biol Neoplasia, 2017, 22(4): 251-261.

[20] Khaldi N, Vijayakumar V, Dallas D C, et al. Predicting the important enzymes in human breast milk digestion. J Agric Food Chem, 2014, 62(29): 7225-7232.

[21] Nielsen S D, Beverly R L, Underwood M A, et al. Differences and similarities in the peptide profile of preterm and term mother's milk, and preterm and term infant gastric samples. Nutrients, 2020, 12(9): 2825.

[22] Giribaldi M, Nebbia S, Briard-Bion V, et al. Simulated dynamic digestion reveals different peptide releases from human milk processed by means of holder or high temperature-short time pasteurization. Food Chem, 2022 (369): 130998.

[23] Jiang R, Lonnerdal B. Biological roles of milk osteopontin. Curr Opin Clin Nutr Metab Care, 2016, 19(3): 214-219.

[24] Schack L, Lange A, Kelsen J, et al. Considerable variation in the concentration of osteopontin in human milk, bovine milk, and infant formulas. J Dairy Sci, 2009, 92(11): 5378-5385.

[25] Nau G J, Liaw L, Chupp G L, et al. Attenuated host resistance against Mycobacterium bovis BCG infection in mice lacking osteopontin. Infect Immun, 1999, 67(8): 4223-4230.

[26] Lonnerdal B, Kvistgaard A S, Peerson J M, et al. Growth, nutrition, and cytokine response of breast-fed infants and infants fed formula with added bovine osteopontin. J Pediatr Gastroenterol Nutr, 2016, 62(4): 650-657.

[27] Donovan S, Monaco M, Drnevich J, et al. Osteopontin supplementation of formula shifts the peripheral blood mononuclear cell transcriptome to be more similar to breastfed infants. The FASEB J, 2014, 28(s1): 38, 33.

[28] Ren S, Hui Y, Goericke-Pesch S, et al. Gut and immune effects of bioactive milk factors in preterm pigs exposed to prenatal inflammation. Am J Physiol Gastrointest Liver Physiol, 2019, 317(1): G67-G77.

[29] Donovan S M, Monaco M H, Drnevich J, et al. Bovine osteopontin modifies the intestinal transcriptome of formula-fed infant rhesus monkeys to be more similar to those that were breastfed. J Nutr, 2014, 144(12): 1910-1919.

[30] Jiang R, Lönnerdal B. Human and bovine osteopontin from milk and recombinant human osteopontin may stimulate intestinal proliferation and immune functions via various mechanisms revealed by microarray

analysis. The FASEB J, 2013, 27(suppl 1): 45.

[31] Liu L, Jiang R, Lonnerdal B. Assessment of bioactivities of the human milk lactoferrin-osteopontin complex *in vitro*. J Nutr Biochem, 2019, 69: 10-18.

[32] Jiang R, Prell C, Lonnerdal B. Milk osteopontin promotes brain development by up-regulating osteopontin in the brain in early life. FASEB J, 2019, 33(2): 1681-1694.

[33] Bruun S, Jacobsen L N, Ze X, et al. Osteopontin levels in human milk vary across countries and within lactation period: data from a multicenter study. J Pediatr Gastroenterol Nutr, 2018, 67(2): 250-256.

[34] 周杨，陈启，江如蓝，等. 2011—2013 年中国母乳骨桥蛋白含量及相关因素. 卫生研究，2022, 51(1): 39-44.

[35] Jiang R, Lönnerdal B. Osteopontin in human milk and infant formula affects infant plasma osteopontin concentrations. Pediatr Res, 2019, 85(4): 502-505.

[36] Orth M, Bellosta S. Cholesterol: its regulation and role in central nervous system disorders. Cholesterol, 2012 (2012): 292598.

[37] Dietschy J M. Central nervous system: cholesterol turnover, brain development and neurodegeneration. Biol Chem, 2009, 390(4): 287-293.

[38] Saher G, Stumpf S K. Cholesterol in myelin biogenesis and hypomyelinating disorders. Biochim Biophys Acta, 2015, 1851(8): 1083-1094.

[39] Quan G, Xie C, Dietschy J M, et al. Ontogenesis and regulation of cholesterol metabolism in the central nervous system of the mouse. Brain Res Dev Brain Res, 2003, 146(1-2): 87-98.

[40] Kuntz S, Kunz C, Rudloff S. Oligosaccharides from human milk induce growth arrest via G2/M by influencing growth-related cell cycle genes in intestinal epithelial cells. Br J Nutr, 2009, 101(9): 1306-1315.

[41] Zivkovic A M, German J B, Lebrilla C B, et al. Human milk glycobiome and its impact on the infant gastrointestinal microbiota. Proc Natl Acad Sci USA, 2011, 108 Suppl 1(Suppl 1): S4653-S4658.

[42] 闫竞宇，丁俊杰，金高娃，等. 人乳寡糖的分离分析. 生物技术进展，2018, 8(6): 469-476.

[43] Bode L. Human milk oligosaccharides: every baby needs a sugar mama. Glycobiology, 2012, 22(9): 1147-1162.

[44] Berger P K, Plows J F, Jones R B, et al.Human milk oligosaccharide 2′-fucosyllactose links feedings at 1 month to cognitive development at 24 months in infants of normal and overweight mothers. PloS one, 2020, 15(2): e0228323.